시리악스의 정형도수치료

Untersuchen und Behandeln nach Cyriax

이론

실제

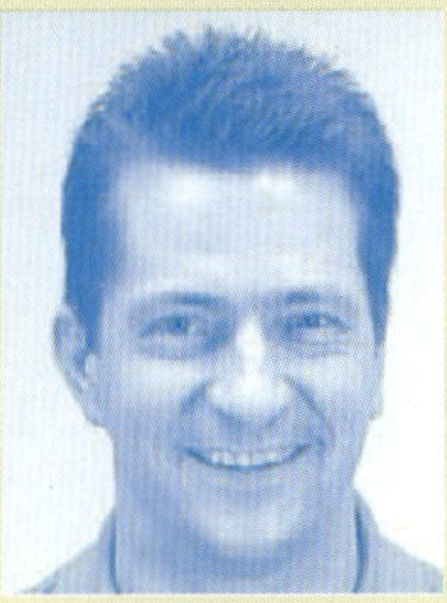

마티아스 뢰버

1966. 6. 19. 독일 하이거 출생

물리치료사, 도수치료사 (manual therapist, OMT)
국제 정골 (osteopathic) 및 도수 (manual) 치료 (IAOMT) 아카데미에서 임상 환자 관리 (KPM) 수업 강사
정형외과적 도수치료 아카데미 (AOMT) 강사

- 1986~1989 마사지 및 의학적 Bademeister 교육 이수
- 1990~1993 물리치료 교육 이수 (마부르크 필립 대학 부속 루돌프-클랍 학교)
- 1994~2004 실습
- 2004년 이후 헤어보른에서 정형외과적 도수치료 및 정골학 실습
- 1997년 정형외과적 도수치료 (OMT) 졸업시험
- 1998~2003 WT-MT/OMT 칼텐보른-에브옌트-컨셉 교수자 일원
- 2001년 이후 마부르크 필립 대학교 물리치료 (학사 및 석사 담당) 강사
- 2001년 이후 하노버 의학 고등교육 기관에서 학제 간 의학 (A.I.G.) 감수 (머리턱 (craniomandibular) 장애 분야)

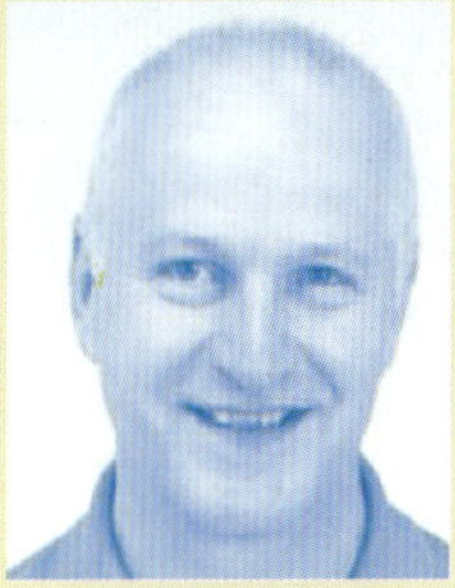

프란스 반 덴 베르크

1952.10.8. 네덜란드 로터담 출생

물리치료사, 도수치료사(OMT)
국제 정골 및 도수치료 아카데미 (IAOMT) 설립자이자 임상 환자 관리 (KPM) 수업 강사
정형도수치료(OMT)의 시니어강사
IKK 도수치료의 전문강사

- 1975~1979 로터담 물리치료학 아카데미에서 물리치료사 교육 이수
- 1980~1990 하우다 (Gouda)에서 물리치료 및 도수치료 활동
- 1980~1984 로터담 물리치료학 아카데미 강사
- 1988년 정형외과적 도수치료 (OMT) 졸업시험
- 1995~2001 그륀슈타트에서 물리치료 및 도수치료 프리랜서 활동
- 2001년 이후 마부르크 필립 대학교 물리치료 (학사 및 석사 담당) 강사
- 2001~2005 마인츠에서 총체적 물리치료 직무 담당
- 2006년 9월 이후 오스트리아 첼 암 모오스에서 총체적 물리치료 직무 담당

기초 물리치료
(Physiotherapie Basics)

Herausgegeben von
Bernard C. Kolster, Frans van den Berg und Udo Wolf

저자들:
베르나드 C. 콜스터, 프란스 반 덴 베르크, 우도 볼프

마티아스 뢰버
프란스 반 덴 베르크

시리악스의 정형도수치료

옮긴이 김 명 준

Matthias Löber
Frans van den Berg

Untersuchen und Behandeln nach Cyriax

458개의 컬러 그림과 16개의 표 포함

영 문 출 판 사

■ **옮긴이** (가나다 순)

김명준 경동대학교 의료보건학부 학부장
경동대학교 물리치료학과 교수
강형진 경동대학교 물리치료학과 겸임교수
김영민 한국교통대학교 물리치료학과 교수
박윤기 대구보건대학교 물리치료과 교수
신영일 한국복지대학교 의료보장구과 교수
엄기매 여주대학교 물리치료과 교수
이상빈 남서울대학교 물리치료학과 교수
이종삼 굿병원척추관절연구소장
전재국 신구대학교 물리치료과 겸임교수
정연우 광주여자대학교 물리치료과 교수
정형국 안산대학교 물리치료과 교수
최운호 선린대학교 물리치료과 겸임교수

Untersuchen und Behandeln nach Cyriax by M.Löber, F. van den Berg

시리악스의 정형도수치료

2016년 8월 24일 초판인쇄
2016년 8월 31일 초판발행

지은이 : M. Löber, F. van den Berg
옮긴이 : 김명준 외
발행인 : 박 병 조
발행처 : 도서출판 영문출판사
등 록 : 1987년 12월 21일 제2-419호
주 소 : 서울시 강남구 삼성동 69-1
전 화 : (02) 514-5590, 776-5590
팩 스 : (02) 756-8943
E-mail : yeongmunsa@empal.com
홈페이지 : www.ymsbook.net
정 가 : 40,000원
ISBN 978-89-7224-391-5

※ 파본은 교환해 드립니다.

친애하는 친구이자 동료인 사샤 룽에를 기리며

Sascha Runge

시리즈 서문

"기초 물리치료" 시리즈는 우선적으로 물리치료를 공부하는 학생들을 대상으로 하지만, 임상에서 활동을 하고 있는 물리치료사들도 대상으로 한다. 이 시리즈의 내용은 실제 임상 상황에 적용될 수 있도록 구성되어 있다. 검사의 모든 요소들(예를 들어, 병력, 인터뷰, 촉진, 기능검사)을 상세히 설명함으로써 최적의 검사결과와 치료를 쉽게 한다. 수동 검사 외에도 측정 도구와 측정 단위도 소개한다. 검사 결과의 기록과 해석 가이드는 독자들이 치료를 할 때 큰 도움을 줄 것이다. 이는 치료 목적에 따라 각각 설명된다. 이를 위해 우리는 이미 입증된 사진 데이터베이스(Bildatlas) 컨셉을 활용한다: 실제 [치료] 행위는 우선 연속적인 사진과 그에 해당하는 설명을 통해 전달된다.

전통적인 교과서의 교수법 원칙을 뛰어넘어, 본책의 발행인은 물리치료의 절차를 상호 연관시키고 활용할 수 있도록 설명하는 것을 목표로 삼는다. 그리하여 우리 분야의 다양한 기법 중 하나를 선택할 때 실제 임상치료의 상황에서 효과적인 결정에 도움을 줄 것이다. 치료에 영향을 끼치는 메커니즘에 대한 기초 지식은 처방을 내리는 의사와의 대화를 보다 풍부하게 만들고 징후 파악을 최적화시키는 데에 기여할 것이다. 이러한 지식들은 이론의 장(chapter)에서 알기 쉽게 설명될 것이다.

독자들은 각 장의 첫부분의 "학습목표"와 마지막의 "요약정리"를 통해 본질적인 것에 초점을 맞추는 일이 더 쉬워질 것이다. 중요한 정보들은 "메모"나 "주의"와 같은 경고를 담은 별도의 글상자를 통해 강조된다. 더 나아가 학습된 내용은 "당신의 지식을 검토하세요" 항목에서 제시된 질문들을 통해 철저한 시험대비를 위해 개괄될 것이다.

경험이 많은 치료사들도 자신의 지식을 최신 상태로 업데이트하기 위해 우리의 "기초사항"을 이용할 수 있다. 그 외에도 이 시리즈는 다양한 특수분야에 적용되는 실습 기초에 적응하기 위해 필요한 노하우를 제공한다. 이는 물리치료학과 학생들에게도 해당된다.

이 시리즈를 (대)학생들의 요구에 최적화시키기 위해 학생 고문단도 참여했다. 이 자리를 빌어 우리는 마르틴 뮐러, 알리스 크라넨부르크 (마부르크 루돌프-클랍 학교), 실비아 베버, 마르틴 드레슬러, 에바 마리아 플락(마르부르크 IFBE), 그리고 안토니타 슈티거의 건설적인 협력에 대해 감사드리고자 한다.

우도 볼프
프란스 반 덴 베르크
베르나드 C. 콜스터

머리말

제임스 시리악스가 없었더라면 현재 물리치료는 어떻게 되었을까? 이는 분명 적절한 질문이다. 왜냐하면 시리악스는 운동기관(Bewegungsapparat) 검사의 기초를 가르침으로써 우리가 비교적 쉬운 방식으로 진단을 내릴 수 있게 해주었기 때문이다.
그의 검사과정 내의 체계는 능동적, 수동적 움직임을 수행하고, 목표지향적으로 선별된 추가검사, 그리고 간단한 과외 절차를 통해 해당 구조를 확인할 수 있게 해 준다.

시리악스가 운동기관의 문제를 치료함에 있어 가장 중요한 요소는 검사라고 항상 주장했다. 검사를 잘하고 해당 구조를 정확히 인식하고 확인할 수 있어야 정확한 치료를 수행할 수 있다.
게다가 그는 해부학적으로 정확한 위치를 파악한 치료만이 원하는 치료목표에 도달할 수 있다고 주장했다.

그의 설명모델은 해부학적이고 기계적인 경향이 강하며 새롭거나 다른 설명 모델, 예컨대, 에너지론적, 반사요법과 같은 기타 모델과는 분명 다르다.

의학 즉, 물리치료학의 인식이 시리악스의 개념이 발달함에 따라 더 많이 발달했기 때문에 이 책에서도 다른, 새로운 검사 및 치료 방법들을 포함시켰다.

책을 집필할 때, 특히 저자가 두 명 이상일 때에는 최적화된 협력이 필요하며 서로 열린 자세를 취하고 타인의 생각, 소망, 상상을 정신적으로 수용할 수 있어야 한다.

우리는 – 무엇보다 KVM 출판사의 실비아 말라르축과 자비네 포페의 건설적이고 친절한 편집을 통해서 – 이 책의 관통하는 주제가 충분히 드러났기를 바란다. 뿐만 아니라, 이 책이 물리치료학 교육을 받는 대학생들을 비롯하여 우리의 동료들에게도 일상적인 치료 활동에 도움이 되기를 바란다.

우리는 "사진 모델"이었던, 존중하는 동료이자 친구인 카트린 린델, 그리고 멋진 작업을 해줬을 뿐만 아니라 끊임없이 변경되었던 우리들의 생각과 원하는 바를 인내심을 갖고 작업을 해준 사진사 마르틴 크로이터에게도 감사의 말을 전한다.

우리를 자극하고 지원해준 우리 가족들에게도, 특히 우리가 신체적으로도, 정신적으로도 부족했음에도 불구하고 이해를 해주어 매우 감사한다.

2006년 9월, 하이거/첼 암 모스에서

마티아스 뢰버
프란스 반 덴 베르크

역자 서문

내가 제임스 시리악스 책을 처음 접한 건 2005년 영문사에서 국내 처음으로 대한정형도수치료학회(현, 대한정형도수물리치료학회)에서 2판을 번역하면서부터였다. 1993년에 2판이 나오기 10년전 1983년에 J. H. Cyriax(정형외과의사)와 그의 부인인 Patricia Cyriax(물리치료사)에 의해 246페이지에 그림 758장을 수록한 초판이 출간되었는데 출간이 되자마자 즉시 성공적으로 팔려 나갔고, 그래서 1993년에 2판이 다시 새롭게 나오면서 한국에서 처음으로 번역판이 나오게 되었다.

안산1대학 교수인 구희서 교수가 한국에서는 처음으로 영국에서 시리악스 코스 교육을 받고나서부터 정형의학이라는 학문이 한국 물리치료사에게 알려지는 계기가 되었다. 어떻게 이런 의학 학문이 있을까? 감탄과 함께 즉시 뜻을 모아 미국의 우드만 교수가 초청되어 시리악스 코스를 시작하면서 학회의 연수교육이 활성화되고, 점차 모든 물리치료학과 대학에 필수 학과목으로 공부를 하게 되면서 정형도수물리치료학에 대한 매력이 빠지게 되었다. 그 동안 학회의 활발한 활동에 힘입어 이제는 임상에서 도수치료가 근골격계 환자 치료에서 없어서는 안 될 중요한 치료학문으로 자리를 잡게 되었으며, 2013년부터 대학원과정에서 정형도수치료 석박사 학위과정까지 탄생시키는 물리치료의 발전을 거듭하게 되었다.

정형의학의 아버지로 불리는 시리악스는 전 세계 물리치료사에게는 매우 큰 영향을 끼친 정말 중요한 사람이다. 만일 우리에게 제임스 시리악스가 없었다면 어찌되었을까? 그리고 부인인 패트리시아 시리악스가 물리치료사가 아니었다면 이러한 훌륭한 교과서가 탄생했을까? 하는 질문을 던지게 된다.

시리악스 책이 의사와 물리치료사뿐만 아니라 의학의 새로운 영역을 만드는 매우 큰 영향을 미차게 되는 사건이었다.

아마도 가장 영향을 많이 받은 그룹은 전 세계의 물리치료사들이 아닌가 생각된다. 신체의 기능적 해부학적 이해와 구조를 가지고, 빠르고 정확하게 증상과 통증을 해석하고 평가진단 할 수 있게 하며 조직의 특성과 운동학적 해석 그리고 기계학적인 자극의 이해를 통해서 관절과 연부조직(근육, 인대, 건, 디스크, 신경 등)의 모든 상호관계를 해석할 수 있게 하고 활용하게 하는 획기적인 21세기형 학문이 아닐 수가 없다. 1983년 이후 30년 넘게 수많은 임상적 연구발전과 새로운 의학적 근거가 추가되면서 시리악스 컨셉의 진가는 점점 커지고 튼튼한 기초가 되고 있다. 현재 국내에서도 20년 전부터 시리악스가 임상적 가치로 증명되면서 확산되는 관심이 날로 뜨거워지고 있다.

이번에 독일과 네덜란드의 정형도수물리치료사 '마티아스 웨버'와 '프란스 반 덴 베르크'가 학문적 지식과 임상적 경험을 바탕으로 물리치료사로서는 처음으로 시리악스 정형의학를 근거 해석을 포함하는 내용을 한 층 더 업데이트 하였다(injection 내용 삭제).

기초물리치료 교육이 필요한 학생뿐만 아니라 실제 임상 상황에 적용되도록 구성되어 있다. 검사의 모든 요소들(병력, 인터뷰, 촉진, 기능검사)을 상세히 설명함으로써 최적의 평가검사와 치료를 쉽게 하며, 특히 측정도구를 설명하고, 검사결과 기록과 해석 가이드를 통하여 치료목적에 따라 설명하고 있기 때문에 독자들이 환자 치료시 결정적인 도움이 되며, 사진과 설명을 통하여 이해를 쉽게 전달해 주고 있다. 그리고 치료에 영향을 미치는 기계학적 기초 지식은 처방을 내리는 의사와의 대화를 보다 풍부하게 하고 징후 이해를 최적화시키는데 기여하게 될 것이다.

끝으로, 어려운 출판 여건 속에서도 이 책의 출판에 물심양면으로 도움을 주신 영문출판사 박병조사장님과 교정작업을 맡아주신 직원분들에게 지면을 빌어 감사의 말을 전합니다.

대한정형도수물리치료학회 회장 김명준 PT, PhD

2016년 8월 8일
너무 더운 한여름 연구실에서

차 례

약 어

ABD	벌림
ACG	봉우리빗장관절 (acromio clavicular joint)
ADD	모음
AM	가쪽 반달판 (outer meniscus)
AR	가쪽돌림시작점 (Ausgangsstellung)
ASTE	엎드린 상태 흉부 척추 안장 관절 (saddle joint)
BL	등뼈
BWS	
CMC	손목손허리관절 (carpometacarpal joint):
CT	컴퓨터 단층 촬영
CTU	목뼈-등뼈 이음부
DD	감별진단 (differential diagnoses)
DE	등쪽 폄 (dorsal extension)
DIP	먼쪽 마디관절 사이(distal interphalangeal joint)
DRUG	먼쪽 노자관절 (distal radioulnar joint)
EBG	팔꿉관절
EoR	동작의 끝
ESTE	끝자세
EXT	폄 (extension)
FLEX	굽힘 (flexion)
GHG	어깨 관절
HG	엉덩관절
HRG	위팔노관절 (humero radial joint)
HUG	위팔자관절 (humero ulnar joint)
HWS	목뼈
I	신경지배 (innervation)
ICR	갈비사이간격 (intercostal space)
IM	안쪽 반달판 (inner meniscus)
IPG	마디사이관절 (interphalangeal joint)
IR	안쪽돌림
ISG	엉치엉덩관절 (iliosacral joint)
KG	무릎관절
LF	옆굽힘 (lateral flexion)
Lig., Ligg	인대
LWS	허리뼈 (Lendenwirbelsäule)
M., Mm.	근육

MCP	MP 관절(metacarpophalangeal joint)
MT	발허리뼈(metatarsus)
MTP	발허리발가락관절(metatarsophalangeal joint)
N., Nn.	신경
OSG	발목 통증 (atriculatio talocruralis)
P	환자
P.A.	통증호 (painful arc)
PIP	몸쪽마디사이관절 (proximal interphalangeal joint)
PKB	무릎꿇고 엎드린 자세 (prone knee bend)
Proc, Procc.	과정
PRUG	몸쪽노자관절 (proximal radio-ulnar joint)
QF	수평마찰 (Querfriktion)
R., Rr.,	가지 (ramus)
RD	노쪽치우침 (Radialduktion)
Rg.	구역
R.P.	연관통 (referred pain)
ROM	가동범위 (Range of Motion)
ROT	돌림
PRUG	몸쪽노자관절 (proximal radio-ulnar joint)
SCG	복장빗장관절 (sternoclavicular joint)
SIAS	위앞엉덩뼈가시 (spina iliaca anterior superior)
SL	옆으로 누운 자세
SLR	하지직거상
SPP	증상을 유발하는 자세
T	치료사
TLÜ	등뼈허리뼈 이음부
TOK	가슴문증후군
typ. S.	특징적 통증
UD	자쪽치우침 (Ulnarduktion)
ÜD	위에서의 압박
ULNT	팔신경긴장 (upper limb neural tension)
USG	아래쪽 복사뼈관절
WS	척추
VF	발바닥굽힘
WT	저항검사
ZNS	중추신경계

그림설명

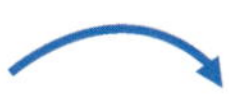
치료사에 의한 수동 운동

(치료사에 의한) 고정

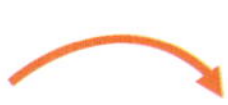
환자의 능동 운동

해부학적 용어 (명칭)

몸통 (어깨관절과 엉덩관절 포함) **Rumpf (inkl. Schulter und Hüfte):**

머리쪽	–	위
꼬리뼈쪽	–	아래
등쪽	–	뒤
배쪽	–	앞
안쪽	–	안쪽
가쪽	–	가쪽

위쪽 Obere Extremität:

몸쪽	–	위
먼쪽	–	아래
후 (後)	–	뒤
전 (前)	–	앞
자쪽	–	안쪽
노쪽	–	가쪽

손 Hand:

몸쪽	–	위 (아래팔 방향)
먼쪽	–	아래(손가락 방향)
등쪽	–	손등 방향
손바닥/손바닥	–	손바닥 방향
자쪽	–	안쪽
노쪽	–	가쪽

아래쪽 Untere Extremität:

몸쪽	–	위
먼쪽	–	아래
후 (後)	–	뒤
전 (前)	–	앞
정강쪽	–	안쪽
종아리쪽	–	가쪽

발 Fuß:

몸쪽	–	위 (종아리 방향)
먼쪽	–	아래(발가락 방향)
등쪽	–	발등 방향
발바닥	–	발바닥 방향
정강쪽	–	안쪽
종아리쪽	–	가쪽

전통적인 시리악스 치료법
(Die klassische Cyriax-Therapie)

프란스 반 던 베르크 (Frans van den Berg)

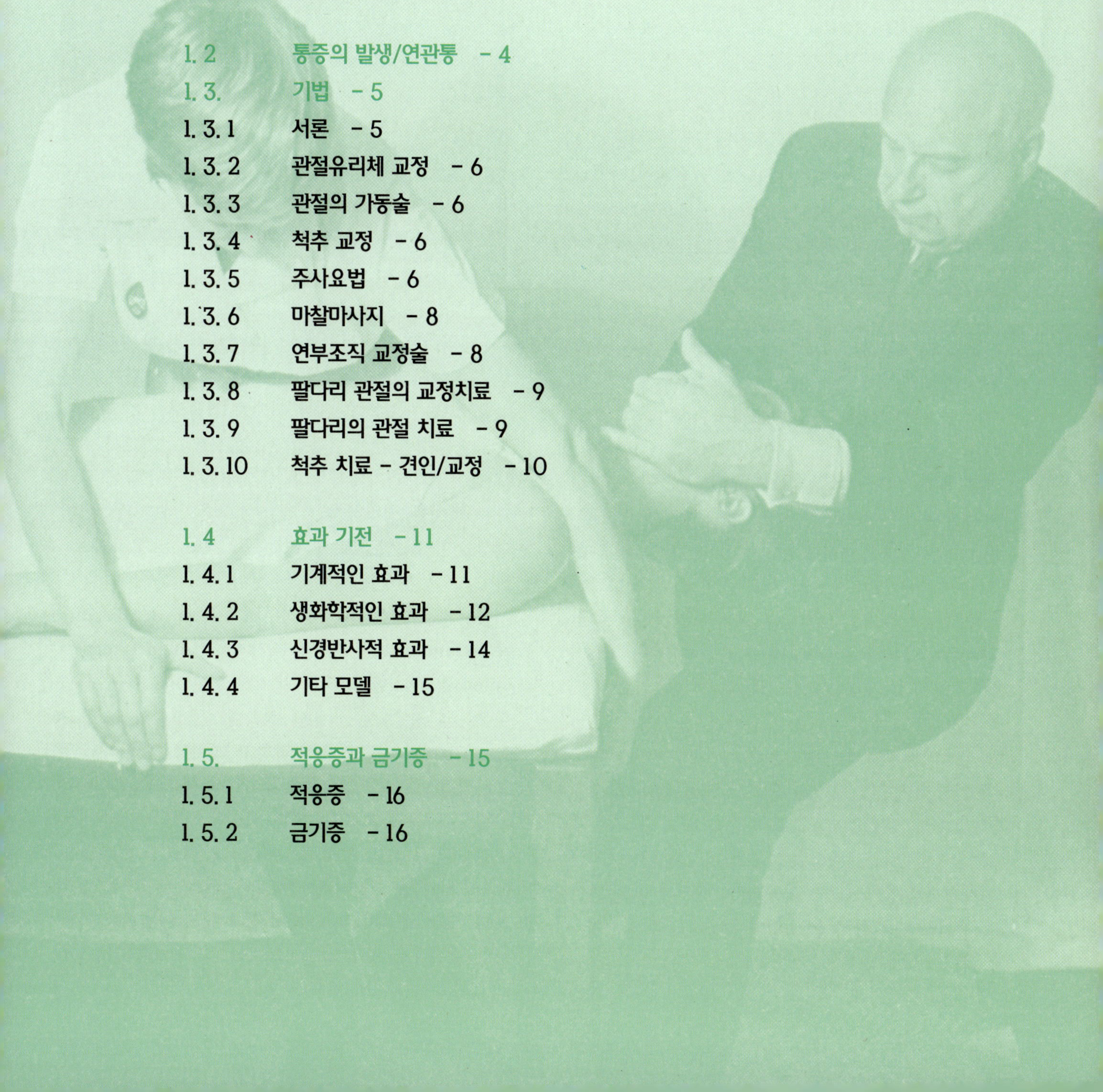

1.1 제임스 시리악스, 그가 물리치료에 끼친 영향

학습목표

다음에 대한 지식 습득:

- 시리악스 컨셉의 기본과 철학
- 물리치료와 도수치료의 발전에 제임스 시리악스가 끼친 영향
- 시리악스 컨셉의 발달
- 연관통이라는 현상

제임스 시리악스(1904–1985)는 영국의 정형외과의사였고 런던의 성 토마스 병원에 재직했다. 정형외과의사로서 그는 당시에 엑스레이로만 가능했던 영상촬영의 결과가 환자의 고통과 불일치하는 경우를 자주 보게 되었다. 예를 들어, 엑스레이 상으로는 눈에 띄는 것이 없는데 움직일 때마다 고통을 호소하는 환자들이 있었다. 이러한 환자들의 경우에는 명확한 진단을 내리기가 어려웠다. 때문에 시리악스는 이러한 환자들을 어떻게 진단할 것인가에 대해 고민하기 시작했다. 그는 1929년에 **정형의학(Orthopaedic medicine)**이라는 이름이 붙혀진 의학을 창립했다. 시리악스는 자신의 진단학적 체계를 발전시키는 데 약 12년이 걸렸고, 그 스스로도 이를 자신의 평생 과업이라고 불렀다. 그 이후에도 그는 몇 년간 다양한 진단에 대하여 효과적인 치료법을 개발했다.

이 시기에 그가 직면한 문제들 중 하나는 환자들이 어딘가에서 느끼는 증상들이 국지적인 변화로 인하여 사라지지 않는 경우가 허다했다는 것이었다.

시리악스의 주요 관심사는 환자가 많은 의사들, 병원들, 그리고 결국에는 대체요법 즉, 비전문가를 거치는 길고 비싼 길을 가지 않도록 하는 것이었다. 이에 덧붙혀 그는 환자들이 불필요한 수술을 받거나 '아마추어 의학'에의 길에 접어들지 않도록 하고자 했다. 진단이 일반적으로 잘 이루어지지 않았기 때문에 많은 환자들은 장기간 일을 할 수 없고/없거나 움직일 수 없었다.

시리악스에 따르면, 정형외과는 정형의학의 경쟁상대가 아니라 상호 보완을 해야 한다는 것이다.

그는 전통적인 치료가 실패할 경우에 수술을 고려해야 한다고 주장했다.

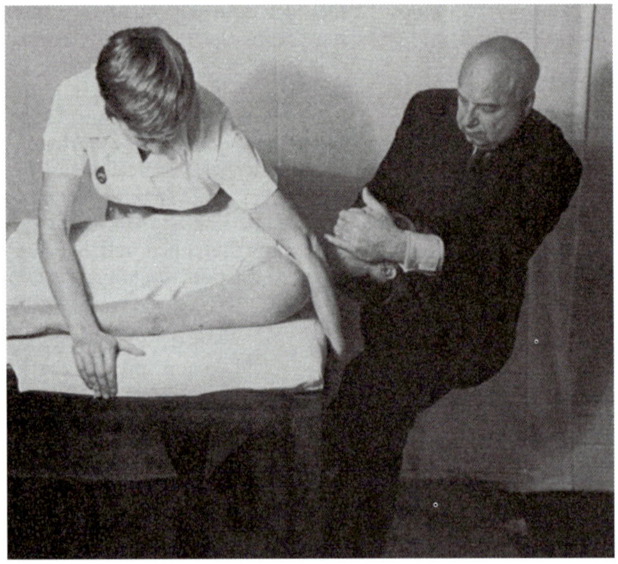

그림 1.1 목뼈를 교정하는 제임스 시리악스

시리악스는 체계적으로 검사할 것, 너무 많은 테스트를 진행하지 말 것, 그리고 무엇보다 해부학적으로 생각할 것을 가르쳤다. 그는 환자를 검사하는 것이 해부학을 응용하는 것에 다름없다고 확신했다. 치료사는 모든 움직임과 검사에서 어떤 해부학적인 구조들에 무게가 가는지를 생각해야 한다는 것이다. 치료사는 이런 방식을 통해서만 치료사는 고통을 동반하는 움직임 즉, 구조를 분석할 수 있다는 것이다.

검사의 양성인 **소견 분석(Analysieren der positiven Befunde)**은 본 책에서 **소견해석(Befund Interpretation)**이라 칭한다. 이러한 방식으로 치료사는 거의 대부분의 경우, 검사 후에 정확한 '해부학적'인 진단을 내려 해당 구조들을 파악하고 치료할 수 있다.

시리악스는 전반적으로 물리치료를 매우 양성으로 평가했다. 많은 물리치료사들은 시리악스의 검사 및 치료기법을 가르쳤다. 시리악스는 자신의 주사요법(Infiltrationstechnik)을 의사나 물리치료사들에게 동일하게 가르쳤다. 그는 물리치료사들에게 척추 교정 기법까지 가르쳤다는 이유로 영국 정형외과협회로부터 퇴출당하기까

지 했다.

그는 직업상 손으로 작업하는 물리치료사들이야말로 모든 효과적인 치료방법들 즉, 교정 기법까지도 배워야한다고 주장했다(그림 1.1). 그러나 동시에 그는 의사들이 이러한 치료과정을 감독해야한다고 보았다. 왜냐하면 의사들이 환자들로 하여금 물리치료를 받도록 안내하기 때문이다. 시리악스는 환자들이 접골사나 척추 지압사와 같은 '비전문교정사'에게 가지 않는 것이 중요하다고 말했다.

그는 자신의 치료 및 교정 기법들이 매우 효과적일뿐더러 배우기도 쉽다고 확신했다. 시리악스는 그런 기법들이 몇 년 간의 실습을 통해 획득될 수 있다고 말하는 접골사나 척추 지압사들을 배격했다. 게다가 그는 접골사들의 기법을 효과적이라 보지 않았고 척추 지압사들의 진단학에 매우 회의적이었다.

시리악스는 추후 자신이 마사지법을 발명한 것이 아니라, 마사지에서 그가 생각하기에 물리치료사들이 특정 조직을 정확히 치료할 수 있는 기법만을 추출해 냈을 뿐이라고 말했다.

교정과 견인(traction) 역시 시리악스의 발명이 아니다. 그는 언제 이런 기법들이 가장 효과적으로 적용될 수 있는지를 고안했을 뿐이다.

시리악스는 이미 사회적인 지위도 높고 유명한 다수의 물리치료사들이 더 배우고 싶을 때 찾아가는 사람이 되었다. 그의 제자 중에는 프레디 칼텐본 (Freddy Kaltenborn), 스탠리 패리스(Stanley Paris), 데이비드 램(David Lamb), 크리스 파울러(Chris Fowler) 외에도 다수 있었다.

나 역시도 제임스 시리악스를 직접 알게 되고 그가 자신의 기법, 고찰, 구상, 생각들에 대해 말하는 것을 들을 때 매우 즐거웠다.

시리악스는 다른 치료법에 대해 명확한 입장을 취했다. 그는 직접 말한 적은 거의 없지만, 도수치료를 불필요하다고 여겼다. 그는 자신의 치료기법이 모든 환자에게 나타나는 통증을 충분히 치료할 수 있다고 믿었다. 하지만 도수치료에서 사용되는 치료법은 매우 특수하고 배우기 어렵기 때문에 불필요하다는 것이다. 그는 또한 척추의 과운동성(hyper mobility)이라는 주제에 대해서 그것이 존재하지 않는다고 분명히 밝혔다.

접골술에 대해 시리악스는 거의 적대적인 입장을 밝혔는데, 그는 내 앞에서 접골술에 대해 단 한번도 좋게 말한 적이 없다.

1. 1. 1 국제 정형도수치료 학회의 창립

1967년에 **Stanley Paris**(뉴질랜드의 물리치료사)는 도수치료를 위한 국제 학회를 만들 생각을 했다.

그 해에 **Geoffrey Maitland** (오스트레일리아의 물리치료사)는 강의를 하기 위해 런던에 있었다. 패리스는 **Freddy Kaltenborn**까지 런던으로 초대했고, 이때 런던에 있는 어떤 병원의 카페테리아에서 Maitland, Kaltenborn, **Gregory Grieve**(영국의 도수치료사)와 Paris가 만나 도수치료의 미래에 대해 논의하게 되었다.

이후 1970년 암스테르담에 개최된 세계물리치료사총연맹(WCPT)에서도 대화가 이어졌고, 그 후 IFOMT의 중간위원회가 소집되었다.

1973년에 Freddy Kaltenborn이 Gran Canaria에서 4주간의 강의를 진행했다. 첫 2주간은 팔다리와 척추의 운동성 및 교정 기법을 심화시켰다. 마지막 2주 간은 스웨덴의 Harald Brodin교수, 영국의 Allan Stoddard 박사, 독일의 Herbert Frisch 박사와 제임스 시리악스와 같은 의사들이 강의를 했다. 강의 후에는 강의를 했던 의사들이 이론과 실습 시험을 냈다.

이 강의에는 12개국에서 온 74명의 치료사들이 참여했다. 실습 시험은 국가당 한 두명의 치료사만 치를 수 있게 했는데, 이들은 IFOMT에서 인증한 시험들을 자국에 널리 알려야 했다. 이 시험 후에는 오스트레일리아, 캐나다, 덴마크, 핀란드, 네덜란드, 뉴질랜드, 남아프리카, 노르웨이, 스웨덴, 영국, 그리고 미국이 학회에 속하는 국가로 인정받았다. 시험에서는 6개국만 요구되는 요건을 충족시켰다. 이는 오스트레일리아, 네덜란드, 노르웨이, 뉴질랜드, 스웨덴, 그리고 영국이었다.

이로써 이 나라들은 IFOMT의 정회원이 되었고 이사회와 교육위원회를 구성하였다.

이로써 시리악스는 도수치료를 옹호하지 않았지만 IFOMT의 창립에 참여했다. 그는 물리치료사들에게 검사와 치료에 대한 국제적인 협약이 확립되는 것에 관심이 있었을 뿐만 아니라 그의 기법은 IFOMT의 수업 및 시험과목이 대상이 되었다.

1. 1. 2 발전

시리악스는 수년에 거쳐 많은 물리치료사들에게 자신의 기법을 가르쳤다. 몇 명은 **시리악스-강사(Cyriax-Instructor)**까지 교육을 받아 스스로 시리악스 강의를 했다. 예를 들어, **Freddy Kaltenborn, Dos Winkel과 Bob de Coninck**이 이에 속하는데 이들은 특히 독일어권에서 많은 강의를 했기에 잘 알려져 있다. 이 시리악스-강사들은 추후 스스로 학생들을 시리악스-강사로 교육시켰다. 독일에서 알려진 이름들은 **Omer Mattheis, Didi von Paridon (Dos Winkel 그룹)**, 그리고 **Steven de Coninck (Bob de Coninck 그룹)**이다. 나 자신도 몇 년 전에 Freddy Kaltenborn의 가르침을 받아 그로부터 시리악스의 기법을 전수해 줄 수 있게 되었다.

1. 2 통증의 발생/연관통

시리악스는 몇몇 환자들은 운동기관의 어느 부분에 통증을 느끼지만, 특정 조직의 변화를 관찰할 수 없다는 사실을 일찍이 발견했다. 그는 이 현상을 **연관통 (Referred pain)**과 **연관성 압통 (Referred tenderness)**이라 불렀다. 그에 따르면 이러한 통증의 원인은 감각겉질(sensoric cortex)의 잘못된 해석이다. 즉, 감각겉질은 통증을 감지하고 전달하지만, 이는 특정 구조가 다쳐서 발생한 것이 아니다. 오늘날에는 이러한 통증이 광역동작 세포(Wide dynamic rage cell)가 민감해지는 뒷뿔(Hinterhorn)의 변화로 인하여 야기된다고 본다 (그림 1.2).

이렇게 민감해짐으로써 뒷뿔에 도달하는 모든 자극들 즉, 통증이 전혀 없을 법한 구조의 자극들까지 통증으로 전달된다.

메모

광역동작 세포는 뒷뿔에 있는 세포로서 뒷뿔의 층단(lamina)들을 관통하고 연결한다.

이 주제와 관련하여 더 많은 정보를 얻고 싶다면 다음 문헌을 참고하길 바란다: "응용생리학, 4권-통증을 이해하고 영향을 끼치기"(van den Berg 2003), "통증에 대한 교과서"(Melzacku Wall 2005).

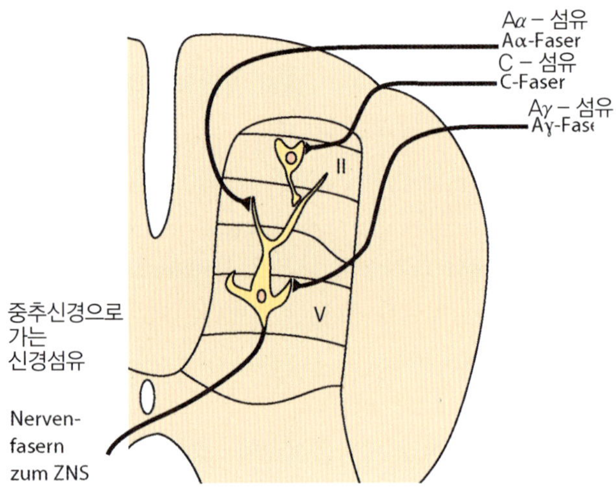

그림 1.2 뒷뿔은 여섯 개의 층단으로 구분된다. WDRC는 층단 2–5에 있다.

요약

- 제임스 시리악스는 런던 소재의 성 토마스 병원에 재직했던 영국의 정형외과 의사였다.
- 정형의학은 엑스레이 상으로 이상이 없는 환자들을 진단하기 위해 시리악스에 의해 발전되었다.
- 그는 환자의 운동기관 (Bewegungsapparat)에 나타나는 국지적인 통증이 항상 국지적인 변화에 의해 야기된 것이 아니라는 문제에 봉착했다.
- 정형의학과 정형외과는 상호보완적이어야 한다.
- 운동기관의 검사는 수행된 움직임 즉, 테스트를 해부학적으로 분석함으로써 이루어져야 한다. (응용 해부학)
- 시리악스는 물리치료와 도수치료의 발달에 많은 영향을 끼쳤다. 그는 도수치료에 대한 국제적인 기준이 확립되는 데에 기여했다.
- 해가 지나면서 그는 많은 치료사들을 교육시켰고 그의 제자들은 시리악스의 기법과 이론을 전수하고 발전시켰다.
- 때때로 국지적인 조직손상이 없음에도 불구하고 주변부(Peripherie)에서 통증이 느껴진다는 것을 시리악스는 연관통이라 부른다. 그에 따르면, 연관통은 감각겉질의 잘못된 해석에 의해 야기된다.

당신의 지식을 검토하세요

- 시리악스가 자신의 컨셉을 발전시키게 된 계기는 무엇인가?
- 시리악스는 도수치료의 발달에 어떤 영향을 끼쳤는가?
- 시리악스는 연관통이라는 현상을 어떻게 설명하는가?

1. 3. 기법

학습목표

다음에 대한 지식 습득:

- 시리악스 컨셉의 다양한 치료방법들
- 다양한 기법들의 실행가능성
- 다양한 치료가능성의 한계
- 시리악스가 수행한 관절가동술의 가능성과 한계
- 고정 상태에서 결합조직의 변화
- 강한 돌출 (Protrusion)과 연한 돌출의 차이
- 강한 돌출 (Protrusion)과 연한 돌출의 치료방법
- 척추 교정의 가능성과 한계

1. 3. 1 서론

시리악스의 삶에서도 알 수 있듯이, 그는 운동기관에 통증을 느끼는 환자들을 매일 접하는 정형외과의사가 아니었다. 그의 일차적인 임무는 환자들을 검사하고, 진단을 내리고 치료를 계획하는 것이었다. 그러나 그가 스스로 치료계획 상 의미있다고, 필수적이라고 간주한 많은 치료법들을 직접 수행하진 않았다. 그는 치료의 대부분을 물리치료사에게 위임했다. 예를 들어, 마찰치료나 척추의 가동이나 견인과 같이 특별히 많은 시간을 요하는 치료법들은 물리치료사들이 수행했다.

시리악스가 스스로 환자에게 시행한 치료는 특히 통증이나 염증을 완화시키는 주사요법이었다. 그 외에도 그는 필요할 시엔 교정기법을 선보였지만, 이 역시 물리치료사들이 대부분 수행했다.

물론 시리악스가 살았던 시대를 잊으면 안된다. 그 시대에 어떤 치료법들이 행해졌는지를 염두에 두어야 한다. 그 이래로 의학과 물리치료 분야에서는 많은 부분이 발달하였고 향상되었다. 때문에 시리악스가 어찌보면 억지로 시행한 기법들은 현재의 관점에서 봤을 때 이미 뒤떨어진 것이며 보다 나은 치료법으로 대체되었다. 이런 경우에는 전통적인 기법을 고집하는 것이 안 좋을 수 있다.

따라서 본 책에서는 시리악스가 주장하지 않았지만 오늘날 더 의미있다고 여겨지고, 더 낫고 위험부담이

보다 적은 대안적인 치료기법들도 소개할 것이다.

1. 3. 2 관절유리체 교정

시리악스의 몇몇 기법들은 오늘날 입지가 점점 작아지고 있는데 그 중 하나가 관절유리체의 교정이다: 이 치료법에서는 관절에 재빠른 회전동작과 동시적인 견인을 통해 끼어있는 관절유리체를 관절면 사이에서 떼어내고자 한다.

이 치료기법은 분명 오늘날도 시행하여 성공할 수도 있다. 그러나 환자의 통증이 자주 재발한다면 관절유리체를 수술을 통해 제거하는 것이 더 나을 것이다. 왜냐하면 관절유리체에 의한 연골면의 손상 가능성을 배제할 수 없기 때문이다. 시리악스가 살았을 적에는 관절유리체를 제거하기 위해 관절을 완전히 절개해야 했고, 그에 따른 위험부담이 컸다. 오늘날은 이러한 수술을 관절경을 통해 하기 때문에 비침습적이고 훨씬 덜 위험하다. 끼인 반달판 교정에도 동일한 내용이 적용된다.

1. 3. 3 관절가동술 (Mobilization of joints)

시리악스와 그의 제자들은 당시에 정형의학과 물리치료에서 주로 행하던대로, 움직임이 제한된 관절을 움직이기 위해, 움직임이 일어나지 않는 방향으로 해당 관절을 수동적으로 움직였다.

오늘날에는 이러한 각운동(angular movement)이 연골면과 관절주머니인대에 큰 부담을 준다는 사실이 널리 알려졌다. 여기에 고정 상태에서 이 구조들에 부담가중이 지극히 낮아진다는 사실을 덧붙히면 손상의 위험이 높아진다. 이에 따라 오늘날 물리치료에서는 제한된 관절에 도수치료를 적용한다. 반면 오늘날에는, 관절들이 예전보다는 훨씬 덜, 그리고 훨씬 짧은 시간 동안 고정되기 때문에 이러한 치료방식을 이용할 필요가 점점 없어지고 있다.

1. 3. 4 척추 교정

시리악스가 이용했던 척추 교정기법은 오늘날의 지식에 따르면 너무 위험하고 구체적이지 못하다. 그렇기 때문에 도수치료의 사용을 권장한다. 도수치료 기법들은 훨씬 더 구체적이기 때문에 더 안전하고, 대부분 더 효과적이기도 하다. 그러나 이에 기본인 사항을 덧붙히자면, 척추 교정치료를 하기 위해서는 도수치료에 대해 오랜 기간 동안 상세히 교육을 받아야 한다는 것이다. 이를 위해서는 소위 OMT교육을 이수하기를 권장한다. 이는 IFOMT 기준에 적합한, 국제적으로 인정받는 교육과정이다.

시리악스의 교정기법은 위험부담이 크지만, 그가 행한 사례에서 부정적인 결과가 나온 적은 없다.

요약

- 끼인 상태의 관절유리체 즉, 반달판의 경우에는 끼인 상태에서 벗어나게 하여 움직임에 제한이 없도록 교정을 할 수 있다.
- 이 교정의 특징은 관절을 회전동작과 견인을 적용하는 것이다.
- 제한된 관절을 움직이기 위해 시리악스는 관절을 수동적으로 움직였다.
- 시리악스는 척추에 특정한 징후가 나타났을 때 교정을 했는데, 이 교정은 매우 강력했고 다면에 영향을 끼쳤다. 이는 구체적이지 않았기 때문에 구조물에 부담을 많이 줄 수 있다.

1. 3. 5 주사요법

시리악스는 치료과정에서 염증 및 통증을 완화하는 주사를 자주 주입했다 (◘그림 1.3). 이 주사요법은 부분적으로 검사과정에서도 진단학적으로 이용되었다. 기초기능검사에서 해당 환자에게 어떤 구조가 문제가 되는지 밝혀지지 않으면-예를 들어, 두 개의 구조가 임상학적으로 명백하게 구분되지 않는다는 이유 때문에-문제가 될 것이라 예상되는 구조들에게 진통제를 주입했다.

주사를 주입한 후 기초기능검사의 통증 테스트가 부정적인 결과를 보이면 주사를 주입한 구조에 문제가 있다는 것을 알 수 있었다. 그러나 테스트에서 여전히 통증이 느껴졌다면, 주사를 맞지 않은 구조가 손상되었음을 알 수 있었다.

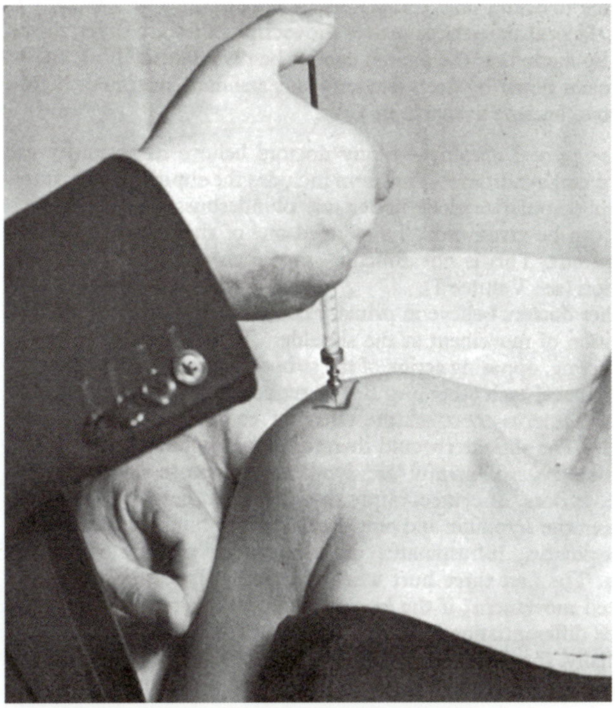

그림 1.3 가시위근 (M. supraspinatus)의 주사요법

예시: 어깨관절 벌림의 저항검사를 할 때 환자는 통증을 느낀다. 이 경우에는 예컨대 가시위근의 닿는곳(Supras-pinatusinsertion) 즉, 힘줄이나 봉우리밑윤활주머니의 질환일 수도 있다.

가시위근의 닿는곳(Insertion)에 주사를 놓고 저항검사를 다시 한다. 이 때 통증이 없다면 가시위근이 문제일 확률이 높다.

시리악스는 주사를 놓는 기법이 매우 뛰어났고 무엇보다 3차원적 해부학 지식이 엄청났다. 그는 대부분의 경우에 환자가 특정 통증을 느끼는 부분이 정확하게 나타날 때에만 주사요법을 이용했다. 그런 부분에 약물을 약간 주입한 후 그 다음 통증이 나타나는 부위를 찾았다. 더 이상 통증이 느껴지는 부위가 없을 경우 주사바늘을 꺼내서 주사에 약물이 남았는지를 확인했다.

윤활주머니 치료에서는 통증있는 부위를 찾아내는 것이 매우 중요하게 권장되는 바이다. 왜냐하면 윤활주머니는 심실(Kammer)에 분포되어 있을 수 있기 때문이다. 물론 그럴 경우에는 염증이나 질환이 없는 심실에 주사액을 주입하는 불행한 경우가 발생할 수 있다. 이 경우에는 문제부위에 주입된 것이 아니기 때문에 환자는 주입 이후에 증상완화를 느낄 수 없을 것이다. 이때 –시리악스가 주장하는 것처럼– 주사바늘로 통증부위를 찾아내고 해당 부분을 찾아냈을 때에만 주입을 한다면 좋은 결과를 낳을 수 있다.

시리악스는 조직에서 주사바늘을 재빨리 빼야한다고 주장했다. 그래야 주사액이 바늘이 들어갔던 통로를 통해 다시 나오지 않기 때문이다. 그는 주로 스테로이드성 소염제인 Kenacort® (Triamsinolon)와 조합한 부분마취제를 사용했다. 이와 더불어 시리악스는 항상 운동선수들의 힘줄, 인대에 주입을 하지 않을 것을 경고했는데 그 이유는 완전파열의 위험이 지극히 커지기 때문이다.

주의

주사요법은 매우 해박한 해부학적인 지식을 요한다. 그런 지식은 치료사가 환자에게 시행하는 다른 모든 것들과 마찬가지로 교육을 통해 습득하고 반복적으로 연습되어야 한다.

주사요법은 대부분의 국가에서 물리치료사가 아닌 의사들이 사용한다. 영국과 같은 몇몇 국가에서만 물리치료사에게도 이 치료방법이 허용되고 있다. 그러나 영국에서도 물리치료사들은 특정한 소수의 주사요법만 행할 수 있다.

주의

모든 주사요법에 해당하는 큰 위험은 박테리아 감염과 사용된 약물에 대한 알레르기 반응이다. 이는 특히 물리치료를 할 때 매우 위험한 상황이다!

요약

- 시리악스는 치료를 할 때 자주 염증 및 통증 완화제를 주사로 놓았다.
- 이 주사요법은 진단학적으로도 이용되었다.
- 약물은 환자의 국지적인 통증이 감소되는 부위에만 주입되어야 한다.

1. 3. 6 마찰마사지 (Friktionsmassage)

시리악스는 마사지에 대해 좋지 않게 평가했다. 그에 따르면, 마사지는 순수한 호강을 위한 것이며 그 어떤 치료면에서의 이용가치도 없는 것이었다.

그러나 시리악스 치료법에서 전통적인 마사지의 수많은 기법 중 하나인 마찰치료가 유명해진 이유는 다음과 같다: 시리악스는 이 치료형태를 통해 다른 물리치료사들이 자신이 주사요법을 사용했을 때와 유사한 효과를 낼 수 있을 것이고 믿었던 것이다. 그는 마찰기법을 이용하여 물리치료사들이 해부학적으로 정확히, 그리고 깊은 구조까지 치료할 수 있다고 생각했다 (그림 1.4). 이러한 이유로 시리악스는 이 치료기법을 **심부 마찰 마사지(Deep frictions)**라고 불렀다. 그는 해부학적으로 정확한 부위를 눌렀을 때 환자의 증상을 똑같이 재현할 수 있다는 사실에 착안하여 아이디어를 얻었을 것이다.

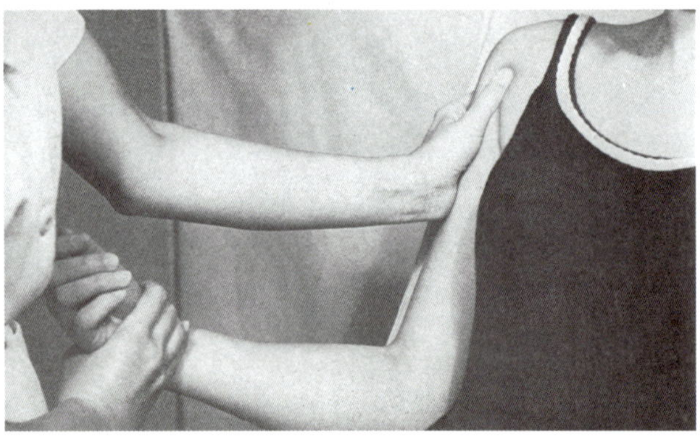

그림 1.4 위팔두갈래근 긴갈래의 마찰

분명 압력을 통해 심부에 있는 조직구조들을 기계적으로 자극할 수 있다. 그러나 마찰치료가 문제부위에 깊숙이 치료 효과를 낼 수 있는지, 있다면 어떻게 그것이 가능한지는 아직 밝혀지지 않았다 (효과 기전 Wir kungs-mechanismen, 11쪽 이하).

시리악스의 저서, 예컨대 "정형의학의 교과서 (Textbook of Orthopaedic Medicine)"(1982)의 2권에는 특정 해부학적 구조에 마찰이 있는 환자들이 특정 시작 자세를 취하는 사진이 많이 나온다. 선택된 이 시작 자세는 환자가 주사를 주입할 때 해당 팔다리 즉, 관절을 움직일 수 없도록 고안된 것이다.

그러나 마찰(치료)에서는 이런 자세를 취하는 것이 불필요하고 권장되지도 않는다. 시작 자세들 중 다수는 해당 구조에 부담을 많이 주고 자극을 시키며 이에 따라 환자들이 오래 취하기도 어렵다. 대부분 해당 해부학적 구조들은 다른 자세에서도 도달하거나 치료하기 쉽다.

요약

시리악스는 힘줄, 인대나 부착점과 같은 국지적인 조직손상의 치료에 마찰기법을 권장했다. 왜냐하면 그는 물리치료사들이 손가락을 이용한 이 방법을 통해 의사가 주사바늘로 치료하는 것과 동일한 효과를 낼 수 있다고 믿었기 때문이다.

1. 3. 7 연부조직 교정술

마찰기법 후에는 소위 말하는 연부조직 교정술을 하는 것이 좋다. 시리악스에 따르면, 이는 일차적으로 이미 생성된 흉터조직을 파괴 즉, 제거하기 때문이다. 그러나 진짜로 그런 결과가 나오는지는 의심스럽다 (영향메커니즘 Wirkungs-mechanismen, 11쪽 이하).

시리악스는 이 연부조직 교정술을 부착점, 힘줄과 인대의 만성 질환의 경우에 이용했다. 급성손상의 경우에는 손상이 더 커지기 때문에 당연히 연부조직 교정을 행하지 않았다. 연부조직 교정의 대안으로는 힘줄의 교정이다. 이때는 힘줄의 각 면들이 관절의 견인자극에 의해 움직이게 되는데, 그 이유는 면 사이에 움직임이 촉진되기 때문이다.

요약

시리악스는 연부조직 교정을 힘줄과 인대의 만성 질환에 이용했다.

1. 3. 8 팔다리 관절의 교정치료

시리악스는 이 치료형태를 관절유리체와 반달판이 끼인 상황에서만 이용했다. 이 기법은 재빠른 회전동작과 함께 강한 견인을 통해 관절에 끼인 연골 사이의 구조들을 떼어내기 위해 고안되었다. 이후 구조는 관절에 더 이상 낀 상태가 아니게 되며 더 이상 통증을 유발하거나 움직임을 제한하지 않는다.

이 치료기법을 배우기란 쉽지 않다. 이 기법들은 숙련되어야 하고 잘 조직화되어야 한다. 뿐만 아니라 이 기법들은 또한 "치료사를 많이 요하는"데 즉, 이 치료를 수행하기 위해 대부분의 경우에 보조치료사가 한명이나 때로는 두명이 필요하다는 것이다. 보조치료사의 임무는 그러나 대부분의 경우에서와 마찬가지로 고정벨트로 대신될 수 있다.

이 치료는 응급처치와 같지만 관절유리체의 문제가 없어지지는 않기 때문에 원인요법에 해당하지는 않는다. 이 치료를 통해서 환자는 관절을 다시 자유롭게 움질일 수 있게 될 뿐이며 언제든지 유리체가 관절 안에 다시 끼일 수 있다. 그럼에도 불구하고 환자는 일정 기간 동안 증상으로부터 벗어날 수는 있다. 만약 끼인 상태가 자주 반복되고 그 기간(term)이 짧다면, 당연히 관절안 유리체를 수술적으로 제거하는 것을 권장한다. 그렇게 하지 않으면 연골손상의 위험이 너무 커지기 때문이다. 반달판 (또는 반달판의 일부분)이 끼었을 때도 동일하다. 이 경우에도 주로 치료는 시간적으로 제한된 해결 방안이어서 환자의 급성, 또는 일시적인 증상만 제거할 뿐이다. 증상이 자주 재발할 경우에는 수술할 것이 나을 수도 있다. 관절경의 발달로 인하여 수술적 개입은 오늘날 관절 즉, 환자에게 그렇게 부담이 가지 않는다. 위험부담은 비교적 적고 수술적 개입은 대부분의 경우 효과적이고 영속적이다.

요약

- 시리악스는 팔다리 관절의 교정을 보통 반달판이나 관절안 유리체가 끼었을 때 이용했다.
- 문제 상태가 자주 재발할 때는 수술이 권장된다.

1. 3. 9 팔다리의 관절 치료

움직임에 문제가 있는 말초관절 치료를 위해 시리악스 즉, 그의 제자들은 관절을 그냥 제한된 방향으로 수동적으로 움직였다.

이미 언급된 것처럼 이런 방식의 관절가동술은 이상적이진 않다. 왜냐하면 이 방식으로 인하여 관절연골과 관절주머니인대에 엄청난 부담이 가중되기 때문이다. 게다가 이 구조물들이 움직일 수 없는 상태이기 때문에 하중에 매우 취약하다.

메모

결합조직 생리학에서는 움직일 수 없는 상태가 약 4주간 유지되면 부담가중성이 약 80% 감소한다고 본다.

관절은 도수치료기법의 도움으로 움직여져야 한다. 게다가 연골을 고정시키고 잘 미끌어지게 하기 위해서는 교정기법을 적용하기 이전에 관절의 도수 압박이 권장된다.

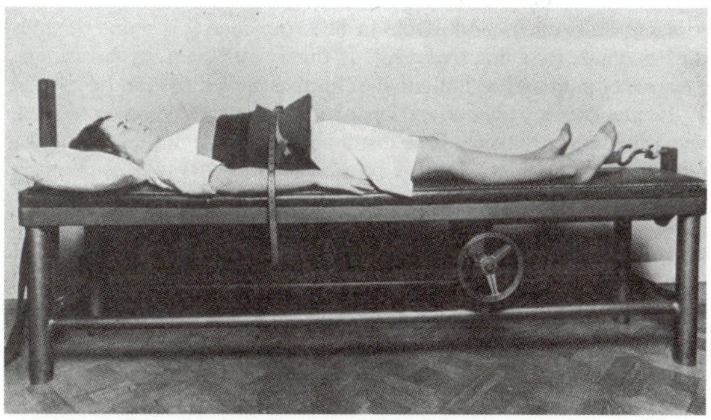

그림 1.5 60년대 LWS의 견인 치료의 예시

요약

풀림자세에서 관절을 수동적으로 움직이는 것은 관절주머니인대와 연골면을 손상할 위험이 있다. 왜냐하면 이 구조들은 풀림자세에서 부담 가중에 매우 취약해지기 때문이다.

1

1. 3. 10 척추 치료 - 견인/교정

시리악스는 척추에 발생하는 모든 문제의 근원이 척추사이원반으로부터 나온다고 확신했다. 그는 척추사이원반의 문제를 소위 강한 돌출(**harte Protrusion**)과 약한 돌출(**weiche Protrusion**)로 분류했다. 시리악스의 정의에 따르면, 강한 돌출은 섬유테가 밀린 것이고, 약한 돌출은 오늘날 돌출이나 탈출증의 형태로 나타나는 척추사이원반 손상으로 불리는 것이다. 검사를 할 때 둘의 차이는 강한 돌출의 경우는 약한 돌출과는 달리 신경학적인 변화를 보이지 않는다는 점이다.

따라서 시리악스는 척추 치료도 강한 돌출과 약한 돌출 사이에 차이를 둔다. 약한 돌출은 기본적으로 견인으로만 치료된다. 강한 돌출은 교정기법의 도움을 받아야 한다. 척추의 견인치료는 시리악스의 경우, 비교적 많은 힘이 투입되며 장기간 이루어졌기 때문에 주로 견인기계의 도움을 얻어 시행되었다(◘ 그림 1.5). 환자는 가슴우리를 벨트로 고정된 채로 누워야 한다. 골반을 둘러싼 벨트는 견인을 담당하는 기계와 연결되었다. 척추를 앞굽이 시키거나 뒤굽이시키려면 경우에 따라 환자는 그냥 눕거나 엎드려야했고, 벨트나 견인방향 또한 다양하게 조절되어야 한다.

강한 돌출은 극단적으로 견인을 하는 교정기법을 통해 치료되었다. 특히 목뼈 부근에서 이 치료들은 매우 쇼킹하고 투박해 보였다. 그러나 큰 견인력을 통해 관절주머니인대의 안정성이 유발되며 움직임이 제한되어 관절주머니인대를 보호할 수 없는 부위들의 교정이 이루어진다. 강한 돌출은 도수치료의 차단기법과 비교해야 할 것이다.

시리악스에 의한 교정은 일종의 **"초급자 수준"**로 행해졌다. 그는 특정한 교정 기법(주로 순수한 견인교정)로 시작하여 환자가 더이상 나아지지 않을 때까지 지속시켰다. 환자는 각 교정 후에 새로 검사를 받았고 이때 양성인 결과가 나올 시에만 반복되었다. 이어서 그는 다음 교정기법을 선택하여 다시금 환자의 상태가 더 이상 호전되지 않을 정도가 되었을 때까지 시행했다. 그런 다음에야 다음 기법로 넘어가는 등 교정이 이어졌다.

이미 설명된 바와 같이 우리는 이 책에서 척추에 가해진 교정기법을 더이상 논하지 않고 사진을 보여줄 것이다.

주의

척추 교정 기법은 도수치료에 대한 철저한 교육 이후에 적용되어야 할 것이다. 그리고 적용될 기법은 오로지 교정이 필요한 특정 부위에만 자극을 주어야한다.

요약

- 척추사이원반 문제와 관련하여 시리악스는 견인기법로 치료되어야 하는 소위 약한 돌출과 교정을 통해 치료되어야 하는 강한 돌출을 구분했다.
- 척추 교정 기법은 다면에 적용되기 때문에 특수하지 않다.
- 기법이 특수하지 않기 때문에 치료대상이 아닌 부분들이나 치료기법이 적용되면 안되는 부분들까지 영향을 받을 수 있다는 위험이 있다

당신의 지식을 검토하세요

- 관절안 유리체 교정의 징후는 무엇이며 이 치료방법이 끼치는 효과 기전은 어떤 것이 있는가?
- 주사요법은 어떤 목적으로 시행될 수 있는가?
- 주사요법의 위험성은 무엇인가?
- 예컨대, 윤활주머니에 주사를 놓을 때 왜 환자의 통증이 유발되는 부위에만 약물을 주입해야하는가?
- 마찰기법과 관련하여 시리악스는 어떤 생각을 따랐는가?
- 몇몇 마찰기법의 경우 왜, 특정 시작 자세를 취해야 하는가?
- 말초관절의 경우 왜, 그리고 언제 교정을 시행해야 하는가?
- 풀림자세에서 결합조직에는 무슨 일이 발생하는가?
- 고정상태에서 관절을 수동적으로 움직이는 것에는 어떤 위험이 있는가?
- 시리악스에 따르면, 약한 돌출은 어떻게 치료되는가?
- 시리악스에 따르면, 강한 돌출은 어떻게 치료되는가?
- 이 컨셉에 따르면, 척추 교정에서 발생할 수 있는 위험은 어떤 것들이 있는가?

1. 4 효과 기전

학습목표

다음에 대한 지식 습득:

- 다양한 치료기법의 기계적인 효과 기전
- 다양한 치료기법의 생화학적 효과 기전
- 신체에서 일어나는 몇몇 생화학적 과정
- 다양한 치료기법의 신경반사 효과 기전
- 치료 시에 중요한 효과 기전들
- 신체에서 엔도르핀의 영향

시리악스는 다양한 치료방법을 이용하고 각 방법의 영향을 기법했다. 이어지는 글에서는 각 효과 기전에 따라 시리악스-치료에 해당되는 기법이 다루어진다.

1. 4. 1 기계적인 영향

관절유리체의 교정

관절유리체와 반달판 교정시에는 기계적인 영향이 아마 가장 뚜렷하게 나타날 것이다. 여기서는 견인과 동시에 관절의 움직임을 통해 관절안 유리체가 기계적으로 한 곳에서 다른 곳으로 이동되어 더 이상 증상을 야기하지 않는다.

척추 교정

강한 돌출 치료 하의 척추 교정 시에도 기계적인 영향을 끼치는 요소들이 있을 수 있다. 여기서는 그러나 분명 신경반사적인 효과 기전도 작용한다.

약한 돌출의 경우, 척추 견인 시에 시리악스는 기계적인 효과 기전을 상정했다. 그는 장기간의, 그리고 특히 강한 돌출에서 척추사이원반에 압력감소가 이루어져서 돌출부위가 다시 척추사이원반에 들어가게 된다고 생각했다. 이 설명모델은 원래의 맥켄지(McKenzie) 컨셉의 설명모델과 유사하다. 여기서도 늘어가는 방향으로 반복적인 움직임을 통해 돌출부위가 다시 척추사이원반으로 밀려진다고 생각했다. 응용생리학의 관점에서 이것은 있음직하지 않다.

관절가동술 (mobilization)

시리악스는 제한된 관절의 가동화를 할 때 관절주머니 구조가 순전히 기계적으로 늘어난다고 보았다. 이에 대해서도 우리는 생리학으로부터 생화학적인 변화 즉, 관절주머니의 콜라겐 네트워크의 적응이 발생한다는 것을 알고 있다. 콜라게나아제(아교질 분해) 효소는 방출되며 관절주머니 내에서 교차하는 콜라겐 섬유 간의 병리학적인 연결을 형성할 수 있게 된다. 이로써 콜라겐 네트워크는 원래의 확장력(Entfaltungsfahigkeit)을 회복하며 관절을 다시 가동성을 획득한다.

마찰기법

마찰기법은 신체표면에 가해지는 기계적인 자극이지만 치료되는 구조들에 가해지는 효과 기전은 생화학적이며 부분적으로는 신경반사에 의해 영향을 받는다.

힘줄의 마찰에서는 기계적인 요소들이 더 개연성이 있다. 힘줄 즉, 근육을 미리 늘여놓음으로써 시행하는 마찰에서는 기계적으로 힘줄의 가장 바깥면이 힘줄의 깊숙한 면에 대해 가동될 확률이 높다. 이는 무엇보다 대부분 손와 발에 분포된 힘줄이 매우 표면적으로 뻗어 있기 때문에 가능하다.

연부조직 교정술 (Weichteilmanipulation)

연부조직 교정술에서는 기계적인 요소가 명백히 보이며 수긍될 수 있다. 시리악스에 따르면, 이때 교정으로 인하여 발생했거나 발생할 수도 있는 흉터(조직)이 찢겨져야 한다. 그래야 나중에 생리학적으로 정상적인 형성이 이루어지거나 정상인 기능을 수행할 수 있는 연결조직이 만들어질 수 있다. 그러나 오늘날 응용생리학의 관점에서는 이러한 과정이 일어날 확률이 매우 낮다. 힘줄이나 인대에 형성된 흉터조직은 정상적인 조직의 유연성이나 기능을 수행하지 못하면서도 지극히 강력하고 항구적이다. 이 흉터조직을 교정을 통해 찢을 수 있다는 것은 상상불가능하며 오히려 건강한 조직이 찢어질 확률이 더 높다. 연부조직 교정술의 효과에 대한 보다 설득력 높은 설명은 문제부위에 국지적인 작은 상처를 입힘으로써 맥관(脈管)에도 상처를 입힐 수 있기를 바라기 때문이다. 이 맥관상처와 그에 이어지는 출혈은 소위 염증 및 통증 매개체를 방출시켜 정상적인 상처치유를 가능케 할 수 있다.

힘줄, 인대 및 그 구조들의 닿는점(Insertion)의 문제는, 이 구조들에 혈액순환이 비교적 잘 안된다는 것이며 이 구조들이 다치는 경우에 출혈이 잘 일어나지 않는다는 점에 있다. 이에 따르면, 염증반응도 잘 일어나지 않으며 다친 후에도 힘줄염(Tendinitis)이 아닌 힘줄병리(Tendinosis) 발생한다. 즉, 상처유발 후에도 정상적인 생리학적 상처치유의 조건이 되는 염증반응이 나타나지 않는 것이다.

연부조직 교정을 통해서는 (인대의) 힘줄, 또는 그것의 삽입(Insertion)의 치유를 위해 힘줄병리를 힘줄염으로 만들고자 한다. 물론 교정이나 마찰 후에는 환자가 동시에 염증완화약품을 섭취하지 않을 경우에만 염증반응이 일어날 수 있다.

주의

이러한 교정은 환자가 해당 부위에 국지적으로 염증완화약품을 주입받은 경우에 시행하면 안된다. 이런 경우에는 완전파열의 위험이 크다.

힘줄의 교정

힘줄 염증의 경우에는 피브린섬유(Fibrinfaden)의 발생으로 인하여 힘줄의 두 면이 서로 붙을 수도 있다.
이는 지속적으로 반복되는 통증으로 이어질 수 있다.

교정의 목적은 이렇게 서로 붙는 것을 방지하고 정상적인 가동성을 다시 만들어내는 것이다. 이에 근육도 최대한 늘여져서 각 면의 가동성을 소진시킨다.

이어서 그 밑에 있는 관절(주로 손목이나 복사뼈관절)에 견인교정이 시행된다. 이로써 안쪽 면이 바깥쪽 면에서 분리되어 움직인다.

요약

- 관절의 견인과 회전의 조합으로 인하여 관절안 유리체들은 관절 내에서 다른 자세로 움직여져서 문제를 더 이상 유발하지 않을 수 있다.
- 척추의 교정과 견인에서는 기계적인 효과가 매우 적다.
- 관절을 움직일 때는 세포의 기계적인 자극이 콜라겐의 방출을 높이며 이는 관절주머니에 병리학적인 교차결합을 야기한다.
- 마찰의 경우에는 아마도 만성적인 힘줄의 통증에서 기계적인 효과를 볼 수 있다.
- 힘줄의 교정에서는 두 면이 다 움직인다.

1. 4. 2 생화학적인 효과

마찰기법

마찰기법에서는 무엇보다 신체의 모든 조직면에 발견되는 비만세포의 반응이 나타난다. 기계적인 자극을 통해 일차적으로 이 세포들로부터 **히스타민**의 방출이 발생한다. 히스타민은 조직 안에서 모세혈관과 혈관의 삼투성을 확장시킨다. 이로 인하여 우리는 마사지를 비롯한 기타 기계적인 피부자극(예를 들어, 긁는 것)을 했을 때 붉어짐을 관찰할 수 있다.

메모

히스타민이 효력을 발휘하는 기간은 비교적 짧다. 왜냐하면 히스타민은 신체에서 약 20~30분 후에 분해되기 때문이다. 그래서 기계적인 자극 후에 피부에 나타나는 붉은 반점은 비교적 빨리 사라진다.

시리악스 (1982)는 마찰이 15분에서 20분 동안 이루어져야한다고 주장한다 (긴 마찰). 이렇게 긴 치료시간에 대한 설명은 하지 않는다. 그 외에도 마찰과 마찰의 효과 기전에 대해 과학적으로 입증된 바는 없다.

눈에 띄게 긴 치료시간에 대해 할 수 있는 가능한 설

명은 아마도 장기간의 기계적인 자극을 통해 포스포리파아제 효소가 방출되기 때문이다. 이 효소는 세포막에 작용하며 세포에서 **아라키돈산**을 방출시킨다. 아라키돈산은 일명 사이클로옥시제나아제-순환을 가능케한다. 이 **사이클로옥시제나아제-순환**은 프로스타글란딘 E2를 비롯한 다양한 중간과정을 거쳐 생성된다. 프로스타글란딘 E2는 히스타민과 마찬가지로 염증 매개체로서 혈관과 삼투성을 확장시키는 효과를 갖는다. **프로스타글란딘 E2**는 다친 후에 발생하는 염증과 더불어 류마티즘을 야기하기도 한다. 상처의 치유는 프로스타글란딘 E2가 방출됨으로써 보조된다.

다른 설명은 장기간의 기계적인 자극을 통해 국지적으로 작은 상처가 발생하여 신체가 상처치유의 범위 내에서 염증반응을 보인다는 것이다.

이러한 장기간의 마찰기법은 일반적으로 일회적으로 건병증을 치료할 때에만 시행된다. 상처조직에 염증반응이 유발되었을 때에만 그에 이어 치유가 이루어질 수 있다. 건병증 병력을 가진 환자들은 특정한, 주로 큰 압력을 짧은 기간 동안 통증을 느낀다는 점에서 알아볼 수 있다. 통증은 주로 힘줄/인대에 스트레스가 가해지거나 주사요법(Insertion)이 시행될 때 느껴진다. 대부분의 환자들은 몇주나 몇 달이라는 장기간 동안 압력이 증가했을 때 통증을 느낀다. 이를 치료하기 위해서는 일회적으로 긴 마찰기법을 시행하여 국지적을 염증을 유발한다. 이어서 연부조직 교정을 시행할 수 있다. 물론 이때 환자에게는 치료 후에 증상이 더 많이 나타날 것이라고 말해줘야 한다. 환자에게 치료의 목적을 명확하게 설명해서 환자가 조직에 무슨 일이 벌어지는지를 알아야 한다.

이미 언급한 바대로 이 치료는 오로지 환자가 염증완화약품을 동시에 섭취하지 않는 경우에만 가능하다. 그렇지 않으면 목적한 염증반응이 나타나지 않기 때문이다. 게다가 환자는 긴 마찰기법 후에 증상이 더 도드라지게 나타나면 그 어떤 약품이나 얼음찜질도 하지 말아야 한다. 그래야만 치료가 가능하다. 환자는 치료 후에 상처 입을 구조를 통증이 없는 한에서 움직여야만 한다. 이로써 조직이 점차 약해지거나 상처가 재발하는 것이 예방된다. 환자가 3~4일 후에 다시 치료를 받으러 오면 스스로 어떻게 매시간 짧게(3~5분) 마찰기법을 시행할 수 있는지 가르친다. 이러한 방식으로 환자는 전체 염증과정과 상처치유의 과정 동안 조직의 혈액순환을 어떻게 최적화시킬 수 있는지를 스스로 조절할 수 있게 된다.

그러나 환자가 병원에 다시 와서 특정한 압력 하에 (직업이나 운동으로 인한) 지속적인 통증을 느낀다고 말한다면, 이는 환자가 그 활동을 통해 너무나 큰 상처를 입어서 염증반응이 발생했음을 의미한다. 이 환자는 급성 상처와 이로 인한 염증이 생겼으며 이미 상처치유의 과정에 들어섰다. 이 경우에는 당연히 긴 마찰기법을 시행하지 않아도 되며 오히려 환자가 스스로 규칙적으로 짧은 마찰기법을 시행하는 것으로 충분하다 (증식단계 Proliferationsphase).

물론 신체, 조직, 그리고 세포가 치유를 수행할 수 있는 경우에만 위에 묘사된 생리학적인 치유과정이 일어난다는 점을 염두에 두어야 한다.

정상적인 상처치유에 영향을 끼치는, 다시 말해 가능케하는 조건은 본 책에서 **"이차적인 치유 조건"**이라 명칭된다. 이는 다음과 같다.

- pH 값
- 흡연
- 스트레스
- 영양상태 (비타민, 동물성 · 식물성 단백질 등)
- 화상(Verschlackung)/중독
- 내부기관의 기능(해독/영양분 분해)
- 약물
- 생리학적인 부담 등

연부조직 교정

교정 후 연부조직 교정에는 깊은 조직의 미세상처로 인한 출혈 때문에 염증 및 통증 매개체의 방출로 인한 생화학적인 반응이 나타난다.

관절가동술

관절 즉, 관절주머니의 가동화에는 콜라겐 네트워크에 항상 재발하는 연장 자극을 통해 섬유아세포로부터 콜라겐나아제가 방출된다. 콜라겐나아제는 **콜라겐 내**의 특정 아미노산 사이의 연결고리를 해체시킬 수 있다. 이러한 방식으로 관절주머니의 콜라겐 네트워크의 확장성이 다시 정상화되며 관절은 다시 정상적으로 가동할 수 있다.

요약

- 마찰기법을 통해 다양한 생화학적 과정이 자극된다.
- 짧은 마찰의 경우 비만세포가 히스타민을 방출시키지만 히스타민은 이미 20~30분 내로 다시 해체된다.
- 히스타민은 잠시동안만 혈관을 확장시킨다. 긴 마찰 (15~20분)의 경우에는 프로스타글라딘 E2가 방출되는데, 이는 혈관을 오래동안 지속적으로 확장시킨다. 호전된 혈액순환으로 인하여 세포는 보다 잘, 그리고 보다 빠르게 상처 조직을 치유시킨다.
- 긴 마찰기법은 힘줄, 인대, 그리고 닿는곳의 만성 통증의 경우에 힘줄 병증을 건염으로 전환시키기 위해 일회적으로만 적용된다. 성공적으로 상처가 치유되기 위해서는 일명 이차적인 상처치유조건들이 충족되어야 한다.
- 관절을 가동시키기 위해서는 관절주머니의 인대조직 세포들이 기계적인 자극을 통해 추가적으로 자극을 받으며 보다 많은 콜라게나아제를 방출시킨다. 콜라게나아제는 관절주머니 안의 콜라겐 네트워크의 확장을 방해하고 이로써 가동성을 제한하는 병리학적인 교차결합을 해체시킬 수 있다.

1. 4. 3 신경반사적 효과

모든 치료기법에는 조직 내 수용체들이 자극받는다. 수용체의 양도 많고 특성도 각기 다르다. 본 책에서는 따라서 일명 얇은 구심성 신경과 굵은 구심성 신경만 구분하도록 한다. 얇은 구심성 신경은 얇거나 말이집이 없는, 구심성 신경섬유들이며 통증의 전달 (C-섬유 통증)을 담당한다. 굵은 구심성 신경은 따라서 두껍고 중간정도까지 말이집이 있는 구심성 신경섬유로서 특히 많은 기계적감각수용기 예컨대, A-β 섬유를 자극시킨다.

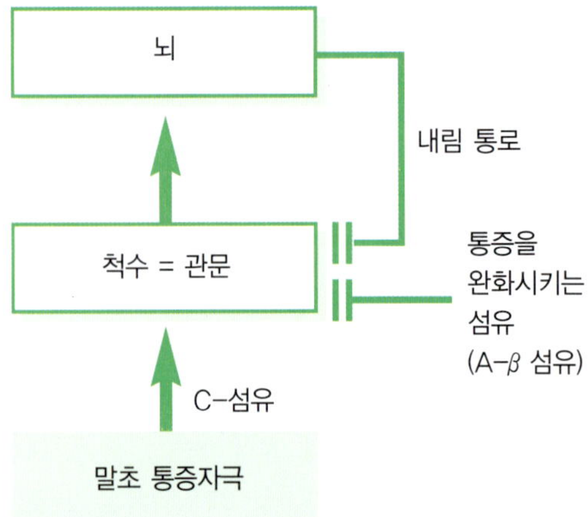

그림 1.6 관문조절이론에 따른 통증의 완화

Melzack과 Wall(1965)의 연구에 의해 우리는 이미 오래 전부터 굵은 구심성 신경을 통해 뒷뿔으로 정보를 동시적으로 보낼 때 뒷뿔에서 중추신경계 겉질로 가는 C-섬유-통증이 방해받는다는 사실을 알고 있다. 이 현상은 "관문조절(Gate control)"이라 부른다 (그림 1.6). 굵은 구심성 신경을 자극함으로써 획득되는 통증 완화 효과 외에도 교감성(sympathiccus)과 근긴장을 낮추는 효과가 있다.

마사지를 할 때 즉, 마찰기법을 할 때는 굵은 구심성 신경이 피부와 피하조직 그리고 근육과 같은 깊은 구조들을 자극한다. 관절을 움직이면 자동적으로 관절주머니 안의 기계적 감각수용기들(굵은 구심성 신경들)이 자극된다.

즉, 환자의 신체에 가해지는 모든 것에 굵은 구심성 신경이 자극될 수 있음을 의미한다. 물론 치료 중에 얇은 구심성 신경을 자극하는 것도 가능하나, 치료로는 권장되지 않는다. 이 경우에 환자는 통증을 느낄 것이며 이는 대부분의 경우 교감성이 더욱 활성화되고 스트레스호르몬이 더 많이 방출되며 근긴장도 역시 높아진다. 이러한 변화들은 정상적인 상처치유에 반(反)하기 때문에 시행하지 말아야 할 것이다.

우리들의 의견에 따르면, 치료 시에 통증은 방지되어야 하며 실상 거의 모든 경우에 방지할 수도 있다.

1. 4. 4 기타 모델

치료에 사용되는 많은 자극들이 다른 효과 기전을 가질 수 있다는 사실은 자명하다. 그래서 생리학치료상의 자극들은 일명 **엔도르핀**의 방출을 야기할 수 있다. 엔도르핀은 모르핀과 흡사한 물질로 중추신경계에 의해 방출될 수 있으며 통증을 완화시킨다.

이 외에도 치료는 **면역체계**, **신경내분비체계**, **자율신경계**, 그리고 심지어 **환자의 행동**에도 영향을 끼칠 수 있다.

치료가 성공하기 위해서는 환자가 치료과정과 치료사를 신뢰하는 것 또한 매우 중요하다(위약 효과). 이러한 이유로 치료사는 환자에게 항상 증상의 원인이 무엇인지, 조직에서 무슨 일이 벌어지고 있는지를 설명해 줘야 한다. 이 외에도 치료의 목적을 설명하고 환자의 입장에서는 어떻게 보조할 수 있는지를 알려줘야 한다. 따라서 선택된 치료법이나 치료사의 능력에 회의를 품는 환자들은 치료결과 또한 좋지 않을 것이다.

요약

- 다양한 조직면 안의 일명 굵은 구심성 신경을 자극함으로써 얇은 C-섬유를 통해 겉질로 전달되는 통증이 뒷뿔에서 막힐 수 있다.
- 효과 기전은 Melzack과 Wall의 관문조절이론(Gate control theory)에 의거한다.
- 굵은 구심성 신경을 통해 정보 즉, 자극을 전달시키기 위해서는 다양한 조직 안의 수용체를 자극시켜야 한다. 이 수용체들은 A-β-섬유와 같은 굵은 구심성 신경을 통해 정보는 뒷뿔으로 보낸다.
- 엔도르핀은 신체의 통증을 완화시킬 수 있다.
- 치료 상의 자극들은 신경내분비체계, 자율신경계, 그리고 면역체계에 영향을 끼칠 수 있다.

당신의 지식을 검토하세요

- 어떤 치료기법에서 기계적인 효과 기전이 가장 명백하게 나타나는가?
- 어떤 치료기법에서 기계적인 효과 기전이 나타날 확률이 희박한가?
- 긴 마찰기법과 짧은 마찰 간의 차이는 무엇인가?
- 언제 긴 마찰기법이 적용되고 언제 짧은 마찰기법이 적용되는가?
- 정상적인 상처치유를 위한 조건이 무엇인가?
- 신경반사적인 방식으로는 통증완화가 어떻게 유발될 수 있는가?
- 구심적 자극은 어떤 섬유를 거쳐야 뒷뿔에서 통증을 겉질로 전달하지 못하는가?
- 굵은 구심성 신경의 자극을 통해 어떤 다른 영향들이 나타날 수 있는가?
- 엔도르핀은 신체에 어떤 영향을 끼치는가?
- 신체의 어떤 다른 체계에 우리의 치료목적의 자극들이 영향을 끼치는가?

1. 5. 적응증과 금기증 (contraindication)

적응증과 금기증에 대해 논하기 위해서는 논의의 대상이 되는 치료방법을 구분해야한다.

왜냐하면 척추 교정에 대해서는 마찰과는 전혀 다른 적응증과 금기증이 있기 때문이다.

학습목표

다음에 대한 지식 습득:

- 다양한 치료방법들에 대한 여러 적응증
- 다양한 치료방법들에 대한 여러 금기증

1. 5. 1 적응증

마찰기법에 대해

- 힘줄/인대/부착점의 급성 손상의 4~5일 후
- 히스타민 방출을 위한 짧은 마찰기법(3~5분)은 환자가 스스로 시행할 수 있다.
- 만성 손상: 일회적인 긴 마찰기법(15~20분)과 2~3일 후에 짧은 마찰기법을 시행함. 이때 역시 짧은 마찰기법은 환자 스스로 시행할 수 있음.

연부조직 교정

- 만성 손상일 경우
- 이 치료는 일회적으로 시행한다. 힘줄 사이의 가동성이 제한되었을 때 필요에 의해 여러 번 시행할 수도 있다.

반달판 즉, 관절유리체의 교정

- 검사에서 반달판이나 관절유리체가 끼었다는 결과가 확실히 나왔을 때만 가능하다. 그런 경우 검사에서는 관절이 반복적으로 막히는 것이 관찰되는데, 이는 관절을 움직이면(흔들면) 제거된다. 수동적인 관절 검사에서 이 경우에는 환자가 주로 가벼운 마무리를 느끼는 것으로 관찰된다.

관절가동술

- 관절주머니의 병리학적인 교차결합의 형성으로 인하여 관절의 움직임이 제한될 경우. 이때는 일반적으로 시리악스가 묘사한 전형적인 관절주머니 표본이 나타내는대로 통증이 없다 (▶제 2.6장).

척추 교정

- 이 경우는 일명 강한 돌출에만 적용된다. 이때는 주로 국지적인 등 및 목덜미의 통증에 해당하며 신경 검사에서 병리학적인 변화가 매우 적거나 거의 안나타난다.

척추 견인

- 약한 돌출에 의한 모든 척추 문제에서. 이 경우에 환자는 뚜렷한 증상을 보이며 신경 검사에서도 병리학적인 변화가 나타난다.

요약

- 짧은 마찰기법은 힘줄, 인대 및 닿는곳이 손상을 입은 지 약 5일 후에 적용시킨다.
- 이 때 긴 마찰기법은 만성적인 손상에서 일회적으로 적용된다.
- 이는 동일 구조의 연부조직 교정에도 해당된다.
- 힘줄이 서로 붙어 있을 때 이를 힘줄의 연부조직 교정의 징후로 간주한다.
- 관절유리체 교정은 관절의 가동성이 제한된 경우에만 제한된다.
- 관절가동은 관절주머니의 인대조직 네트워크에 병리학적인 교차결합이 형성되었을 때 행해진다.
- 척추 견인은 약한 돌출에, 척추 교정은 강한 돌출에 시행한다.

1. 5. 2 금기증

일반적인 금기증

원칙적으로 이 경우에도 물리치료에서와 마찬가지로 동일하게 일반적-절대적인, 그리고 상대적인 금기증이 있다:

- 골절, 인대파열, 골다공증, 골연화증, 골감소증 등과 같이 치료 부위의 안정성 약화
- 치료 부위의 종양(일차적, 이차적 다 포함)
- 급성 손상(특히, 첫 5일간)
- 류마티즘 관절염, 건선, Morbus Reiter, 요산성 관절염, 관절염, 외상성 관절염, 원판연, 척추염, 윤활주머니 등
- 혈액응고문제 (혈우병, 혈액응고방지제로 치료 중)
- 관절증(Arthrose), 척추증(Spondylose), 뼈가시(Osteophyt), 척추질환(Spondylophyt)와 같은 치료 부위의 뚜렷한 변성
- 스테로이드성 염증완화제로 치료 중. 시스템에 투입될 경우 골다공증이 유발될 수 있고, 국지적인 적용에는 힘줄이나 인대가 찢어질 수 있다.

- 임신이나 호르몬치료에 의한 인대의 이완 (Bandlaxitat)
- 기형이나 동맥경화증과 같은 혈관 변성
- 치료 부위에 이형성증, 무형성증, 과형성증과 같은 선천적, 또는 후천적인 변형
- 팔, 다리, 방광, 곧은창자 장애를 야기하는 척수병증이나 신경병증과 같은 신경학적인 변화
- 큰 통증 즉, 자극에 매우 민감함
- 치료, 또는 치료사에 대한 두려움/거부

물론 대부분의 금기증들은 치료 부위에 직접적인 영향을 끼치지 않으면 상대적으로 봐야할 것이다. 때문에 척수병증이 있는 환자가 어깨의 연부조직을 다쳤다면 당연히 어깨부위를 치료받을 수 있다. 또한 발을 움직임에 있어 제한적이거나 통증을 느끼는 환자가 위종양이 있더라도 발을 치료받을 수 있다.

개별적인 치료가능성에 대해서는 금기증에 대해 구체적으로 숙고해야 한다.

마찰기법에 대해

- (손상 이후 첫 5일 간에 발생한) 급성 염증. 이는 긴 마찰기법과 짧은 마찰기법 둘 다에 해당된다. 환자가 다친 부위가 치유과정 중에 있다면 당연히 긴 마찰기법을 시행해서는 안된다.
- 염증완화약품으로 치료 중일 때, 이 경우에는 환자를 치료한다고 해서 환자에게 피해가 가는 것은 아니지만, 그렇다고 마찰치료를 통해 양성인 결과를 예상할 수도 없다.
- 통증완화약품으로 치료 중일 때(통증의 정도를 검사할 수 없기 때문에 약물을 과다복용 할 수 있음)
- 혈액응고방지제로 치료 중일 때 즉, 혈액응고 문제
- 윤활주머니나 신경과 같이 기계적 자극에 매우 민감한 구조들
- 치료 부위에 석회가 누적된 경우 (비록 마찰이 이러한 변화에 -양성이거나 부정적인- 영향을 끼친다는 과학적인 증거는 없을지라도)

연부조직 교정에 대해

- 급성 염증/부상
- 염증완화약품으로 치료 중일 때. 국지적인 적용에서는 완전파열의 위험이 있으며 구강 섭취하였을 때는 교정이 치유효과를 낳을 것이라는 기대를 할 수 없다.
- 통증완화약품으로 치료 중일 때. (통증의 정도를 검사할 수 없기 때문에 약물을 과다복용할 수 있음)
- 혈액응고방지제로 치료 중일 때 즉, 혈액응고 문제
- 신경 구조들에 스트레스를 주는 기법(움직임)을 수행할 때
- 동시에 어떤 관절이 같이 움직여야 할 때

관절유리체 / 반달판의 교정에 대해

- 관절의 급성 염증 (관절염)
- 통증완화약품으로 치료 중일 때. (통증의 정도를 검사할 수 없기 때문에 약물을 과다복용할 수 있음)
- 혈액응고방지제로 치료 중일 때 즉, 혈액응고 문제
- 신경 구조들에 스트레스를 주는 기법 (움직임)을 수행할 때

말초관절들의 가동화에 대해

- 관절의 급성 염증 (관절염). 이는 관절주머니 저항하에 움직이는 관절가동화 형태에만 해당된다. 관절주머니저항 외의 관절에서 다루어지는 치료형태에서는 금기증이 아닌 적응증이다.
- 통증완화약품으로 치료 중일 때(통증의 정도를 검사할 수 없기 때문에 약물을 과다복용할 수 있음).
- 혈액응고방지제로 치료 중일 때 즉, 혈액응고 문제
- 신경 구조들에 스트레스를 주는 기법(움직임)을 수행할 때. 이 경우에는 신경 구조들을 다른 관절을 통해 이완시키도록 해야 한다.

척추 교정

- 관절, 척추사이 원반의 염증(관절염, 원판염), 척추염
- 통증완화약품으로 치료 중일 때(통증의 정도를 검사할 수 없기 때문에 약물을 과다복용 할 수 있음).
- 혈액응고방지제로 치료 중일 때 즉, 혈액응고 문제

- 골절, 인대파열, 골다공증, 골연화증, 골감소증 등과 같이 치료 부위의 안정성 약화
- 치료 부위의 종양 (일차적, 이차적 다 포함)
- 관절증(Arthrose), 척추증(Spondylose), 뼈가시 (Osteophyt), 척추질환(Spondylophyt)와 같은 치료 부위의 뚜렷한 변성
- 스테로이드성 염증완화제로 치료 중. 시스템에 투입될 경우 골다공증이 유발될 수 있다.
- 임신이나 호르몬치료에 의한 인대의 이완
- 기형이나 동맥경화증과 같은 혈관 변성
- 치료 부위에 이형성증, 무형성증, 과형성증과 같은 선천적, 또는 후천적인 변형
- 팔, 다리, 방광, 곧은창자 장애를 야기하는 척수병증이나 신경병증과 같은 신경학적인 변화. 기본적으로 이 경우에는 신경 검사에서 양성인 결과가 나온 모든 환자들에게 이러한 치료방법을 적용하면 안된다.
- 큰 통증 즉, 자극에 매우 민감함
- 치료, 또는 치료사에 대한 두려움/거부

척추 견인

- 골절, 인대파열, 골다공증, 골연화증, 골감소증 등과 같이 치료 부위의 안정성 약화
- 치료 부위의 종양 (일차적, 이차적 다 포함)
- 급성 손상 (특히, 첫 5일간)
- 류마티즘 관절염, 건선, Morbus Reiter, 요산성 관절염, 관절염, 외상성 관절염, 원반염, 척추염, 윤활주머니 등
- 혈액응고 문제 (혈우병, 혈액응고방지제로 치료 중)
- 관절증 (Arthrosis), 척추증 (Spndylosis), 골증 (Osteopathy), 척추질환 (Spondylopathy)와 같은 치료 부위의 뚜렷한 변성
- 스테로이드성 염증완화제로 치료 중. 시스템에 투입될 경우 골다공증이 유발될 수 있다.
- 임신이나 호르몬치료에 의한 인대의 이완
- 기형이나 동맥경화증과 같은 혈관 변성
- 치료 부위에 이형성증, 무형성증, 과형성증과 같은 선천적, 또는 후천적인 변형
- 팔, 다리, 방광, 곧은창자 장애를 야기하는 척수병증이나 신경병증과 같은 신경학적인 변화. 기본적으로 이 경우에는 신경 검사에서 양성인 결과가 나온 모든 환자들에게 이러한 치료방법을 적용하면 안된다.
- 큰 통증 즉, 자극에 매우 민감함
- 치료, 또는 치료사에 대한 두려움/거부

당신의 지식을 검토하세요

- 긴 마찰기법과 짧은 마찰기법에 대한 징후는 무엇인가?
- 연성(조직)교정에 대한 징후는 무엇인가?
- 관절가동술에 대한 징후는 무엇인가?
- 관절유리체 교정에 대한 징후는 무엇인가?
- 견인 즉, 척추 교정에 대한 징후는 무엇인가?
- 마찰기법에 특수한 금기증은 무엇인가?
- 연부조직 교정에 특수한 금기증은 무엇인가?
- 관절유리체에 특수한 금기증은 무엇인가?
- 관절가동술에 특수한 금기증은 무엇인가?
- 척추 교정에 특수한 금기증은 무엇인가?
- 척추 견인에 특수한 금기증은 무엇인가?

검사 (Untersuchung)

마티아스 뢰버 (Matthias Löber)

2.1 검사의 원칙

2.1.1 가설 제시 및 검토

병력을 조사하거나 신체를 검사할 때 치료사는 환자의 증상들을 임상 틀에 고정시키기 위해 수많은 데이터를 수집해야 한다. 이때 치료사는 자신이 얻은 정보를 평가하고 특정 기준에 맞춰 해석한다 → 문제와 관련된 가설.

이어서 이 가설을 검토해야 한다 (검토의 예로는 특정한 추가검사나 시범적인 치료를 들 수 있다). "임상적 근거"가 나타나면 해석이 맞다는 사실이 확인되고, 그렇지 않으면 치료사는 원래의 가설을 폐기한다. 치료사는 최종적인 진단을 내리기까지 더 많은 정보를 수집해야 한다. 이러한 방식으로 끊임없이 컨트롤을 하지 않으면 임상 지식이 발전할 수 없다. 이러한 과정을 참고문헌에서 **"임상적 추론(Clinical Reasoning)"**이라 부른다. 임상적 실험은 환자를 검사하고 치료하는 동안 치료사가 생각하는 과정과 이에 따라 내린 결정을 포괄하는 개념이다(■그림 2.1).

> **메모**
>
> **임상적 추론**
>
> 이 개념은 환자를 검사하고 치료하는 동안에 치료사가 생각하는 과정과 그가 내리는 결정을 일컫는다.

2.2 병력

전통적인 의학에서 병력조사는 비교적 큰 위상을 차지한다. 일반적으로는 진단을 내리는 데에 기여하는 정보의 80%가 환자의 인터뷰에서 나오는 것으로 인정받는다 (Goodman & Snyder 2000).

물리치료 검사의 범위 내에서도 병력 즉, 환자의 인터뷰가 중요한 위상을 차지해야 할 것이다. 그래야 목적이 분명한 신체 검사와 치료를 위한 모든 의미있는 세부사항들을 알 수 있다(■그림 2.2).

병력의 주목적은 물리치료에 대해 가능한 금기증과 위험요소들을 인식하고 경우에 따라 환자를 치료사에게 보

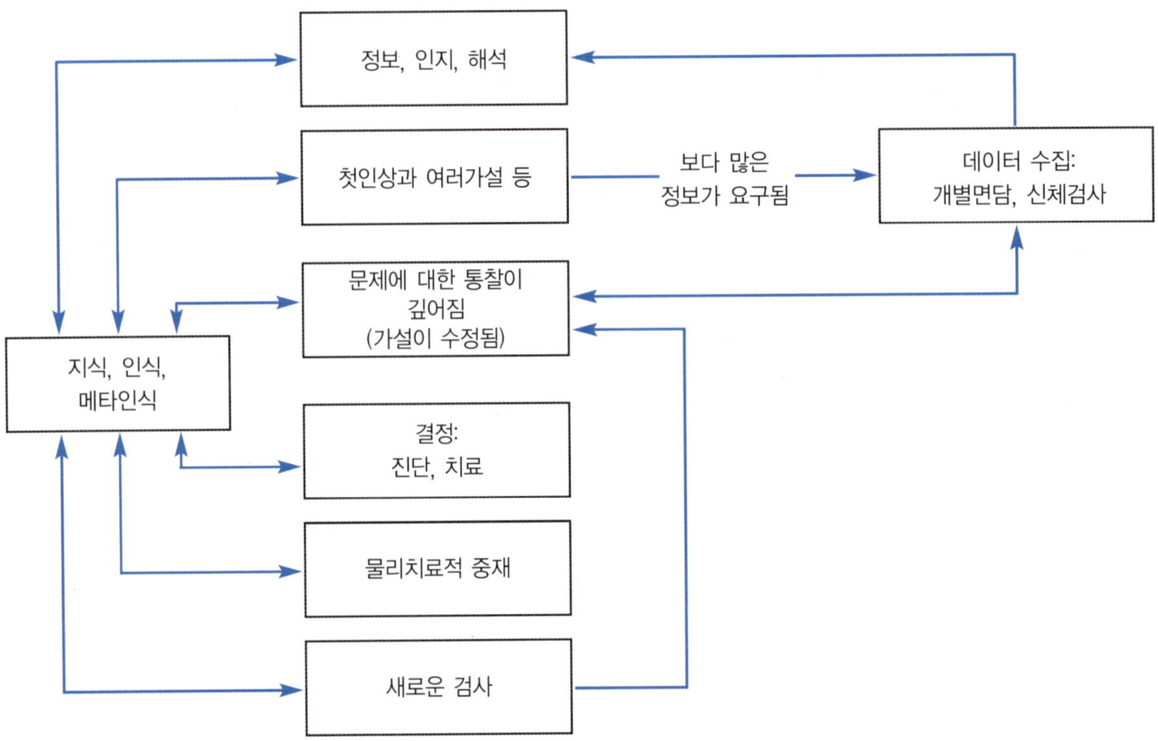

그림 2.1 임상적 추론 과정 (Jones 1997, 1998, 2004)

낸 의사에게 다시 되돌려 보내서 상황을 명확하게 만드는 것이다. 신체 검사나 치료와 관련하여 제한 사항이 없다면 증상분석의 도움을 얻어 어떤 운동, 자세 등이 증상을 야기하는지, 즉, 증상을 약화하는지를 알아내고 이로써 어떤 기능적 제한이 도출되는지를 알아낼 수 있다.

물리치료 기초교육과 심화교육의 컨셉에는 수많은 상황 및 병력이 있다. 학생들은 이 안을 인터뷰를 이끌어갈만한 중심축으로 삼으면 된다.

증상안의 또다른 장점은 환자데이터의 기록과 파악에 있다. 단점으로는 물론 주로 경직된 절차(과정)을 들 수 있다. 많은 경우 환자들의 개별적인 문제와 증상은 이러한 틀 안으로 끼워맞춰지는데 그것이 항상 환자가 느끼는 문제와 일치하지는 않는다.

가설 형성은 이미 인사를 할 때부터 (고통이 드러나는 표정 등), 그리고 치료실로 입장할 때부터 (자세, 걸음걸이 등) 이루어지기 때문에 치료사는 어떤 순서로 병력을 파악할지를 결정해야 한다. 그래서 그는 여러 부분들(증상부위 파악, 증상 자체, 증상이 나타난 기간, 특수한 질문들)의 순서를 바꿔서 환자의 현재 상황을 파악할 수 있다. 이때 각 부분들은 대부분의 경우 상호 보완적이다.

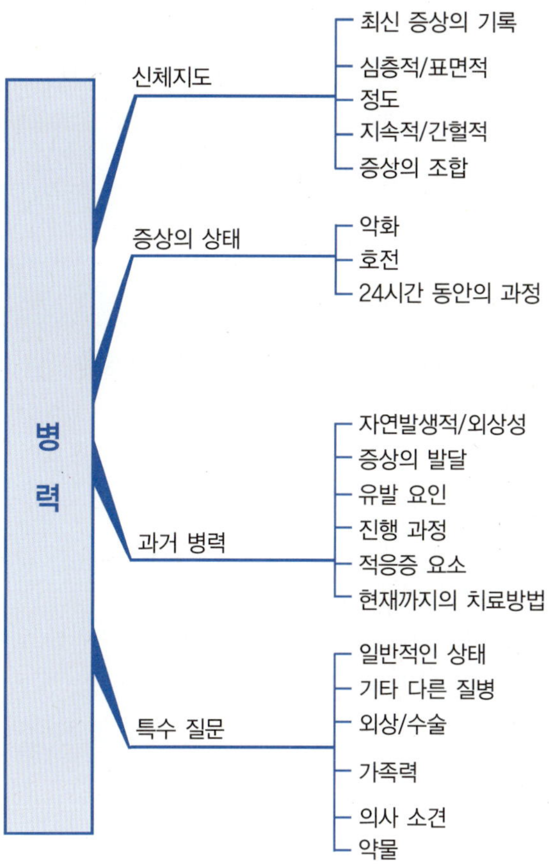

그림 2.2 목표지향적인 검사와 치료를 위한 병력 (및 병력에 주요한 세부사항들) (Maitland 1994, 1996; Boissonault 1995; Grieve 1991을 수정함).

병력 과정을 파악하는 동안에 치료사는 첫대면에서 끊임없이 어떤 정보가 신체 검사와 치료에 대한 가설을 세우는 데에 도움이 되는지를 결정해야 한다. 환자를 면담하는 것은 처음 한번으로 끝나는 것이 아니라 치료시간에도 계속되어 환자의 통증이 어떻게 변했는지를 파악하고 관련있는 데이터를 수집하여 환자의 총체적인 상태를 알아내야 한다.

2. 2. 1 환자의 주요문제는 무엇인가?

(인사와 개인적인 정보를 알아낸 다음에) 환자에게 해야 하는 첫 질문은 다음과 같다:

"당신의 관점에서 현재 가장 큰 문제는 무엇입니까?"

위 질문의 요지는 의사나 치료사가 아닌 환자 자신이 무엇을 문제로 느끼는지를 (오늘날 이미 많은 환자들은 진단서와 함께 살아가고 있다), 그리고 환자에게 어떤 종류의 장애-예컨대, 통증, 굳어짐, 불안정성, 힘빠짐, 기능상실 등-가 현재 전면에 부각되고 있는 것인지를 알아보는 것이다.

2. 2. 2 문제 부위 파악

일단은 현재 환자가 느끼는 모든 증상/통증을 기록하는 것으로 시작한다. 일명 **신체지도** (◘복사용은 189페이지에 있음)에 그려넣는 것이 재빠른 개관을 가능케 하고 각각의 증상이 나타나는 범위의 연관성을 보여주기 때문에 입증된 방식이다. 현재 증상이 나타나지 않는 부위는 배제된다. 이는 증상이 치료 도중에 바뀌거나 다른 부위로 옮겨갈 수 있기 때문에 중요한 작업이다 (◘그림 2.3).

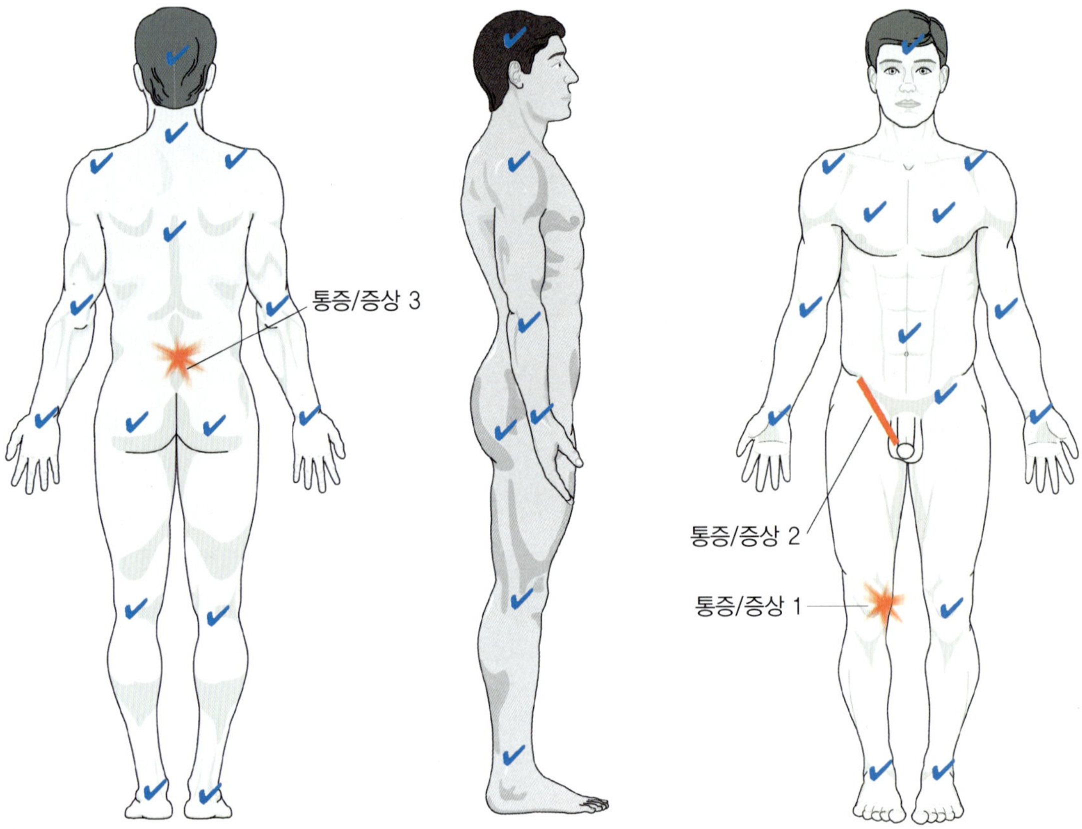

그림 2.3 인체에서 나타나는 통증/증상에 일련 번호를 붙임.
✔ = 통증이 발생하지 않는 곳

부위를 파악할 때 주의해야할 점은 통증이나 증상이 감지되는 부위가 통증/증상의 발원지가 아니라는 점이다. 연부조직의 병변에서는 주로 다른 신체부위로 통증이 전이되는 경우 〔일명 연관통(Referred pain)〕가 많다. 질환은 그 부위의 근처에 있을 수 있지만, 반드시 통증부위 내부에 있으라는 법은 없다. 이때 통증의 감지는 해당 부위에 속한 절면 내에서 이루어지는데 이때 그 영향력은 몸쪽 보다는 먼쪽으로 퍼지는 경우가 더 많다.

예를 들어, 많은 환자들이 무릎부위에 통증을 느끼고 엉덩관절 부위에는 아무런 증상이 없지만, 실제로는 엉덩관절의 문제일 수도 있다. 대부분의 경우 통증은 피부절에 깊숙이 확산되어 감지되지만, 이때 꼭 피부절의 전체 확산 범위에 느껴지는 것은 아니다. 자극 즉, 병변의 종류 역시 증상 확산에 영향을 끼친다:

- 자극이 강할수록 전이된 통증이 크다;
- 병변이 클수록 전이된 통증이 크다;
- 병변이 피상적일수록 통증전이가 적다;
- 병변이 몸쪽일수록 전이된 통증이 크다;
- 병변이 먼쪽일수록 통증전이가 적다.

이러한 생각 때문에 다음 사항을 고려하여 증상을 분류한다:

1. 위치(심층적, 표면적):

예컨대, 관절구조와 신경줄기는 심층적으로, 피부신경, 관절인대는 표면적으로 설명된다.

2. 통증/증상의 정도:

이 요소는 문제의 발원지로서 가능한 부위를 암시한다 (Melzack 1987):

a. "타는듯한 통증" = 신경과 관련되었을 때 나타나는 묘사

b. "둔탁한 통증" = 관절구조가 해당될 때의 묘사 (**참고:** 내장의 구조들로부터 이와 유사한 둔탁한 통증이 나타날 수 있다).

c. "맥박이 뛰는 듯한 통증" = 혈관의, 또는 염증의

3. 발생(간헐적, 지속적):

- 간헐적 → 기계적으로 야기된 증상을 묘사하는 경우가 많다(그렇다고 진중한 질환을 배제하지는 않는다. 예를 들어, 뚜렷하게 나타나지 않은 병리학적 골절이 전이를 통해 스트레스 유도성 통증으로 이어질 수 있다).
- 지속적 → 기계적으로 야기되지 않은 증상을 묘사하는 경우가 많다(염증, 종양성 과정, 만성적 통증 등).

4. 증상의 조합:

증상이 어떤 상호연관성 하에 나타나는지 알려준다(임상적 표본을 알아보는 데 기여한다).

질문을 하는 동안에 어느 부위에 증상이 나타나는지 (그림 2.4)와 같이 언제나 평가 가설을 만든다.

2. 2. 3 증상변화

상태 파악에 있어 중요한 부분 중 하나는 **증상의 악화, 호전, 그리고 24시간 동안의 경과**를 파악하는 것이다. 여기서는 환자의 증상이 카테고리별로 분류되어서, 다양한 임상적 표본을 파악할 수 있도록 만든다. 어떤 활동이나 자세가 해당 증상을 악화시키는지에 대한 세부적인 질문은 문제의 근원지와 해당 구조들을 파악할 수 있을 가설을 낳게 해준다.

이밖에도 치료사가 어떤 자세나 관절위치에 주의를 기울여야 하는지 즉, 어떤 관절 및 척추 자세가 치료되는지에 대한 중요한 정보가 나타난다. 환자가 자신의 증상을 호전시키는 활동이 무엇인지 말해 준다면, 치료사는 그 정보를 치료의 재료로 활용할 수 있다.

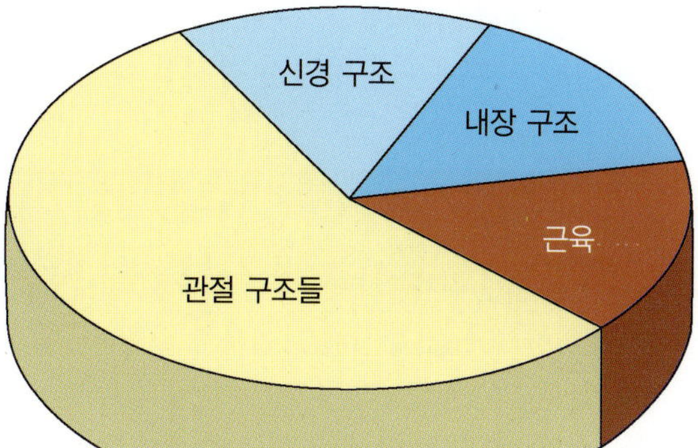

그림 2.4 치료사의 평가 가설

사례;

예를 들어, 어떤 환자가 굽힘자세로 바닥을 빗자루로 쓸 때, 허리엉치 부위에 통증을 호소했다. 증상이 굽힘 자세의 끝에 나타나는 경향이 높다면, 이는 관절주머니인대 구조에 하중에 부담된다는 암시가 될 수 있다. 굽힘운동 도중의 증상은 관절내의 구조들이 해당된다는 가설을 뒷받침한다.

치료사는 증상변화를 통해 현재 **통증/증상에 대한** 환자의 **민감성(Irritierbarkeit)**을 파악해야 한다. 민감성이란 통증/증상의 강도를 나타내는데, 이는 어떤 활동의 특정 강도에서 나타나며 강하게 나타나는 증상들이 처음의 수준으로 떨어지기 위해 필요한 기간을 일컫는다. 민감성은 신체 검사와 치료 동안의 (기간, 강도, 빈도와 같은) 정도에 영향을 끼친다. 또한 민감성은 치료 사이에 상태를 다시 파악할 때 중요한 측정 기준이 된다. 이로써 치료사는 자신이 취한 치료조치가 양성인 효과를 낳는지 아닌지를 통제할 수 있게 된다.

2. 2. 4 24시간 동안의 증상 경과

환자들은 주로 증상이 지속적으로 나타난다고 보고한다. 그러나 꾸준히 질문을 하면 대부분의 문제가 지속적인 배경통(background pain)에도 불구하고, 24시간 동안 강도의 변화를 보인다는 점이 드러난다. 이때 하루 동안 자세, 하중의 변화가 있거나 특정 시간대에 특별히 강한 하중이 나타나는지를 파악해야만 한다.

환자들인 아침에 관절이나 척추가 더 굳는다고 보고하는 것은 예를 들어, 염증성 질환 때문일 수도 있다. 시각적으로는 시간경과 곡선으로 나타내는 것이 가장 적합하다 (그림 2.5).

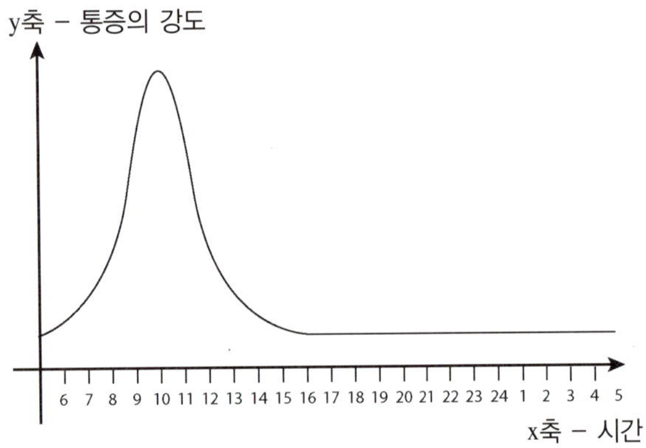

그림 2.5 24시간 동안의 증상 변화

특히, 통증/증상이 밤에 나타나면 그것이 자세나 자세의 변화로 인하여 야기되는 것인지를 밝혀야 한다. 더 나아가 환자가 통증으로 인하여 잠에서 깬다면 이는 위험한 질환을 암시할 수도 있기 때문에 보다 심층적인 해명을 해야한다.

내장으로부터 온 많은 문제들(연관통–기전을 거친 운동기관으로 전이)은 24시간 경과 동안 변화를 보인다. 동양의학에서는 다양한 기관들이 가장 활발히 작동하는 일명 최대시간 (표 2.1)이라는 것이 있다. 문제는 이 시간대에 발생할 수 있다 (Greten 2004).

표 2.1 기관의 최대시간

기관	최대시간
담낭	23~1시
간	1~3시
폐	3~5시
대장	5~7시
위	7~9시
비장/췌장	9~11시
심장	11~13시
소장	13~15시
방광	15~17시
신장	17~19시
심막	19~21시
삼초 (三焦)	21~23시

2. 2. 5 병력

증상의 발생

증상의 시작은 근육 및 뼈대의 기능장애와 시스템상의 즉, 기관의 질환 간의 차이를 구별하는 데에 중요한 요소이다. 환자가 낙상, 무거운 것을 들었을 때, 운동사고나 교통사고 등에 대해 보고를 하면 증상을 해석하기가 더욱 쉽고 치료사는 이러한 외상의 과정을 분석함으로써 해당 부위를 보다 쉽게 찾아낼 수 있다.

환자가 증상을 야기시켰을 수 있는 상황에 대해 전혀 인지하지 못할 때 문제는 더욱 어려워진다. 일상적으로 야기된 하중의 변화가 문제를 불러일으킨 요소나 계기일 수도 있다. 이러한 하중 변화에 대한 세심한 질문들이 보통 미세외상과 즉발적인 발발 사이의 구분에 기여한다.

증상의 발달

증상은 질환이 나타나는 기간 동안에도 변화한다. 시간대에 따른 변화를 정확히 파악하는 것은 해당 부위와 구조에 대한 정보를 준다. 무릎의 외상성 염좌가 그런 예인데, 이때 주로 안쪽 관절주머니인대, 특히 무릎 안쪽곁인대(lig. collateral mediale)가 손상된 것이다. 급성 상태에서 통증은 A–델타–신경섬유를 경유하여(빨리 전송되는 통증) 감각겉질로 전송된다. 환자는 통증이 안쪽 관절 간격에 매우 국지적으로 나타난다고 말한다. 몇 시간이나 며칠이 지나면서 통증은 점차 둔탁하고, 부위를 명확히 규정할 수 없이 안쪽 종아리까지 포함하는 무릎 전체에 나타나는 통증으로 변한다. 이 통증은 천천히 전송하는 C–신경섬유에 의해 규정되는데 환자는 이러한 통증이 어디서 느껴지는지 정확히 감지할 수 없다.

사례:
허리 통증 환자가 추가 질문에 대한 답으로 일주일 전부터 경미한 요실금 증상이 보인다고 말했다. 환자는 이것이 방광염일 것이라 주장한다 (마미 증후군을 암시할 수 있으므로 의사에 의한 추가검사가 필요함).

환자들에게 직접적으로 물어봐야 답을 들을 수 있는 동반증상 역시 치료사에게는 감별진단을 위한 중요한 정보를 준다.

증상 과정

증상이 처음 나타났을 때와 현재까지 변화가 있는가? 증상이 유지되었는가 아니면 감소, 또는 발달하는 경향을 보이는가? 외상 후에는 정상적인 상처치유과정이 나타나야 한다 (◘ 그림 2.6).

예를 들어, 환자가 3개월 전의 어깨 탈구로 인하여 강한 통증과 함께 운동의 제한이 있다면, 환자가 너무 이른 시기에 어깨에 부담을 주었는지, 아니면 상처치유 과정에 문제가 있는지를 정확히 파악해야 한다. 질환이 점차 발전하기만 한다면 이는 정확한 분석 즉, 증상의 축적을 야기할 수 있는, 보다 심각한 질환을 염두에 둔 심층적인 감별진단을 해야 한다.

다음 경우에 비정상적인 상처치유과정이 나타날 수 있다:

- 환자가 문제를 가볍게 여기고 너무 이른 시기에 해당 구조에 부담을 주는 경우
- 치료사가 문제를 잘못 파악하고 환자에게 과도한 부담을 준다.
- 환자가 정상적인 상처치유과정을 연기시키는 즉, 방해하는 다른 질환을 앓고 있다 (예컨대, 진성 당뇨병, 면역체계 약화 등)
- 환자의 생활패턴 예컨대, 스트레스, 영양실조, 흡연 등은 상처치유과정을 방해한다.

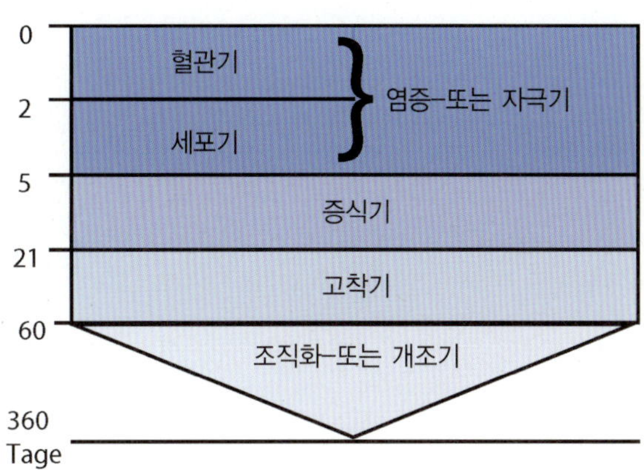

그림 2.6 상처치유의 과정 (van den Berg 2000, 2003)

- 환자가 상처치유 과정에 반(反)하는 염증완화제나 진통제를 투약 중이다.

현재까지의 치료

현재까지 어떤 치료가 시행되었는가?(의학적, 물리치료학적, 대체의학적 등등), 치료의 종류, 빈번도, 결과에 대한 정보는 해당 구조, 통증기전과 진단을 내리기 위한 심층적인 가설 형성에 기여한다.

> **사례;**
> 어떤 환자는 어깨의 통증 때문에 도수치료를 약 20번 받았다고 말한다. 치료는 어깨에 직접 시행되었다. 게다가 그는 주치의로부터 10번의 초음파 치료를 받았다. 현재까지는 증상이 나아지지 않았다.

가설 1 : 어깨는 증상의 근원지가 아니다.
가설 2 : 어깨는 증상의 근원지는 아니지만 다른 요인들 때문에 치료에 반응을 보이지 않는다 (예를 들어, 류마티즘으로 인한 단일 관절 관절염).
가설 3 : 어깨는 증상의 근원지다. 그러나 해당 구조는 치료되지 않았던 것이다. 즉, 다양한 병변이 존재한다.
가설 4 : 매우 중심적인 통증 기전이 존재한다.

이 사례는 현재까지의 치료내성을 설명하기 위해 4개의 가설의 경우에 각각 어떻게 추가 질문과 검사를 해야 하는지를 보여준다.

장기 병력

이 단락에서는 환자가 해당 시기에 호소하는 증상들이 과거에 나타난 적이 있었는지, 그리고 통증의 정도, 통증의 부위, 증상과 민감성에 차이가 있는지를 다룬다. 그렇기 때문에 장기 병력은 가능한 한 정확히 파악되어야 한다. 그래야 해당시기의 증상이 어떻게 발달할지를 이해할 수 있을 것이다.

가설과 각각의 통증기전(주변부적인, 또는 중심부의 메커니즘, van den Berg 2003)이 해당될 수 있다. 이는 환자를 총체적으로 보고 진단 확정에 상당히 기여한다.

2

장기 병력을 파악할 때는 다음 요소들이 조사되어야 한다.

1. 증상이 처음 나타남
- 증상을 유발시킬 수 있는 요소
- 증상의 진행과 기간

2. 이후에 나타나는 증상
- 빈도 (주별, 월별, 계절별 상이성)
- 증상의 진행과 기간
- 증상이 나타나는 시기와 강도의 변화

2. 2. 6 특수 질문

이 단락은 물리치료 검사와 치료 시에 나타날 수 있는 위험요소들을 다루고 있다.

외상/수술

과거에 경험한 외상이나 수술을 재조명하는 것은 증상의 발생 기전에 대해 있을 수 있는 연관성들을 도출시킬 수 있다. 인간의 유기체는 강한 보상 기전과 적응 가능성을 갖고 있으므로 수술이나 외상이 해당 증상과 어떠한 관련이 있는지를 밝혀야 한다.

사례;

어떤 환자는 2년 전에 발생했던 교통사고로 인하여 2주간 외상후 어깨 및 목덜미 통증을 겪고 그 이후에는 아무런 문제가 없었다. 환자는 4달 간 목뼈에 통증을 호소한다(➜ 그때까지 뒤통수밑근으로 인하여 보상되었던, 위쪽 목뼈 인대손상으로 인한 불안증일 수 있음).

일반적인 건강상태

환자의 최근 건강상태를 파악하기 위해서는 정기적으로 생체 징후를 체크할 필요가 있다. 이로써 치료사는 문제에 영향을 끼칠 수 있는 소인적 요인을 알아볼 수 있다. 이외에도 심장순환계, 위장계, 비뇨계와 같은 중요한 신체 계통의 기능에 대한 중요한 정보는 물론, 환자의 영양상태에 대한 질문, 정신적 부담(예컨대, 장기적 스트레스)에 대한 정보, 그리고 활동을 통해(운동, 취미 등)에 대한 질문들을 한다. 이 모든 것은 전체 그림을 완성시킨다. 즉, 환자가 해당 시기에 어떤 상태/조건에 있는지를 볼 수 있게 하며, 치료사로 하여금 도움을 줄 수 있도록 한다.

사례;

어떤 환자는 여러 관절에 문제가 많았는데, 현재까지의 물리치료로 충분히 좋아지지 않았다. 이때 영양상태에 문제가 있다는 사실이 밝혀졌고, 식단을 제대로 변화시킴으로써, 환자의 문제를 해결할 수 있었다. 이는 다음과 같은 내용을 포함할 수 있다:
- 동물성 지방의 과잉 ➜ 높은 아라키돈산 방출 즉, 부담. 이로써 프로스타글란딘 형성이 높아진다 (타입 2-염증매개체; Ohlenschlager 1994).
- 동물성 단백질 과잉 ➜ pH값이 산성으로 변함으로써 콜라겐합성이 낮아진다(Worlitschek 2003).

기타 질병

과거와 그 당시의 질병을 포괄적으로 파악함으로써, 치료사는 한편으로, 예방조치 (예를 들어, 5년 전의 종양질환)를 하고, 다른 한편으로는 기계적인 문제에도 불구하고 증상이 계속되는지에 대한 설명을 가능하게 한다.모든 연관성을 고려하여 의심이 가는 부분이 있다면 다시 주치의에게 물어봐야 한다.

사례;

오른발의 안쪽번짐 외상(Inversionstrauma) 후 상처 치유가 장기화된다면, 이는 환자가 추가적으로 당뇨병에 걸렸기 때문일 수 있다 (➜ 대부분의 당뇨병은 환자가 증상을 느끼지 못했더라도 혈액검사 시에 우연히 발견된다).

선별 질문검사

증상과 상태 파악이 불분명할 때는 환자에게 여러 장기범위에 대한 일반적인 선별 질문검사를 권장한다. 이때 특정 주요증상들을 질문한다 (◘ 표 2.2). 주요 증상들은 주요 신체계통을 포괄한다. 이는 설문지의 형태를 띨 수 있다. 즉, 환자가 직접 답하는 형식으로 이루어질 수 있다. 하나 이상의 주요 증상이 눈에 띈다면 특별한 신체계통에 대한 질문지를 추가할 수 있다 (Boissonnault 1995, Goodman과 Snyder 2000).

가족력 및 사회력

본 단락에서는 직계가족의 나이와 건강상태 즉, 사망원인에 대한 중요한 정보를 다룬다. 특정 종양성 질환이나 류마티즘과 같은 체계성 질환도 가족력과의 관련성을 갖는다.

국제 기능 장애 건강 분류

ICF(WHO 2001, 기능, 장애, 건강에 대한 국제적인 분류법)의 분류를 통해 환자의 건강장애 즉, 질환이 각 기능과 장애과의 관련 하에 다루어진다. 이로써 환자의 문제에 대한 의학적이고 사회적인 관점을 포함시킬 수 있게 되었다 (Schomacher 1999에서 개관).

2001년까지는 ICIDH (International Classification of Impairment, Disabilities, Handicaps)에 따른 분류법이 통용되었다

약물

약물은 증상을 변화 즉, 감소시킬 수 있다. 신체검사 시에 환자가 통증을 완화시키는 약물을 복용 중이라면, 원하지 않는 결과가 다르게 나올 수 있고, 그런 경우에는 통증 부위를 정확히 진단하고 규정하는 것이 더욱 어려워진다. 게다가 통증완화약물의 투약은 (높은 민감성이 있을 시에) 검사나 치료할 때 문제를 심각하게 만들 수도 있다. 특정 약물들은 환자가 느끼는 증상과 연계되는 다른 부작용을 야기할 수도 있다.

◘ **표 2.2** 주요 증상과 그 원인 (Bickley 2000, Boissonnault 1995, Goodman과 Snyder 2000)

중요 증상	원인
열 오한 땀	▪ 급성 감염 ▪ 숨겨진 감염 ▪ 종양성 질환
체중 변화	▪ 종양성 질환 (4주 내 체중의 5% 감소) ▪ 위장 장애 (예를 들어, 궤양) ▪ 당뇨병 ▪ 갑상선 기능항진증 ▪ 감염성 질환 ▪ 부신 질환 ▪ 우울증
피로감 불편함 에너지상실	▪ 장기간의 통증 ▪ 간 질환 ▪ 갑상선기능항진증 ▪ 우울증 ▪ 감염 (예를 들어, TBC/간염) ▪ 빈혈, 종양성 질환 ▪ 음식 과민증 ▪ PCP, 특정 약물
구역 구토	▪ 위장성 질환 ▪ 임신 ▪ 종양성 질환
지각 이상 근육 약화	▪ 신경학적 질환 ▪ 신진대사성 질환
실신	▪ 심혈관성 질환 (약물) ▪ 신경학적 질환
어지러움	▪ 신경학적 질환 ▪ 심혈관성 질환 ▪ 약물 ▪ 신진대사 질환 ▪ 정신적 장애
후(後)통증	▪ 종양성 질환 ▪ 염증 과정
호흡곤란 천식	▪ 심혈관 질환 ▪ 폐질환
배뇨곤란	▪ 방광 질환 ▪ 요관, 요도, 방광 ▪ 전립선/여성 생식기
배변 불규칙성	▪ 장 질환 (소장, 대장) ▪ 간 및 담낭 질환 ▪ 위 질환 ▪ 영양/완화제 남용
성기능 장애	▪ 비뇨생식기 질환 ▪ 후장 질환
식욕 감퇴	▪ 감염 질환 ▪ 종양성 질환 ▪ 위장 질환 ▪ 신장/간 질환 ▪ 약물
우울증	▪ 신경학적 질환 ▪ 감염 질환 ▪ 내과성 질환 ▪ 내분비 장애 ▪ 약물

2

사례;
천식이나 류마티즘과 같은 기초질환으로 인한 코르티손 장기복용은 검사나 치료시에 골절 위험을 비롯한 조직손상을 증대시킨다.

진단영상 검사 절차

어떤 진단영상 검사 절차들이 어떤 시점에 수행되었는가?

예를 들어, 전통적인 엑스레이 촬영은 초기에 선별검사로 이용된다. 엑스레이 촬영은 일차적 뼈대계질환 시에 유용하다는 점이 밝혀졌고 외상시에 골절 등을 발견하기 위한 수단으로 선택될 수 있다. 단점은 전이를 증명할만큼 충분히 세밀하지 않다는 점이다. 즉, 척추의 50%에 해당되어야 엑스레이 상에서 병변을 증명할 수 있다 (Galasko 1982, Schechter 1993). 이러한 이유 때문에, 촬영이 언제 이루어졌는지는 치료사에게 중요한 것이다.

사례;
56세의 환자는 약 3개월간 허리뼈 통증이 점차 증가하는 경험을 했다. 통증 초기에 엑스레이 촬영을 했는데, "변성 LWS 증후군"이라는 진단을 받았다.
의사는 환자에게 물리치료를 받도록 치료사에게 의뢰했다. 치료가 실패하자 MRT 촬영을 실시했는데
그 결과 그 때까지 증상이 없었던, 세 번째 허리뼈에서의 전립선암 전이가 발견되었다.

2. 2. 7 신체 검사 계획

병력을 파악한 후, 치료사는 다음에 대한 정보를 충분히 얻었어야 한다:

1. **특정 운동에 대한 금기증과 주의사항** ("특정 시점에 검사가 이루어져도 되는가, 만약 그렇다면 어떤 순서로 이루어져야 하는가?" - 예를 들어, 신경학적 검사부터 시작한다).
2. 어떤 부위 즉, 구조들이 해당되는지에 대한 가설 ("무엇이 검사되어야 하는가?")
3. 문제가 현재 발생하고 있는가, 안정도(민감성)는 어느 정도인가 ("검사는 어떻게 이루어져야하는가? 어느 정도로?")
4. 병태기전, 통증기전, 상처치유단계에 대한 가설
5. 문제를 촉진하는 다음 요소들
6. 예후

이러한 데이터를 기초로 목표가 뚜렷한, 그리고 문제에 적합한 신체 검사를 시작할 수 있다.

예컨대, 치료사는 자신이 검사를 수행할 때 어떤 시작자세를 선택할지, 환자가 느끼는 통증을 검사 시에 유발시킬 것인지(민감성의 정도) 등을 결정한다. 이로써 다음 질문을 진행한다: "어떤 검사단계가 논리적이며 어떤 순서로 수행될 수 있는가?"

2. 3 조사

일반적인 조사

- **형태:** 붓기, 위축, 변형, 척추의 휘어짐 등
- **자세:** 신체자세, 이완자세 등
- **피부:** 흉터, 변색, 붉어짐 및 기타 피부변형
- **일상생활 활동 (Activity of daily life, ADL):** 걸음걸이, 옷 입고 벗기, 앉기, 일어나기, 주저앉기 등

2. 4. 기초 기능검사

2. 4. 1 문제부위 파악

문제부위 파악은 특수검사를 통해 이루어진다:

- **자극 및 완화테스트**는 해당 관절, 척추부위 및 구조를 파악하기 위함이다.
- **부위 및 범위 파악 테스트:** 이 진단학 형태는 일차적으로 일명 "적합한" 민감성에 부합한다. 즉, 해당 구조의 민감성은 너무 높아서도 낮아서도 안된다.

민감성이 너무 높을 시에 환자는 통증을 야기하는 방향으로의 일회적인 운동만으로도 다른 운동으로 인하여 통증이 발생할 수 있을 정도의 강한 통증을 느낀다. 게다가 환자는 가만히 있어도 통증을 느낄 확률이 높다. 민감성이 너무 낮을 시에는 증상이 다시 나타나기까지 통증을 야기하는 운동을 장기간 (예를 들어, 몇시간 동안) 유지하거나 매우 강하게 시행해야 한다.

이 외에도 문제는 주변부에 자극을 주어 야기된 통증으로 거슬러 올라갈 수 있어야 한다. 중심부적인 즉, 만성적인 통증의 경우에는 증상을 완화시키는 것이 대부분 불가능하다. 이러한 경우에 자극을 주는 것은 여러 방향으로, 그리고 여러 구조들에 이루어질 수 있으므로 감별진단을 불가능하게 만든다. 문제부위 파악에 이어 기초 기능검사의 각 단계들이 이루어진다.

2. 4. 2 능동-수동 운동검사

환자는 해당 관절 즉, 해당 척추분절을 능동적으로 움직일 수 있는 범위까지 움직인다. 능동운동을 더 이상 할 수 없을 때 환자는 치료사의 지시가 있을 때까지 그 자세를 유지한다. 그 후에 치료사는 관절을 수동적으로 계속 움직여본다. 이 방식으로 운동의 양을 평가한다. 정상적인 경우에는 능동적일 때보다 수동적일 때 약간 더 많이 움직일 수 있다. 그렇지 않은 경우에 관절의 문제를 의심해 볼 수 있다.

치료사는 다시 한번 수동으로 전체 운동을 끝까지 수행한다. 이때 치료사는 관절 안에 운동이 어떻게 이루어지는지(저항, 염발음, 회피운동, 환자가 이완되지 않는 운동의 범위 등)를 기록한다. 이 때 첫 저항/정지가 일어나는 운동범위를 규정하고, 운동이 어디서, 그리고 어떻게 끝나는지도 결정한다. 이러한 방식으로 끝 느낌이 어떠한지를 알 수 있다.

능동-수동 운동검사로 인하여 그 다음에는 Kaltenborn의 오목-볼록 규칙으로 관절 내의 몇몇 활주 운동으로 인하여 검사에서 발견된 운동제한이 야기되는지를 분석할 수 있다 (간접 방법).

메모

운동의 제한은 오목/볼록 법칙으로 알 수 있다.

- 볼록 법칙 = 돌림 운동의 반대방향으로 활주한다.
- 오목 법칙 = 돌림 운동과 같은 방향으로 활주한다.

2. 4. 3 직선 운동검사

이어서 필요 시에는 관절을 직선으로 움직여 검사할 수 있다 (직접 방법). 예를 들어, 직선 검사 수행을 위한 징후는 능동-수동 운동검사에서 관절이 회피운동 양상을 보일 수 있다. 운동의 결과와 끝느낌이 정상적이라면 직선 검사는 불필요하거나 필요가 없을 것이다.

이에 비해 척추의 경우에는 대부분을 직선 검사를 해야 하는데, 그 이유는 척추에서 능동-수동 운동이 언제나 여러 부분들과 관절들에 의해서 이루어지기 때문이다. 까닭에 전체 운동이 정상적으로 보이고 느껴지더라도 운동의 경과가 각 부분들에 매우 다양하게 분포되기 쉽다.

직선 검사에서 치료사는 관절 즉, 부분에 견인과 직선의 활주운동을 수행한다. **조인트 플레이**라고도 불리는 이 직선검사를 통해 관절주머니의 긴장과 유연성 및 연골표면의 활주정도를 평가한다. 척추에서는 대부분의 경우, 순전히 표면관절의 조인트 플레이를 테스트할 수 없다.

직선 검사에서는 관절 연골, 즉 관절 연골 아래에 있는 준연골의 민감성을 평가하기 위한 압착 테스트를 수행할 수도 있다. 이 테스트들은 심한 관절증의 경우를 제외하고 대부분 필요없다. 이러한 이유로 치료사는 언제나 증상을 야기하는 자세에서 압착을 실시해야 한다.

2. 4. 4 저항검사

저항검사는 수축성 구조물들을 평가할 때 필요하다. 수축성 구조물은 근힘살 외에도 힘줄과 뼈에 부착된 힘줄을 포함한다.

통증을 야기하는 저항검사는 관절을, 통증을 야기하는

구조물로써 배제시키기 위해 등척성으로 수행된다. 뿐만 아니라, 환자는 이 검사 동안에는 그에게 최대한의 견인을 수행해야 한다. 민감성이 낮을 경우에는 저항검사를 여러 번 할 필요가 있다.

2. 4. 5 추가검사

기초 기능검사 후에는 양성으로 나온 결과를 분석한다. 어떤 경우에는 개별 구조에 대해 명확한 분석을 할 수 없거나 개별 결과의 조합이 불명확할 수도 있다. 물론 여러 조직들이 분석의 대상이 될 수도 있다.

기초 기능검사에서 명확히 확인될 수 없는 구조들은 추가검사를 통해 검토되어야 한다. 한편으로는, 환자의 증상을 확인하고 (해당 통증유발 및 완화) 다른 한편으로는 기계적인 검사 (특수한 직선 검사, 다양한 구조의 가동성을 검토하기 위한 테스트, 기본 자세에서의 저항검사 등)를 보완한다. 나아가 안전 테스트 즉, 과외 테스트 (예컨대, 반사 검사)를 시행하여 치료의 금기증을 도출할 수도 있다.

추가검사의 분석에서는 기초 기능검사에서와 마찬가지로 하나 이상의 구조에 부담이 간다는 사실을 주지해야 한다. 그러나 많은 검사들이 단일한 구조를 지목한다면, 실제로 해당 조직에 문제가 있을 가능성도 높다.

신경학적 기초검사

환자가 신체의 먼쪽 부위나 힘이 자꾸 빠지는 일을 경험하는 척추 문제가 있을 시에는 신경학적 기초검사를 반드시 시행해야 한다. 이 검사는 무릎힘줄반사 (PSR), 아킬레스힘줄반사 (ASR), 위팔두갈래근힘줄반사 (BSR), 위팔세갈래근힘줄반사 (TSR), 노뼈 골막반사 (RPR)와 같은 몇몇 반사로 한정되어 시행된다.

이외에도 바빈스키(Babinski) 반사와 호프만-트뢰머(Hoffmann-Trommer) 반사와 같은 병리학적 반사를 검사한다. 또한 위쪽/아래쪽 먼쪽에 간대성 경련이 유발되는지도 검사한다. 반사가 증가하거나, 병리학적 반사, 또는 간대성 경련이 결과로 나오면 이는 중추신경계 문제임을 암시한다. 반사의 감소는 신경뿌리가 연루되어 있거나 말초신경에 문제가 있음을 암시한다.

신경뿌리 또는 말초신경이 연루되어 있다면, 분절 근력과 민감성을 평가하기 위한 검사가 매우 중요하다. 분절 근력 검사를 할 때 환자는 최대의 힘을 사용해야 한다. 근육이 빨리 피로해지는 것을 기록하기 위하여 검사를 여러 번 반복해야 한다.

민감성 검사에서는 일차적으로 촉감을 검사한다. 이는 상이한 피부 범위에 종이나 면봉을 동일한 압박으로 이루어질 수 있다.

치료 중에 양성, 또는 음성의 변화를 기록할 수 있기 위해서 분절 근력과 민감성 평가가 중요하다. 이러한 방식으로 치료사는 치료를 최적화하여 조정할 수 있다.

신경 가동성 검사

신경 가동성 검사는 일차적으로 신경계의 가동성을 판단하기 위해 시행한다. 말초신경뿐만 아니라 척수 경막과 자율교감신경의 가동성까지 검사한다.

이 검사는 기본적으로 신경뿌리와 말초신경의 질환이 있으면 시행해야 한다. 그러나 신체에 다른 문제가 있을 때에도 환자의 증상이 신경의 긴장이 변함으로 인하여 영향을 끼칠 수 있는지를 판단하는 것이 중요하다. 그러한 경우에는 신경계도 증상에 영향을 미친다고 말할 수 있다.

가동성 검사

능동 검사와 특히 수동 검사 시에 가동성이 증가한 경우에는, 말초관절 즉, 척추 부위의 안정성을 판단하기 위한 추가검사가 매우 중요하다.

이와 관련하여 전통적으로는 무릎의 십자인대와 곁인대 평가를 위한 검사를 떠올릴 수 있다. 어깨관절에도 안정성을 평가하기 위한 검사가 여럿 있다.

척추 특히, 위쪽 목뼈에서는 날개인대 검사와 고리뼈 가로인대(환추횡인대) 검사가 필수적이다.

척추 전체에서는 조인트 플레이 검사를 하면, 과운동성/불안정성이 있는지를 판단할 수 있다.

반달판 검사

다양한 반달판 검사가 많은 문헌에 제시된다. 이는 검사의 신뢰도가 높다는 것을 의미하지 않는다. 반달판 검사를 통해 반달판의 어느 부위가 어떻게 손상되었는지 명확히 평가하는 것은 불가능하다. 마찬가지로 질환이 가쪽 반달판에 있는지 안쪽 반달판에 있는지조차 판단할 수 없다.

그 외에도 반달판 검사는 반달판에 매우 큰 부담을 주기 때문에 검사를 시행하면 이미 존재하는 손상이 더 심해질 수 있다. 따라서 반달판 손상이 짐작되면 반달판 검사를 시행해서는 안된다.

우리는 병력이나 기초 기능검사에서 이미 반달판 질환을 암시하는 정보를 충분히 얻을 수 있다고 본다.

혈관 (맥관) 검사

물리치료사들이 자주 시행하고 잘 알려진 혈관 검사는 일명 척추동맥 검사이다. 이 검사는 목뼈의 여러 자세에서 척추동맥의 투과성을 측정한다. 이 검사에서 양성 결과가 나오면, 목뼈 검사 및 치료는 절대 금기증으로 간주된다.

그러나 이 검사의 신뢰도가 높지 않기 때문에 음성 결과 또한 척추동맥 투과성에 문제를 배제하지 않는다. 음성 결과가 나왔을 때에도 목뼈를 치료, 특히 교정할 때 척추동맥에 손상이 가해지거나 동맥경화반이 혈관벽에서 분리되어 매우 심각한 합병증을 야기할 수 있다.

다른 혈관검사들은 예를 들어, 가슴문 증후군의 경우 목뼈, 팔이음뼈, 어깨의 다양한 자세에서 노동맥의 맥박을 평가하는 데에 기여한다. 여기서도 신뢰도에 대한 의견이 분분하며, 그 결과도 회의적이다.

특수 촉진

검사 결과로 인하여 증상을 야기한다고 여겨지는 구조물들은 추가적으로 촉진해 봐야 한다. 특수 촉진은 그러한 의심을 받는 구조물들을 자극해서 진단이 맞는지 틀린 지를 검사해 보는 것이다.

특수 촉진을 검사 초반에 할 경우에는, 발열과 붓기를 측정하여 추후 검사 결과와 비교할 수 있도록 시행한다. 검사가 진행되면서 열이 더 나고 붓기가 증가되면, 해당 구조물의 민감성이 높다는 것을 암시한다.

2. 4. 6 의사 추가검사

진단영상학 검사

시행 가능한 진단영상학 검사는 다음과 같다:

- 엑스레이 촬영
  - 표준 촬영 (전면, 후면, 측면, 3/4 각도에서 등)
  - 기능 촬영
- CT
- MRT
- 신티그래피
- 초음파 검사

엑스레이로 인한 진단영상학 검사에 대한 징후는 무엇보다 뼈대 구조를 판단할 때 필요하다.

초음파와 MRT 형태의 진단영상학 검사는 물렁조직을 판단할 때 필요하다.

병지 검사

- 혈침속도
- 류마티즘 요소
- HLA-B27 (M. 베흐테레프 Bechterew) 등.

전기적 진단

- EKG
- EMG
- EEG

천자

- 관절 천자 (예를 들어, 관절 혈증이나 수종 때문에)
- 조직 검사 등

2. 5 어깨 검사

2. 5. 1 어깨 기초 기능검사

문제 부위 파악

일단 문제 부위를 파악함(◘ 그림 2, 36쪽)으로써 환자가 호소하는 증상들이 어깨 구조물로부터 직접적으로 야기되는지, 아니면 다른 신체 부위/구조물들이 어깨에 통증을 야기하는지를 알아낸다 (◘ 연관통 ▶ 제 1.2장, 4쪽). 특히 목뼈에서 어깨로 증상이 나타날 수 있다. 대부분의 어깨 구조물이 C5에 의해 영향을 받기 때문에 C4–C5 부근이 특별히 관찰해야 한다. 어깨 뒷부분의 증상들은 C5–C6이나 C6–C7 부위에서 나온 통증일 수도 있다. 봉우리빗장관절 및 복장빗장관절은 대부분 C4에 의해 즉, C3–C4 부위에 의해 영향을 받는다.

게다가 척추 경막, 신경뿌리, 그리고 말초신경과 같은 신경 구조들도 해당될 수 있다. 즉, 치료사는 다양한 방법을 이용하여 증상에서 목뼈, 신경 구조등의 관여를 배제시켜야 한다. 환자가 증상을 야기하는 운동이나 자세를 취할 수 있다면 이를 이용해도 된다(문제 부위 파악). 환자가 특별히 통증이 나타나는 자세를 취할 수 없지만 예컨대, 병력에서 목뼈나 신경구조 등의 관여가 명백히 나타난다면, 간략 테스트(그림 없음)를 시행하여 위 부위들을 베제시킬 수 있다.

어깨로부터 대부분의 증상이 야기되면, 전체 기능 검사를 다음과 같이 시행한다:

- **팔이음뼈의 능동–수동 운동검사 (SCG + ACG)**
  - 올림 (◘ 그림 1, 35쪽)
  - 내림 (◘ 그림 2, 35쪽)
  - 내밈 (◘ 그림 3, 35쪽)
  - 뒷당김 (◘ 그림 4, 35쪽)
- **팔이음뼈의 직선 운동검사**
  - ACG 활주 (◘ 그림 1, 36쪽)/견인, 압박, 꼬리뼈쪽으로 활주 (그림 없음)
  - 머리/꼬리뼈 쪽으로 SCG 활주 (◘ 그림 2, 36쪽)
  - 전면이나 후면으로 SCG 활주 (◘ 그림 3, 36쪽)
  - SCG 견인 (◘ 그림 4, 36쪽)/압박 (그림 없음)
- **GHG의 능동–수동 운동검사**
  - 굽힘 (◘ 그림 1, 37쪽)
  - 폄 (◘ 그림 2, 37쪽)
  - 벌림 (◘ 그림 3, 37쪽)
  - 모음 (◘ 그림 4, 37쪽)
  - 안쪽돌림 (◘ 그림 5, 38쪽)
  - 가쪽돌림 (◘ 그림 6, 38쪽)
- **GHG의 직선 운동검사**
  - 자세 검사 (◘ 그림 1, 38쪽) 치료사는 측면 비교를 통해 위팔뼈의 봉우리돌기에 어떻게 연결되었는지 (예를 들어, 앞쪽으로, 또는 위쪽으로) 판단한다.
  - 견인/압박 (◘ 그림 2, 38쪽)
  - 머리쪽으로 활주 (◘ 그림 3, 39쪽)
  - 배쪽/등쪽으로 활주 (◘ 그림 4, 39쪽)
  - 압박 (◘ 그림 5, 39쪽)
  - 자극을 주는 자세에서 조인트 플레이 (◘ 그림 6, 39쪽)
- **저항검사**
  - GHG
    - 벌림 저항검사 (◘ 그림 1, 40쪽)
    - 모음 저항검사 (◘ 그림 2, 40쪽)
    - 안쪽돌림 저항검사 (◘ 그림 3, 40쪽)
    - 가쪽돌림 저항검사 (◘ 그림 4, 40쪽)
  - 팔꿉관절
    - 팔꿈치 굽힘 저항검사 (◘ 그림 1, 41쪽)
    - 팔꿈치 폄 저항검사 (◘ 그림 2, 41쪽)
    - 저항검사의 감별진단 (◘ 그림 3, 41쪽)

2. 5. 2 어깨와 팔이음뼈의 추가검사

기초 기능검사 후에는 나타난 결과의 분석이 이어진다 (분석에 대한 도움은 ◘ 표 3.4, 102쪽 참조). 어떤 경우에는 개별 구조를 명확히 분류할 수가 없거나 개별 결과를 조합할 수가 없다. 물론 여러 종류의 조직들이 해당된 것일 수도 있다.

기초 기능검사에서 뚜렷하게 확인되지 않은 구조들은 추가검사를 통해 검토되어야 한다. 한편으로는 환자의 증상을 확인하고(특정 통증 자극 및 완화) 다른 한편으로는, 기계적인 검사를 완성한다 (특정 직선 검사, 다양한 구조들의 가동성 검사, 특정 자세에서 시행되는 저항검사)

단일한 구조물을 가르키는 테스트 결과가 많을수록, 해당 조직에 문제가 있을 가능성도 높다. 어깨관절은 근육이 다수인 관절이기 때문에 관절주머니인대 구조의 안정성에 대한 추가검사나 봉우리밑 구조에 질환을 확인하는 검사를 시행할 수 있다 (봉우리밑윤활주머니, 돌림근띠의 인대와 근육의 부착점).

추가검사를 분석할 때에는 기초 기능검사에서와 마찬가지로 하나 이상의 구조에 부담이 간다는 사실을 주지하고 있어야 한다.

선별된 추가검사

- 가로 모음 (ACG 자극검사, 그림 1, 42쪽)
- 안쪽돌림을 포함한 벌림 (ACG 자극검사, 그림 2, 42쪽)
- 빗장뼈 검사 (굽힘을 거친 올림: ACG + SCG 운동 관찰, 그림 3, 42쪽)
- 과운동성검사 (GHG 관절 전면, 그림 4, 42쪽)
- 결절사이고랑 위팔두갈래근 힘줄 안정성 검사 (그림 5, 43쪽)
- 위팔세갈래근을 신장한 상태에서 팔꿈치 폄 저항검사 (그림 6, 43쪽)
- 위팔세갈래근을 신장한 상태에서 팔꿈치 굽힘 저항검사 (그림 7, 43쪽)
- 봉우리밑윤활주머니 자극 (그림 8, 43쪽)
- 꼬리뼈쪽으로의 양성 저항검사 반복 (부하에 부담이 없는 상태에서, 그림 없음)

병력 상으로 신경혈관구조물이 관련될 가능성이 있다면, 환자의 증상을 줄이기 위해 추가검사를 시행할 수도 있다. 이때 무엇보다 팔신경얼기와 빗장밑동맥에 대한 세 개의 주요 병목부위에 부담을 준다. 이는 앞목갈비근과 중간목갈비근 사이에 있는 뒤목갈비근의 간격, 빗장뼈와 첫 번째 갈비뼈 사이의 공간, 그리고 작은가슴근과 2번째~5번째 갈비뼈 사이의 해부학적 병목에 해당된다. 이 추가검사는 물론 신경혈관다발에 부담을 주고 움직이지만, 더 나아가 목뼈, 목뼈-등뼈, 오목위팔관절 관절구조, 그리고 말초신경과 같은 다른 부위에도 부담이 주어진다. 그렇기 때문에 이 부위에 대한 감별진단을 할 시에는 매우 조심해야 한다.

가슴문-압박 증후군 추가검사

- 목갈비근 검사 (Adson에 따른 검사, 그림 9, 44쪽)
- 갈비뼈와 빗장뼈에 압박 (Eden에 따른 검사, 그림 10, 44쪽)
- 작은가슴근 검사 (Wright에 따른 테스트, 그림 11, 44쪽)
- 작은가슴근과 빗장뼈에 압박 (Roos에 따른 검사, 그림 12, 44쪽

주의

팔신경얼기는 판코스트 종양으로도 영향을 받을 수 있다. 기타 임상적 징후로는 별모양신경절이 관여하는 경우에 호르너 (Horner)-트리아스가 눈에 띌 수 있다:
- 안검하수: 눈꺼풀이 쳐져있음
- 축동: 동공이 축소됨
- 안구함몰: 눈알이 안으로 꺼짐.

2. 6 어깨 기능검사

문제 범위 구체화하기

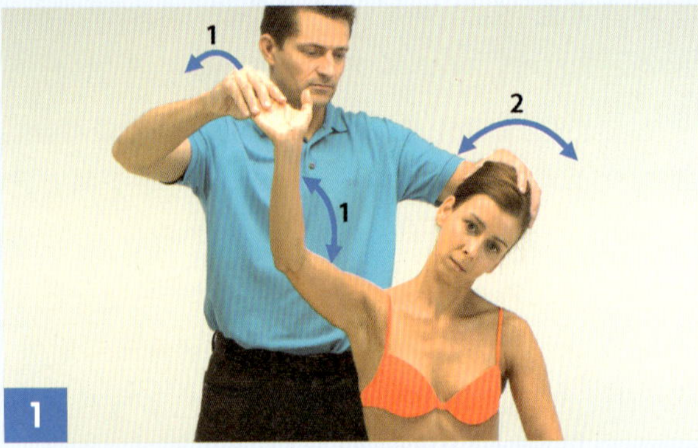

신경/HWS/근육 등.

자극이 되는 동작: ±120° 벌림으로 올림 감별진단:

- 신경 감별진단: 증상을 야기시키는 자세에서 목뼈를 고정시킨다. 그 다음, 신경 구조들이 움직이는지를 보기 위해 손과 팔꿈치를 화살표1 방향으로 움직인다.
- 목뼈 감별진단: 증상을 야기시키는 자세 (SPP)에서 견인과 압박은 목뼈가 얼마나 움직이는지를 조사한다. (그림에 없음)
- 신경/목뼈/근육 감별진단: 신경 구조, 목뼈, 또는 근육의 운동을 조사하기 위해 증상을 야기시키는 자세 (SPP)에서 팔을 고정시킨 상태로 목뼈를 움직인다 (옆으로 기울임 re + li./돌림 re. +li./굽힘/폄; 화살표 2).

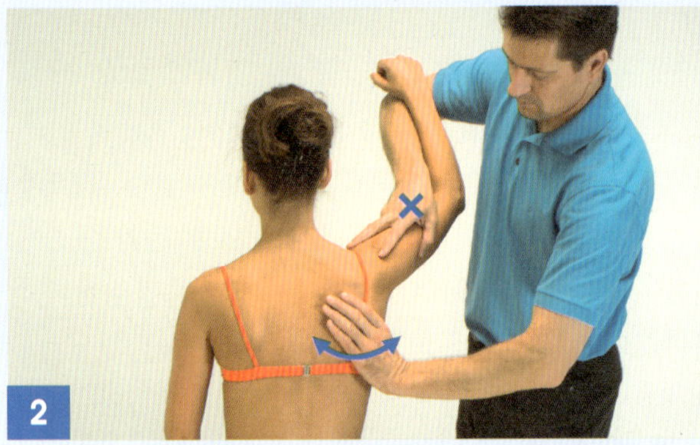

어깨관절/팔이음뼈

자극이 되는 동작: ±120° 벌림으로 올림 감별진단:

- 어깨뼈 안쪽 감별진단: 증상을 야기시키는 자세에서 어깨뼈를 안쪽으로 민다. 이로써 GHG에는 부담이 증가하고, 복장빗장관절 봉우리빗장관절에는 부담이 감소한다.
- 어깨뼈 가쪽감별진단: 증상을 야기시키는 자세에서는 GHG에 부담을 감소하고, 복장빗장관절과 봉우리빗장관절에 부담을 증가한다.
- 복장빗장관절/봉우리빗장관절 감별진단: 증상을 야기시키는 자세에서 치료사는 빗장뼈에 위아래로 압박을 준다. 빗장뼈가 앞쪽돌림을 하면서 봉우리빗장관절에 부담을 증가하고 복장빗장관절에 부담을 감소한다.

팔이음뼈와 어깨관절의 능동-수동 운동검사

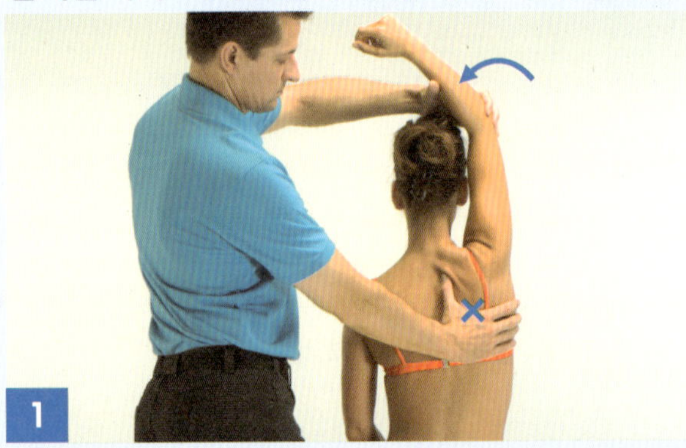

벌림 올림

환자는 능동적으로 팔을 올림하는 방향으로 증상을 야기시키는 자세까지 즉, 더 이상 움직일 수 없을 때까지 들어올린다.

치료사는 어깨뼈를 안쪽에서 고정시키고 환자의 팔을 올림 방향으로 계속하여 움직인다. 이후 원상태로부터 전체 벌림 올림 동작을 수동적으로 수행한다.

주의: 이 동작 검진은 팔이음뼈 관절 (봉우리빗장관절/복장빗장관절)과 GHG의 운동을 다 포함한다. 치료사는 운동의 수준을 평가한다. 예를 들어, 통증호 형태의 예외적 운동.

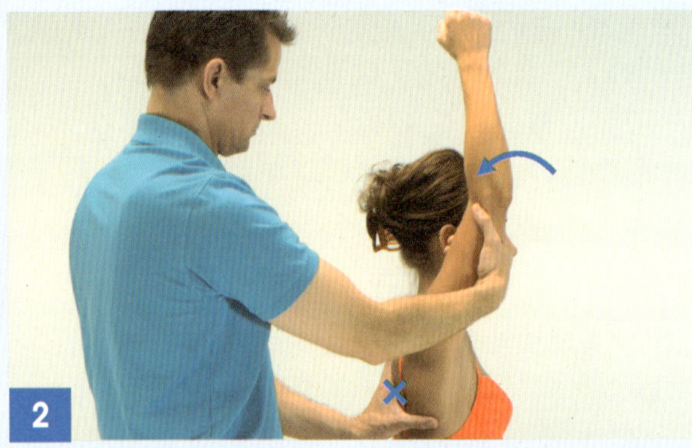

굽힘 올림

환자는 능동적으로 팔을 올림하는 방향으로 증상을 야기시키는 자세까지 즉, 더 이상 움직일 수 없을 때까지 들어올린다.

치료사는 어깨뼈를 꼬리쪽에서 고정시키고 환자의 팔을 올림 방향으로 계속하여 움직인다. 이후 원상태로부터 전체 굽힘 올림 동작을 수동적으로 수행한다.

주의: 환자가 자연스럽게 굽힘을 통해서 팔을 들어올리는지, 벌림을 통해서 팔을 들어올리는지 기록한다. 굽힘을 통한 올림 운동에서는 봉우리밑 공간에 부담이 적게 간다.

팔이음뼈(shoulder girdle)의 능동-수동 운동검사

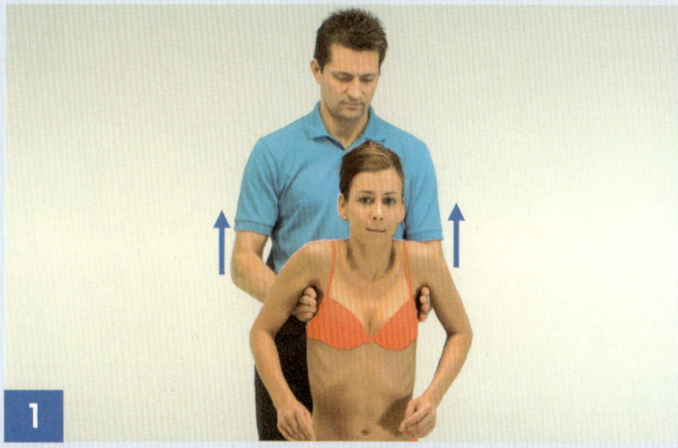

올림

환자는 능동적으로 양쪽 팔이음뼈를 올림방향으로 들어올린다. 치료사는 겨드랑이에 있는 양 어깨뼈의 가쪽가장자리를 고정시키고, 더 이상 움직여지지 않을 때까지 수동으로 올림 방향으로 들어올린다. 이후 원상태로부터 전체 올림 동작을 수동적으로 수행한다.

주의: 이 운동 검사는 주로 부정적이다. 이 검사는 주로 복장빗장관절과 봉우리빗장관절에 해당된다. 봉우리밑 압박을 방지하기 위해서 치료사는 어깨뼈를 겨드랑이에서 잡고 있어야 한다.

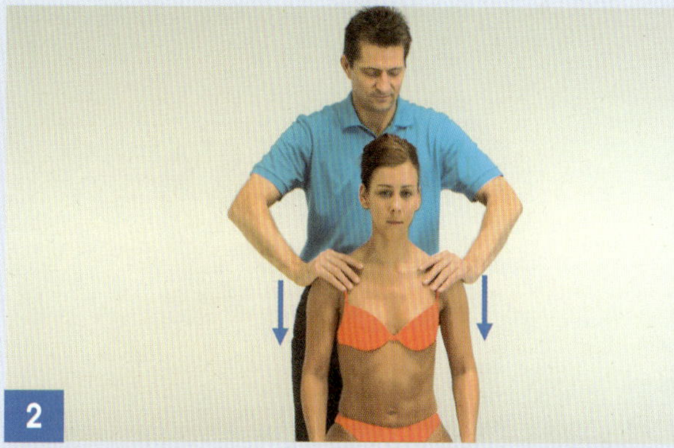

내림(Depression)

환자는 능동적으로 양쪽 팔이음뼈를 내림방향으로 내린다. 치료사는 자신의 양손을 빗장뼈와 봉우리돌기 (acromia)에 배치하고, 더 이상 움직여지지 않을 때까지 수동으로 내림 방향으로 내린다.

임상: 이 운동 검사는 복장빗장관절과 봉우리빗장관절에 부담을 줄 뿐만 아니라 팔신경얼기에도 긴장을 가한다. 게다가 빗장뼈와 첫 번째 갈비뼈 사이의 신경혈관 구조물을 자극할 수도 있다.

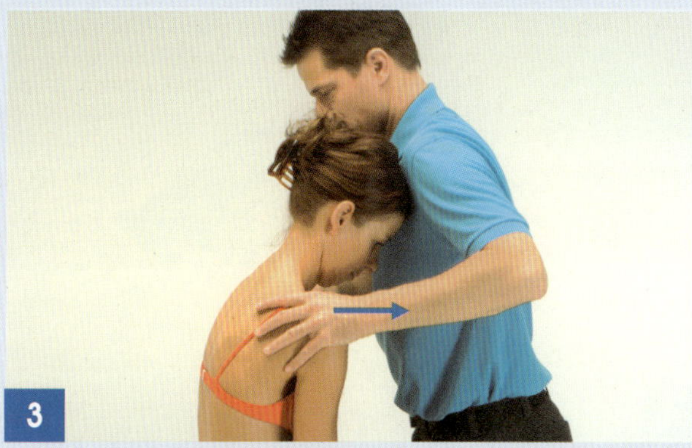

내밈(protraction)

환자는 능동적으로 양쪽 팔이음뼈를 내밈방향으로 움직인다.

치료사는 자신의 양손을 어깨뼈에 평평하게 배치하고 내밈 방향으로 계속하여 움직인다. 그 다음 전체적인 운동을 통해 수동적으로 내밈이 이루어진다. 발생할 수 있는 근육의 저항긴장을 방지하기 위해 환자의 머리를 받칠 수 있다.

주의: 이 동작 검사는 주로 복장빗장관절과 봉우리빗장관절을 검진하지만 거의 증상이 없다. 이 검사는 일방적/단독적으로 실행될 수도 있는데, 이때 치료사는 환자의 팔신경얼기를 위팔뼈머리 쪽에서 고정시킨다.

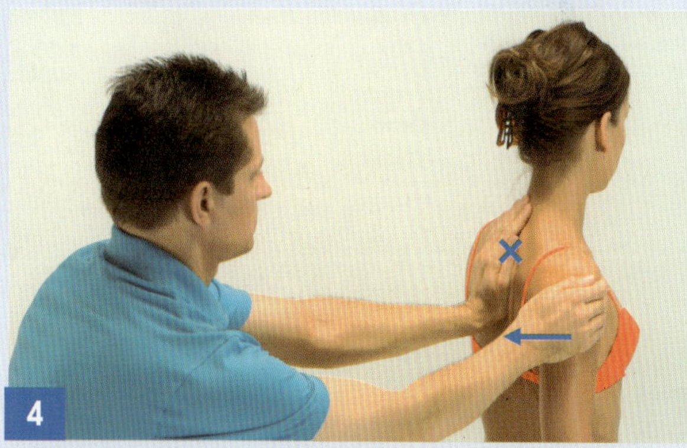

뒷당김(retraction)

환자는 능동적으로 팔이음뼈 (shoulder girdle)를 뒷당김방향으로 움직인다.

치료사는 환자 뒤에서 척추와 팔신경얼기 (thorax)를 고정시키고 환자의 어깨뼈를 움직이지 않을 때까지 움직인다. 위팔뼈머리 (humerus head)는 잡지 않는다. 왜냐하면 그런 경우에 GHG가 등쪽으로 미끌어질 수 있기 때문이다. 이런 방식으로 양쪽 어깨뼈를 검사할 수도 있다.

임상: 이 운동 검사는 빗장뼈와 첫 번째 갈비뼈 사이의 신경혈관 구조물 (팔신경얼기와 빗장밑동맥)을 자극할 수도 있다.

팔이음뼈의 직선 운동검사

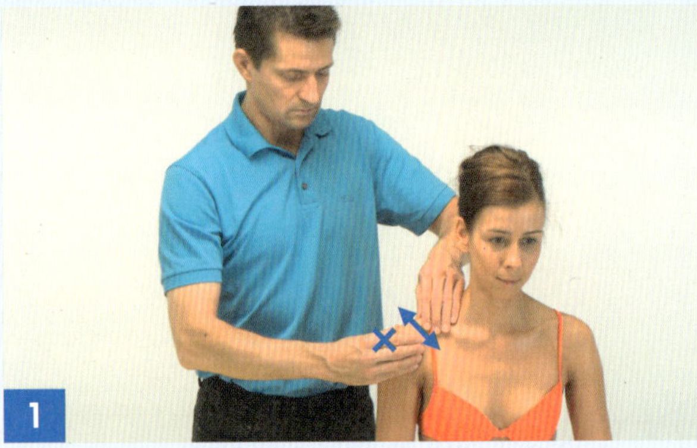

1

봉우리빗장관절의 활주

치료사는 어깨를 고정시키고 빗장뼈를 앞쪽과 뒤쪽으로 움직인다. 대안으로는 빗장뼈를 고정하고 어깨를 움직일 수도 있다.

주의: ACG의 관절면은 앞-옆쪽으로, 앞쪽으로, 아니면 앞-안쪽으로 향해있을 수 있다.
다른 운동 방향으로는 빗장뼈를 머리쪽으로 활주하거나 어깨를 옆쪽으로 견인시키거나 어깨를 안쪽으로 압박하는 것이다.

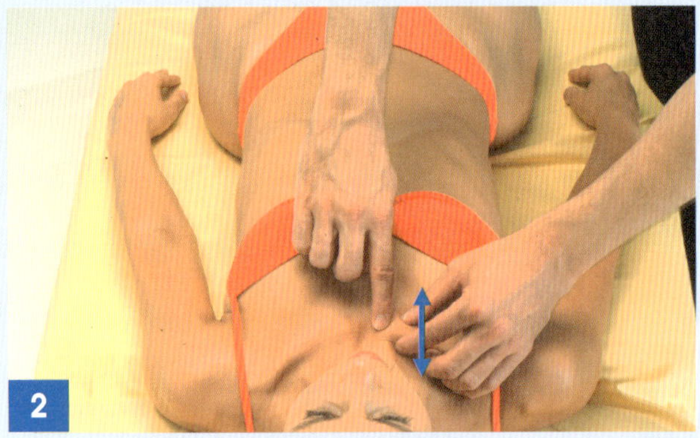

2

복장빗장관절의 머리쪽 활주/꼬리쪽 활주

치료사는 한 손으로 SCG의 관절 간격을 잡는다. 다른 손으로는 빗장뼈를 위아래로 움직인다.

임상: 꼬리뼈쪽으로 빗장뼈를 움직였을 때 아탈구 현상이 자주 일어난다 (예컨대, 목빗근의 과긴장으로 인하여). 이때는 아래쪽으로 활주하는 운동을 제한시킬 수도 있다.
SCG는 과가동성 경향이 짙다.

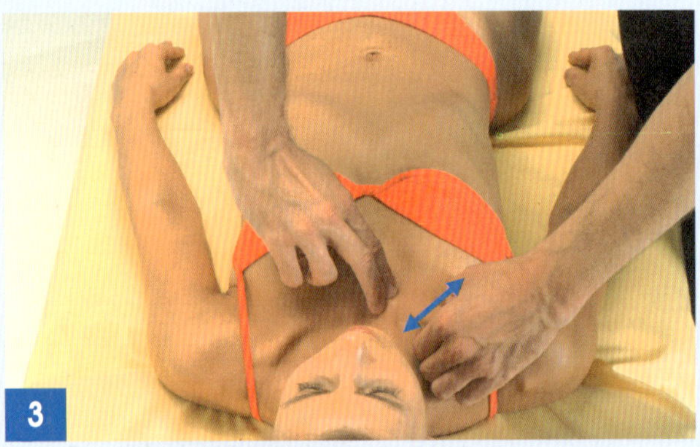

3

복장빗장관절의 앞쪽 활주/뒤쪽 활주

치료사가 한 손으로 SCG의 관절 간격을 잡는 동안 다른 한 손으로는 빗장뼈를 잡고 앞쪽으로 움직인다. 뒤쪽으로 활주할 때 치료사는 손을 안쪽 빗장뼈 끝에 반하여 앞쪽에 위치시키고 등쪽으로 움직인다.

임상: 과가동성 목빗근으로 인하여 SCG에서 앞쪽으로 활주하는 것이 제한적일 수 있다. 이는 팔을 들어올렸을 때 빗장뼈의 반타원형 운동을 저해할 수 있고, 이는 다시금 팔신경얼기의 자극으로 이뤄질 수 있다.

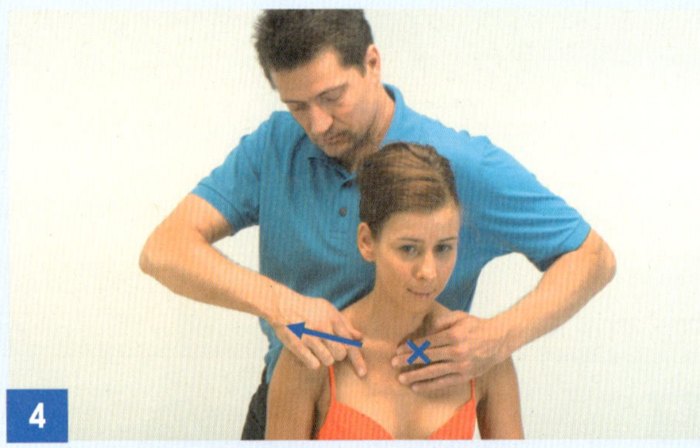

4

복장빗장관절의 활주 (견인)

치료사가 한손으로 빗장뼈와 복장뼈 사이의 관절 간격을 잡는 동안 다른 한 손으로는 빗장뼈를 잡는다. 견인은 빗장뼈의 수평 방향으로 뒤쪽으로 이루어진다.

주의: SCG (즉, ACG)의 관여를 증명하기 위해 직선검사는 환자의 증상이 재생산되는 자세에서 시행될 수 있다.

오목위팔관절의 능동-수동 운동검사

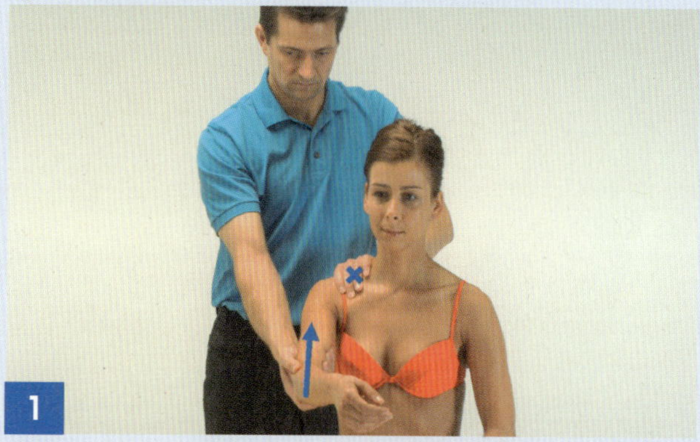

1

굽힘

치료사는 부리돌기를 통해 어깨뼈를 위쪽과 앞쪽으로 고정시킨다.

환자는 팔을 굽힘 방향으로 능동적으로 움직이며 치료사는 이어서 팔을 수동적으로 끝까지 움직인다. 그 다음 시작 자세로부터 수동적으로 굽힘을 통해 전체 운동범위로 움직인다.

주의: 운동은 해부학적인 면위에서 이루어지는 것이 아니라 어깨뼈의 면위 즉, 관절오목의 상태에서 앞쪽-안쪽으로 이루어진다. (폄, 벌림, 안쪽돌림, 가쪽돌림 또한 마찬가지로 이루어진다).

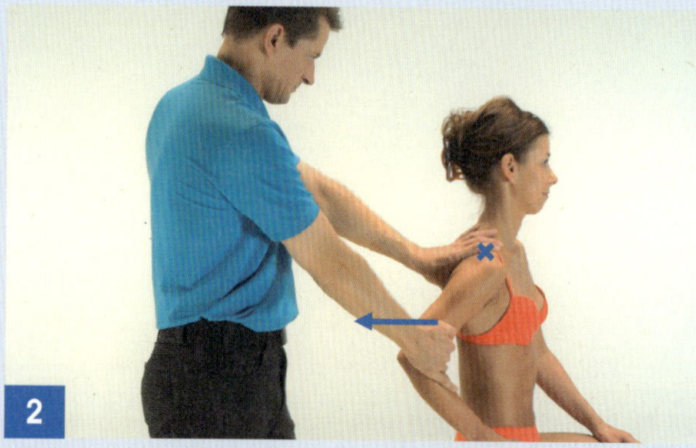

2

폄

치료사는 손으로 어깨뼈를 등쪽과 아래쪽으로 고정시킨다.

환자는 팔을 능동적으로 폄방향으로 움직이며 치료사는 이어서 팔을 수동적으로 끝까지 움직인다. 그 다음 시작 자세로부터 수동적으로 폄하여 전체 운동범위로 움직인다.

주의: 팔꿉관절, 또는 추가적인 목뼈 및 손 운동의 굽힘이나 폄 운동을 통해 오목위팔관절과 긴 위팔두갈래근 힘줄, 그리고 신경구조들의 구별이 가능해진다.

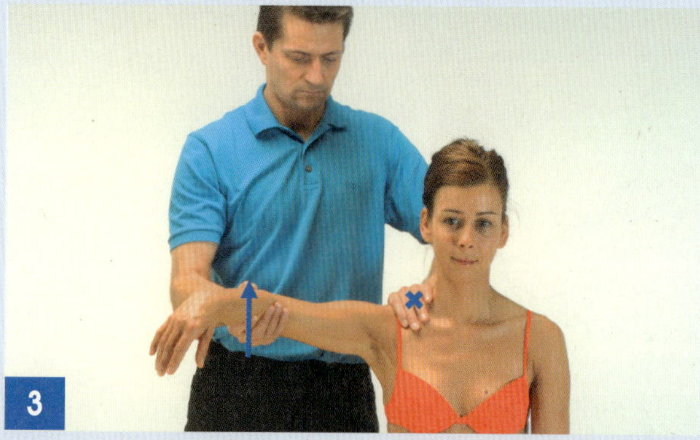

3

벌림

치료사는 손으로 팔이음뼈를 머리쪽으로 고정시킨다.

환자는 팔을 능동적으로 최대한 벌림방향으로 움직이며 치료사는 이어서 팔을 수동적으로 끝까지 움직인다. 그 다음 시작 자세로부터 수동적으로 벌림을 통해 전체 운동범위로 움직인다.

임상: 팔신경얼기와 빗장밑동맥/정맥은 상대적으로 강하게 부리돌기 아래에서 움직여진다. 게다가 벌림운동은 봉우리밑윤활주머니가 자극받았을 때 대부분 양성이다.

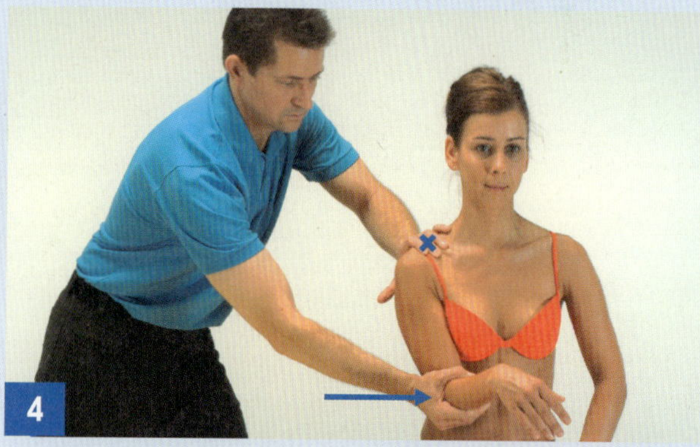

4

모음

치료사는 손으로 팔이음뼈를 머리쪽, 안쪽으로 고정시킨다.

환자는 팔을 능동적으로 최대한 모음방향으로 움직이며 치료사는 이어서 팔을 수동적으로 끝까지 움직인다. 그 다음 시작 자세로부터 수동적으로 모음을 통해 전체 운동범위로 움직인다.

주의: 운동을 저해하는 요소로서 몸통을 통해 동시에 오목위팔관절에 가벼운 굽힘이 이루어진다.

오목위팔관절의 능동-수동 운동검사 (계속)

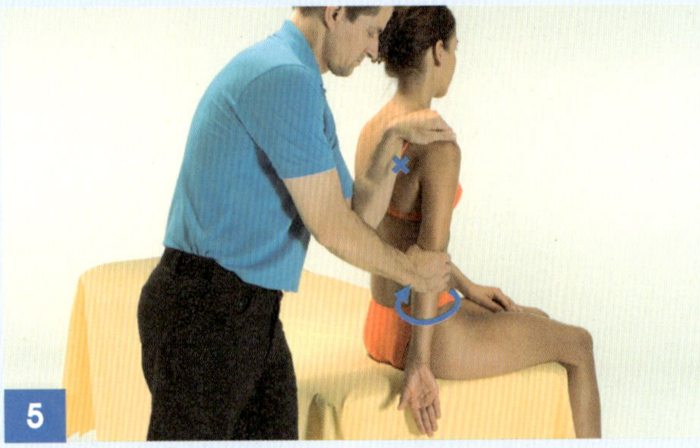

안쪽돌림

치료사는 손으로 어깨뼈를 안쪽-머리쪽으로 고정시킨다.

환자는 폄된 팔꿈치의 팔을 최대한 안쪽돌림 방향으로 움직이며 치료사는 이어서 위팔뼈 먼쪽을 잡고 수동적으로 끝까지 움직인다. 그 다음 시작 자세로부터 수동적으로 안쪽돌림을 통해 전체 운동범위로 움직인다.

주의: 폄된 팔꿈치로 인하여 보다 많은 신경 구조들 (안쪽돌림 시에는 노신경까지 추가됨)이 긴장 상태에 놓일 수 있음.

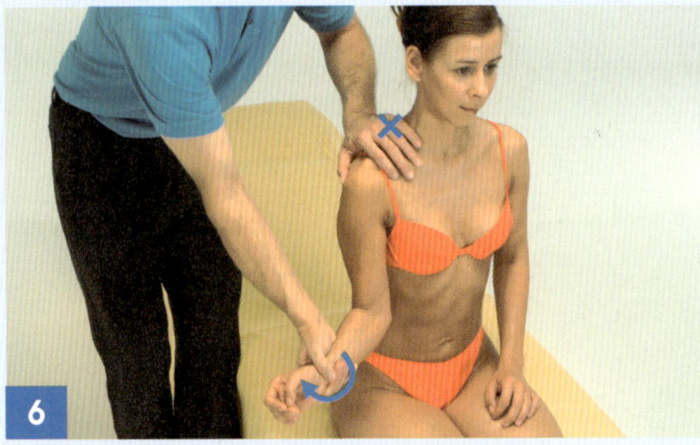

가쪽돌림

치료사는 손과 엄지로 어깨뼈를 뒤쪽-머리쪽으로 고정시킨다.

환자는 팔을 최대한 가쪽돌림 방향으로 움직이며 치료사는 이어서 팔을 수동적으로 끝까지 움직인다. 그 다음 시작 자세로부터 수동적으로 가쪽돌림을 통해 전체 운동범위로 움직인다.

임상: 관절염이 있을 때에는 가쪽돌림이 일차 운동으로서 제한된다 (관절주머니패턴: AR>ABD>IR).

경고: 위팔뼈머리가 앞쪽에 있을 시에는 관절주머니패턴이 변형되어 나타날 수도 있다.

오목위팔관절의 직선 운동검사

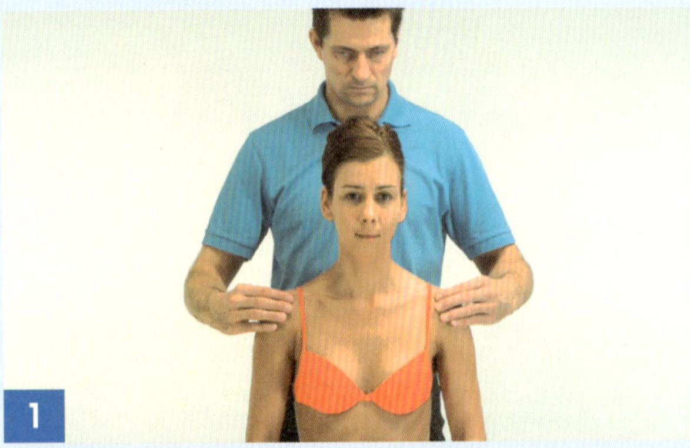

자세검사

치료사는 손가락을 펼쳐서 봉우리돌기와 위팔뼈에 닿도록 위팔뼈에 놓는다.

위팔뼈의 자세는 꼬리뼈쪽-머리쪽, 그리고 앞쪽-뒤쪽에서 평가된다.

임상: 위팔뼈가 앞쪽으로 잘못된 위치에 있다면 가쪽돌림이 제한적일 수도 있다. 이는 어깨관절의 관절주머니패턴을 변형시킬 수 있다. 아래쪽으로 잘못된 위치에 자리잡았을 경우 (불안정성) 벌림이 제한적일 수 있다.

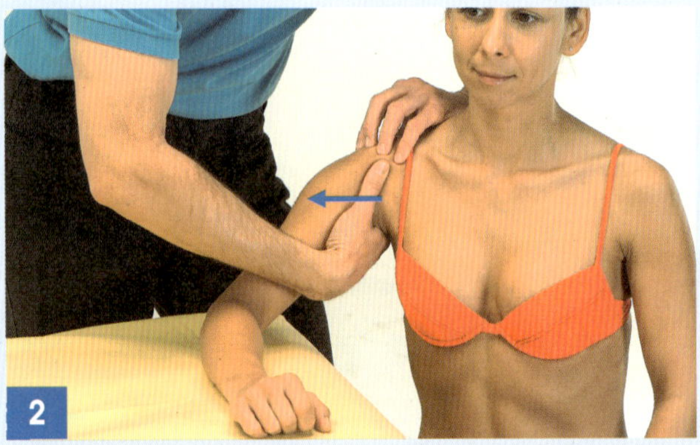

견인/압박

환자의 팔을 오목위팔관절이 풀림자세에 놓이도록 자리잡는다.

치료사는 한 손으로 봉우리돌기을 고정하고 다른 손으로는 겨드랑이에서 위팔뼈 몸쪽 윗팔을 잡는다.

치료사는 옆쪽과 가볍게 등쪽으로 견인자극을 준다.

압박을 할 시에는 (그림 없음) 치료사가 어깨뼈의 안쪽 가장자리를 고정시키고 다른 손으로는 위팔뼈를 어깨뼈의 관절오목에 반하여 압착한다.

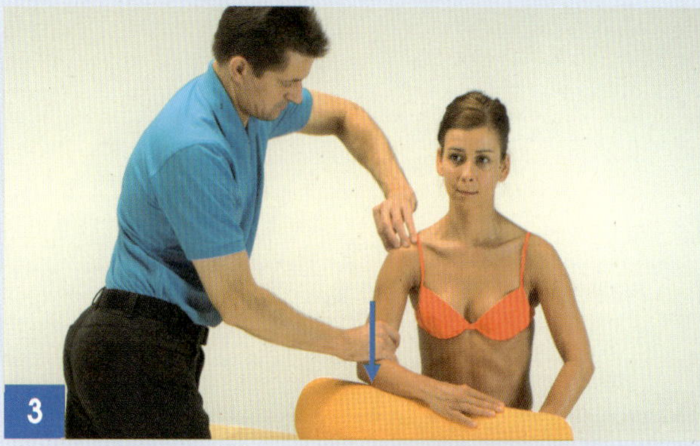

3

머리쪽 활주

환자의 팔을 오목위팔관절이 풀림자세에 놓이도록 위치시킨다.

치료사는 손으로 측면 봉우리돌기끝과 측면 위팔뼈 사이를 촉진한다. 다른 손으로는 위팔뼈 먼쪽을 잡는다. 치료사는 머리쪽으로 운동자극을 준다.

임상: 위팔뼈가 깊이 있는 자세에서 (자세검사에서 파악할 것)는 주로 머리쪽으로 활주할 때 가짜-양성 제한이 나타난다.

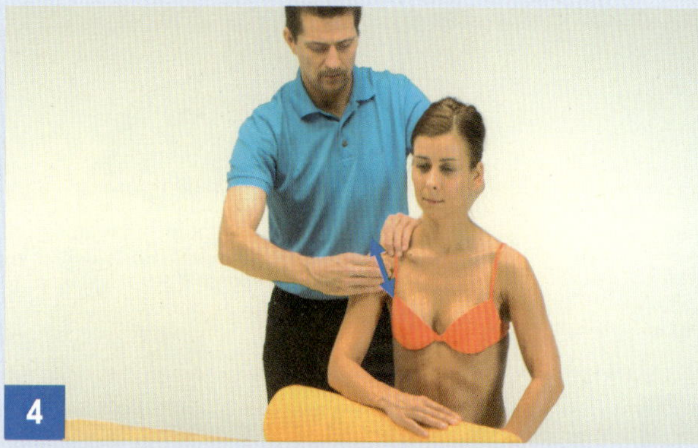

4

배쪽 활주/등쪽 활주

환자의 팔을 오목위팔관절이 풀림자세에 놓이도록 위치시킨다.

치료사는 한손으로 봉우리돌기를 고정시키고 다른 한 손으로는 위팔뼈를 배쪽과 등쪽에서 잡는다. 치료사는 배쪽으로 운동자극을 주고 이어서 등쪽으로도 자극을 준다.

임상: 위팔뼈가 앞쪽으로 잘못 위치할 때는 등쪽으로 더 크게 활주하는 경향이 강하다 (배쪽으로는 덜 활주한다).

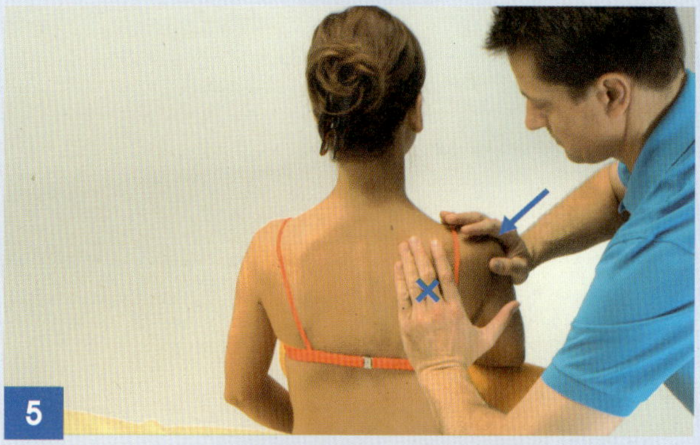

5

압박

환자의 팔을 오목위팔관절이 풀림자세에 놓이도록 위치시킨다.

치료사는 한 손으로 어깨뼈를 안쪽에서 고정시키고 다른 한 손으로는 옆쪽 위팔뼈에서 안쪽으로 압박을 가한다.

주의: 압박은 항상 이어지는 저항검사에서 취해질 자세에서 시행되어야 한다. 그래야 수축성 구조들과 관절 간의 구별이 가능해진다.

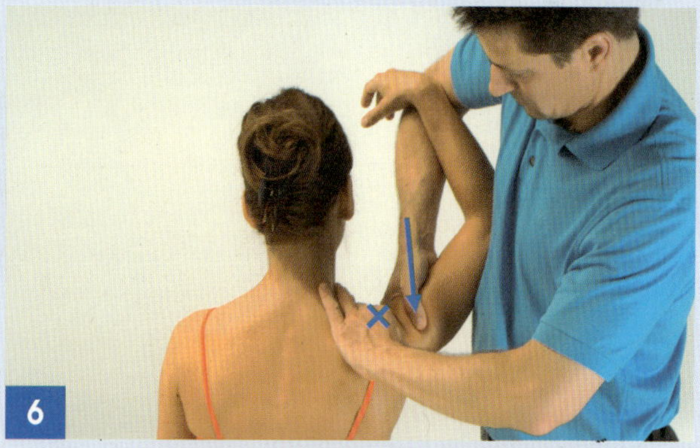

6

자극을 주는 자세에서 조인트 플레이(joint play)

치료사는 한 손으로 환자의 팔을 증상을 야기시키는 자세에 위치시킨다. 다른 한 손으로는 어깨뼈를 고정시킨다.

치료사는 다양항 방향으로 팔을 활주한다.

임상: 오목위팔관절이 고정된 상태에서 (최대 벌림와 가쪽돌림) 앞쪽으로 활주은 앞쪽으로의 어깨의 불안정성을 암시한다.

오목위팔관절의 저항검사

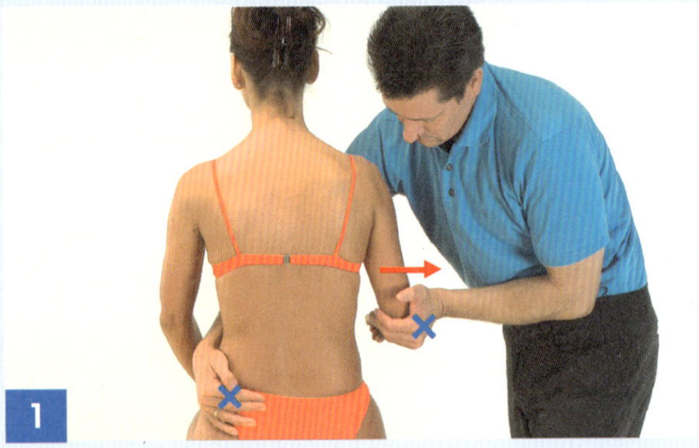

벌림 저항검사

환자의 팔은 오목위팔관절의 중립자세에 놓는다.
치료사는 골반과 옆쪽 팔을 고정시킨다.

환자는 치료사의 저항에 반하여 벌림 방향으로 등척성 수축을 시행한다.

주의: 이 검사는 수축성 구조물들, 가시위근과 어깨세모근의 힘줄을 검사한다.

이어서 모든 저항검사에서는 봉우리밑 부위의 부착점과 GHG 및 CG의 관절면 또한 압착된다.

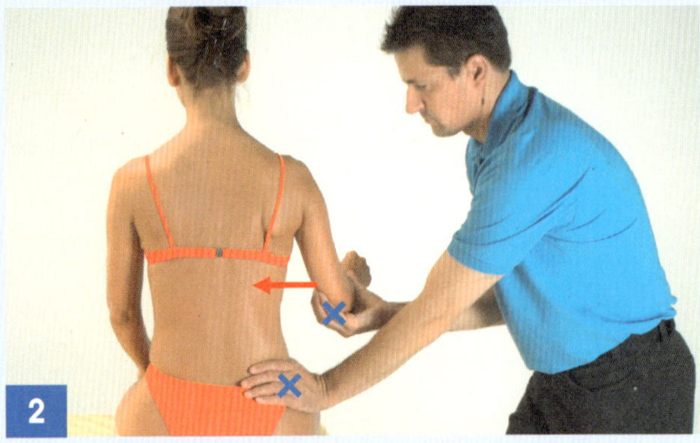

벌림 저항검사

환자의 팔은 오목위팔관절의 중립자세에 놓는다.
치료사는 골반을 옆에서, 그리고 팔은 안쪽에서 고정시킨다.

환자는 치료사의 저항에 반대하여 벌림 방향으로 등척성 수축을 시행한다.

주의: 이 검사는 수축성 구조물들, 넓은등근, 큰원근, 큰가슴근의 힘줄과 부착점을 검사한다.

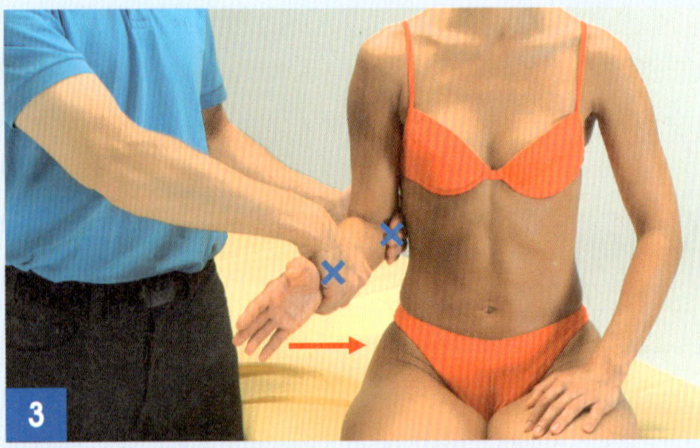

안쪽돌림 저항검사

환자의 팔은 오목위팔관절의 중립자세에 놓는다.
치료사는 아래팔 먼쪽을 안쪽에서 고정한다.

환자는 치료사의 저항에 반대하여 안쪽돌림 방향으로 등척성 수축을 시행한다.

주의: 이 검사는 수축성 구조물들, 인대, 그리고 어깨밑근, 넓은등근, 큰원근의 부착점을 검사한다.

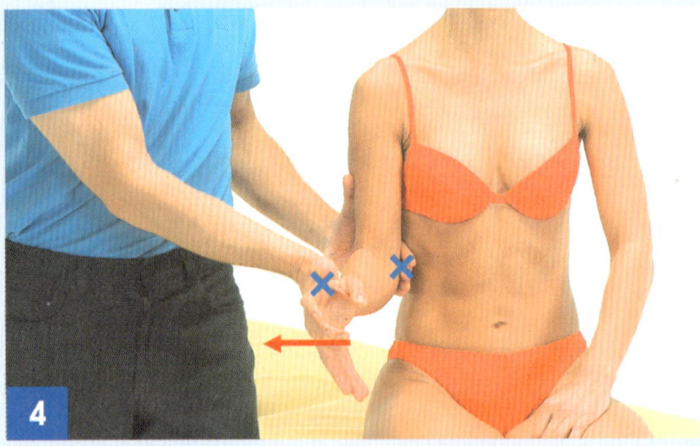

가쪽돌림 저항검사

환자의 팔은 오목위팔관절의 중립자세에 놓는다.
치료사는 아래팔 먼쪽을 측면에서 고정한다.

환자는 치료사의 저항에 반대하여 가쪽돌림 방향으로 등척성 수축을 시행한다.

주의: 이 검사는 수축성 구조물들, 인대, 가시아래근, 어깨밑근, 작은원근의 부착점을 검사한다.

팔꿉관절의 저항검사

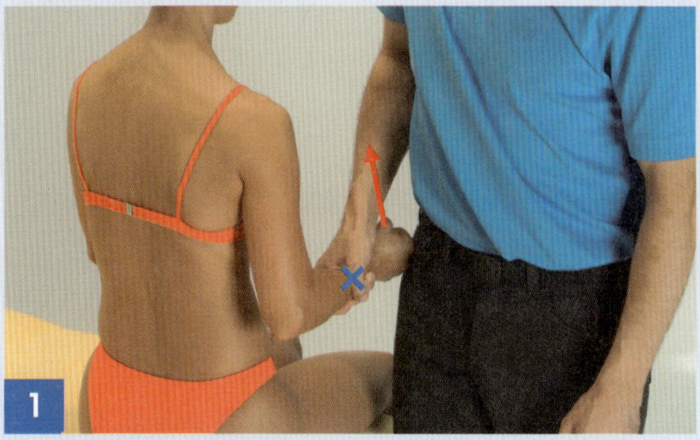

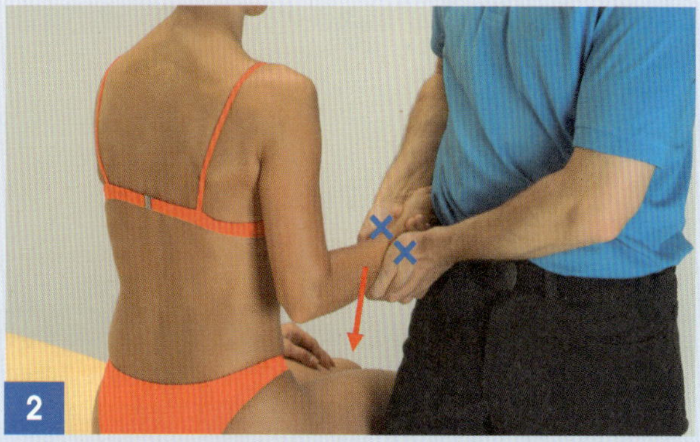

팔꿈치 굽힘의 저항검사

환자의 팔은 오목위팔관절의 중립자세에 놓는다.
치료사는 아래팔의 먼쪽을 고정한다.

환자는 치료사의 저항에 반대하여 팔꿈치 굽힘 방향으로 등척성 수축을 시행한다.

주의: 이 검사는 수축성 구조물, 위팔세갈래근의 인대, 오목위팔관절의 어깨뼈 관절위결절의 부착점을 검사한다.

팔꿈치 폄의 저항검사

환자의 팔은 오목위팔관절의 중립자세에 놓는다.
치료사는 아래팔의 먼쪽을 고정한다.

환자는 치료사의 저항에 반대하여 팔꿈치 폄 방향으로 등척성 수축을 시행한다.

주의: 이 검사는 수축성 구조물, 위팔세갈래근의 인대, 오목위팔관절의 어깨뼈 관절아래결절을 검사한다.

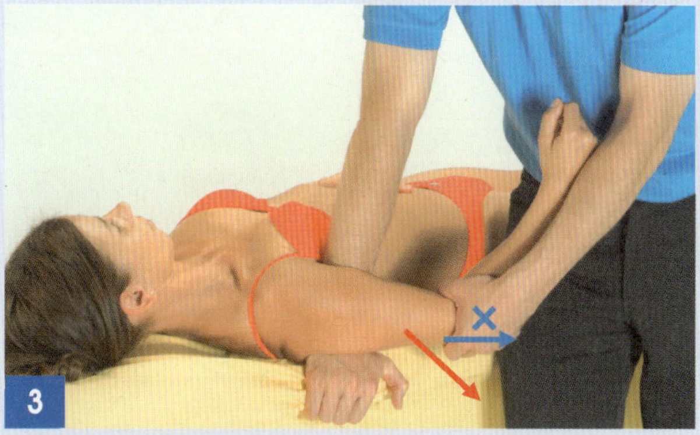

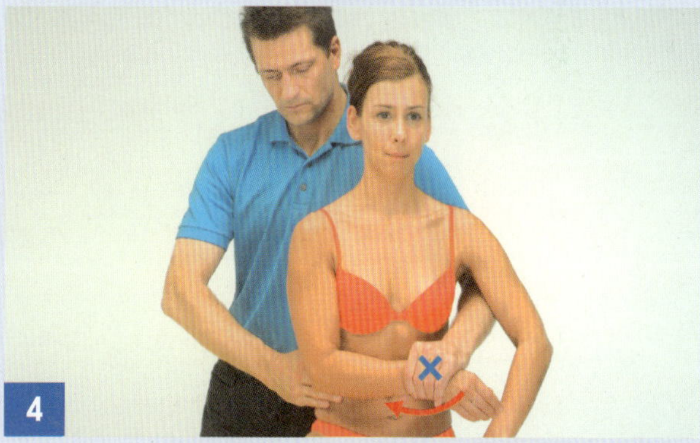

저항검사 1의 감별진단

머리쪽으로 팔을 당기는 양성 저항검사의 반복 (여기서는 벌림 시 WT의 사례로)은 봉우리밑 부위의 감별을 가능케 한다(추가검사도 마찬가지임, 44쪽 이하) 머리쪽으로 잡아당김으로 인하여 환자의 증상이 감소한다면 이는 봉우리밑윤활주머니가 관여할 가능성을 나타낸다.
증상이 증가한다면, 또는 증상이 동일하게 유지된다면 이는 수축성 구조물들, 인대, 또는 가시위근의 병변을 암시한다

저항검사 2의 감별진단

이미 폄된 상태에서의 양성 저항검사의 반복은 근육–인대–기관의 감별을 가능케 한다 (추가검사도 마찬가지임, 44쪽 이하)

치료사는 이 경우에 환자의 팔을 안쪽돌림시킨다. 이 자세에서 가쪽돌림을 위한 저항검사가 이루어진다. 여기서는 가시위근이 주로 검사된다.

추가검사

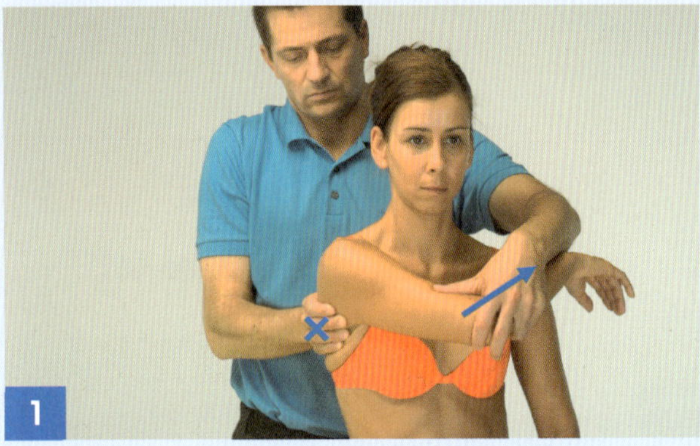

가로모음

치료사는 한 손으로 환자의 팔을 최대한 수평으로 모음한다. 치료사는 다른 한 손으로 먼쪽 (Margo lateralis)를 고정시켜 어깨뼈가 움직이는 것을 방지한다. 가로모음은 ACG를 검사하는데, 이때 앞쪽 관절부위에서는 압박이 가해지고 뒤쪽 관절부위는 갈라진다.

주의: 이 검사는 ACG에만 부담을 주는 것이 아니라 다른 어깨 구조 및 신경조직들에 부담이 간다.

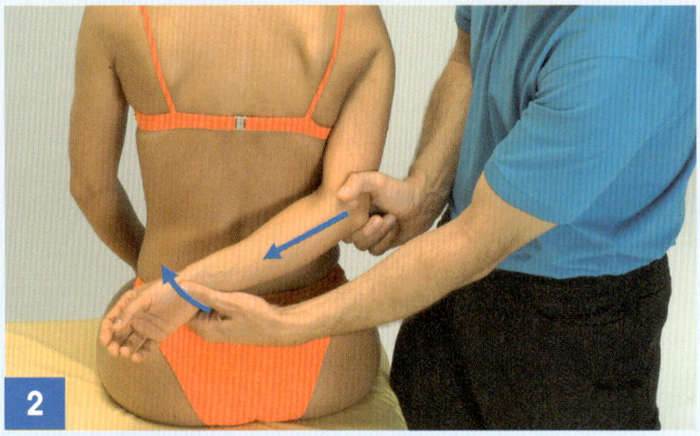

안쪽돌림을 포함한 모음

치료사는 환자의 팔을 안쪽돌림과 최대 모음으로 움직인다.

이 검사에서는 ACG에 비교적 강한 압박이 가해진다.

주의: 이 검사는 ACG에만 부담을 주는 것이 아니라 다른 어깨 구조에 부담이 간다. 예를 들어, 이는 가시위근이 최대한으로 늘어난 자세이다.

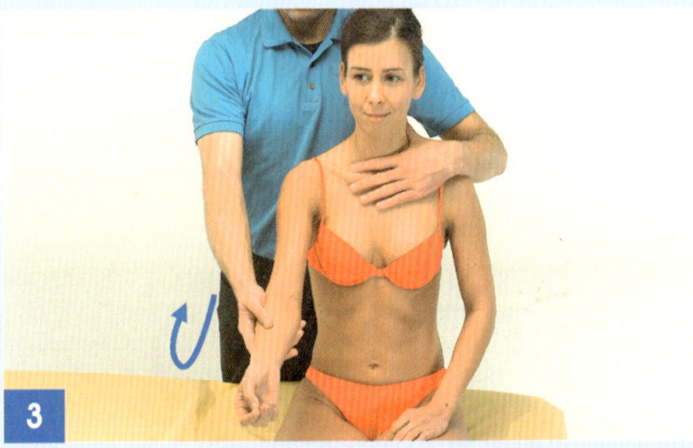

빗장뼈 검사: 굽힘 올림

치료사는 한 손으로 환자의 팔을 수동적으로 굽힘을 거쳐 들어올린다. 동시에 치료사는 다른 손으로 빗장뼈의 운동을 촉진한다. 빗장뼈은 이때 반타원형의 운동을 보인다.

임상: ACG나 SCG의 가동성 장애가 있을 경우 운동의 형태가 변형될 수 있고 첫 번째 갈비뼈와 빗장뼈 사이 공간이 작아질 수 있다. 이는 팔신경얼기와 빗장밑동맥의 자극으로 이어질 수 있다.

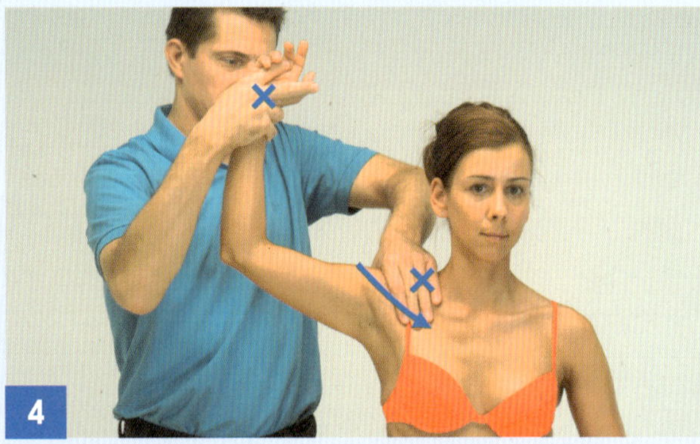

과운동성 검사

치료사는 한 손으로 환자의 팔을 최대 벌림 및 가쪽돌림 자세에 위치시킨다. 다른 한 손의 손가락으로 치료사는 배쪽으로부터 부리돌기를 고정시키고 동시에 엄지로 위팔뼈를 등쪽에서 배쪽으로 밀어본다. 이때 위팔뼈를 밀 수 있으면 안된다.

임상: 통증이나 가동성이 증가하는 경우에 이는 오목위팔관절 관절주머니인대의 불안정성을 암시한다

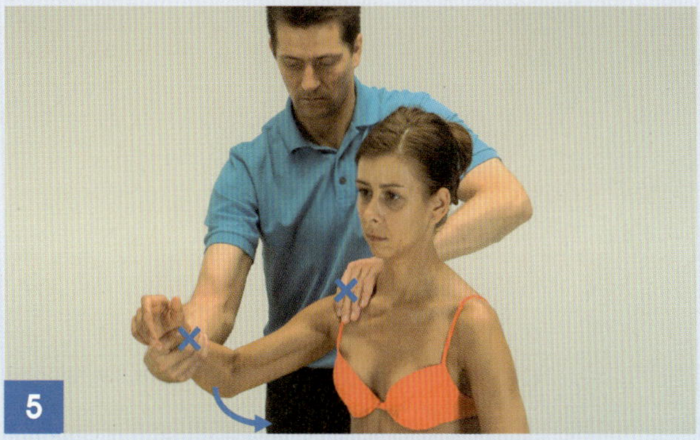

위팔두갈래근 힘줄의 안정성 검사

치료사는 환자의 팔을 벌림 및 가쪽돌림 자세에 위치시킨다. 환자는 동시에 모음 및 안쪽돌림 방향으로 긴장상태를 유지하려고 한다. 양성 결과에서 환자는 평소의 통증을 느낀다. 즉 위팔두갈래근 힘줄 (긴갈래)의 인대는 결절사이고랑에서 부분적으로 탈구된다.

주의: 대안적으로 환자의 팔을 머리쪽으로 당기는 동시에 환자의 저항에 반대하여 팔이 바깥으로 돌릴할 수 있다 (Yergason 검사)

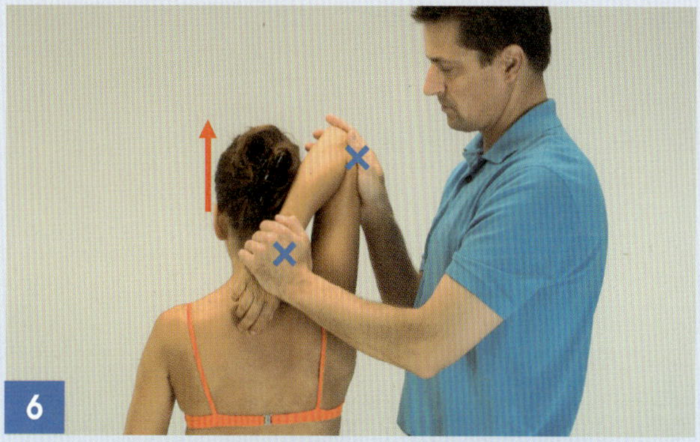

위팔세갈래근을 신장한 상태에서 팔꿈치 폄 저항검사

치료사는 환자의 팔을 어깨의 올림자세에 위치시키고 동시에 팔꿈치를 굽힘한다.

환자는 치료사의 저항에 반대하여 팔꿈치 폄 방향으로 최대한 움직인다.

주의: 여기서는 무엇보다 위팔세갈래근의 긴갈래 즉, 어깨뼈 관절아래결절의 부착점을 검사한다.

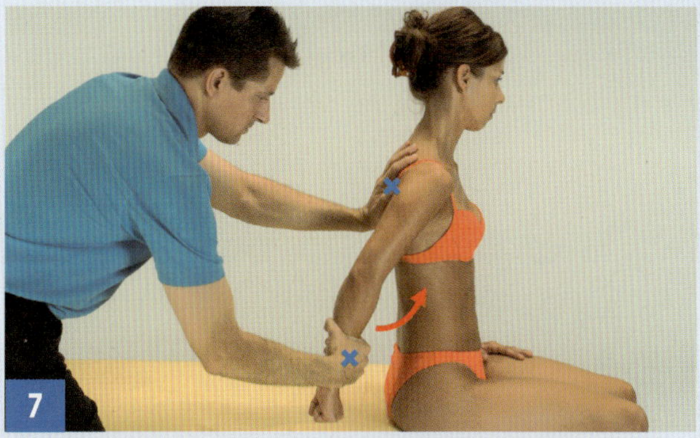

위팔세갈래근을 신장한 상태에서 팔꿈치 굽힘 저항검사

치료사는 환자의 팔에 있는 어깨관절을 폄시키고 동시에 팔꿉관절을 폄하고 엎침시킨다. 환자는 치료사의 저항에 반대하여 팔꿈치 굽힘 방향, 팔꿈치 뒤침방향, 그리고 어깨 굽힘 방향으로 최대한 움직인다.

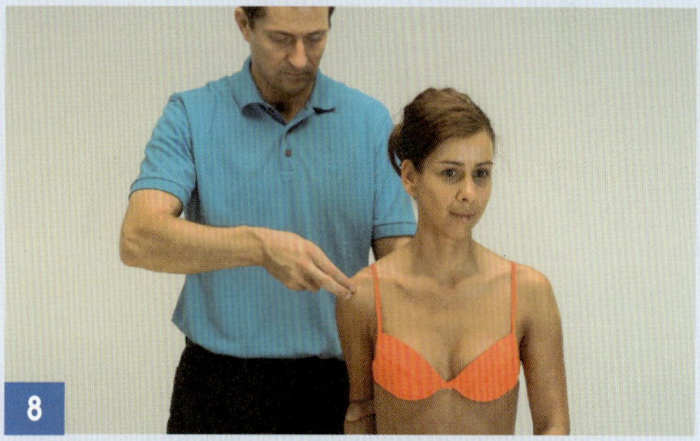

봉우리밑윤활주머니 (Klopftest)

치료사는 어깨관절을 폄 및 모음 자세에 위치시켜서 어깨의 앞쪽–아래쪽에 위치한 봉우리밑 구조의 일부를 촉진할 수 있도록 한다. 치료사는 손가락으로 위팔뼈 부위를 두드려본다.

환자에게 평상시와 동일한 통증이 유발될 시에는 봉우리밑윤활주머니염을 의심해볼 수 있다.

주의: 이 검사로는 봉우리밑윤활주머니의 모든 부위를 검사할 수 없다

추가검사 (계속)

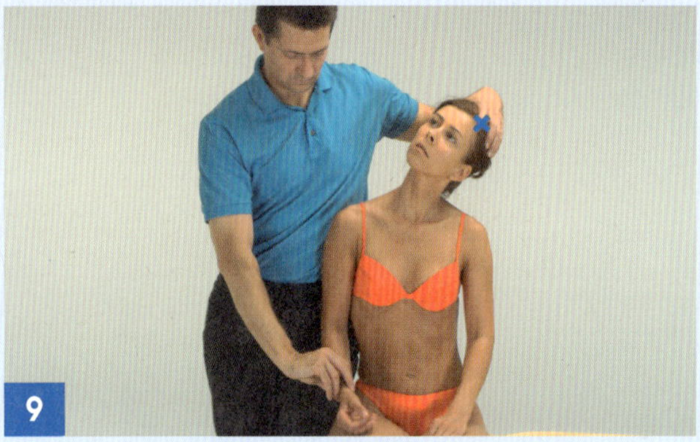

목갈비근 검사 (Adson 검사)

치료사는 환자의 목뼈를 반측면에 대해 옆굽힘 자세에 위치시키다. 추가적으로 목뼈는 검사면으로 폄과 돌림 상태에 놓이게 된다 (늘여진 자세).

치료사는 동시에 노동맥을 촉진한다. 환자의 증상이 감소하거나 노동맥의 맥박이 감소한다면 이는 목갈비근 사이에서 팔신경얼기가 자극됨을 암시할 수 있다.

주의: 이 검사는 목갈비근 간격만을 검사하는 것이 아니다.

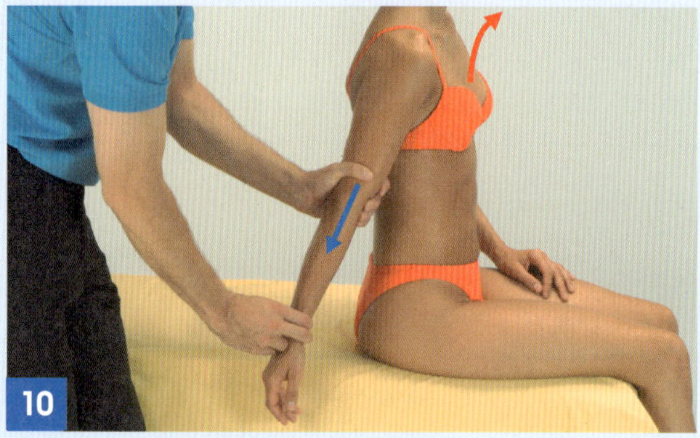

갈비뼈와 빗장뼈의 압박 (Eden 검사)

치료사는 환자의 윗팔을 고정하고 위팔뼈의 수평방향으로 머리쪽으로 당긴다. 동시에 노동맥을 촉진한다.

환자는 옆쪽으로 굽힘된 몸통을 반대편 옆쪽으로 움직인다. 이때 환자의 증상이 재생산되거나 노동맥의 맥박이 감소한다면, 이는 첫 번째 갈비뼈와 빗장뼈 사이의 신경혈관 구조에 압박이 가해짐을 의미할 수 있다.

주의: 이 검사는 갈비뼈와 빗장뼈 사이의 간격만을 검사하는 것이 아니다.

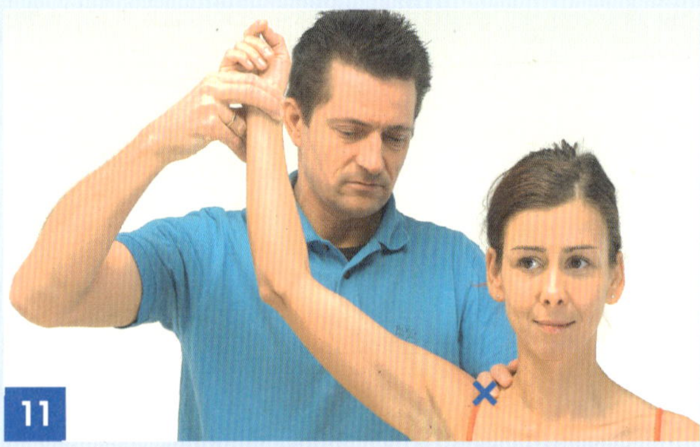

작은가슴근 검사 (Wright 검사)

치료사는 환자의 팔을 과도한 벌림 자세에 위치시키고 동시에 노동맥을 촉진한다. 이때 환자의 증상이 재현되거나 노동맥의 맥박이 감소한다면 이는 작은가슴근과 가슴우리 사이의 신경혈관 구조의 자극을 의미할 수 있다.

주의: 이 검사는 가슴근 사이의 간격만을 검사하는 것이 아니다.

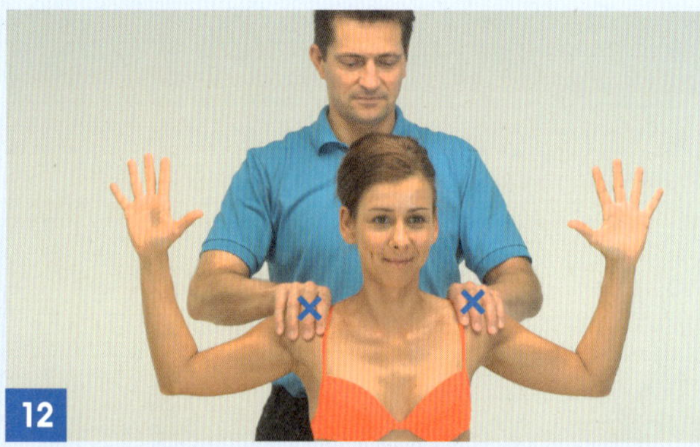

갈비뼈와 빗장뼈의 압박 (Roos 검사)

환자는 양팔을 어깨관절에서 약 70° 벌림과 90° 가쪽돌림시킨다.

환자는 이 자세에서 약 3분 간 손을 쥐었다 핀다. 이때 환자의 증상이 재현된다면, 이는 첫 번째 갈비뼈와 빗장뼈 사이의 신경혈관 구조들의 압박을 의미할 수 있다.

주의: 이 검사는 갈비뼈와 빗장뼈 사이의 간격만을 검사하는 것이 아니다.

2. 7 팔꿈치 검사

2. 7. 1 팔꿈치 기초 기능검사

문제 부위 파악

문제 부위를 파악할 때는(◘그림 1, 2, 46쪽) 일단 환자가 호소하는 증상들이 팔꿈치 구조에서 직접 야기된 것인지, 아니면 다른 신체부위 즉, 구조들에서 팔꿈치 부위로 전이되는지를 파악할 필요가 있다 (연관통, ▶제 1.2장, 4쪽). 특히 목뼈에서 증상이 팔꿈치 부위로 재생산될 수 있다. 이는 해당 증상이 팔꿈치의 측면에 나타날 때 특히, C5~C6 분절에 해당된다(팔꿈치 측면 위의 피분절 C6). 팔꿉관절이 여러 신경에 의해 영향을 받기 때문에 해당 분절들과 개별적인 말초신경들이 감별진단에 포함되어야 한다.

관절주머니인대 구조와 위팔자관절의 안쪽 부분은 자신경에 의해 영향을 받으며 자신경은 분절 C8~T1에 의해 영향을 받는다. 팔꿉관절의 앞쪽 부위는 정중신경(분절 C5~T1)의 영향을 받으며 측면은 노신경(분절 C5~C8)의 영향을 받는다.

드물지만, 어깨의 문제도 팔꿈치에 증상을 야기할 수 있다. 이 경우에는 어깨의 운동이 주로 명백히 통증을 동반하는 운동 제한을 나타낸다. 팔꿈치의 증상이 경미하고 환자가 부위를 정확히 파악할 수 있다면, 이는 일반적으로 해당 구조의 자극에 의한 것이다. 여기서도 증상을 야기하는 자세로부터 문제의 국지적인 부위 파악이 가능하다.

팔꿈치가 증상을 유발하는 것으로 파악된다면, 전체 기능검사는 다음과 같이 구성된다:

- **EBG의 능동-수동 운동검사**
  - 굽힘(◘그림 1, 47쪽)
  - 폄(◘그림 2, 47쪽)
  - 엎침(◘그림 3, 47쪽)
  - 뒤침(◘그림 4, 47쪽)
- **EBG의 직선 운동검사**
  - 위팔자관절 (HUG)
    - 견인/압박(◘그림 1, 48쪽, 상단)
    - 옆쪽/안쪽으로 활주(◘그림 2, 48쪽, 상단)
  - 위팔노관절 (HRG)
    - 정지자세 및 움직일 때 자세검사 (◘그림 1, 48쪽, 하단)
    - 견인/압박(◘그림 2, 48쪽, 하단)
    - 바닥쪽/등쪽으로 활주(◘그림 3, 49쪽)
    - 자극을 가하는 자세에서 활주(◘그림 4, 49쪽)
  - 몸쪽노자관절 (PRUG)
    - 압박 (그림 없음, 치료사는 노뼈와 자뼈를 압박하며 이는 관절면을 검사한다).
    - 바닥쪽/등쪽으로 활주(◘그림 1, 49쪽)
  - 먼쪽노자관절 (DRUG)
    - 압박 (그림 없음, 노뼈와 자뼈 사이의 먼쪽 관절면에 압박이 가해진다).
    - 바닥쪽/등쪽으로 활주(◘그림 2, 49쪽)
- **저항검사**
  - 팔꿉관절
    - 굽힘 저항검사(◘그림 1, 50쪽)
    - 폄 저항검사(◘그림 2, 50쪽)
    - 엎침 저항검사(◘그림 3, 50쪽)
    - 뒤침 저항검사(◘그림 4, 50쪽)
  - 손목 관절
    - 등쪽 폄 저항검사(◘그림 1, 51쪽)
    - 바닥쪽 굽힘 저항검사(◘그림 2, 51쪽)

2. 7. 2 팔꿈치 추가검사

기초 기능검사 후에는 양성 결과의 분석이 이루어진다(분석에 대한 도움은 ◘표 3.5, 102쪽 참조). 어떤 경우에는 개별 구조를 명확히 분류할 수가 없거나 개별 결과를 조합할 수가 없다. 물론 여러 종류의 조직들이 해당된 것일 수도 있다. 기초 기능검사에서 뚜렷하게 확인되지 않은 구조들은 때문에 추가검사를 통해 검토되야 한다.

팔꿈치에는 매우 많은 근육들이 작용하기 때문에 국지적인 병변의 경우에는 여러 감별검사들이 추가적으로 요청된다. 그래야 개별 근육 간의 구별이 가능하다. 이에 대한 예로, 바닥쪽 굽힘의 양성 저항검사를 들 수 있다. 손목관절 굽힘근과 손가락굽힘근을 구별하기 위해서 치료사는 환자에게 저항검사를 할 때 동시에 손가락을 펌 하라고 할 수도 있다. 이로써 손가락굽힘근이 상호적으로 저해된다.

자쪽손목굽힘근과 노쪽손목굽힘근을 구별하기 위해서는 자쪽치우침 방향과 노쪽치우침 방향의 저항검사가 도움이 될 수 있다. 추가검사로는 안쪽 팔꿈치의 근육 부착점에 대한 특수 촉진이 이어져서 예컨대, 수평마찰 치료를 시행할 수 있도록 문제부위를 가능한 한 정확히 파악할 수 있다.

선별된 추가검사

- 자뼈/위팔뼈의 밖굽이 (그림 1, 52쪽)
- 위팔자관절의 안정성 검사 (그림 2, 52쪽)
- 뒤침/20° 폄에서의 저항검사 (뒤침근 검사, 그림 3, 54쪽)
- 정중신경 자극검사 (그림 4, 54쪽)
- 자신경 자극검사 (그림 없음) → 자신경굴 내 안쪽-등쪽 팔꿈치 촉진)
- 노신경 자극검사 (그림 없음) → 뒤침근굴로 들어갈 때 위팔노관절에서 약 2~3cm 아래에 있는 뒤침

실습 팁

신경구조들의 관여를 암시하는 경우 (예컨대, 몸쪽이나 먼쪽에서 증상이 나타나는 경우, 병력)에는 양성인 검사를 반복하는 것이 권장된다. 이는 기초 기능검사의 모든 결과 및 양성인 촉진을 통해 시행될 수 있다.
이때 해당부위에 근접하는 부위들을 신경계/개별 신경들을 다소 긴장상태에 놓이게 만드는 자세에 위치시킨다.
팔꿈치에 대해 관련이 있는 요소들은 다음과 같다:
- 정중신경: 어깨관절의 ABD와 AR, 손목관절의 DE
- 자신경: 어깨관절의 ABD와 AR, 손목관절의 DE와 노쪽치우침
- 노신경: 어깨관절의 ABD와 IR

목뼈를 왼쪽이나 오른쪽으로 기울이는 것이나 팔이음뼈를 누른 상태에서 올림하는 것, 모두 위 세 신경을 민감하게 만드는 요소들이다.

2. 8 팔꿈치 기능검사

문제부위 파악

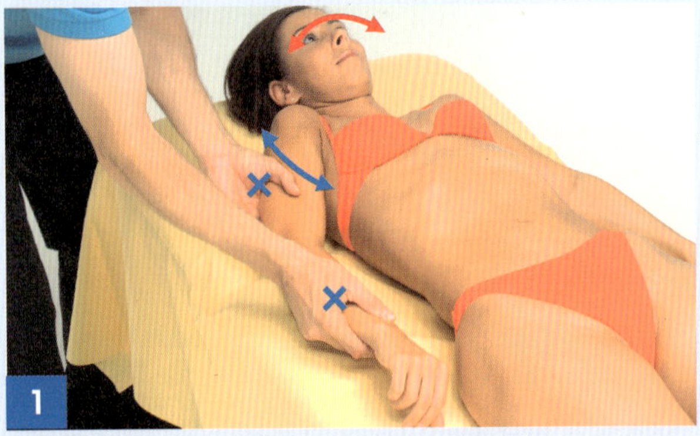

1

신경/목뼈

자극하는 운동: 팔꿈치 폄 및 엎침 (팔꿈치 측면 통증)

감별진단(DD):

- 신경 감별진단: 증상을 야기하는 자세(SPP)에서 팔이음뼈의 올림/내림 즉, 목뼈의 좌측/우측 굽힘으로 이어져서 신경구조의 관련성을 배제함.
- 목뼈 감별진단: 견인과 압박 즉, SPP에서 목뼈를 움직이는 것은 목뼈의 관련성을 검토한다 (그림 없음).

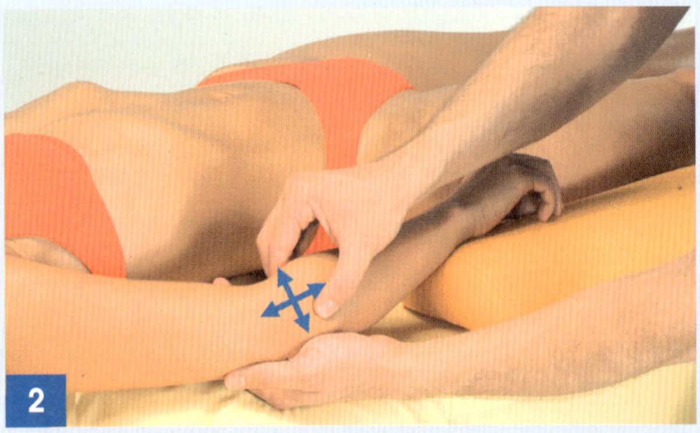

2

위팔노관절/노자관절

증상을 야기하는 운동: 팔꿈치 폄 및 엎침 (팔꿈치 측면 통증)

감별진단(DD):

- 위팔노관절 감별진단: SPP에서 견인이나 압박 시의 변화는 위팔노관절을 암시하며 앞쪽이나 등쪽으로 활주하는 것은 노자관절을 의미한다.
- 노자관절 감별진단: 치료사는 SPP에서 노뼈머리를 자뼈에 압박한다. 증상이 변화하면 몸쪽노자관절의 병변을 의미한다. 치료사가 노뼈머리를 약간 끝에서 압박했을 때 통증이 감소하면, 병변은 고리인대과 노뼈머리 사이에 위치할 수 있다.

팔꿉관절의 능동-수동 운동검사

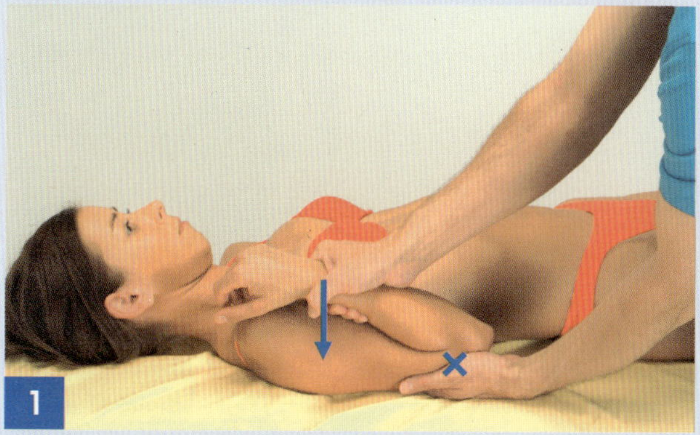

1

굽힘

치료사는 한 손으로 환자의 아래팔 먼쪽을 잡고 다른 한 손으로는 위팔뼈 먼쪽의 밑을 받친다.

환자는 팔을 능동적으로 팔꿈치 굽힘 방향으로 움직 치료사는 팔을 수동적으로 끝까지 움직인다. 그 다음 시작 자세로부터 수동적으로 굽힘을 통해 전체 운동범위로 움직인다.

임상: 관절주머니패턴 (관절염이나 관절증)에서 굽힘은 매우 강하게 제한되며 엎침과 뒤침은 엄청난 자극에만 해당된다.

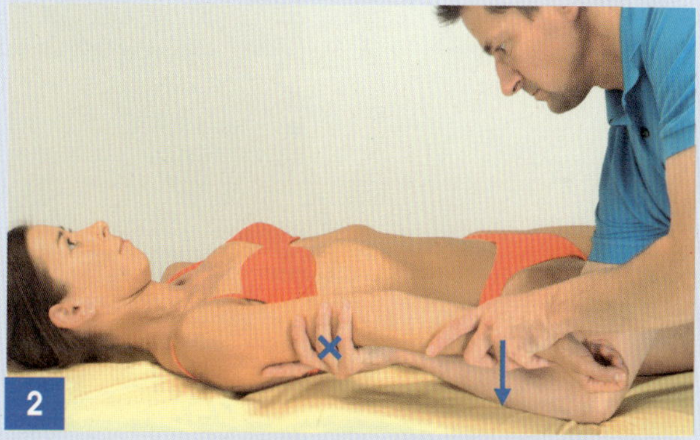

2

폄

치료사는 한 손으로 환자의 아래팔 먼쪽을 잡고 다른 한 손으로는 위팔뼈 먼쪽의 밑을 받친다.

환자는 팔을 능동적으로 팔꿈치 폄 방향으로 움직이고, 치료사는 팔을 수동적으로 끝까지 움직인다. 그 다음 시작 자세로부터 수동적으로 폄을 통해 전체 운동범위로 움직인다.

주의: 작은 운동을 추가하여 폄을 교정적으로 검사할 수 있다. 전형적인 강한 끝느낌은 이때 최소한의 병력으로만으로도 사라진다.

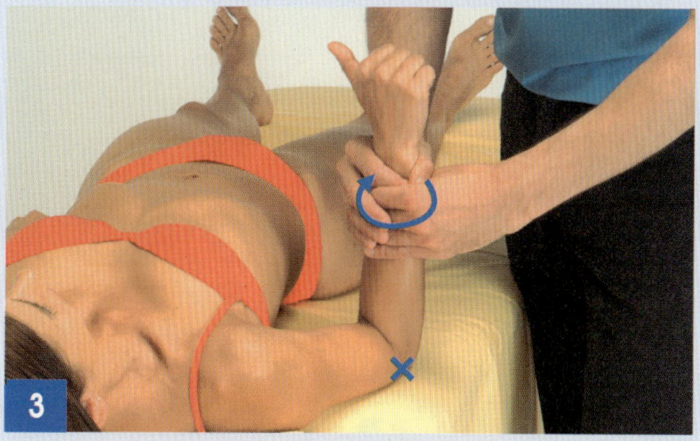

3

엎침

치료사는 양손으로 아래팔 먼쪽을 잡는다.

환자는 팔을 능동적으로 팔꿈치 뒤침 방향으로 움직이고, 치료사는 팔을 수동적으로 끝까지 움직인다. 그 다음 시작 자세로부터 수동적으로 엎침을 통해 전체 운동범위로 움직인다.

임상: 몸쪽노자관절의 가동성 변화에서는 위팔두갈래근 힘줄이 노뼈결절의 부착점된 곳의 압박으로 이어질 수 있다.

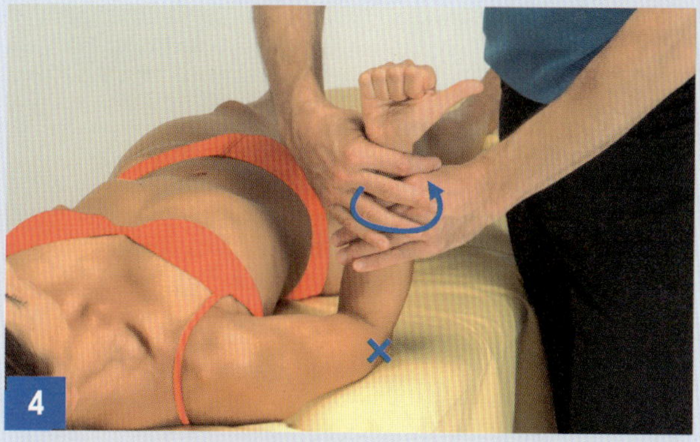

4

뒤침

치료사는 양손으로 아래팔 먼쪽을 잡는다.

환자는 팔을 능동적으로 팔꿈치 가쪽돌림 방향으로 움직이고, 치료사는 팔을 수동적으로 끝까지 움직인다. 그 다음 시작 자세로부터 수동적으로 뒤침을 통해 전체 운동범위로 움직인다.

주의: 팔꿉관절에는 운동이 생체역학적으로/기능적으로 서로 연결되어있다. 뒤침은 팔꿈치 굽힘과, 엎침은 팔꿈치 폄과 연결된다.

2

위팔자관절의 직선 운동검사

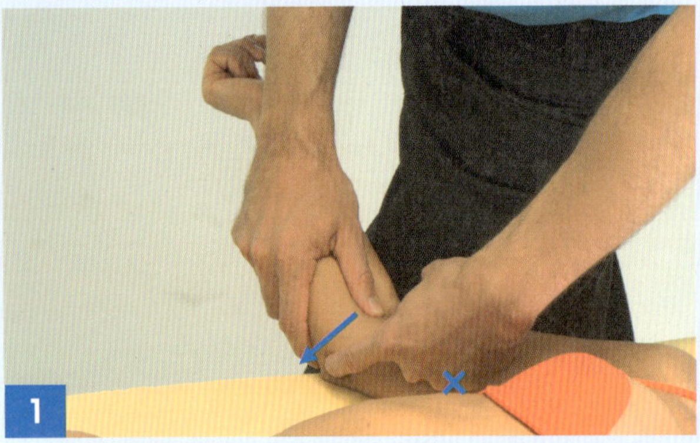

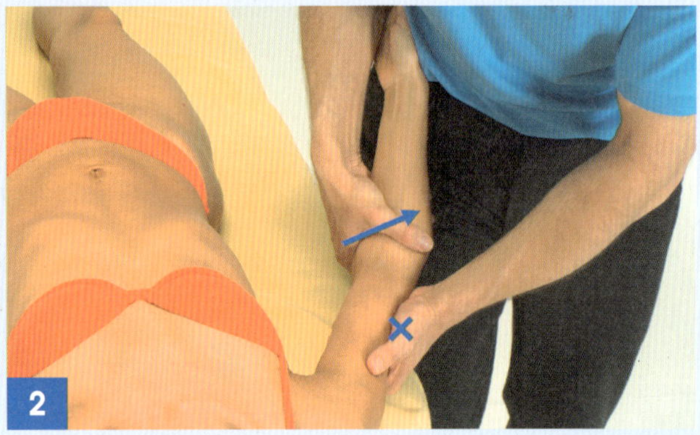

견인/압박

치료사는 한 손으로 환자의 아래팔을 안쪽에서 잡는다. 이때 치료사의 엄지는 자뼈의 갈고리돌기에 놓는다. 윗팔은 치료대에 고정된다.

치료사는 다른 손의 집게손가락으로 위팔뼈의 안쪽관절융기와 자뼈의 팔꿈치머리돌기 사이의 간격을 촉진하는 동시에 자뼈몸통 (Schaft)에 대해 직각의 견인자극을 가한다. 압박 (그림 없음)을 위해서 치료사는 위팔뼈 먼쪽을 고정하고 팔꿈치머리돌기로부터 위팔자관절로 압박을 가한다.

옆쪽/안쪽으로 활주

치료사는 한 손으로 위팔뼈 먼쪽을 옆쪽에서 고정한다. 다른 한 손으로는 안쪽에서 자뼈를 잡고 옆쪽-머리쪽으로 움직인다.

안쪽으로의 활주를 위해 치료사는 한 손으로 위팔뼈 먼쪽을 안쪽으로 고정하고 동시에 다른 한 손으로는 노뼈를 포함한 자뼈를 안쪽-머리쪽으로 움직인다 (그림 없음).

주의: 머리쪽으로 움직이는 요소들은 최소화되어야 하고 위팔자관절의 안장관절로부터 나온다.

위팔노관절의 직선 운동검사

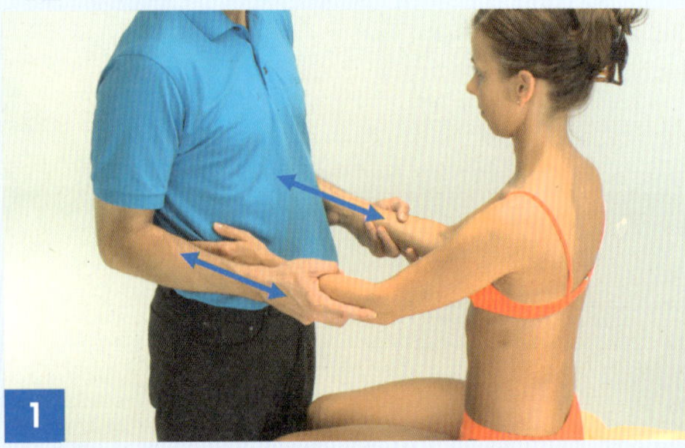

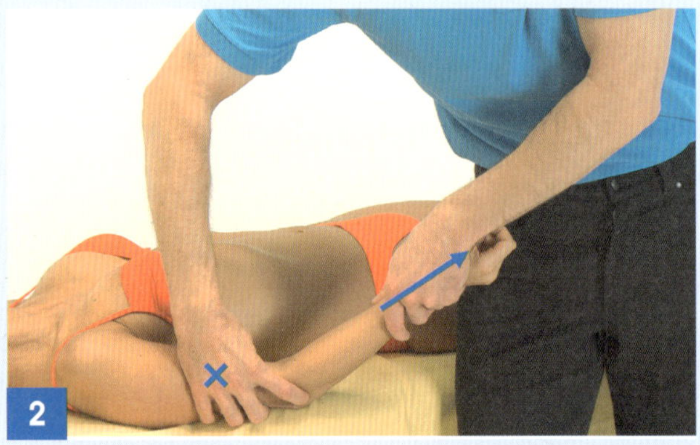

자세검사

치료사는 환자의 양쪽 아래팔을 잡고 집게손가락으로 양옆쪽으로 위팔노관절의 관절 간격을 촉진한다. 이때 노뼈머리가 팔꿈치가 풀림자세일 때, 굽힘 및 폄할 때의 위팔뼈의 가쪽관절융기로부터 얼마나 떨어져있는지가 평가된다.

주의: 노뼈머리는 꼬리뼈쪽, 또는 머리쪽으로 자세가 변화될 수 있다. 이에 대한 원인으로 주로 외상, 예를 들어, 손으로 떨어졌을 때를 들 수 있다.

견인/압박

환자의 윗팔은 치료대 위에 놓이고 그 동안에 치료사는 한 손의 집게손가락으로 위팔노관절의 관절 간격을 촉진한다. 치료사의 다른 손은 노뼈 먼쪽을 잡고 노뼈간격을 폄 위해 머리쪽으로 견인자극을 준다. 압박 시에 치료사는 한 손으로 위팔뼈 먼쪽을 잡고 노뼈 먼쪽을 통해 다른 손으로 위팔노관절에 압박을 가한다 (그림 없음).

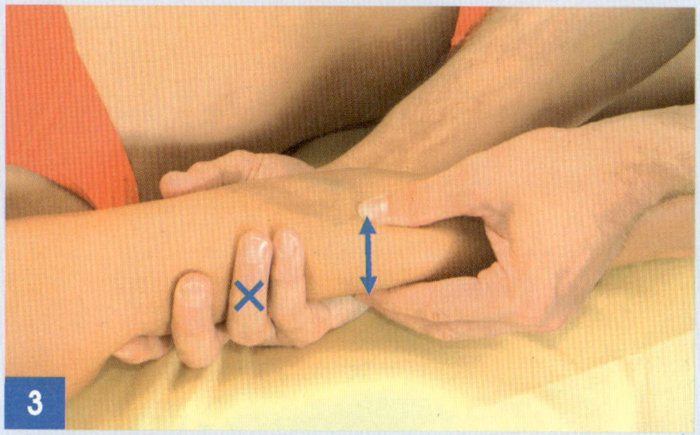

3

손바닥쪽 활주/등쪽 활주

환자의 위팔노관절은 풀림자세를 취한다 (폄과 뒤침).

치료사는 한 손으로 위팔뼈 먼쪽을 잡는다. 이와 동시에 치료사는 다른 손의 엄지와 집게손가락으로 노뼈머리를 잡고 앞뒤로 움직인다.

주의: 이 검사에서는 몸쪽노자관절이 동시에 같이 움직인다.

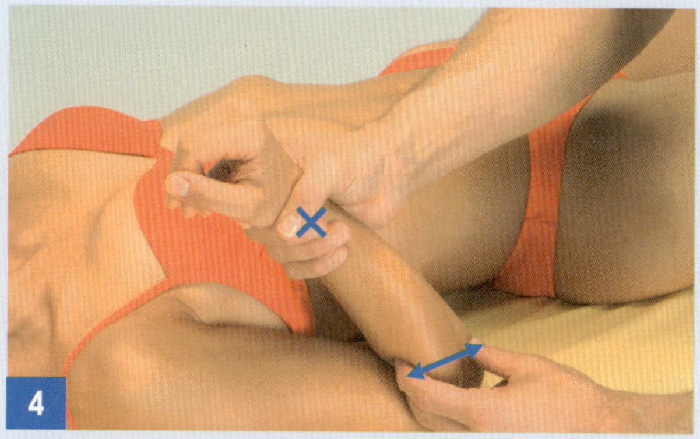

4

자극을 가하는 자세에서 활주

치료사는 팔꿈치를 증상을 야기하는 자세에 위치시킨다 (이 경우에는 팔꿈치 굽힘이 해당된다).

치료사는 이 자세를 한 손으로 고정하고, 동시에 다른 한 손으로는 위팔노관절을 앞뒤로 움직인다.

주의: 증상을 야기하는 자세에서 견인, 압박 및 활주하는 운동은 위팔자관절과 노자관절에서 시행된다.

몸쪽노자관절/먼쪽노자관절의 직선 운동검사

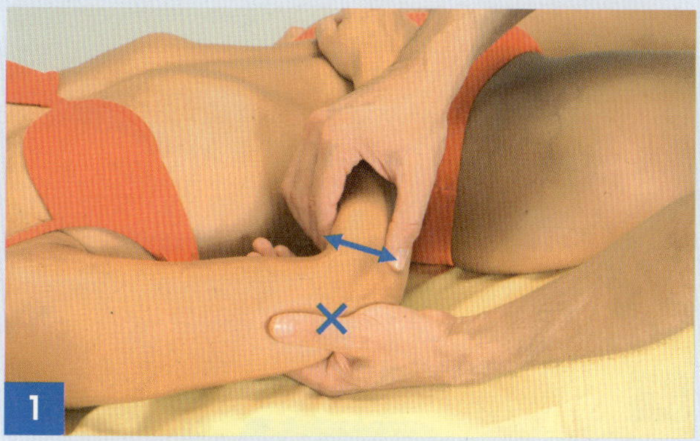

1

PRUG의 손바닥쪽 활주/등쪽 활주

환자의 몸쪽노자관절은 풀림자세 (팔꿈치 약 70° 굽힘) 를 취한다.

치료사는 한 손으로 안쪽에서 자뼈를 고정한다. 동시에 다른 손의 엄지와 집게손가락으로 노뼈머리를 잡고 등쪽-안쪽과 등쪽-옆쪽으로 움직인다.

주의: 이 운동 검사에서는 위팔노관절이 동시에 같이 움직인다

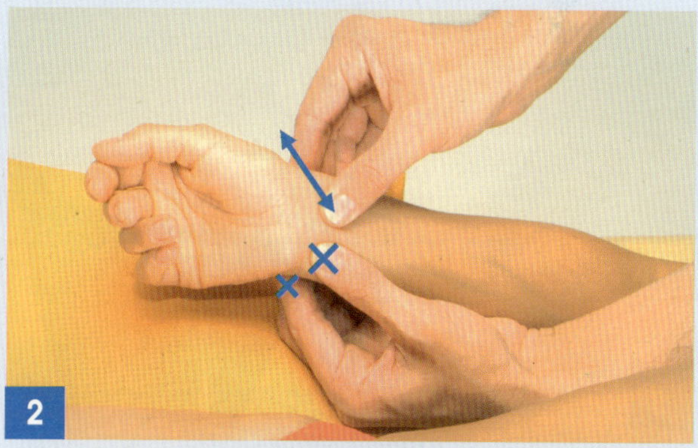

2

DRUG의 손바닥쪽 활주/등쪽 활주

환자의 먼쪽노자관절은 풀림자세 (약 10° 뒤침) 를 취한다.

치료사는 한 손으로 자뼈를 고정한다. 동시에 다른 손의 엄지와 집게손가락으로 노뼈를 손바닥쪽과 등쪽으로 움직인다.

주의: 노자관절의 운동제한이나 통증은 손목과 생체역학적인 연결에 따라 팔꿉관절과 연결이 있을 수 있다.

2

팔꿉관절의 저항검사

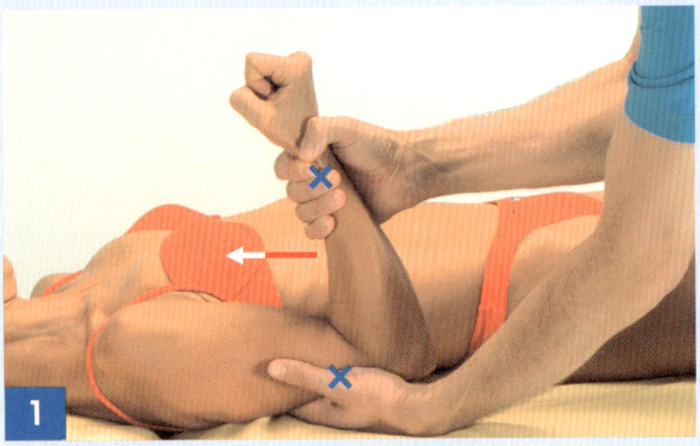

1

굽힘 저항검사

환자의 팔꿉관절은 약 90° 굽힘 자세이다.

치료사는 환자 아래팔의 먼쪽을 고정한다. 다른 손으로는 위팔뼈 먼쪽을 등쪽에서 고정한다.

환자는 치료사의 저항에 반대하여 팔꿈치 굽힘 방향으로 등척성의 압박을 가한다.

주의: 이 검사는 팔꿈치 부위의 수축성 구조물, 인대, 그리고 위팔세갈래근, 위팔근, 위팔노근의 부착점을 검사한다.

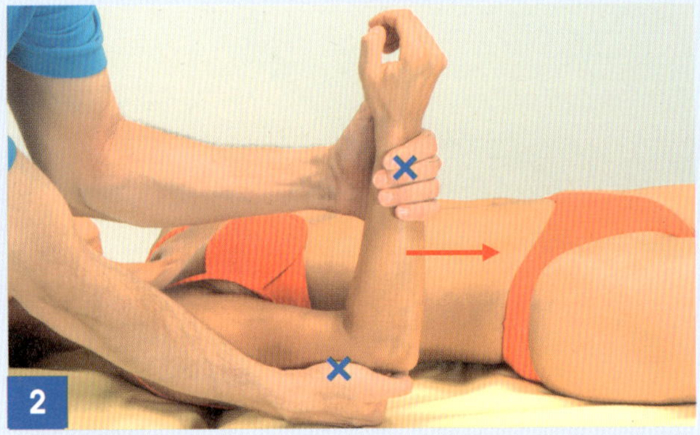

2

폄 저항검사

환자의 팔꿉관절을 약 90° 굽힘 자세이다.

치료사는 환자의 아래팔 먼쪽을 고정한다. 다른 손으로는 위팔뼈 먼쪽을 등쪽에서 고정한다.

환자는 치료사의 저항에 반대하여 팔꿈치 폄 방향으로 등척성 수축을 시행한다.

주의: 이 검사는 수축성 구조물, 인대, 그리고 위팔세갈래근과 팔꿈치근의 부착점을 검사한다.

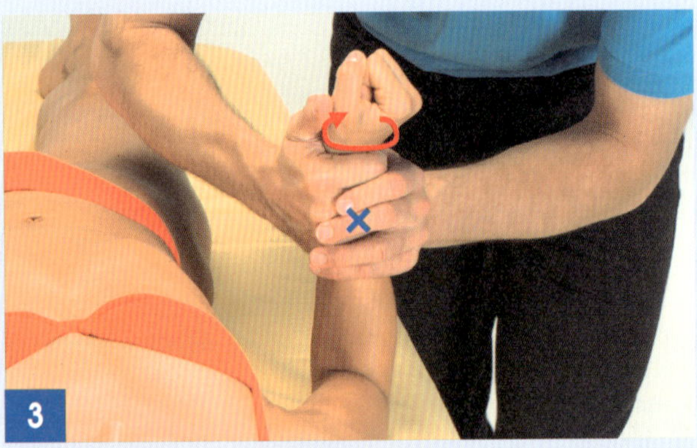

3

엎침 저항검사

환자의 팔꿉관절은 엎침과 뒤침의 자세이다.
치료사는 양 손으로 환자의 아래팔 먼쪽을 고정한다.

환자는 치료사의 저항에 반대하여 팔꿈치 뒤침 방향으로 등척성 수축을 시행한다.

주의:이 검사는 수축성 구조물, 얕은손가락굽힘근, 자쪽손목굽힘근, 노쪽손목굽힘근, 그리고 원엎침근의 힘줄과 부착점을 검사한다.

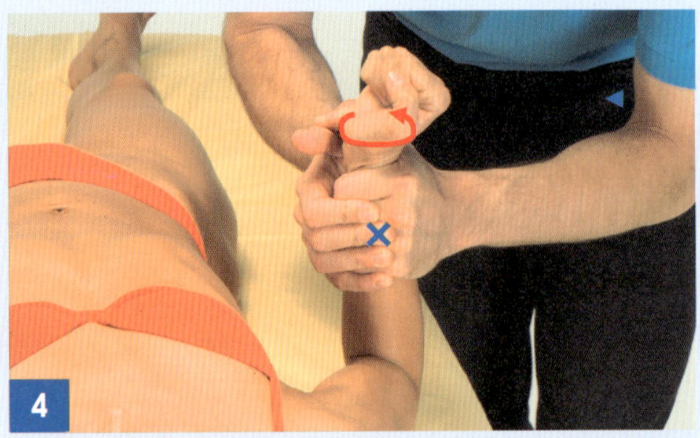

4

뒤침 저항검사

환자의 팔꿉관절은 엎침과 뒤침의 중간 자세이다.
치료사는 양 손으로 환자의 아래팔 먼쪽을 고정한다.

환자는 치료사의 저항에 반대하여 팔꿈치 뒤침 방향으로 등척성 수축을 시행한다.

주의:이 검사는 수축성 구조물, 인대, 폄근 (긴노쪽손목폄근, 짧은노쪽손목폄근, 자쪽손목폄근, 온 손가락폄근), 뒤침근 및 위팔세갈래근의 부착점을 검사한다.

손목관절의 저항검사

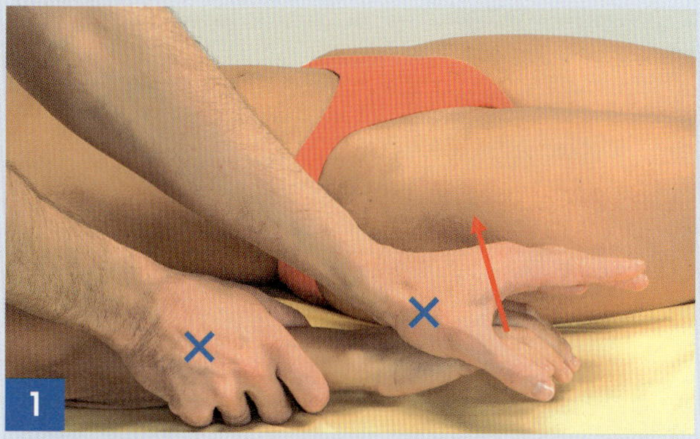

1

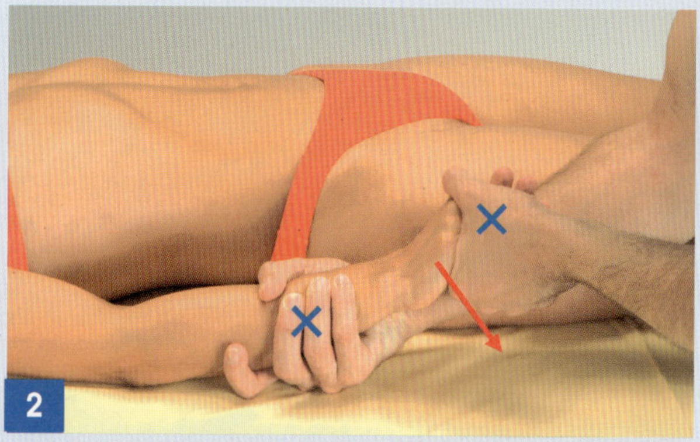

2

등쪽 폄 저항검사

환자의 손목관절을 굽힘과 폄의 중간 자세이다.
치료사는 한 손으로 환자의 아래팔 먼쪽을 고정한다.
다른 손으로는 등쪽에서 손허리뼈를 잡는다.

환자는 치료사의 저항에 반대하여 손목관절 폄 방향으로 등척성 수축을 시행한다.

주의: 손 및 손가락의 폄근을 구별하기 위해 환자는 저항검사 시에 어떤 물체를 쥐어서 손가락굽힘근을 활성화시킬 수 있다.

바닥쪽 굽힘 저항검사

환자의 손목관절을 굽힘과 폄의 중간 자세이다.
치료사는 한 손으로 환자의 아래팔 먼쪽을 고정한다.
다른 손으로는 손바닥쪽으로 손허리뼈를 잡는다.

환자는 치료사의 저항에 반대하여 손목관절 굽힘 방향으로 등척성 수축을 시행한다.

임상: 양성인 검사는 안쪽관절융기에 위치한 손 및 손가락 굽힘근의 공통된 인대의 병변을 암시한다 (일명, 골퍼 엘보우)

추가검사

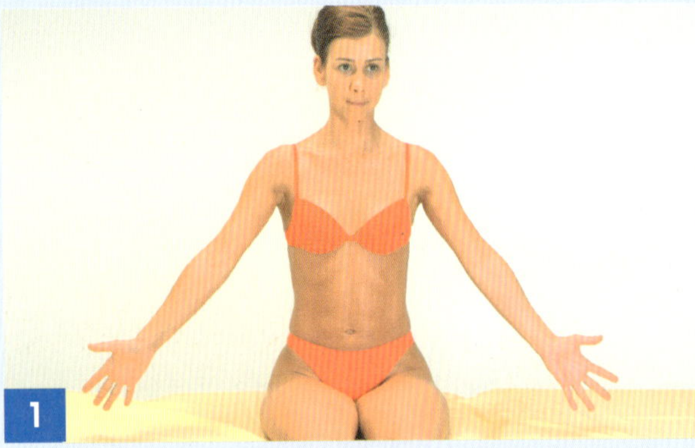

자뼈/위팔뼈의 밖굽이

환자는 각 팔을 능동적으로 최대한 폄하고 팔꿉관절에 뒤침을 시행한다. 치료사는 측면에서 운동의 정도를 평가한다. 정상적인 밖굽이각도는 남성의 경우 5°, 여성의 경우 10°에서 15° 사이의 값을 갖는다.

임상: 뼈 끝단(골단)이 손상되었을 시 (예컨대, 골절 후)에 각도는 커질 수 있다. 각도가 작아지는 경우는 유년기에 관절융기부위 골절을 입었거나 노뼈가 몸 중심부 쪽으로 잘못 위치한 결과로 인하여 나타날 수 있다.

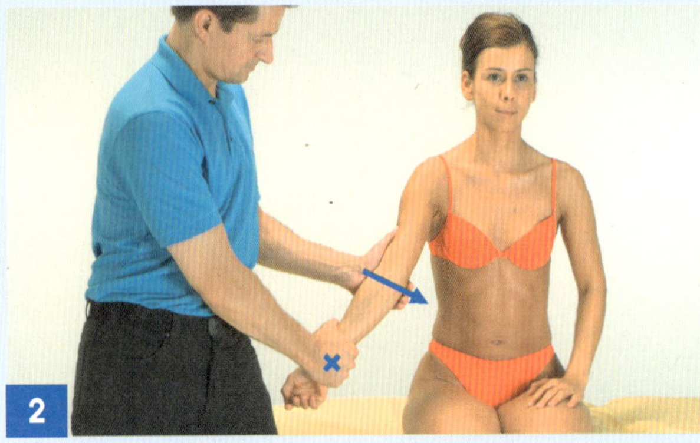

위팔자관절 안정성 검사

치료사는 한 손으로 환자의 팔꿉관절을 옆에서 고정하고 다른손으로 아래팔 먼쪽을 잡는다.

치료사는 팔꿈치를 최대로 폄한 상태에서 팔꿉관절에 밖굽이 스트레스를 준다. 위팔자관절의 안쪽 관절주머니인대가 평가된다. 이때 동반되는 통증과 비정상적 가동성은 해당부위의 민감성 즉, 불안정성을 암시한다.

주의: 이 검사는 증상에 따라 폄 상태에서 시행될 수도 있지만 다양한 굽힘 자세에서 또한 시행될 수 있다.

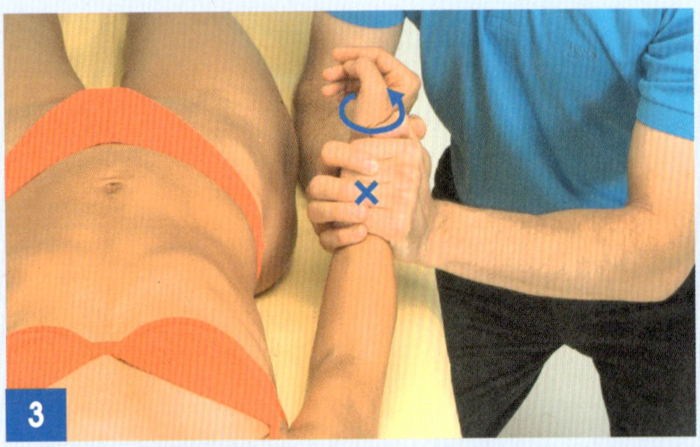

뒤침/20° 폄 저항검사

뒤침 저항검사 (▣ 50쪽)가 양성이면 이 검사는 약 20° 폄으로 새로이 시행될 수 있다. 이 자세에서 통증이 더 명백하다면 이는 뒤침근에 자극이 가해진 것이다.

임상: 뒤침굴을 관통하고 그곳에서 압박될 수 있는 깊은노신경 (N. radialis profundus)을 구별하기 위해서는 노신경을 긴장시킨 상태에서 저항검사를 다시 시행할 수 있다 (▣ Praxistipp, S. 48)

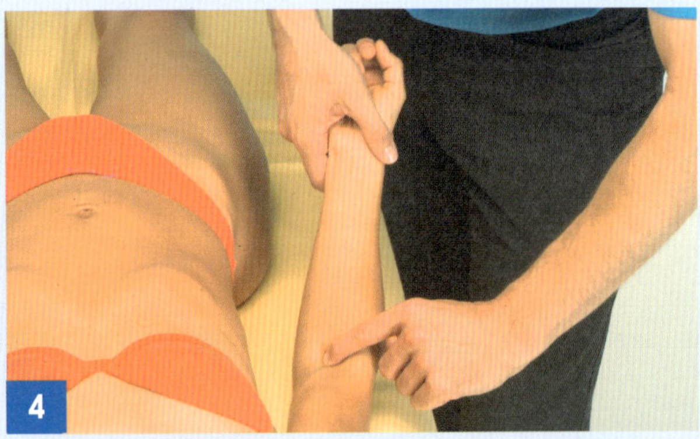

정중신경의 저항검사

치료사는 팔꿉관절의 손바닥면에 압박을 가한다. 그 곳에는 원엎침근의 양머리 사이에 정중신경이 위팔세갈래근의 섬유성 건막 바로 아래에 위치한다.

임상: 정중신경은 일명 엎침굴 안에서 압박 즉, 자극될 수 있다. 이에 대한 원인으로는 원엎침근의 비대증이나 만성적 과부하 (예를 들어, 나사를 돌릴 때 강제되는 엎침운동)를 들 수 있다.

2. 9 손 검사

2. 9. 1 손 기초 기능검사

문제부위 파악

문제 부위를 파악할 때는(◘그림 1, 54쪽) 일단 환자가 호소하는 증상들이 팔꿈치 구조에서 직접 야기된 것인지, 아니면 다른 신체부위 즉, 구조들에서 팔꿈치 부위로 전이되는지를 파악할 필요가 있다 (연관통). 이때 손과 손가락 부위의 자뼈은 자신경의 영향을 받으며 이로써 분절 C8~T1과 T1~T2에 분류된다. 중간 손 및 손가락 부위는 주로 정중신경 (분절 C5~T1), 그리고 노쪽면은 주로 노신경 (분절 C5~C8)의 영향을 받는다. 그러나 대부분의 증상은 국지적인 원인을 가질 것이다 (증상이 먼쪽에서 나타날수록 연관통의 발현이 드물게 나타난다).

손이나 손가락이 증상의 근원으로 밝혀졌다면 치료사는 국지적인 감별기법로 해당 구조나 관절들을 더 세분하게 분별하도록 노력할 수 있다 (◘그림 2, 54쪽). 이어서 다음과 같이 구성된 전체 기능검사가 시행된다:

- **손목관절의 능동-수동 운동검사**
  - 등쪽 굽힘 (◘그림 1, 55쪽)
  - 바닥쪽 굽힘 (◘그림 2, 55쪽)
  - 노쪽치우침 (◘그림 3, 55쪽)
  - 자쪽치우침 (◘그림 4, 55쪽)
- **손목관절의 직선 운동검사**
  - 손바닥/등쪽으로 손목 활주 (◘그림 1, 56쪽)
  - 자뼈/노뼈쪽으로 손목 활주 (◘그림 2, 56쪽)
  - 견인/압박 (◘그림 3, 4, 56쪽)
  - 개별 손목뼈의 활주 (◘그림 5, 6, 57쪽)
- **손목관절의 저항검사**
  - 등쪽 폄 저항검사 (◘그림 1, 58쪽)
  - 바닥쪽 굽힘 저항검사 (◘그림 2, 58쪽)
  - 자쪽치우침 저항검사 (◘그림 3, 58쪽)
  - 노쪽치우침 저항검사 (◘그림 4, 58쪽)
- **엄지 안장관절의 능동-수동 운동검사**
  - 폄 (◘그림 1, 59쪽)
  - 굽힘 (◘그림 2, 59쪽)
  - 벌림 (◘그림 3, 59쪽)
  - 모음 (◘그림 4, 59쪽)
- **엄지 안장관절의 직선 운동검사**
  - 견인/압박 (그림 없음, 치료사는 손허리뼈를 통해 엄지 안장관절에 축성견인(axial traction)을 시행한다).
  - 노뼈/자뼈를 따라 활주 (◘그림 1, 60쪽)
  - 손바닥/등을 따라 활주 (◘그림 2, 60쪽)
- **엄지 안장관절 저항검사**
  - 폄 저항검사 (◘그림 1, 60쪽)
  - 굽힘 저항검사 (◘그림 없음)
  - 벌림 저항검사 (◘그림 2, 60쪽)
  - 모음 저항검사 (그림 없음)

2. 9. 2 손과 손가락의 추가검사

기초 기능검사 후에는 나타난 결과의 분석이 이어진다 (분석에 대한 도움은 ◘표 3.6, 106쪽 참조). 어떤 경우에는 개별 구조를 명확히 분류할 수가 없거나 개별 결과를 조합할 수가 없다. 물론 여러 종류의 조직들이 해당된 것일 수도 있다.

기초 기능검사에서 뚜렷하게 확인되지 않은 구조물들은 때문에 추가검사를 통해 검토해야 한다. 이로써 한편으로는 환자의 증상이 확인되고(특정 통증 자극 및 완화), 또 다른 한편으로는 기계적인 검사를 완성한다 (특정 직선 검사, 다양한 구조들의 가동성 검사, 특정 자세에서 시행되는 저항검사).

단일 구조물을 지시하는 테스트 결과가 많을수록 해당 조직에 실제로 문제가 있을 가능성도 높다.

손에는 해부학적으로 다양한 구조들이 많으며 이 구조들은 매우 밀접하게 위치한다 (신경, 인대면을 포함한 인대, 심층 손 근육 등) 게다가 손목뼈에는 발의 발근육에서와 마찬가지로 총 8개의 손목뼈가 상호작용한다는 특수한 역할을 추가한다. 때문에 개별 구조를 서로 구별하는 것이 더욱 어려워진다. 추가검사들은 인대에 대한 관절주머니 안정성검사와 특히, 정중신경을 자극하는 검사로 크게 분류된다. 여기서 다시 한번 강조되어야하는 것은, 추가검사를 통해서도 위에 언급된 조직구조들이 개별적으로 검사될 수 없다는 사실이다.

선별된 추가검사

- 손목 안정성검사 (그림 1, 61쪽)
- Tinel에 따른 자극검사 (정중신경, 그림 2, 61쪽)
- Phalen에 따른 자극검사 (정중신경, 그림 3, 61쪽)
- Finkelstein에 따른 자극검사 (첫번째 힘줄부위 (Sehnenfach), 그림 4, 61쪽)
- 자쪽곁인대/노쪽곁인대 안정성 검사 (그림 5,6 62쪽)
- 벌레근 폄검사 (그림 7, 62쪽)
- 뼈사이근 폄검사 (그림 8, 62쪽)

실습 팁

촉진시 손등이 아프면 폄근지띠 아래에 위치한 손 및 손가락 폄근의 힘줄이 해당될 수 있다. 감별을 하기 위해서는 개별 근육이 폄된 상태에서 양성 촉진을 다시 시행할 수 있다. 힘줄은 자뼈에서 노뼈까지 다음과 같은 힘줄부위를 구성한다:

- 첫 번째 힘줄부위 (Sehnenfach): 긴엄지벌림근 힘줄 (노뼈)과 짧은엄지폄근 힘줄
- 두 번째 힘줄부위 (Sehnenfach): 짧은노쪽손목폄근 힘줄과 긴노쪽손목폄근 힘줄 (노뼈)
- 세 번째 힘줄부위 (Sehnenfach): 긴엄지폄근 힘줄
- 네 번째 힘줄부위 (Sehnenfach): 온 손가락폄근 힘줄과 집게폄근 힘줄
- 다섯 번째 힘줄부위 (Sehnenfach): 새끼폄근 힘줄
- 여섯 번째 힘줄부위 (Sehnenfach): 자쪽손목폄근 힘줄

2.10 손의 기능검사

문제부위 파악

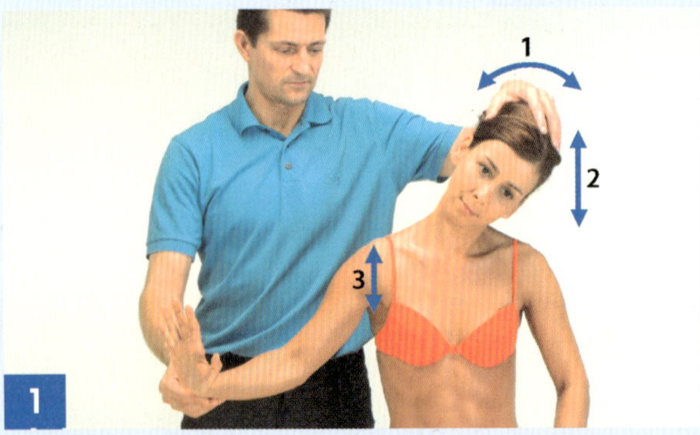

1

신경/목뼈

자극을 가하는 운동: 끝까지 뒤쪽으로 폄

감별진단(DD):

- 신경 감별진단: 신경 구조물이 관여하는지를 검사하기 위해 증상을 야기하는 자세 (SPP)에서 목뼈 (화살표 1)와 팔이음뼈(화살표 3)를 움직인다.
- 목뼈 감별진단: 견인과 압박 (화살표 2) 즉, SPP에서 목뼈의 운동은 목뼈의 관여 여부를 검사한다 (실습팁, 46쪽).

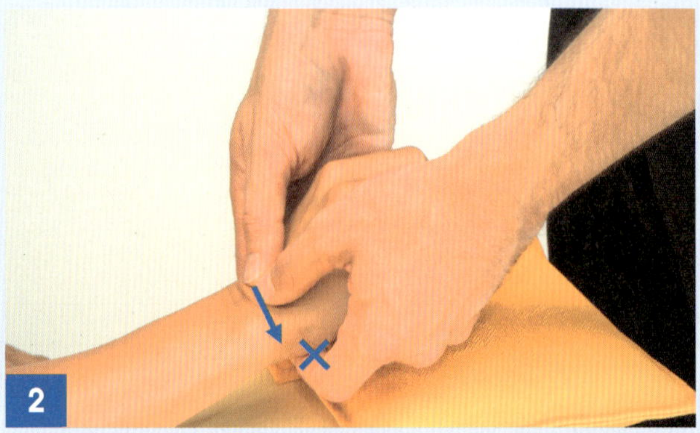

2

손목뼈 감별

자극을 가하는 운동: 끝까지 뒤쪽으로 폄

감별진단(DD):

- 노뼈 감별진단–반달뼈: SPP에서 치료사는 반달뼈를 뒤쪽으로 움직인다. 증상이 강하지만, 이는 반달뼈와 노뼈 사이의 병변을 암시한다. 증상이 완화되면, 이는 반달뼈와 알머리뼈 사이의 병변을 암시할 수 있다.

손목관절의 능동-수동 운동검사

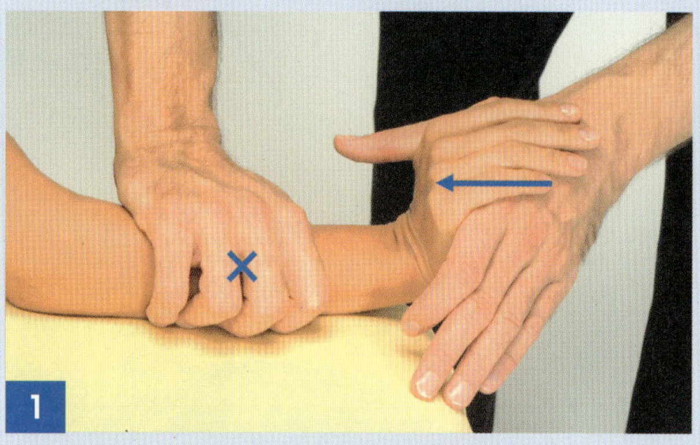

손등 폄

치료사는 한 손으로 환자의 아래팔 먼쪽을 고정하고 다른 손으로 손뼈를 손바닥으로부터 잡는다.

환자는 손을 능동적으로 손목폄 방향으로 움직이고, 치료사는 손을 수동적으로 끝까지 움직인다. 그 다음 시작 자세로부터 수동적으로 손등 폄을 통해 전체 운동범위로 움직인다.

임상: 관절주머니패턴 상 굽힘과 폄은 동일하게 제한적이다. 이는 노쪽치우침과 자쪽치우침에도 해당된다.

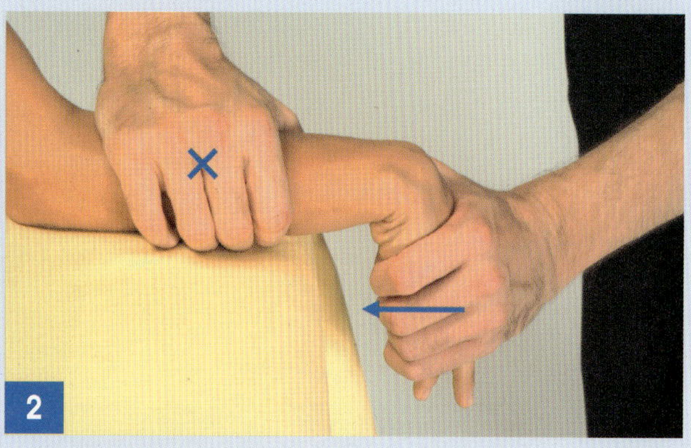

손바닥쪽 굽힘

치료사는 한 손으로 환자의 아래팔 먼쪽을 고정하고 다른 손으로 손뼈를 손등으로부터 잡는다.

환자는 손을 능동적으로 손목굽힘 방향으로 움직이고, 치료사는 손을 수동적으로 끝까지 움직인다. 그 다음 시작 자세로부터 수동적으로 바닥쪽 굽힘을 통해 전체 운동범위로 움직인다.

주의: 바닥쪽 굽힘 시에 가벼운 노쪽치우침이 동시에 같이 나타난다 (연결된 운동).

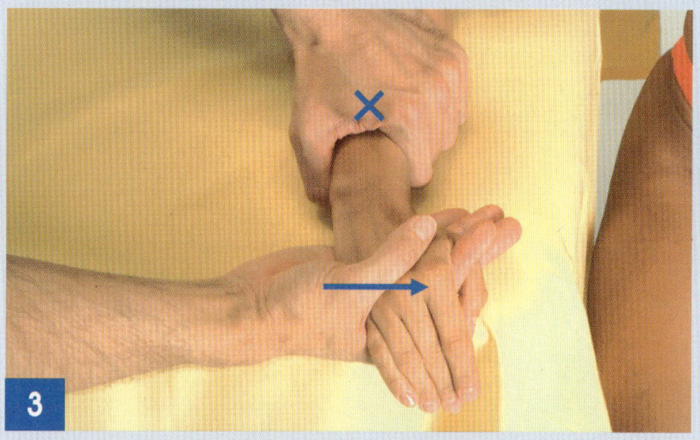

노쪽치우침

치료사는 한 손으로 환자의 아래팔 먼쪽을 고정하고 다른 손으로 손뼈를 자뼈에서 잡는다.

환자는 손을 능동적으로 노쪽치우침 방향으로 움직이고, 치료사는 손을 수동적으로 끝까지 움직인다. 그 다음 시작 자세로부터 수동적으로 노쪽치우침을 통한 전체 운동범위가 이루어진다.

임상: 6번째 힘줄부위 (자쪽손목폄근)에서 힘줄의 질환은 일차적인 만성 다발관절염에 대한 암시일 수 있다.

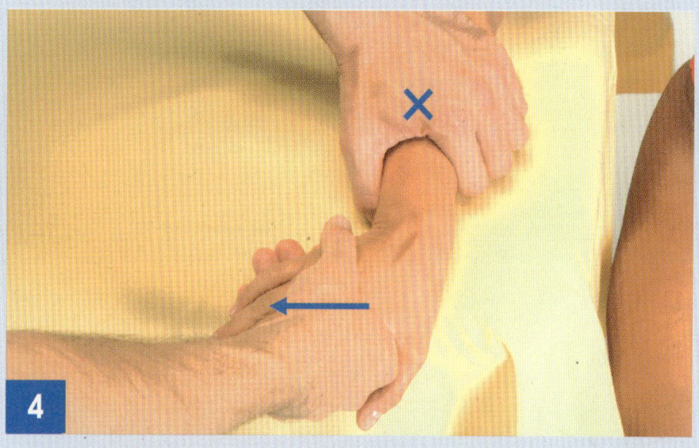

자쪽치우침

치료사는 한 손으로 환자의 아래팔 먼쪽을 고정하고 다른 손으로 손뼈를 노뼈에서 잡는다.

환자는 손을 능동적으로 자쪽치우침 방향으로 움직이고, 치료사는 손을 수동적으로 끝까지 움직인다. 그 다음 시작 자세로부터 수동적으로 자쪽치우침으로 통한 전체 운동범위가 이루어진다.

임상: 자쪽치우침은 첫 번째 힘줄부위(긴엄지벌림근 힘줄과 짧은 엄지폄근 힘줄)가 자극을 받았을 때 주로 양성으로 나타난다.

손목관절의 직선 운동검사

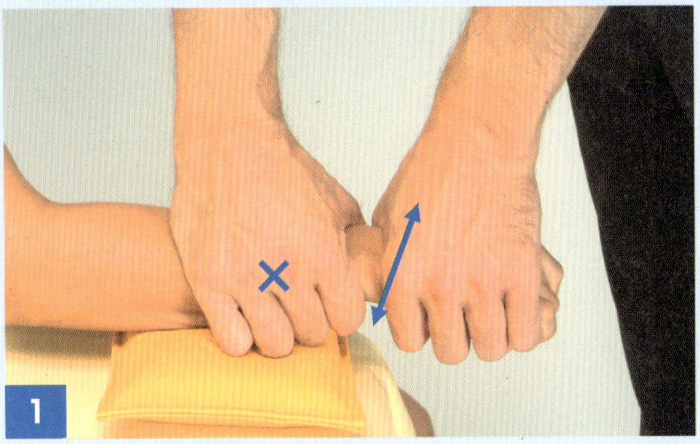

손목의 손바닥쪽 활주/등쪽 활주

환자의 손목을 풀림자세로 배치한다 (약 10° 의 바닥쪽 굽힘과 가벼운 자쪽치우침). 치료사는 한 손으로 환자의 아래팔 먼쪽을 고정하는 동시에 다른 손으로는 손목을 잡는다.

치료사는 손목 전체를 노뼈와 자뼈에 반대하여 손바닥-몸쪽 방향과 손등-먼쪽 방향으로 (노뼈 관절면의 경로) 움직인다.

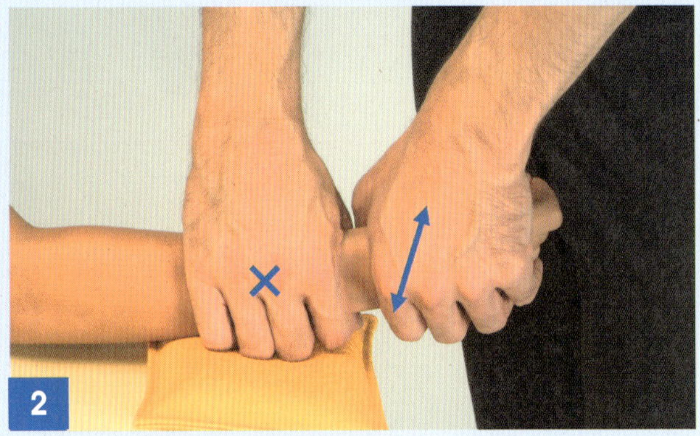

손목의 자쪽 활주/노쪽 활주

환자의 손목을 풀림자세로 배치한다 (약 10° 의 바닥쪽 굽힘과 가벼운 자쪽치우침). 치료사는 한 손으로 환자의 아래팔 먼쪽을 고정하는 동시에 다른 손으로는 손목을 잡는다.

치료사는 손목 전체를 노뼈와 자뼈에 반대하여 자뼈-몸쪽 방향과 노뼈-먼쪽 방향으로 (노뼈 관절면의 경로) 움직인다.

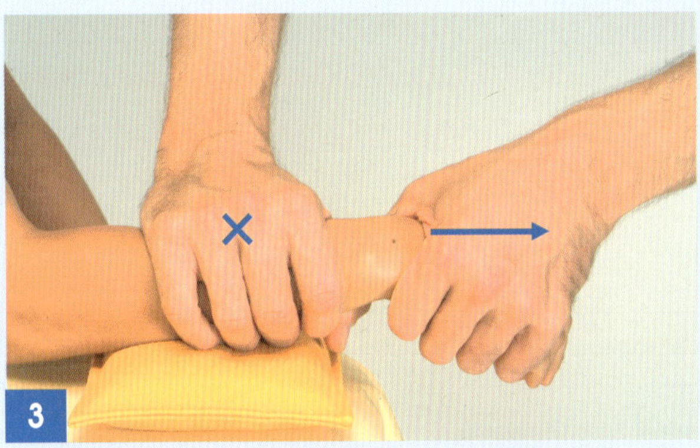

견인/압박

환자의 손목을 풀림자세로 배치한다 (약 10° 의 바닥쪽 굽힘과 가벼운 자쪽치우침). 치료사는 환자의 아래팔 먼쪽을 고정하는 동시에 다른 손으로는 손목을 잡는다.

치료사는 손목 전체를 팔을 연장하는 방향으로 움직인다.

동일한 시작 자세에서 (그림 없음) 치료사는 노쪽과 자쪽 방향으로 손목에 압박을 준다.

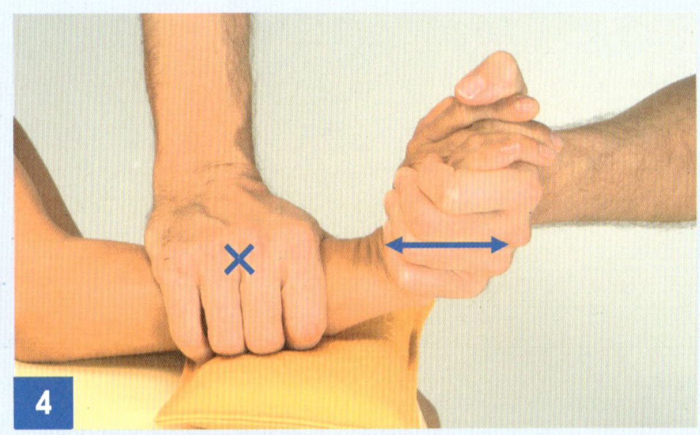

자극을 가하는 자세에서 견인/압박

환자의 손목은 증상을 야기하는 자세에 있다.

치료사는 이 자세를 고정시키고 손목을 견인과 압박 방향으로 움직인다. 손등-손바닥쪽이나 노쪽-자쪽으로의 활주동작 또한 이 자세에서 가능하다.

임상: 견인으로 인하여 증상이 심해진다면 즉, 압박을 통해 증상이 완화된다면, 관절주머니가 증상을 야기하는 구조일 수 있다.

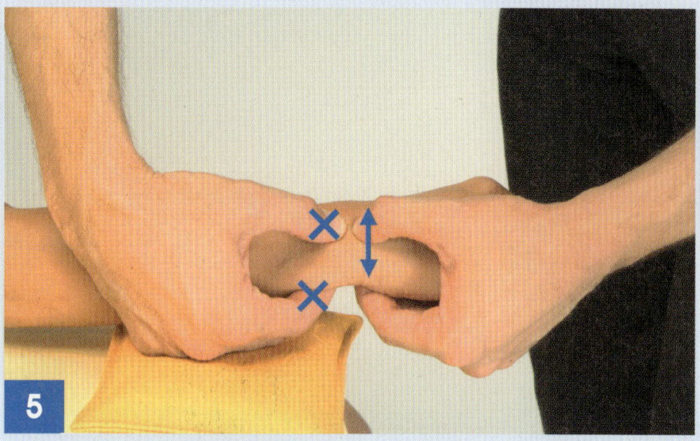

5

개별 손목뼈의 활주 (반달뼈와 알머리뼈-안쪽 기둥)

치료사는 한 손의 엄지와 집게손가락으로 환자의 노뼈를 고정하고 다른 손의 엄지와 집게손가락으로 반달뼈를 손바닥쪽과 손등쪽으로 움직인다.

치료사는 반달뼈를 고정하고 알머리뼈를 손바닥쪽과 손등쪽으로 움직인다.

임상: 반달뼈에 통증을 동반한 활주 감소는 비교적 빈번하게 발생한다. 이에 대한 원인은 반달뼈의 운동이 증가했기 때문 (과운동성)일 수 있는데, 이는 운동성을 저해하는 방향 (저운동성)으로 이어질 수 있다.

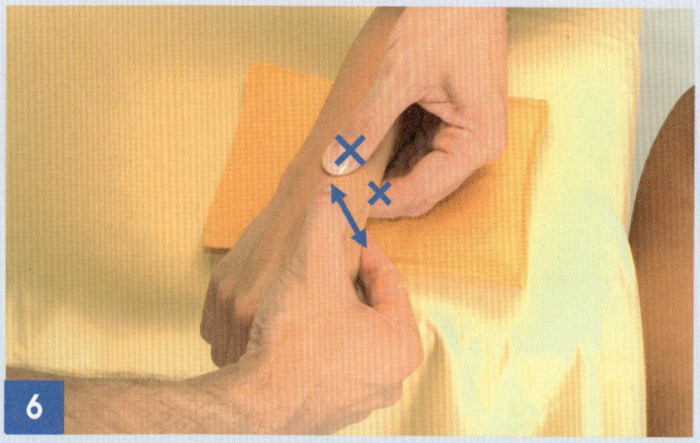

6

개별 손목뼈의 활주 (손배뼈, 큰마름뼈-노뼈 기둥)

치료사는 한 손의 엄지와 집게손가락으로 환자의 노뼈를 고정하고 다른 손의 엄지와 집게손가락으로 손배뼈를 손바닥쪽과 손등쪽으로 움직인다.

치료사는 손배뼈를 고정하고 큰마름뼈와 작은마름뼈를 손바닥쪽과 손등쪽으로 움직인다.

주의: 손목뼈의 자쪽 기둥은 알고리뼈와 자뼈 사이에서 검사한다 (그림 없음). 이어서 세모뼈와 알고리뼈 사이를 검사한다.

2

손목관절 저항검사

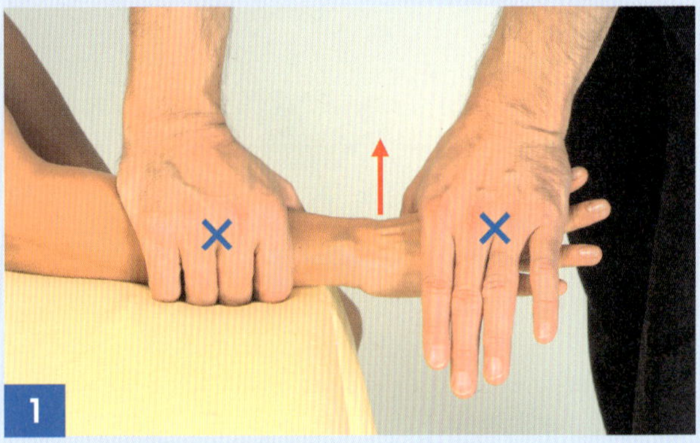

1

손등 폄 저항검사

환자의 손목은 굽힘과 폄의 중간 자세이다. 치료사는 한 손으로 환자의 아래팔 먼쪽을 고정한다. 다른 손으로는 손허리뼈를 손등쪽에서 잡는다.

환자는 치료사의 저항에 반대하여 손목 폄 방향으로 등척성 수축을 시행한다.

주의: 이 검사는 수축성 구조물, 긴노쪽손목폄근, 짧은노쪽손목폄근, 자쪽손목폄근, 그리고 온 손가락폄근의 힘줄과 부착점을 검사한다.

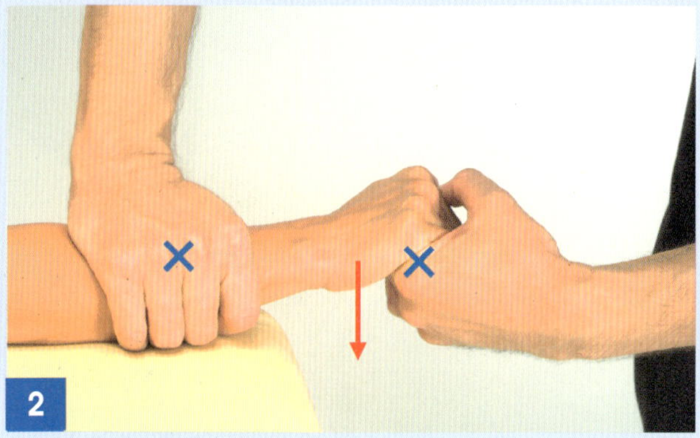

2

바닥쪽 굽힘 저항검사

환자의 손목은 굽힘과 폄의 중간 자세이다. 치료사는 한 손으로 환자의 아래팔 먼쪽을 고정한다. 다른 손으로는 손허리뼈를 손바닥쪽에서 잡는다.

환자는 치료사의 저항에 반대하여 손목굽힘 방향으로 등척성 수축을 시행한다.

주의: 이 검사는 수축성 구조물, 얕은손가락굽힘근, 깊은손가락굽힘근, 노쪽손목굽힘근, 그리고 자쪽손목굽힘근의 힘줄과 부착점을 검사한다.

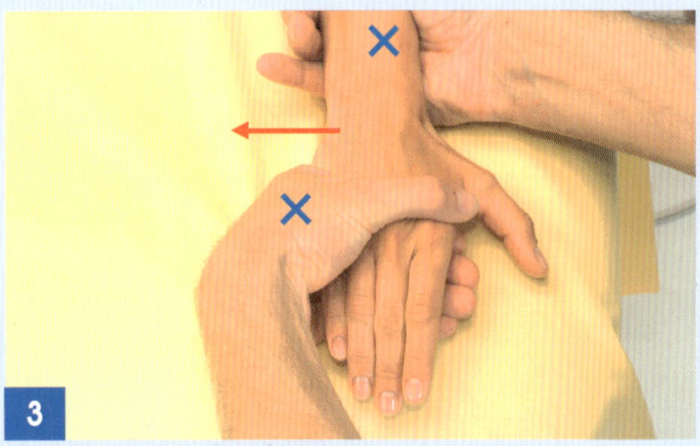

3

자쪽치우침 저항검사

환자의 손목은 굽힘과 폄의 중간 자세이다. 치료사는 한 손으로 환자의 아래팔 먼쪽을 노뼈에서 고정한다. 다른 손으로는 손허리뼈를 자뼈에서 고정한다.

환자는 치료사의 저항에 반대하여 자쪽치우침 방향으로 등척성 수축을 시행한다.

주의: 이 검사는 수축성 구조물, 자쪽손목굽힘근, 자쪽손목폄근의 힘줄과 부착점을 검사한다.

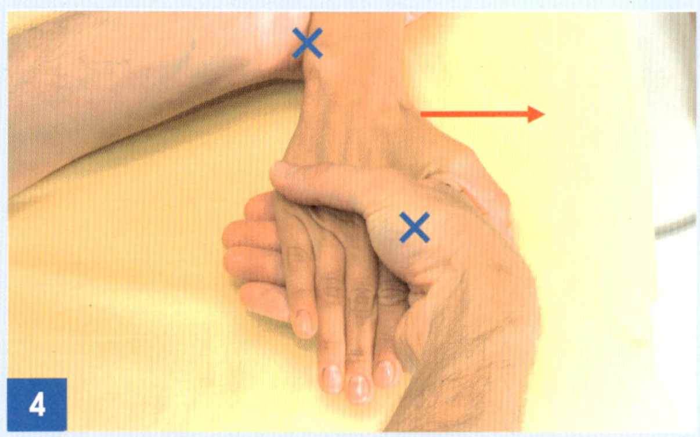

4

노쪽치우침 저항검사

환자의 손목은 굽힘과 폄의 중간 자세이다. 치료사는 한 손으로 환자의 아래팔 먼쪽을 자뼈에서 고정한다. 다른 손으로는 손허리뼈를 노뼈에서 고정한다.

환자는 치료사의 저항에 반대하여 노쪽치우침 방향으로 등척성 수축을 시행한다.

주의: 이 검사는 수축성 구조물, 긴노쪽손목폄근, 짧은노쪽손목폄근, 그리고 노쪽손목굽힘근의 힘줄과 부착점을 검사한다.

2. 11 손가락 기능검사

엄지 안장관절의 능동-수동 운동검사

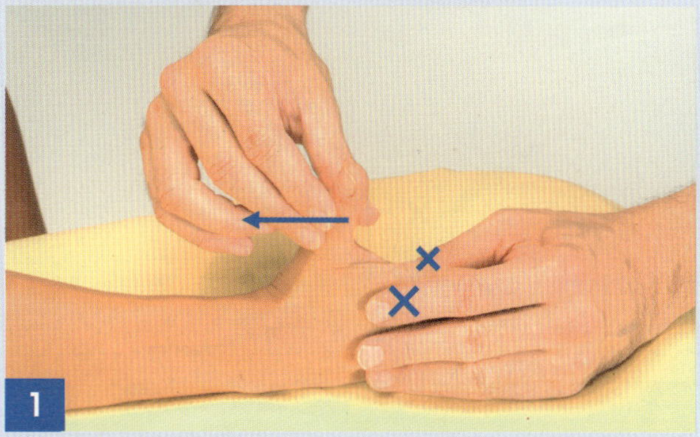

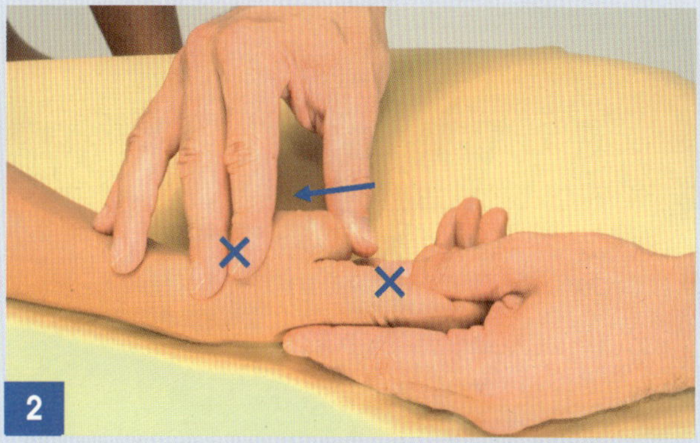

폄

환자 손의 자쪽면을 안정적으로 치료대 위에 배치하고, 치료사는 이를 추가적으로 고정한다.

환자는 엄지를 능동적으로 폄 방향으로 움직이고, 치료사는 엄지를 수동적으로 끝까지 움직인다. 그 다음 시작 자세로부터 수동적으로 폄을 통해 전체 운동범위로 움직인다.

임상: 엄지 안장관절의 관절주머니패턴의 경우, 폄과 과도한 벌림은 통증을 동반하거나 제한적이다.

굽힘

환자 손의 자뼈면을 안정적으로 치료대 위에 배치하고, 치료사는 이를 추가적으로 고정한다.

환자는 엄지를 능동적으로 굽힘 방향으로 움직이고, 치료사는 엄지를 수동적으로 끝까지 움직인다. 그 다음 시작 자세로부터 수동적으로 굽힘을 통해 전체 운동범위로 움직인다.

임상: 이 검사는 주로 첫 번째 힘줄부위 (Sehnenfach, 긴엄지 벌림근과 짧은 노쪽손목굽힘근의 힘줄) 또는 노신경의 엄지 얕은가지의 병변이 있을 때 양성으로 나온다.

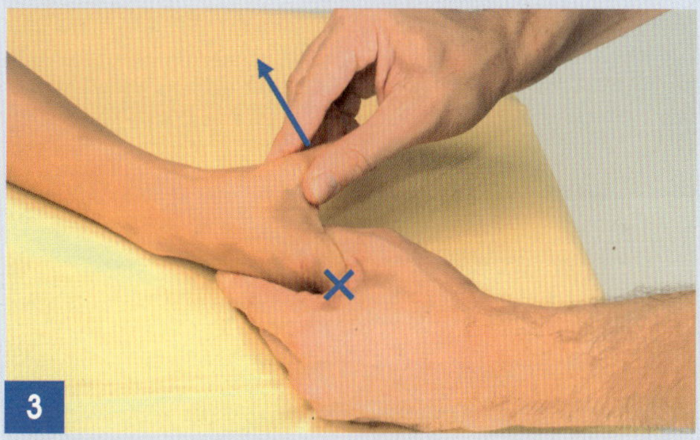

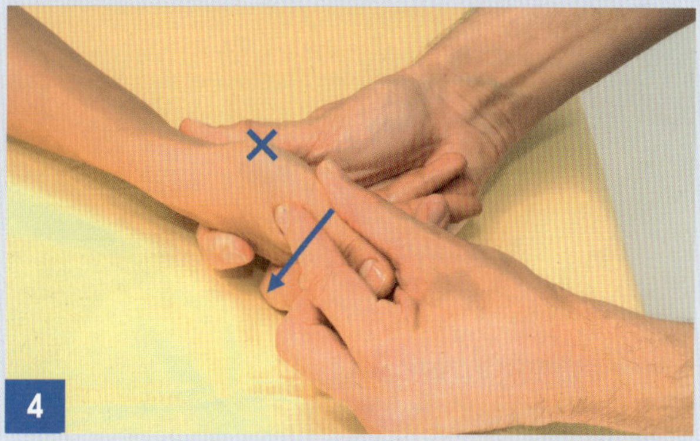

벌림

환자 손의 자뼈면을 안정적으로 치료대 위에 배치하고, 치료사는 이를 추가적으로 고정한다.

환자는 엄지를 능동적으로 벌림 방향으로 움직이고, 치료사는 엄지를 수동적으로 끝까지 움직인다. 그 다음 시작 자세로부터 수동적으로 벌림을 통해 전체 운동범위로 움직인다.

임상: 엄지 안장관절의 관절주머니패턴의 경우, 벌림 (젖힘)은 통증을 동반하거나 제한적이다.

모음

환자 손의 자뼈면을 안정적으로 치료대 위에 배치하고, 치료사는 이를 추가적으로 고정한다.

환자는 엄지를 능동적으로 벌림 방향으로 움직이고, 치료사는 엄지를 수동적으로 끝까지 움직인다. 그 다음 시작 자세로부터 수동적으로 모음을 통해 전체 운동범위로 움직인다.

주의: 이 검사는 거의 양성으로 나오지 않는다.

엄지 안장관절의 직선 운동검사

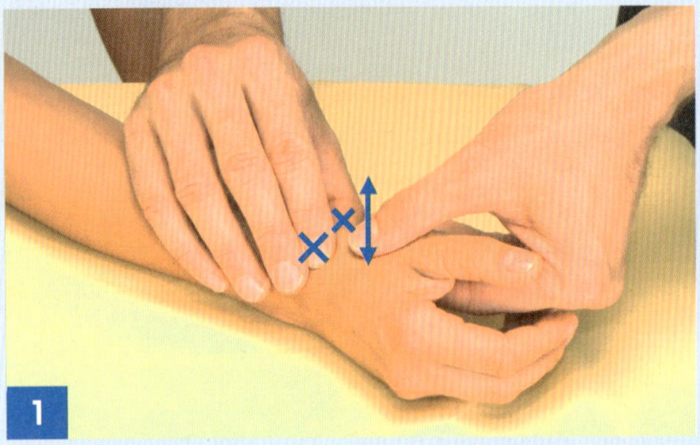

1

노쪽/자쪽 따라 활주

치료사는 한 손의 엄지와 집게손가락으로 환자의 큰마름뼈를 고정한다.

다른 손의 엄지와 집게손가락으로는 손허리뼈의 먼쪽 부분을 잡고, 이를 벌림 방향으로 노쪽으로, 그리고 벌림 방향으로 자뼈쪽으로 움직인다 (오목법칙).

임상: 관절주머니가 민감할 시에는 자쪽 활주를 할 때 통증이 동반되거나 제한적이다.

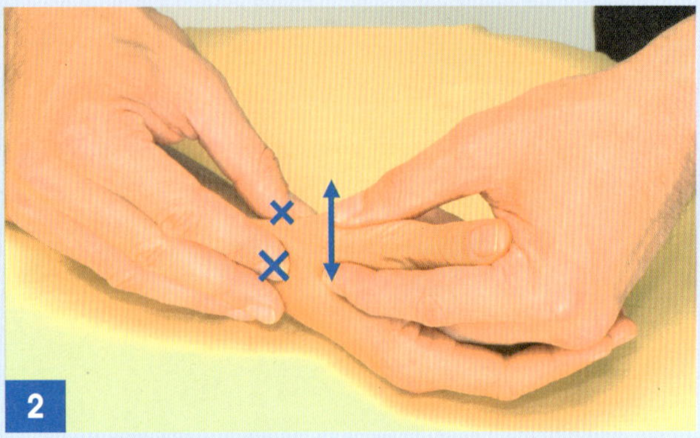

2

손바닥쪽 활주/등쪽 활주

치료사는 한 손의 엄지와 집게손가락으로 환자의 큰마름뼈를 고정한다.

다른 손의 엄지와 집게손가락으로는 손허리뼈의 먼쪽 부분을 잡고 굽힘 방향으로 손바닥쪽으로, 그리고 폄 방향으로 손등쪽으로 움직인다 (볼록법칙).

임상: 관절주머니가 민감할 시에는 손등쪽 활주를 할 때 통증이 동반되거나 제한적이다.

엄지안장관절 저항검사

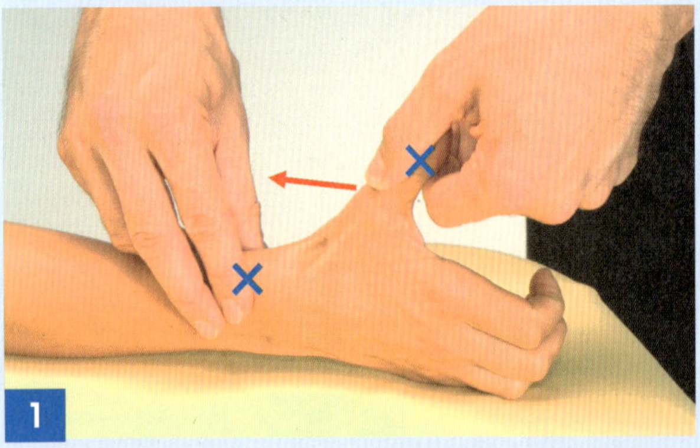

1

폄 저항검사

치료사는 한 손으로 환자의 노뼈 먼쪽이나 큰마름뼈를 고정한다. 다른 손이나 손가락으로는 환자의 손허리뼈를 고정한다.

환자는 치료사의 저항에 반대하여 엄지 폄 방향으로 등척성 수축을 시행한다.

주의: 이 검사는 긴엄지폄근과 짧은엄지폄근을 검사한다.

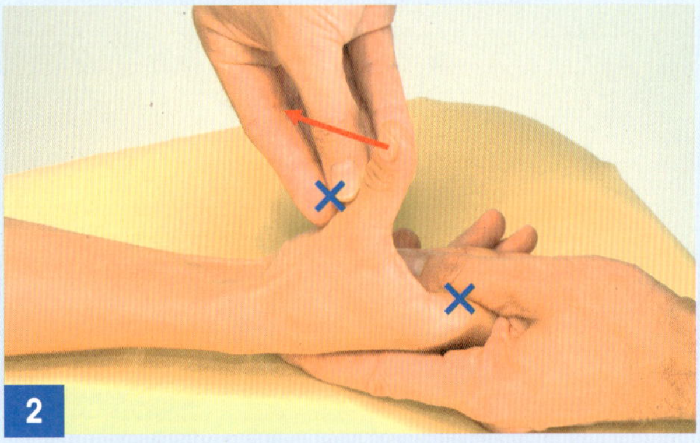

2

벌림 저항검사

치료사는 한 손으로 환자의 노뼈 먼쪽이나 큰마름뼈를 고정한다. 다른 손이나 손가락으로는 환자의 손허리뼈를 고정한다.

환자는 치료사의 저항에 반대하여 엄지 벌림 방향으로 등척성 수축을 시행한다.

주의: 이 검사는 긴엄지벌림근과 짧은엄지벌림근을 검사한다.

추가검사

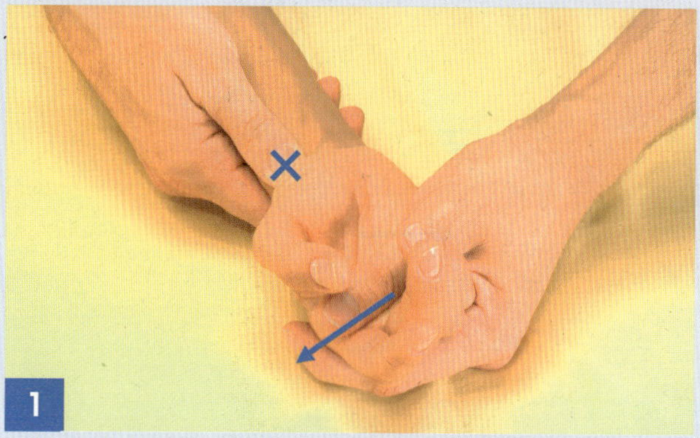

1

손목 안정성검사

치료사는 한 손의 엄지로 손배뼈 융기를 자뼈 및 손바닥 방향으로 누른다. 다른 손으로는 환자의 손목을 노쪽치우침으로 움직인다. 이때 운동은 전혀 없거나 미미하게만 나타나야 한다.

주의: 이 검사에서 가동성이 높게 나온다면 즉, 손목에 통증이 느껴진다면 특정 조인트 플레이 (joint play)를 통해 어떤 손목뼈가 해당되는지 파악되어야 한다 (과운동성, 또는 저운동성)

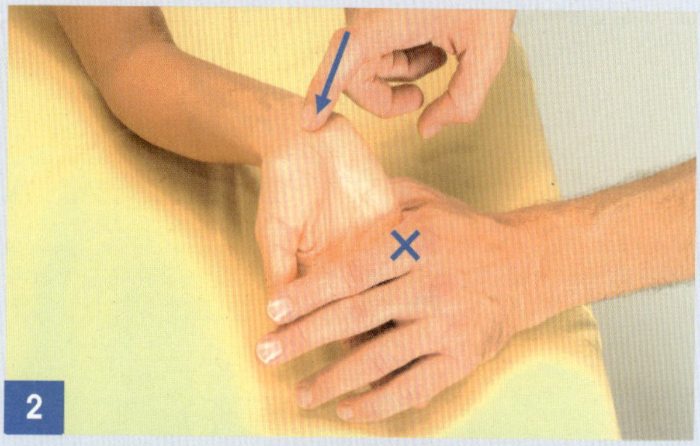

2

Tinel 자극검사

치료사는 한 손으로 환자의 손목을 최대한 폄한다.

다른 손의 집게손가락으로는 손목굴의 높이에서 손목을 두드린다.

손목굴 내 정중신경이 자극을 받았을 때는 정중신경을 따라 통증이나 지각 이상증이 나타날 수 있다.

주의: 이 검사는 정중신경을 강하게 당긴 상태 (오목위팔관절의 가쪽돌림과 벌림, 그리고 팔이음뼈의 압박)에서 반복될 수 있다.

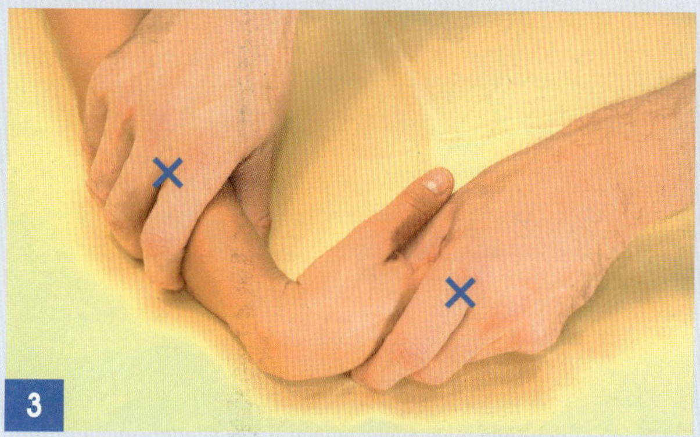

3

Phalen 자극검사

치료사는 환자의 손목을 최대한 굽힘한다.

손목굴 내 정중신경이 자극을 받았을 때는 정중신경을 따라 통증이나 지각 이상증이 나타날 수 있다.

주의: 엄지두덩 검사에서 증상이 나타나지 않는다면, 병변은 보다 먼쪽에 있을 가능성이 있다. 왜냐하면 그 부위에 영향을 끼치는 신경분지 (손바닥가지= R. palmaris)가 손목굴 전에 주요 줄기로서의 정중신경과 분리되기 때문이다.

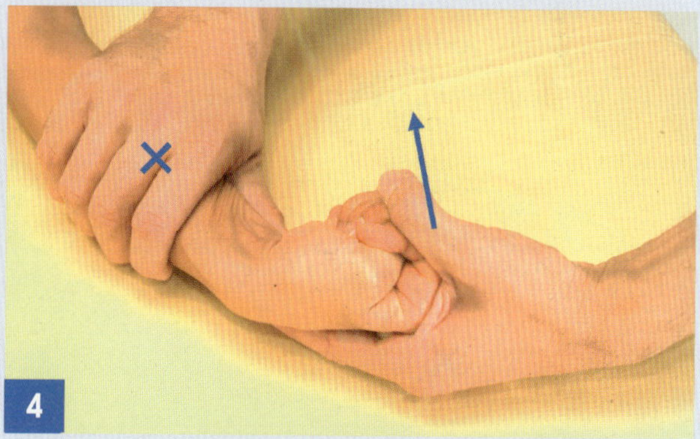

4

Finkelstein 자극검사

치료사는 환자의 아래팔 먼쪽을 고정한다. 환자는 자신의 손가락으로 최대 굽힘된 엄지를 잡는다. 치료사는 엄지가 고정된 환자의 손을 잡는다.

치료사는 환자의 손목을 자쪽치우침으로 움직인다.

주의: 이 검사는 첫 번째 힘줄부위 (Sehnenfach) 짧은엄지폄근 힘줄과 긴엄지벌림근 힘줄을 검사한다.

임상: 엄지를 향한 노신경의 얕은 분지 (R. superficialis)가 해당될 수 있다. 감별은 신경의 긴장상태에서 이루어질 수 있다.

추가검사 (계속)

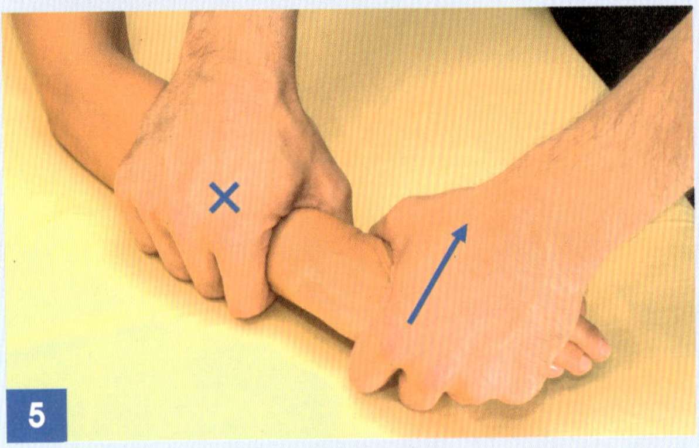

자쪽곁인대 안정성검사

치료사는 한 손으로 아래팔 먼쪽을 자뼈면에서 고정하고 동시에 다른 손으로는 긴뼈 먼쪽을 자뼈면에서 잡는다.

치료사는 긴뼈와 손목을 노쪽치우침으로 움직인다.

주의: 결과가 양성일 때, 치료사는 추가적으로 손목을 견인하여 관절주머니인대 구조에 부담을 더 준다. 추가적인 압박은 관절주머니와 노뼈인대에 부담을 덜 가게 할 것이다.

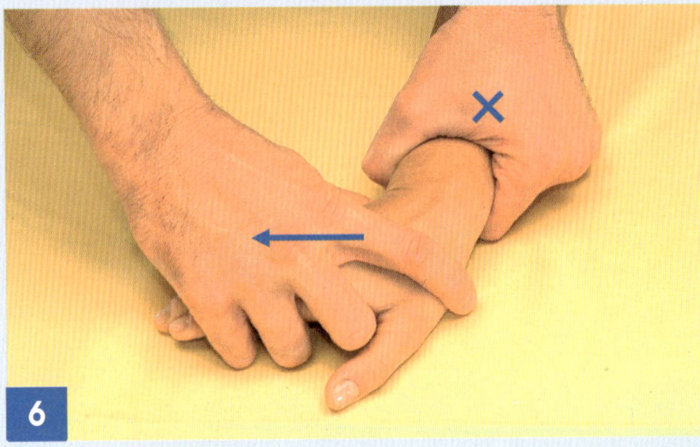

노쪽곁인대 안정성검사

치료사는 한 손으로 아래팔 먼쪽을 자뼈면에서 고정하고 동시에 다른 손으로는 손허리뼈 먼쪽을 자뼈면에서 잡는다.

치료사는 긴뼈와 손목을 자쪽치우침으로 움직인다.

주의: 계속하여 자쪽치우침과 노쪽치우침을 폄이나 굽힘 자세에서 시행할 수 있다. 이로써 손등쪽이나 손바닥쪽의 인대에 부담을 더 준다.

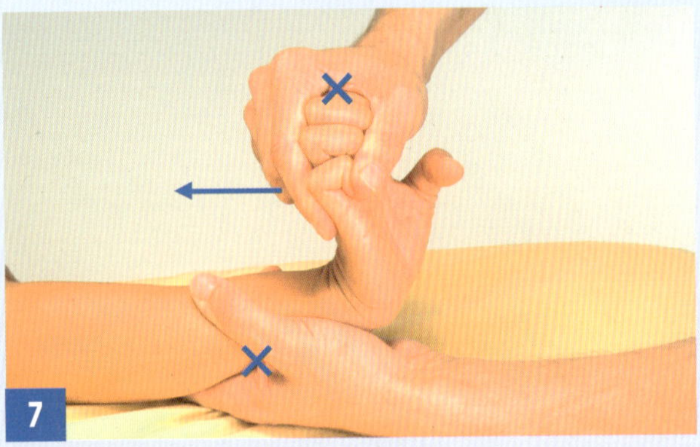

벌레근 폄검사

치료사는 D2~5의 PIP관절과 DIP관절을 최대 굽힘 자세로 고정시키고 동시에 기본관절은 폄 상태에 놓는다.

치료사는 이 자세를 유지하면서 환자의 손목을 가능한 최대로 손등 폄한다.

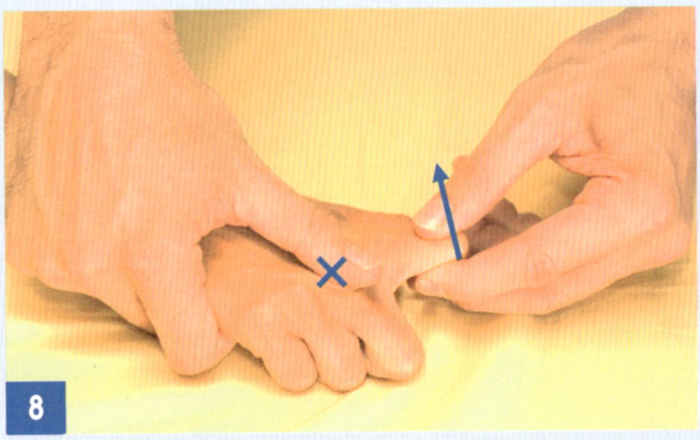

뼈사이근 폄검사

치료사는 집게손가락을 PIP관절과 DIP관절에서 최대 굽힘 자세로 고정시키고 손허리손가락관절을 폄 상태로 유지한다.

치료사는 가운데손가락를 안정시키고 동시에 집게손가락을 벌림 동작을 통해 노뼈쪽으로 움직인다.

2. 12 엉덩관절 검사

2. 12. 1 엉덩관절 기초 기능검사

문제부위 파악

문제부위를 파악할 때는 일단 환자가 호소하는 증상들이 엉덩관절 구조물에서 직접 야기된 것인지, 아니면 다른 신체부위 즉, 구조들에서 엉덩관절 부위로 전이되는지를 파악할 필요가 있다 (연관통). 엉덩관절은 배쪽에 위치한 허리신경얼기와 등쪽에 위치한 엉치신경얼기에 의해 영향을 받는다. LWS와 ISG과의 연결이 매우 좁고 생체역학적이며 동시에 신경반사적이기 때문에 이 부위에 대해서는 과외진단을 시행할 필요가 있다. 가장 이상적인 경우에는 환자가 호소하는 증상을 특정 자세에서만 느끼는 경우이다. 엉덩관절과 같은 경우에서는 주로 하중이 가는 자세가 해당되는데 몸통을 앞으로 숙이는 경우(엉덩관절 굽힘, LWS-굽힘, ISG-뉴테이션)나 입각기(엉덩관절 폄, LWS-폄, ISG-카운터 뉴테이션)를 들 수 있다. 치료사는 이제 목표에 도달하기 위해 엉덩관절에 하중을 더 주고 ISG와 LWS에는 하중이 덜 가도록 특수한 기법을 이용할 수 있다(▣그림 1, 2, 64쪽).

엉덩관절이 증상의 근원으로 밝혀졌다면 다음과 같이 구성된 전체 기능검사가 시행된다:

- **누운자세의 엉덩관절 능동-수동 운동검사**
  - 굽힘 (▣그림 1, 65쪽)
  - 안쪽돌림 (▣그림 2, 65쪽)
  - 가쪽돌림 (▣그림 3, 65쪽)
  - 세 단계의 벌림
    - 무릎관절 폄을 포함 (▣그림 4, 65쪽)
    - 무릎관절 굽힘을 포함 (▣그림 5, 66쪽)
    - 엉덩관절 굽힘을 포함 (▣그림 6, 66쪽)
  - 두 단계의 모음
    - 무릎관절 폄을 포함 (▣그림 7, 66쪽)
    - 무릎관절 원회전을 포함 (ADD와 FLEX로 조합된 운동) (▣그림 8, 66쪽)
- **엉덩관절의 직선 운동검사**
  - 견인/압박 (▣그림 1, 67쪽)
  - 견인 (▣그림 2, 67쪽)
- **누운자세의 저항검사**
  - 굽힘의 저항검사 (▣그림 1, 67쪽)
  - 벌림의 저항검사 (▣그림 2, 67쪽)
  - 모음의 저항검사 (▣그림 3, 68쪽)
- **엎드린 자세의 엉덩관절 능동-수동 운동검사**
  - 두 단계의 폄
    - 무릎관절 폄 (▣그림 1, 68쪽)
    - 최대 굽힘된 무릎관절 (그림 없음, 뒤넙다리근의 능동적 결점 때문에 수동적으로만 시행된다)
  - 안쪽돌림 (무릎관절굽힘 90°) (▣그림 2, 68쪽)
  - 가쪽돌림 (무릎관절굽힘 90°) (▣그림 3, 68쪽)
- **엎드린 자세의 저항검사**
  - 안쪽돌림 저항검사 (▣그림 1, 69쪽)
  - 가쪽돌림 저항검사 (▣그림 2, 69쪽)
  - 무릎관절굽힘 저항검사 (▣그림 3, 69쪽)
  - 무릎관절폄 저항검사 (▣그림 4, 69쪽)

실습 팁

기능검사를 할 때 일단 모든 검사기법은 누운자세에서 시행되고, 그 다음에 엎드린자세에서 시행한다. 이로써 환자가 검사 도중에 여러 번, 돌아누워야 하는 것을 방지한다.

2. 12. 2 엉덩관절 추가검사

기초 기능검사 후에는 나타난 결과의 분석이 이어진다 (분석에 대한 도움은 ▣표 3.7, 104쪽 참조). 어떤 경우에는 개별 구조를 명확히 분류할 수가 없거나 개별 결과를 조합할 수가 없다. 물론 여러 종류의 조직들이 해당된 것일 수도 있다.

기초 기능검사에서 뚜렷하게 확인되지 않은 구조들은 때문에 추가검사를 통해 검토되야 한다. 이로써 한편으로는 환자의 증상이 확인되고 (특정 통증 자극 및 완화) 또 다른 한편으로는 기계적인 검사를 완성한다 (특정 직선 검사, 다양한 구조들의 가동성 검사, 특정 자세에서 시행되는 저항검사).

단일한 이 구조를 지시하는 테스트 결과가 많을수록 해당 조직에 실제로 문제가 있을 가능성도 높다. 엉덩관절부위에서는 신경운동성 검사가 특히 더 중요하다. 매우 많은 말초신경들을 엉덩관절을 관통하거나 엉덩관절에서 끝난다. 추가검사로 민감성 검사를 들 수 있다. 신경뿌리가 자극받았을 때는 증상이 발현되는 부위를 명확히 경계짓기 어렵지만, 해당 말초신경이 영향을 끼치는 부위는 매우 명확하게 경계지을 수 있기 때문이다.

선별된 추가검사

- 특수 촉진
  - 엉덩허리근 (그림 1, 70쪽)
  - 얕은가쪽넙다리신경 (그림 2, 70쪽)
  - 고샅 탈장 촉진 (그림 3, 70쪽)
- 신경운동성 검사
  - PKB = Prone knee bend (허리신경얼기 검사) (그림 4, 70쪽)
  - SLR = 하지직거상 (Straight leg raise) (그림 없음, 엉치신경얼기 검사: 등을 대고 누운 환자의 뻗은 다리는 엉덩관절에서 수동적으로 굽힘된다. 이때 통증이 동반되면 예컨대, 추가적인 LWS운동이나 발운동으로 증상에 신경구조들이 관여하는지 여부를 판단할 수 있다).

시리악스는 엉덩관절에서 일명 볼기징후 **(Gesaß zeichen)'** 을 설명했다. 이는 검사의 조합이 다음과 같이 양성일 때 해당된다:

- SLR는 제한적이고 통증을 동반한다.
- 수동적 굽힘은 제한적이고 통증이 강하다.
- 관절주머니 패턴이 아닌 곳에 운동이 제한된다.

시리악스에 따르면, 이런 경우에는 감별진단학적으로 다음 질환들을 고려해야 한다:

- 골반이나 엉덩관절 부위에 종양
- 윤활주머니염을 동반한 류머티즘열
- 엉치뼈골절 (병리학적 골절일 수도 있음)
- ISG에 만성 패혈증 관절염
- 넙다리뼈 먼쪽 부위에 골수염

2.13 엉덩관절 기능검사

문제부위 파악

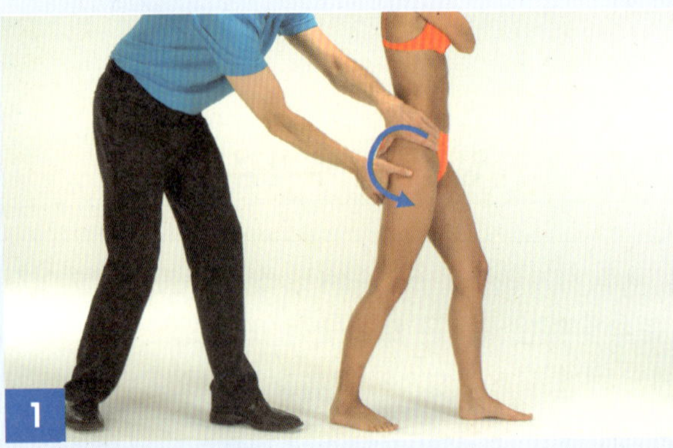

1

펌 자세의 LWS/ISG

자극을 가하는 운동: 입각기에서 엉덩관절 폄

감별진단 (DD):

- LWS/ISG 감별진단: 증상을 야기하는 자세에서 치료사는 한 손을 엉덩뼈능선 위에 올리고 다른 한 손을 궁둥뼈에 올린다. 치료사는 엉덩뼈능선을 뒤쪽으로 돌림시킨다. 환자의 증상이 커지면 이는 엉덩관절을 암시하며, 증상이 완화되면 오히려 LWS나 ISG의 관여를 암시한다.

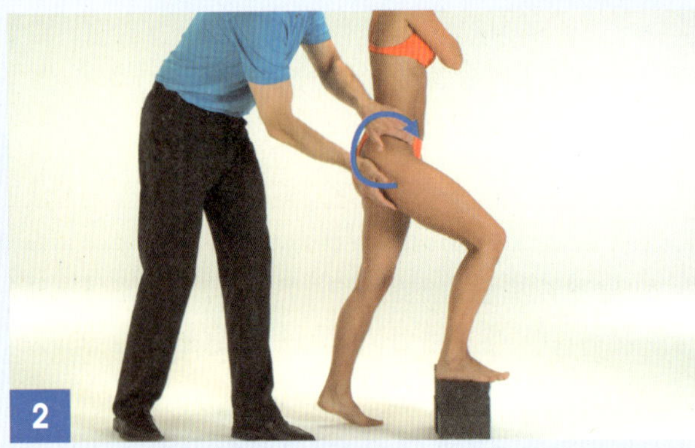

2

굽힘 자세의 LWS/ISG

자극을 가하는 운동: 엉덩관절 굽힘 (예를 들어, 계단에서)

감별진단 (DD):

- LWS/ISG 감별진단: 증상을 야기하는 자세에서 치료사는 한 손을 엉덩뼈능선 위에 올리고 다른 한 손을 궁둥뼈에 올린다. 치료사는 엉덩뼈능선을 앞쪽으로 돌림시킨다. 환자의 증상이 커지면 이는 엉덩관절을 암시하며 증상이 완화되면 오히려 LWS나 ISG의 관여를 암시한다.

누운자세의 엉덩관절 능동-수동 운동검사

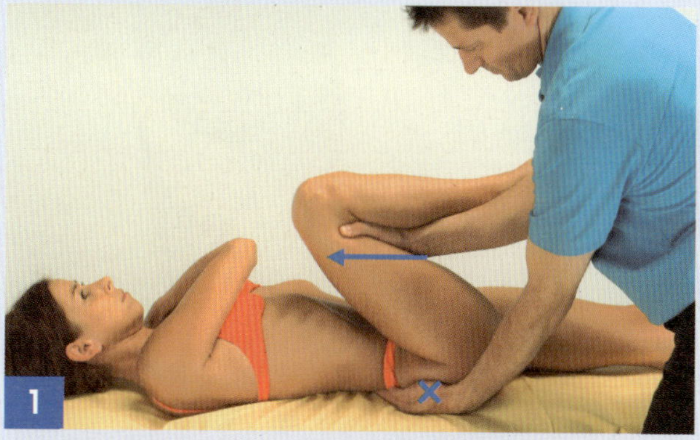

굽힘

치료사는 뒤쪽에서 환자의 엉덩뼈에 한 손을 댄다. 다른 한 손으로는 넙다리뼈 먼쪽을 뒤에서 잡는다.

환자는 다리를 능동적으로 엉덩관절 굽힘 방향으로 움직이고, 치료사는 다리를 수동적으로 끝까지 움직인다. (그리고 시작 자세로부터 수동적으로 전체 운동범위로 움직인다).

주의: 환자의 증상이 재생산되면 치료사는 이 자세에서 엉덩뼈를 앞쪽으로 돌림할 수 있다. 증상이 심해지면 이는 엉덩관절을 암시한다. 증상 완화 시에는 LWS나 ISG를 암시한다 (문제부위 파악, 그림 2).

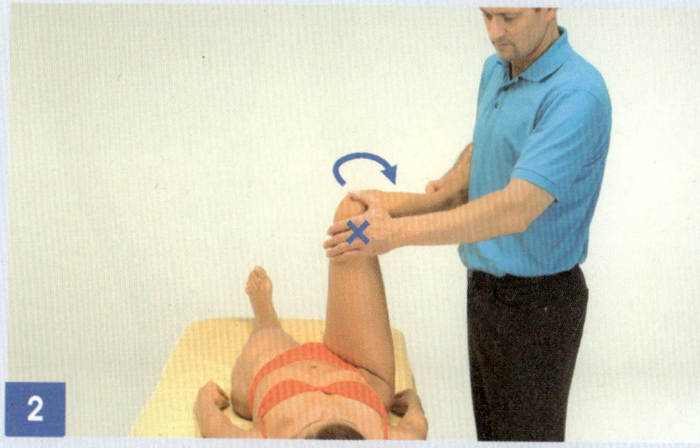

엉덩관절 굽힘 90°자세의 안쪽돌림

치료사는 엉덩관절과 무릎관절을 직각으로 굽힘시킨다.

환자는 다리를 능동적으로 안쪽돌림 방향으로 움직이고, 치료사는 다리를 수동적으로 끝까지 움직인다. 그 다음 시작 자세로부터 수동적으로 안쪽돌림을 통해 전체 운동범위를 돈다.

임상: 피막염의 경우에 안쪽돌림은 관절주머니 전체가 해당될 때 첫 운동으로서 제한되거나 통증을 동반한다 (관절주머니패턴: IR > EXT > ABD).

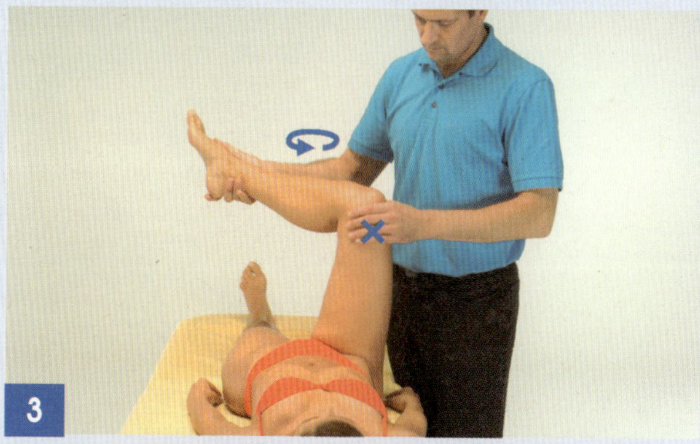

엉덩관절 굽힘 90°자세의 가쪽돌림

치료사는 엉덩관절과 무릎관절을 직각으로 굽힘시킨다.

환자는 다리를 능동적으로 가쪽돌림 방향으로 움직이고, 치료사는 다리를 수동적으로 끝까지 움직여 준다. 그 다음 시작 자세로부터 수동적으로 가쪽돌림을 통해 전체 운동범위로 움직인다.

주의: 척추가 계속해서 움직이는 것을 방지하기 위해 가쪽돌림 시에는 LWS가 좌측으로 기울어질 수 있다. 마찬가지로 안쪽돌림의 경우에는 우측으로 기울어질 수 있다.

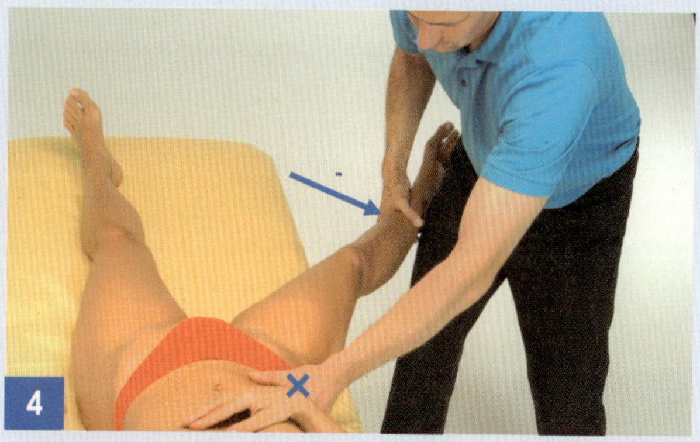

무릎관절 폄 자세의 벌림

치료사는 한 손으로 종아리 먼쪽을 잡는다. 다른 손은 같은 쪽 손허리뼈에 올린다.

환자는 다리를 능동적으로 벌림 방향으로 움직이고, 치료사는 다리를 수동적으로 끝까지 움직인다. 그 다음 시작 자세로부터 수동적으로 벌림을 통해 전체 운동범위로 움직인다.

주의: 이 검사는 두관절 근육인 두덩정강근의 긴장상태 즉, 수축상태를 검사한다. 이 검사는 안쪽 무릎통증을 감별할 때에도 시행될 수 있다. 왜냐하면 두덩정강근은 무릎을 안쪽에서 관통하고 거위발에 영향을 끼치기 때문이다.

누운자세의 엉덩관절 능동-수동 운동검사 (계속)

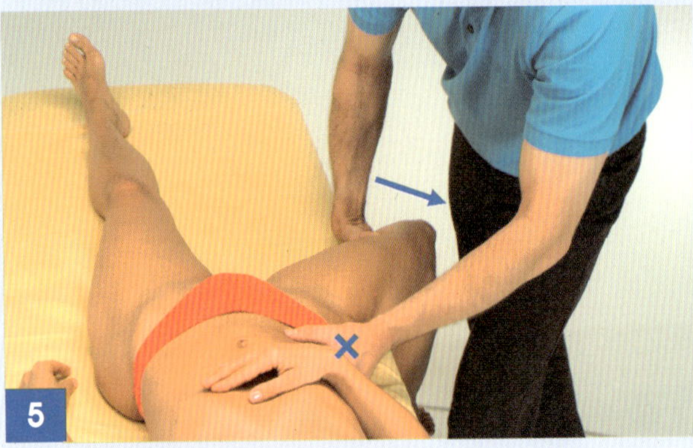

5

무릎관절 굽힘 자세에서의 벌림

치료사는 환자의 뻗은 다리를 끝까지 벌림시킨다. 이 자세에서 치료사는 무릎관절을 굽힘시킨다. 치료사는 이제 넙다리뼈 먼쪽을 안쪽에서 잡는다.

환자는 다리를 능동적으로 벌림 방향으로 움직이고, 치료사는 다리를 수동적으로 끝까지 움직인다. 그 다음 시작 자세로부터 수동적으로 벌림을 통해 전체 운동범위로 움직인다.

임상: 여기서는 모음근이 검사된다. 모음은 계속해서 관절염에 대한 암시를 줄 수 있다 (관절주머니패턴 IR > EXT > ABD)

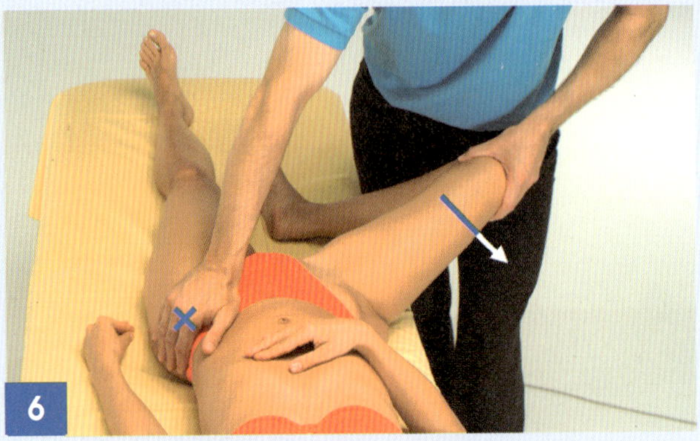

6

엉덩관절 굽힘 자세에서의 벌림

치료사는 엉덩관절과 무릎관절을 직각으로 굽힘시킨다. 치료사는 한 손으로 넙다리뼈 먼쪽을 잡는다. 다른 손으로는 반대편 손허리뼈를 고정한다.

환자는 다리를 능동적으로 벌림 방향으로 움직이고, 치료사는 다리를 수동적으로 끝까지 움직인다. 그 다음 시작 자세로부터 수동적으로 벌림을 통해 전체 운동범위로 움직인다.

주의: 벌림은 엉덩관절의 낮은 굽힘 자세에서부터 엉덩관절의 최대 굽힘까지 다 가능하다.

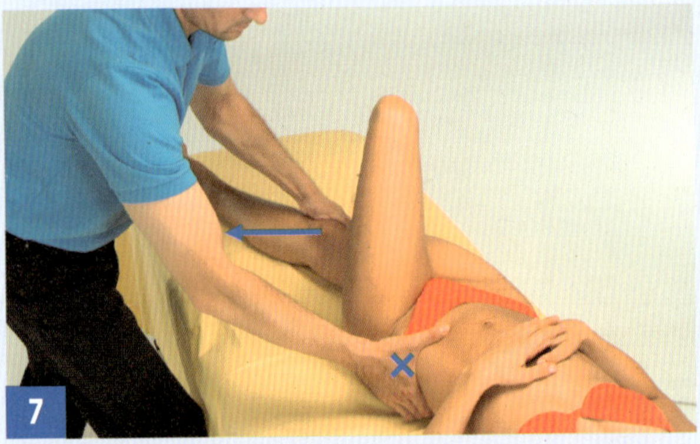

7

무릎관절 폄 자세에서의 모음

환자는 치료대 위에서 검사에 해당되지 않는 다리를 검사받는 다리 위에 올린다. 치료사는 한 손으로 환자의 넙다리뼈 먼쪽을 잡는다. 다른 손으로는 엉덩뼈를 고정하여 기타 운동을 방지한다.

환자는 다리를 능동적으로 모음 방향으로 움직이고, 치료사는 다리를 수동적으로 끝까지 움직인다. 그 다음 시작 자세로부터 수동적으로 모음을 통해 전체 운동범위로 움직인다.

임상: 양성 결과가 나올 시에는 추가적으로 전자 (轉子)에 압박을 가하여 뼈돌기윤활주머니염과 관절질환을 감별할 수 있다.

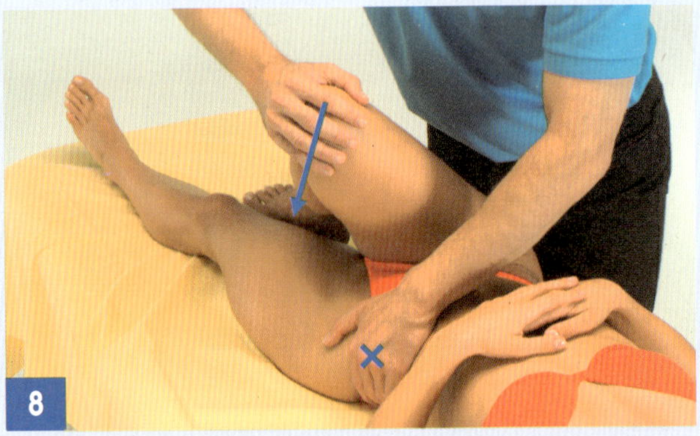

8

무릎관절 원회전 자세에서의 모음

치료사는 한 손으로 환자의 굽힘된 무릎관절을 잡는다. 다른 손으로는 엉덩뼈를 반대쪽으로 고정하여 기타 운동을 방지한다.

환자는 다리를 능동적으로 벌림 방향으로 움직이며 동시에 엉덩관절을 굽힘한다. 치료사는 다리를 수동적으로 끝까지 움직인다.

주의: 이 검사는 모음과 엉덩관절 굽힘의 조합 동작으로 구성된다. 이 검사는 최소 굽힘에서 최대 굽힘 상태까지 시행될 수 있다.

엉덩관절의 직선 운동검사

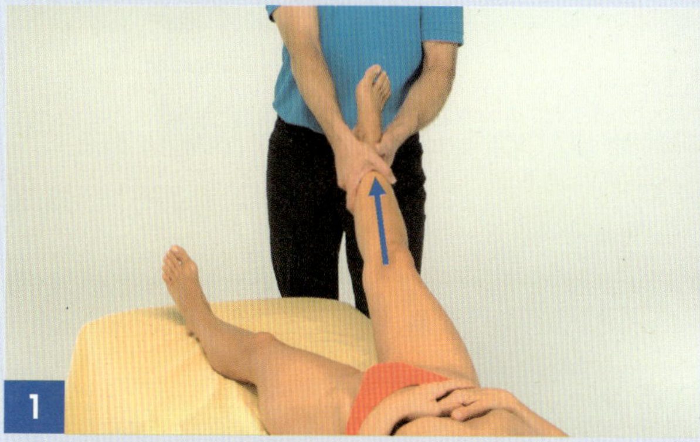

뻗은 다리에서 견인/압박

환자의 엉덩관절을 풀림자세로 배치한다 (약 30° 굽힘, 벌림, 가벼운 가쪽돌림)

치료사는 양 손으로 환자의 종아리 먼쪽을 잡고 다리를 연장하는 방향으로 견인자극을 준다. 압박 시 (그림 없음) 치료사는 넙다리뼈 먼쪽을 잡고 몸쪽부위로 민다.

주의: 견인과 압박은 이 외에도 증상을 야기하는 자세에서 감별용으로 이용될 수 있다.

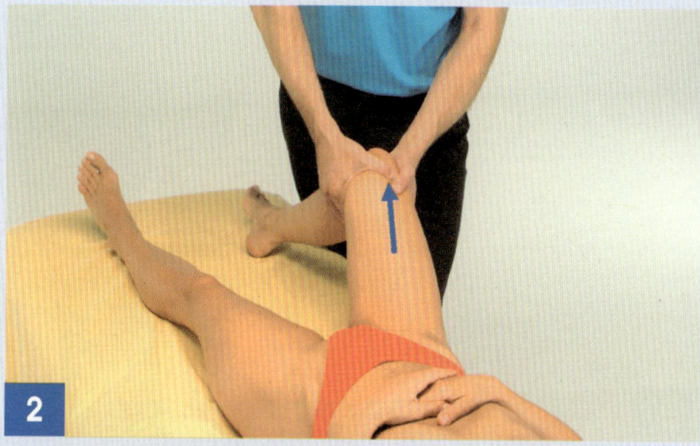

구부린 다리에서의 견인

환자의 엉덩관절을 풀림자세로 배치한다 (약 30° 굽힘, 벌림). 환자의 무릎관절은 살짝 굽힘된다. 치료사는 양손으로 환자의 넙다리뼈 먼쪽을 잡고 다리를 연장하는 방향으로 견인자극을 준다.

주의: 이 변형된 검사는 무릎관절에 문제가 있거나 무릎관절이 불안정할 때 필요하다.

누운자세의 저항검사

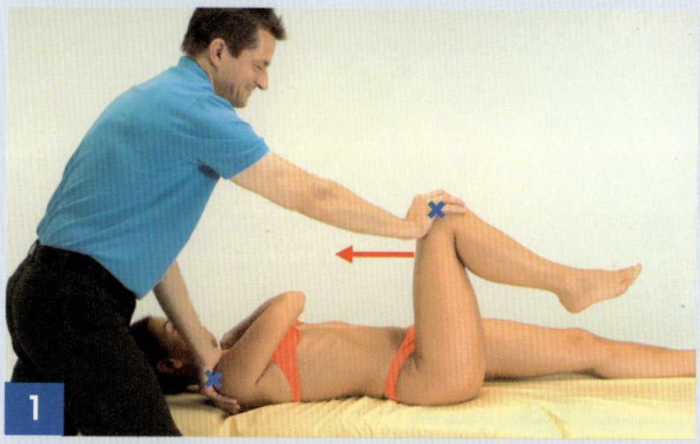

굽힘 시 저항검사

환자는 엉덩관절과 무릎관절을 직각으로 굽힘한다. 치료사는 굽힘된 다리를 고정한다.

환자는 치료사의 저항에 반대하여 엉덩관절 굽힘 방향으로 등척성 수축을 시행한다.

주의: 이 검사는 수축성 구조물, 엉덩허리근, 넙다리곧은근, 그리고 넙다리빗근의 힘줄과 부착점을 검사한다.

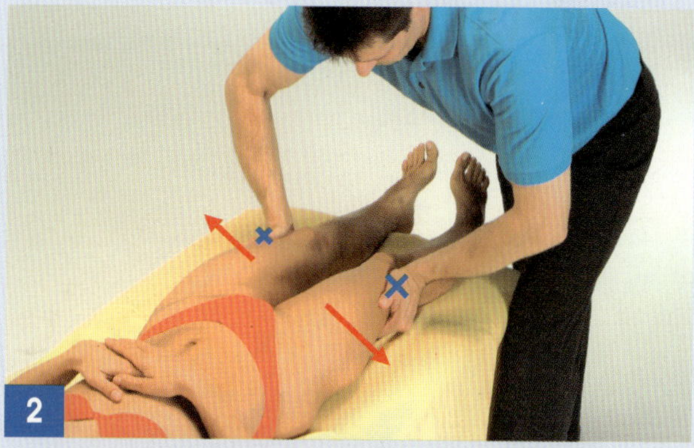

벌림 시 저항검사 (양쪽)

치료사는 양손으로 환자의 넙다리뼈를 옆쪽에서 고정한다.

환자는 치료사의 저항에 반대하여 엉덩관절 벌림 방향으로 등척성 수축을 시행한다.

주의: 환자의 발꿈치는 치료대 밖으로 배치하여 환자가 다리를 가쪽돌림시키지 않도록 한다. 이 검사에서는 볼기근을 검사한다.

누운자세의 저항검사 (계속)

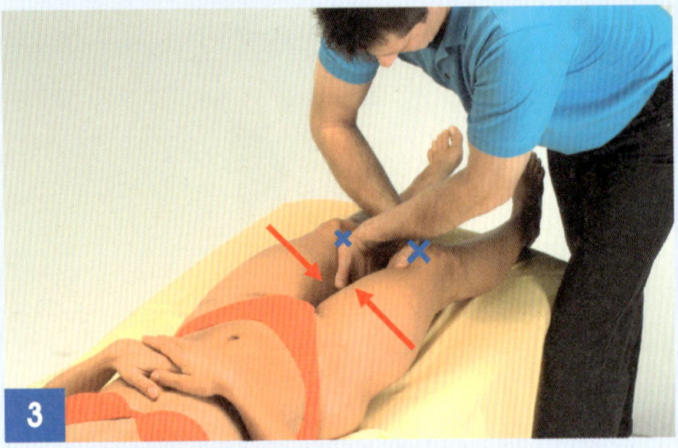

벌림 저항검사 (양쪽)

치료사는 양손으로 환자의 넙다리뼈를 안쪽에서 고정한다.

환자는 치료사의 저항에 반대하여 엉덩관절 모음 방향으로 등척성 수축을 시행한다.

주의: 환자의 발꿈치는 치료대 밖으로 배치하여 환자가 다리를 안쪽돌림시키지 않도록 한다. 이 검사는 골반이 회피동작을 하지 않도록 양방향으로 시행된다.

엎드린 자세의 능동-수동 운동검사

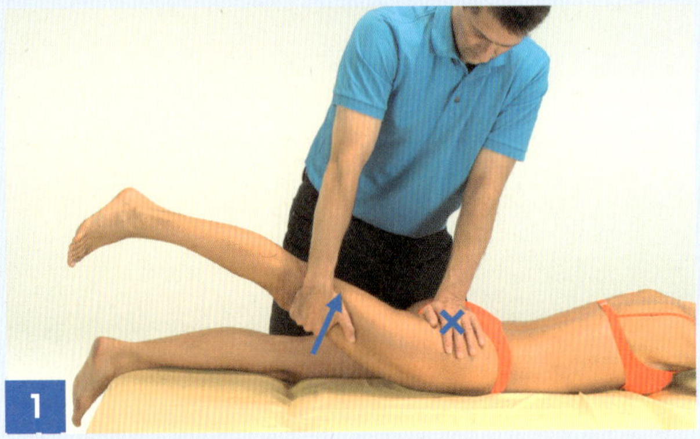

뻗은 다리 자세에서의 폄

치료사는 한 손으로 앞쪽에서 환자의 넙다리뼈 먼쪽을 잡는다. 다른 손으로는 궁둥뼈 높이에서 골반을 앞으로 고정하여 엉치엉덩관절과 LWS 안에서 발생할 수 있는 다른 운동을 방지한다.

환자는 다리를 능동적으로 엉덩관절 폄 방향으로 움직이고, 치료사는 다리를 수동적으로 끝까지 움직인다.
그 다음 시작 자세로부터 폄을 통해 전체 운동범위로 움직인다.

주의: 양성 결과가 도출되는 경우에는 추가적인 무릎관절 굽힘을 통해 엉덩관절과 넙다리 곧은근과 넙다리 신경 사이를 구별할 수 있다.

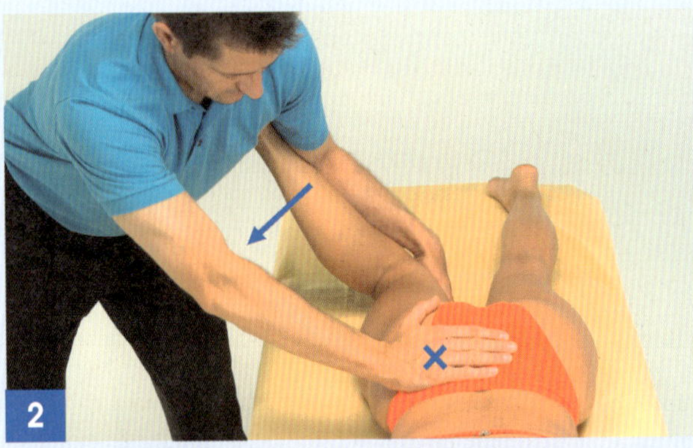

무릎을 직각으로 굽힌 자세에서의 안쪽돌림

치료사는 한 손으로 안쪽에서 환자의 넙다리뼈 먼쪽을 잡는다. 다른 손으로는 같은 쪽의 엉덩뼈를 고정하여 추가로 발생할 수 있는 운동을 방지한다.

환자는 다리를 능동적으로 안쪽돌림 방향으로 움직이고, 치료사는 다리를 수동적으로 끝까지 움직인다. 그 다음 시작 자세로부터 안쪽돌림을 통해 전체 운동범위로 움직인다.

임상: 관절주머니패턴: IR > EXT > ABD

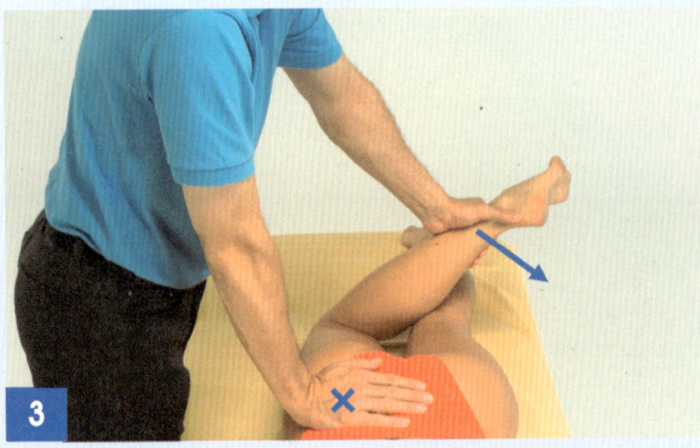

무릎을 직각으로 굽힌 자세에서의 가쪽돌림

치료사는 한 손으로 옆쪽에서 환자의 넙다리뼈 먼쪽을 잡는다. 다른 손으로는 같은 쪽의 엉덩뼈를 고정하여 추가로 발생할 수 있는 운동을 방지한다.

환자는 다리를 능동적으로 가쪽돌림 방향으로 움직이고, 치료사는 다리를 수동적으로 끝까지 움직인다.
그 다음 시작 자세로부터 가쪽돌림을 통해 전체 운동범위로 움직인다.

엎드린 자세의 저항검사

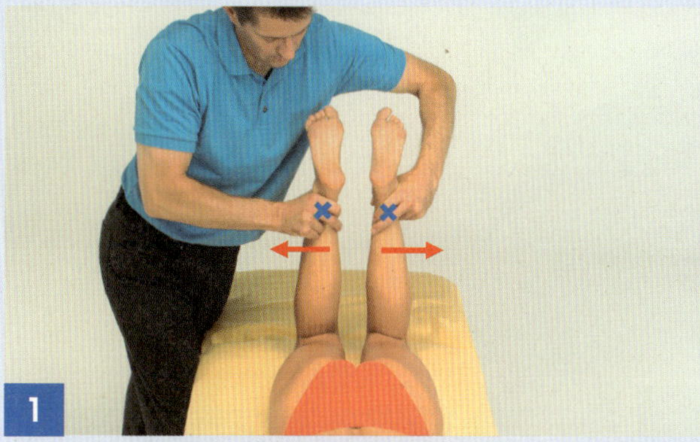

1

안쪽돌림 저항검사 (양쪽)

환자는 무릎을 직각으로 굽힌다. 치료사는 옆쪽에서 환자의 넙다리뼈 먼쪽을 고정한다.

환자는 치료사의 저항에 반대하여 안쪽돌림 방향으로 등척성 수축을 시행한다.

주의: 이 검사는 수축성 구조물, 안쪽 볼기근과 넙다리근막긴장근의 힘줄과 부착점을 검사한다. 이 검사는 골반이 회피동작을 하지 않도록 양방향으로 시행된다 (가쪽돌림 저항검사에서도 마찬가지이다).

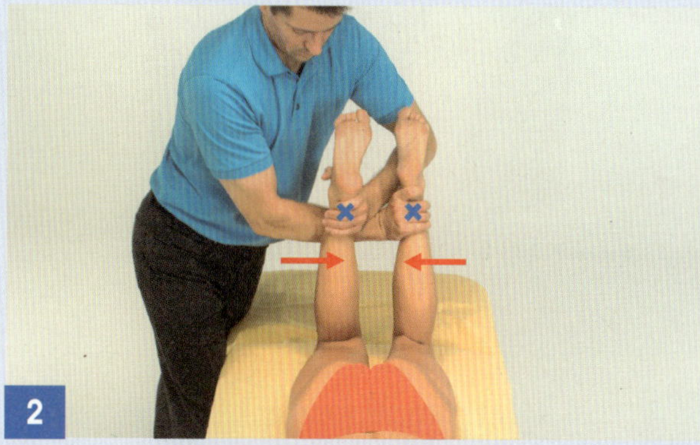

2

가쪽돌림 저항검사 (양쪽)

환자는 무릎을 직각으로 굽힌다. 치료사는 안쪽에서 환자의 넙다리뼈 먼쪽을 고정한다.

환자는 치료사의 저항에 반대하여 가쪽돌림 방향으로 등척성 수축을 시행한다.

주의: 이 검사는 수축성 구조물, 궁둥구멍근, 바깥폐쇄근, 속폐쇄근, 쌍둥근, 그리고 넙다리네모근의 힘줄과 부착점을 검사한다.

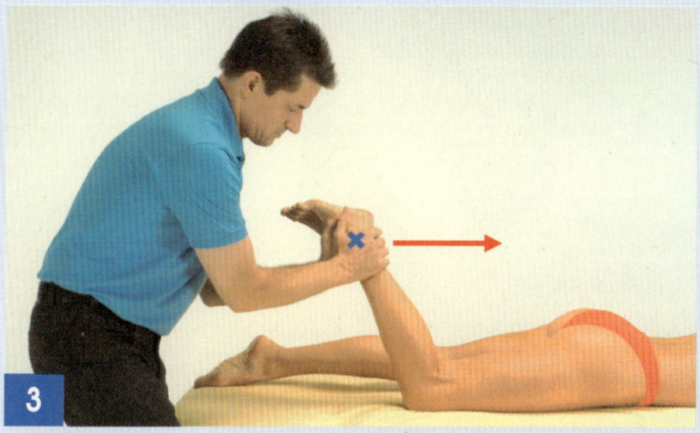

3

굽힘 저항검사

환자의 무릎을 약 45° 굽힌다. 치료사는 양손으로 환자의 종아리 먼쪽을 고정한다.

환자는 치료사의 저항에 반대하여 무릎관절굽힘 방향으로 등척성 수축을 시행한다.

주의: 이 검사는 수축성 구조물, 넙다리두갈래근, 반힘줄모양근, 근막의 힘줄과 부착점을 검사한다.

DD: 무릎관절에서 WT의 안쪽돌림과 가쪽돌림으로 인하여 넙다리두갈래근과 반힘줄모양근과 반막모양근 사이를 구별할 수 있다.

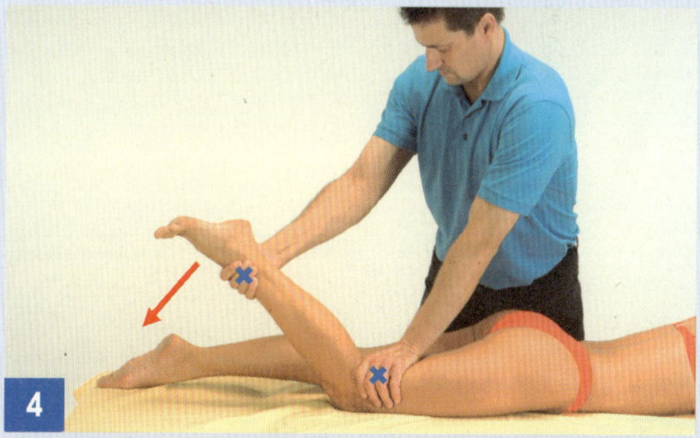

4

폄 저항검사

환자의 무릎을 약 45° 굽힌다. 치료사는 앞쪽에서 환자의 종아리 먼쪽을 고정한다. 다른 손으로는 넙다리뼈 먼쪽을 고정한다.

환자는 치료사의 저항에 반대하여 무릎관절폄 방향으로 등척성 수축을 시행한다.

주의: 이 검사는 수축성 구조물, 넙다리네갈래근, 특히 넙다리곧은근의 힘줄과 부착점을 검사한다. (엉덩관절과 무릎관절을 걸친 두관절 근육임).

2

추가검사

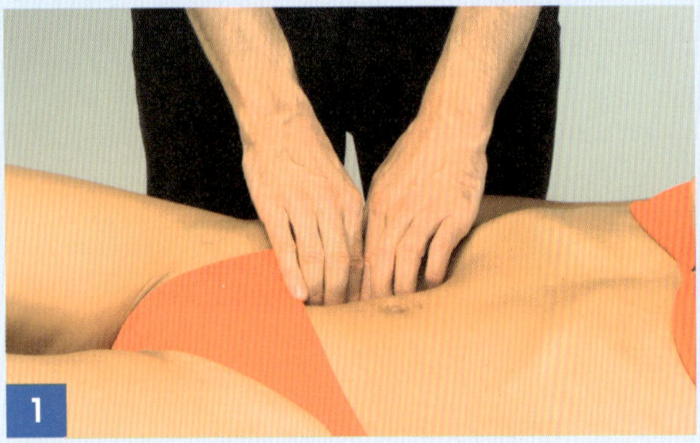

엉덩허리근 촉진

치료사는 손가락 끝을 배곧은근의 근힘살에 올린다.

약 60° 각도에서 치료사는 조심스럽게 손가락 끝을 안쪽–뒤쪽으로 움직인다. 이때 큰허리근의 긴장 상태가 평가된다.

임상: 엉덩허리근 (큰허리근)은 엉덩관절 질환이나 LWS/ISG에 문제가 있을 때, 그리고 특히 다양한 장기 (신장, 대장 등)의 질병이나 기능장애가 있을 때를 비롯하여 작은골반에 위치한 장기가 비정상적으로 기능할 때 주로 과긴장 자세이다.

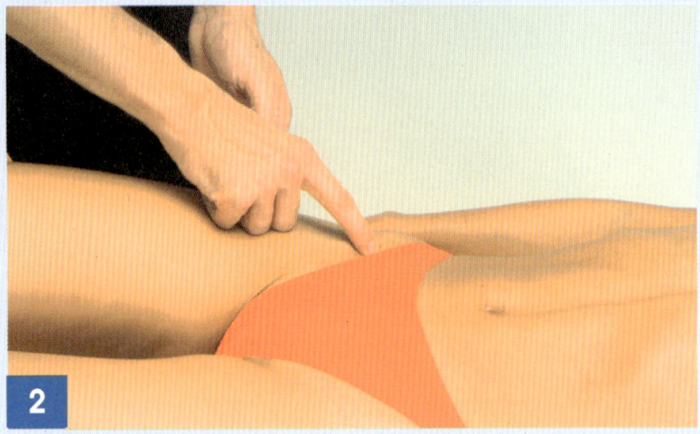

얕은 가쪽넙다리신경 촉진

치료사는 신경의 고샅인대를 통해 SIAS에서 1cm 안쪽에 있는 신경이 나타나는 위치(Durchtrittsstelle)를 촉진한다. 엉덩관절의 폄과 모음, 그리고 LWS의 가쪽 경사는 촉진을 더 세밀하게 만들어줄 수 있다.

임상: 얕은 가쪽넙다리신경은 분절 L2/L3에 의해 영향을 받는다.

신경은 직접적인 외상이나 고샅에 가해진 압박에 의해 자극받을 수 있다. 증상은 엉덩관절 및 넙다리뼈의 앞가쪽에서 발생할 수 있다.

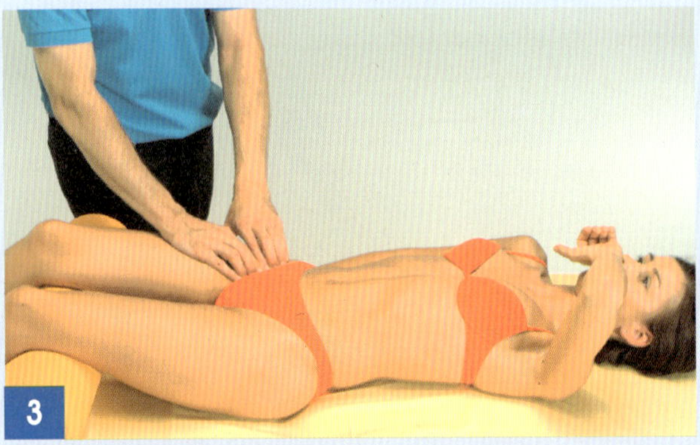

고샅 탈장 촉진

치료사는 손가락 끝으로 고샅인대를 촉진한다. 이어서 환자는 압박을 시행해야하거나 (예컨대, 손등에 입을 대고 불면서 공기가 새어나가지 않도록 하기) 기침을 여러 번 해야 한다. 치료사가 고샅에서 볼록 튀어나오는 것을 느낄 수 있거나 증상이 발현 시에는 고샅 탈장일 수 있다.

임상: 고샅 탈장은 남성의 경우 (약 80%) 더 빈번하게 나타난다. 고샅 림프절이 부은 것과는 구별하는 감별진단이 필요하다.

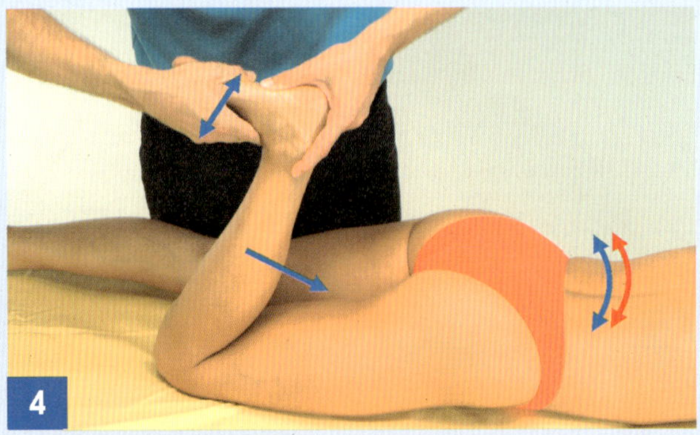

허리신경얼기 (PKB)

치료사는 무릎관절을 수동적으로 굽힘시킨다.

환자가 자신의 증상을 (예컨대, 앞쪽 엉덩관절이나 넙다리뼈 부위에서) 느낀다면, 치료사는 LWS의 뒤쪽 굽힘의 우측이나 좌측으로 운동함으로써, 또는 발을 수동적으로 발등굽힘과 동시에 발바닥굽힘을 함으로써 신경 구조물의 관여를 확인할 수 있다.

주의: PKB는 넙다리신경 (L1~L4) 즉, 허리신경얼기 전체를 검사하며 LWS를 측면으로 기울이거나 엉덩관절 폄을 통해 추가적으로 강화할 수도 있다.

2. 14 무릎 검사

2. 14. 1 무릎 기초 기능검사

문제부위 파악

문제 부위를 파악할 때(◘그림 1, 73쪽)는 일단 환자가 호소하는 증상들이 무릎 구조물에서 직접 야기된 것인지, 아니면 다른 신체부위 즉, 구조들에서 무릎 부위로 전이되는지를 파악할 필요가 있다 (연관통). 무릎관절의 안쪽 통증은 주로 엉덩관절질환으로 전이된다. 측면에 나타나는 증상을 야기하는 부위로는 LWS (분절 L4~L5와 L5~S1)나 (드물게) ISG가 있다. 전면부위에 문제는 LWS 위쪽(특히, 분절 L3~L4)으로부터 전이된 통증일 수 있다.

말초신경도 무릎통증의 근원일 수 있다. 폐쇄신경(L2~L4)은 민감한 먼쪽가지로서 안쪽 관절주머니인대와 무릎 가쪽인대에 영향을 끼칠 수 있다. 뒤쪽 관절주머니인대구조들은 정강신경(L4~S3)에 의해, 무릎측면관절은 종아리신경(L4~S2)에 의해 영향을 받는다. 관절주머니 및 관절의 전면 부위에는 넙다리신경(L2~L4)이 영향을 끼친다. 무릎의 아래쪽 부위는 두덩신경(L2~L4)으로부터 나온 무릎밑가지에 의해 영향을 받는다.

무릎이 증상의 근원으로 밝혀졌다면 치료사는 국지적인 기법을 이용하여 넙다리정강관절과 무릎넙다리관절을 감별할 수 있도록 해야한다(◘그림 2, 73쪽). 이어서 다음과 같이 구성된 전체 기능검사가 시행된다:

- **무릎관절 능동-수동 운동검사**
  - 굽힘 (◘그림 1, 73쪽)
  - 폄 (◘그림 2, 73쪽)
  - 안쪽돌림 (◘그림 3, 74쪽)
  - 가쪽돌림 (◘그림 4, 74쪽)
- **무릎관절의 직선 운동검사**
  - 견인/압박 (◘그림 1, 74쪽)
  - BL에 견인/압박 (◘그림 2, 74쪽)
  - 안쪽 활주/뒤쪽 활주 (◘그림 3, 75쪽)
  - 옆쪽 활주/후면으로 활주 (◘그림 4, 75쪽)
  - 안쪽 활주 (◘그림 5, 75쪽)
  - 옆쪽 활주 (◘그림 6, 75쪽)
  - 무릎넙다리관절의 활주
    - 옆쪽 활주/안쪽 활주 (◘그림 7, 76쪽)
    - 끝으로(먼쪽으로) (◘그림 8, 76쪽)
  - 정강종아리관절 먼쪽의 자세검사 (◘그림 9, 76쪽)
  - 정강종아리관절 먼쪽의 활주 (◘그림 10, 76쪽)
- **저항검사**
  - 굽힘 저항검사 (◘그림 1, 77쪽)
  - 폄 저항검사 (◘그림 2, 77쪽)
  - 안쪽돌림 저항검사 (◘그림 3, 77쪽)
  - 가쪽돌림 저항검사 (◘그림 4, 77쪽)

2. 14. 2 무릎 추가검사

기초 기능검사 후에는 나타난 결과의 분석이 이어진다 (분석에 대한 도움은 ◘표 3.8, 106쪽 참조). 어떤 경우에는 개별 구조를 명확히 분류할 수가 없거나 개별 결과를 조합할 수가 없다. 물론 여러 종류의 조직들이 해당된 것일 수도 있다.

기초 기능검사에서 뚜렷하게 확인되지 않은 구조들은 때문에 추가검사를 통해 검토되어야 한다. 이로써 한편으로는 환자의 증상이 확인되고 (특정 통증 자극 및 완화) 또 다른 한편으로는 기계적인 검사를 완성한다 (특정 직선 검사, 다양한 구조들의 가동성 검사, 특정 자세에서 시행되는 저항검사). 단일한 구조를 지시하는 테스트 결과가 많을수록 해당 조직에 실제로 문제가 있을 가능성도 높다.

무릎관절은 인대가 주도적인 관절이기 때문에 불안정성을 검사하는 추가검사가 중요하다. 비록 반달판 검사는 수없이 많지만, 제공하는 정보량이 적기 때문에 여기서는 가장 중요한 3가지 검사만 제안된다.

선별된 추가검사

- 무릎넙다리관절 자극검사
  - 무릎뼈 압박
    - 가벼운 굽힘 (◘그림 1, 78쪽)
    - 최대 굽힘 (◘그림 2, 780쪽)
  - Q각 (◘그림 3, 78쪽)
  - 촐렌 징후 (Zohlenzeichen) (◘그림 4, 78쪽)

- 0°/30°/60°/90° 폄 저항검사 (그림 없음, 이 저항 검사는 ▣그림 2, 77쪽과 동일하게 시행되나 무릎의 굽힘각도를 다양하게 해서 무릎넙다리관절의 여러 관절부위에 하중을 싣는다).

불안정성 검사

- 젖힘 검사: 뒤쪽 관절주머니벽과 앞십자인대 검사(▣그림 1, 79쪽)
- Lachmann 검사: 앞십자인대 검사 (▣그림 2, 79쪽)
- Gravity-sign 검사: 뒤십자인대 (▣그림 3, 79쪽)
- 뒤가쪽 전위: 뒤십자인대 검사 (▣그림 4, 79쪽)
- 폄 상태의 밖굽이 스트레스: 안쪽 뒤방 관절주머니벽 검사 (▣그림 5, 80쪽)
- 굽힘 상태의 밖굽이 스트레스: 안쪽 곁인대 검사 (▣그림 6, 80쪽)
- 폄 상태의 안굽이 스트레스: 측면 후방 관절주머니벽 검사 (그림 5, 80쪽의 폄 시 밖굽이 스트레스 검사와 동일, 치료사는 스트레스/하중을 무릎관절의 안굽이 방향으로 준다).
- 굽힘 상태의 안굽이 스트레스: 앞곁인대 검사 (그림 6, 80쪽의 굽힘 상태의 밖굽이 스트레스 검사와 동일, 치료사는 스트레스/하중을 무릎관절의 안굽이 방향으로 준다).
- Pivot-shift 검사: 앞십자인대 (그림 없음): 환자는 등을 대고 눕는다. 무릎관절은 폄되고 종아리는 최대 안쪽돌림(파열시에만 가능함) 상태로 고정된다. 치료사는 먼쪽에서 무릎관절에 축압력을 가하면서 동시에 종아리뼈머리의 높이에서 모음면 방향으로 손으로 압력을 가한다. 무릎관절은 굽힘된다. 앞십자인대가 완전파열되었을 시에는 정강뼈가 병리학적으로 유지되었던 30~40° 의 안쪽돌림 상태에서 정상적인 위치로 돌아온다. 이는 굽힘-폄축 뒤에 있는 엉덩정강인대의 전위에 의해 가능하다.

반달판 자극검사

반달판 검사를 통해서는 안쪽반달판이나 가쪽반달판이 해당되는지를 알 수 없다. 반달판의 어느 부위가 해당되는지 역시 알 수 없다.

- Steinmann II 검사 (▣그림 1, 80쪽)
- Apley-검사 (▣그림 2, 80쪽)

실습 팁

반달판은 무릎이 움직이는 동안 수동적으로 움직일뿐만 아니라, 안쪽 반달판과 가쪽반달판에 맞닿아 있는 근육들 (IM과 AM)에 의해 움직인다. 반달판에 부분적으로 영향을 끼치는 근육들은 다음과 같다:
- IM 뒷뿔에 있는 반막모양근 (FLEX 동안 뒤로 당긴다)
- AM 뒷뿔에 있는 넙다리두갈래근 (FLEX와 AR 동안 뒤로 당긴다)
- IM과 AM의 앞뿔에 있는 지지띠를 거친 넙다리네갈래근 (EXT 동안 앞으로 당긴다).

이러한 해부학적 연결 때문에 치료사는 양성인 저항 검사를 하는 동안에 추가적으로 직선 검사를 시행하여 반달판 관여에 대해 판단할 수 있다.

- Mc Murray-검사 (수정됨, ▣그림 3~6, 81쪽)

추벽 검사 (Plicatest)

- Sutter 검사 (▣그림 1, 2, 82쪽)
- Midal/Hayden 검사 (그림 없음): 무릎관절을 약 20~30°굽힘 상태로 배치한다. 치료사는 무릎뼈를 안쪽으로 미는데, 이로써 안쪽관절융기와 무릎뼈 사이에 위치한 해당 안쪽무릎주름에 압박이 가해진다.
- 특별 촉진(그림 없음): 치료사는 무릎뼈를 안쪽으로 밀고 무릎뼈 아래와 안쪽의 통증을 촉진한다. 섬유화된 추벽(fibrosierten Plica)이 있다면 치료사는 그 부위가 두꺼워져 있다는 점을 발견할 수 있다.

특수 촉진

- 온도 (▣그림 1, 82쪽)
- 붓기 검사
  - 최소 삼출 (Mini-Erguss) (▣그림 2, 82쪽)
  - 중간 삼출 (Midi-Erguss) (그림 없음): 치료사는 자신의 엄지와 집게손가락을 관절 사이 간격의 안쪽 및 뒤쪽에 놓는다. 다른 손으로는 무릎관절의 함요를 평평하게 누른다. 촉진하는 손가락에 의해 관절액이 눌러지면 검사는 양성이다.
  - 최대 삼출 (Maxi-Erguss)(그림 없음): 치료사는 무릎뼈의 함요를 먼쪽으로 평평하게 누르는 동시에 손가락으로 무릎뼈에 압력을 가한다. 이로써 무릎뼈가 왔다갔다 움직인다는 느낌이 든다 (일명 "춤추는 무릎뼈").

2. 15 무릎 기능검사

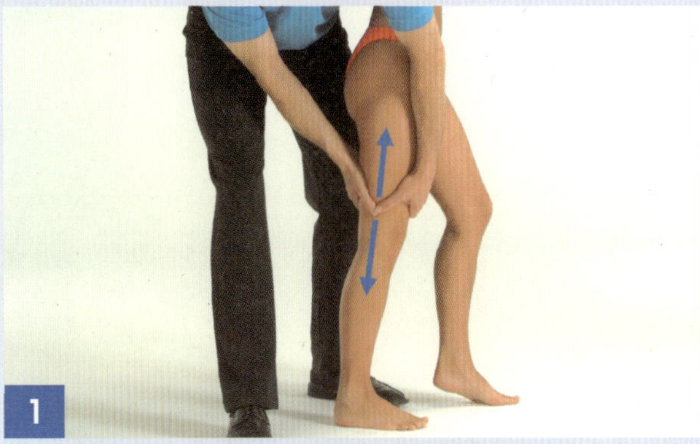

1

엉덩관절/LWS/발

자극을 가하는 자세: 서있을 때 다리를 살짝 굽힘함.

감별진단(DD):

- 엉덩관절/LWS 감별진단: 증상을 야기하는 자세에서 치료사는 축압력 즉, 무릎관절에 견인을 시행한다. 예컨대, 견인동작이 통증을 심화시키면 엉덩관절이나 LWS 문제를 암시할 수 있다.
- 발 감별진단: 계속해서 치료사는 종아리 먼쪽에 축압력/견인(그림 없음)을 시행할 수 있다. 무릎을 당김으로써 증상이 완화된다면 발에 문제가 있음을 암시할 수 있다.

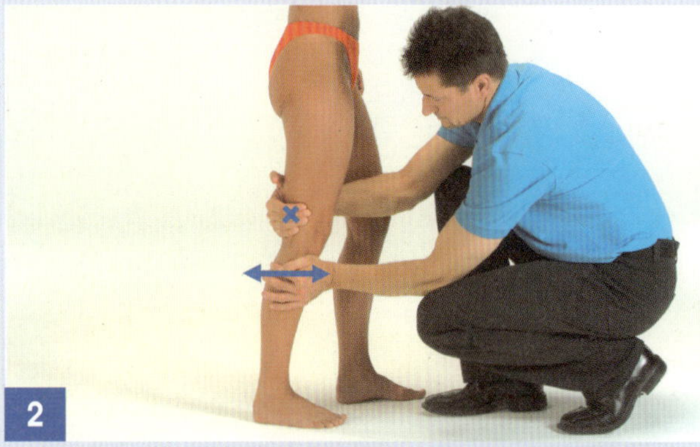

2

넙다리정강관절/무릎넙다리관절

자극을 가하는 자세: 서있을 때 다리를 살짝 굽힘함.

감별진단(DD):

- 넙다리정강관절 감별진단: 증상을 야기하는 자세에서 치료사는 넙다리뼈와 정강뼈를 직선으로 민다. 이 동작이 환자의 증상을 야기하거나 완화시킨다면 이는 (반달판을 포함한) 넙다리정강관절에의 병변을 암시할 수 있다.
- 무릎넙다리관절 감별진단: 무릎뼈에 가한 압력이 증상을 야기하면 (그림 없음) 이는 무릎넙다리관절 (Gleitlager)의 병변을 암시할 수 있다.

무릎관절의 능동-수동 운동검사

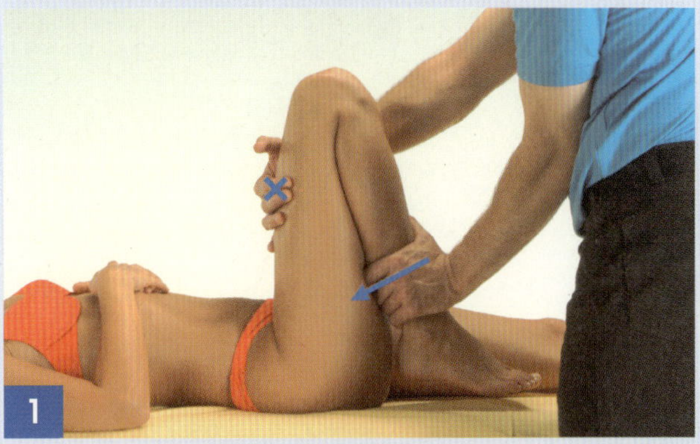

1

굽힘

치료사는 한 손으로 환자의 종아리 먼쪽을 잡는다.
다른 손으로는 넙다리뼈 먼쪽을 앞쪽에서 고정한다.

환자는 다리를 능동적으로 무릎관절의 굽힘 방향으로 움직이고, 치료사는 다리를 수동적으로 끝까지 움직인다. 그 다음, 시작 자세로부터 수동적으로 굽힘을 통해 전체 운동범위로 움직인다.

끝느낌은 부드럽게 유연한데, 그 이유는 넙다리뼈와 종아리의 근육들이 운동을 제한하기 때문이다.

임상: 관절주머니패턴에서 굽힘은 폄보다 명백히 더 제한된다 (4:1 비율로)

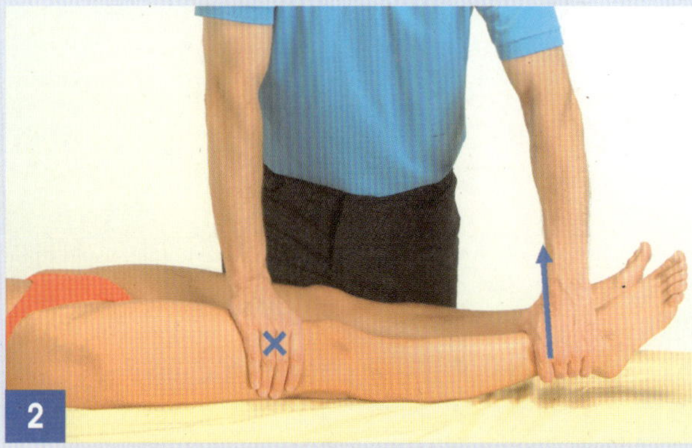

2

폄

치료사는 한 손으로 환자의 종아리 먼쪽을 잡는다.
다른 손으로는 넙다리뼈 먼쪽을 앞쪽에 놓는다.

환자는 다리를 능동적으로 무릎관절 폄 방향으로 움직이고, 치료사는 다리를 수동적으로 끝까지 움직인다.

그 다음, 시작 자세로부터 수동적으로 폄을 통해 전체 운동범위로 움직인다.

주의: 폄은 교정을 목적으로 추가검사될 수 있다.
이때 발생하는 특유의 딱딱한 끝느낌은 최소한의 병리학적 암시가 있더라도 사라진다.

2

무릎관절의 능동-수동 운동검사 (계속)

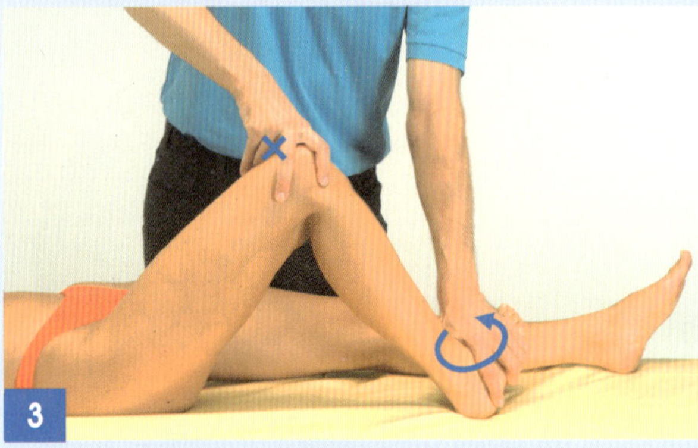

3

안쪽돌림

환자는 무릎을 직각으로 굽힘하고, 뒤꿈치만 바닥에 닿고 발가락을 들어올린다. 이때 위쪽 복사뼈 관절은 뒤쪽 펌 된다. 치료사는 한 손으로 뒤쪽에서 환자의 발을 잡는다. 다른 손으로는 무릎관절을 고정하고 집게손가락으로 관절 사이 간격을 촉진할 수 있다.

환자는 다리를 능동적으로 안쪽돌림 방향으로 움직이고, 치료사는 수동적으로 끝까지 움직인다. 그 다음, 시작 자세로부터 수동적으로 안쪽돌림을 통해 전체 운동범위로 움직인다.

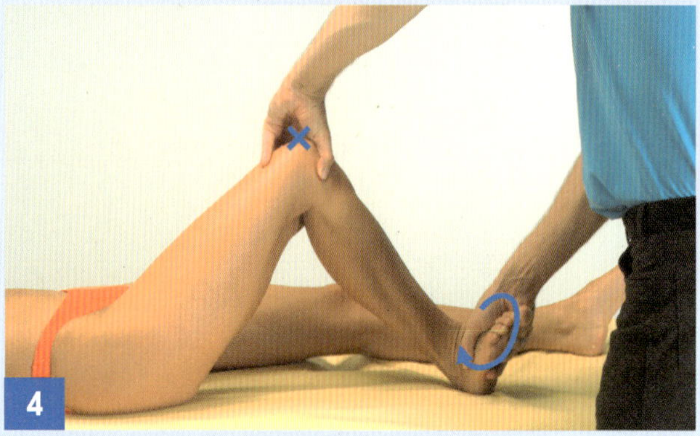

4

가쪽돌림

환자는 무릎을 직각으로 굽힘하고 뒤꿈치만 바닥에 닿고 발가락을 들어올린다. 이때 위쪽 복사뼈관절은 뒤쪽 펌 된다. 치료사는 한 손으로 안쪽에서 환자의 발을 잡는다. 다른 손으로는 무릎관절을 고정하고 집게손가락으로 관절 사이 간격을 촉진할 수 있다.

환자는 다리를 능동적으로 가쪽돌림 방향으로 움직이고, 치료사는 수동적으로 끝까지 움직인다. 그 다음, 시작 자세로부터 수동적으로 가쪽돌림을 통해 전체 운동범위로 움직인다.

무릎관절의 직선 운동검사

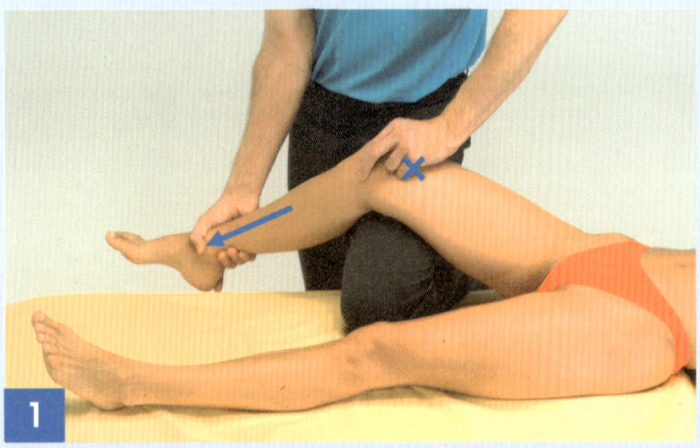

1

견인/압박

환자의 무릎관절을 풀림자세로 배치한다 (약 25° 굽힘 상태에서). 치료사는 넙다리뼈 먼쪽을 앞쪽에서 고정하며 동시에 한 손의 집게손가락으로는 안쪽 관절 사이 간격을 촉진한다.

치료사의 다른 한 손은 종아리를 잡고 종아리를 신장하는 방향으로 견인동작을 수행한다.

압박 시에도 치료사의 손은 동일한 위치에 있고 치료사는 넙다리정강관절 안으로 축압력을 가한다.

주의: 견인 시에는 무릎관절주머니보다는 십자인대가 당겨지게 된다.

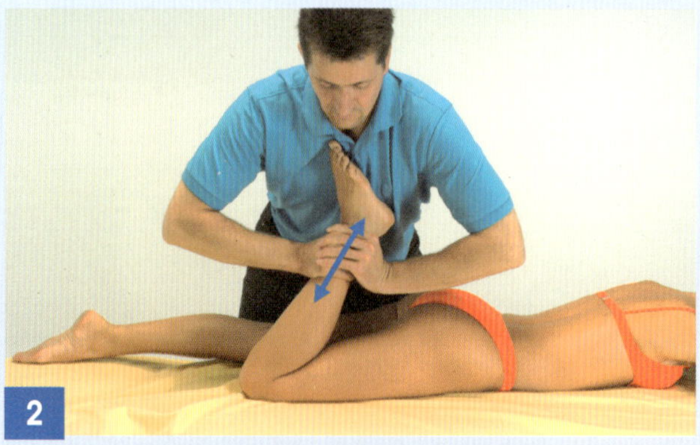

2

자극이 가해지는 엎드린 자세에서 견인/압박

치료사는 양손으로 환자의 종아리 먼쪽을 잡는다. 치료사는 무릎관절을 증상을 야기하는 자세로 움직인다.

이 자세에서 치료사는 종아리를 신장하는 방향으로 견인/압박을 시행한다.

주의: 견인 시 치료사는 환자의 넙다리뼈를 벨트나 자신의 다리를 굽혀서 고정할 수 있다.

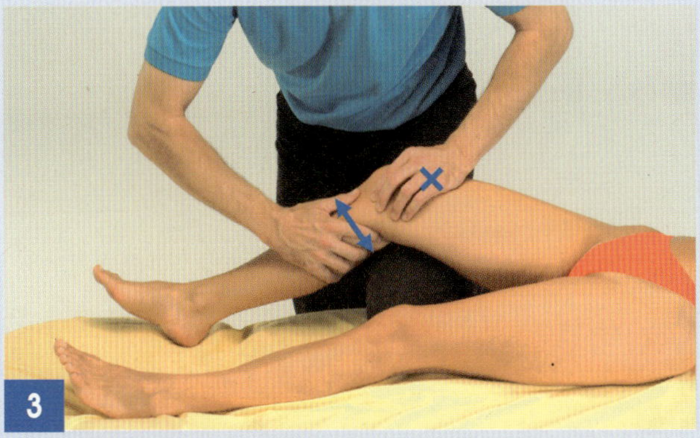

앞쪽 활주/뒤쪽 활주 (안쪽)

환자의 무릎관절을 풀림자세로 배치한다 (약 25° 굽힘 상태에서). 치료사는 넙다리뼈 먼쪽을 앞쪽에서 고정하는 동시에 한 손의 집게손가락으로는 안쪽 관절 사이 간격을 촉진한다.

치료사의 다른 한 손은 안쪽정강뼈골두를 평평하게 감싸고 전면과 후면으로 활주하는 동작을 시행한다.

주의: 안쪽무릎관절부위에서는 생리학적으로 후면에서보다 활주하는 동작이 덜하게 나타난다.

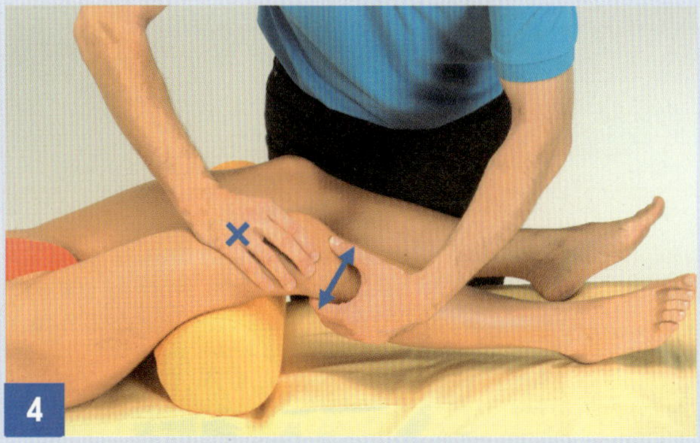

앞쪽 활주/뒤쪽 활주 (옆쪽)

환자의 무릎관절을 풀림자세로 배치한다 (약 25° 굽힘 상태에서). 치료사는 넙다리뼈 먼쪽을 앞쪽에서 고정하는 동시에 한 손의 집게손가락으로는 옆쪽 관절 사이 간격을 촉진한다.

치료사의 다른 한 손은 가쪽정강뼈머리를 평평하게 감싸고 전면과 후면으로 활주하는 동작을 시행한다.

임상: 안쪽이나 가쪽에서 나타나는 활주 저해나 염발음은 주로 반달판 질환을 암시한다.

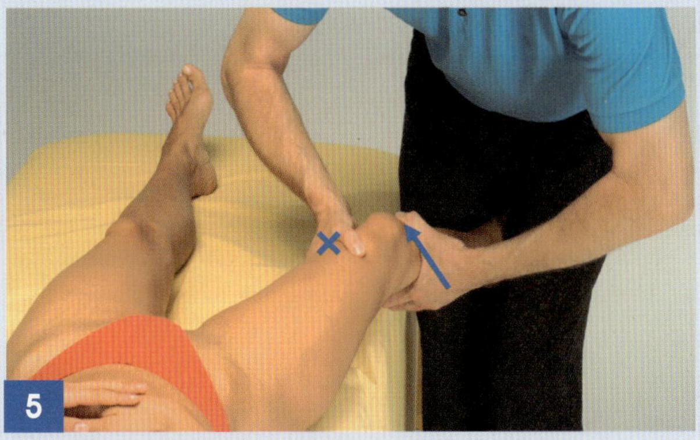

안쪽 활주

환자의 무릎관절을 풀림자세로 배치한다 (약 25° 굽힘 상태에서). 치료사는 넙다리뼈 먼쪽을 안쪽에서 고정한다.

치료사의 다른 한 손은 종아리 먼쪽을 잡고 이를 바깥쪽에서 안쪽으로 움직인다.

주의: 치료사는 가동성을 검토하기 위해 추가적으로 손가락으로 관절 사이 간격을 촉진할 수도 있다.

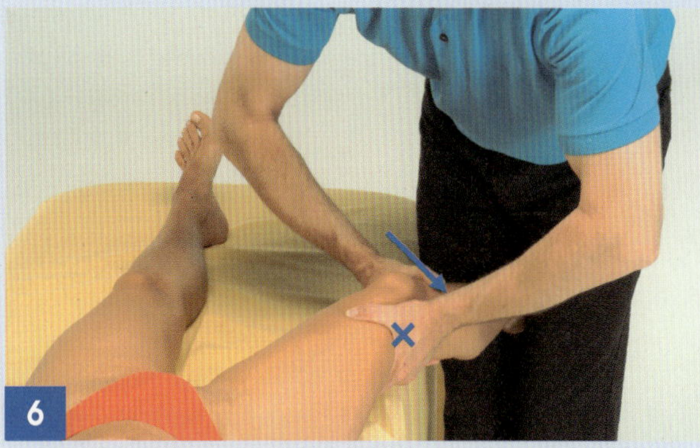

옆쪽 활주

환자의 무릎관절을 풀림자세로 배치한다 (약 25° 굽힘 상태에서). 치료사는 넙다리뼈 먼쪽을 옆쪽에서 고정한다.

치료사의 다른 한 손은 종아리 먼쪽을 잡고 이를 안쪽에서 바깥쪽으로 움직인다.

주의: 안쪽에서 바깥쪽으로 활주하는 것은 주로 굽힘이나 폄이 매우 제한되었을 때에만 해당된다.

무릎관절의 직선 운동검사

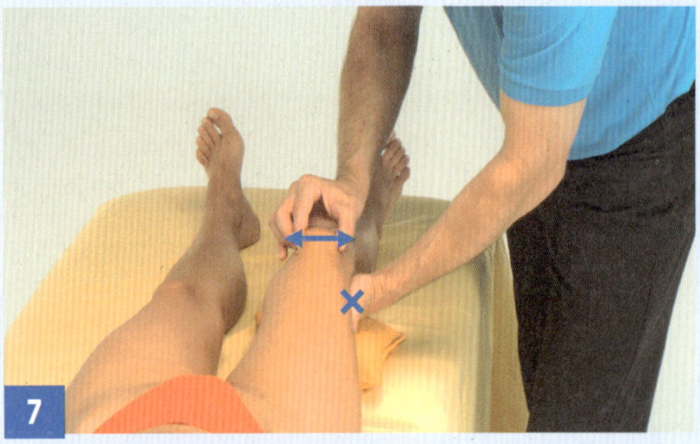
7

무릎넙다리관절의 가쪽 활주/안쪽 활주

환자의 무릎관절을 풀림자세로 배치한다 (약 25˚ 굽힘 상태에서). 치료사는 넙다리뼈 먼쪽을 오금으로부터 고정한다.

치료사는 다른 손의 엄지와 집게손가락으로 무릎뼈를 잡고 바깥쪽과 안쪽으로 활주한다.

주의: 무릎뼈를 안쪽으로 움직일 때는 무릎뼈의 측면과 이에 해당하는 넙다리뼈 관절면에 압박이 가해질 수 있다.

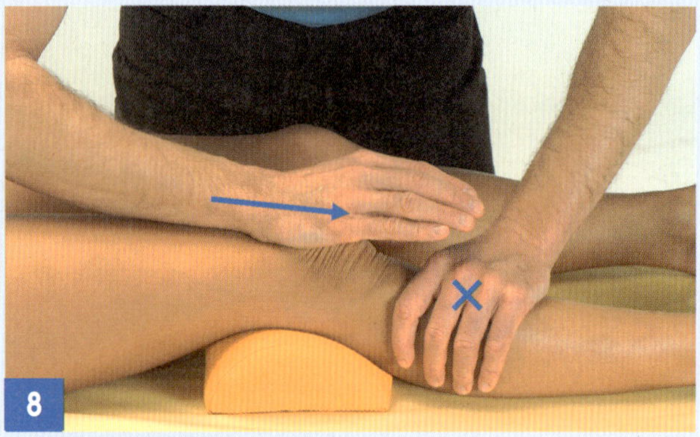
8

무릎넙다리관절의 등쪽 활주

환자의 무릎관절을 풀림자세로 배치한다 (약 25˚ 굽힘 상태에서). 무릎관절 아래에 지지띠를 받치거나 치료사가 한 손으로 넙다리뼈 먼쪽을 오금에서 고정한다.

손가락두덩부위를 이용하여, 또는 엄지와 집게손가락을 벌린 상태에서 치료사는 무릎넙다리관절 안에 있는 무릎뼈를 등쪽으로 움직인다.

주의: 모든 활주하는 동작은 증상을 야기하는 자세에서도 시행 즉, 반복되어야 한다.

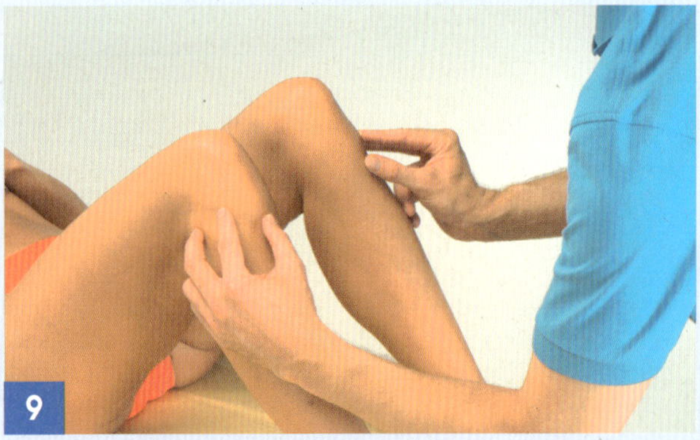
9

정강종아리관절 먼쪽의 자세검사

환자는 무릎을 직각으로 굽힌다.

치료사는 엄지로 양쪽 정강뼈융기를, 집게손가락으로는 양쪽 정강뼈결절을 가운데손가락은 종아리뼈머리 (Fibulaspitze)를 촉진한다. 이때 종아리뼈와 정강뼈결절 사이의 간격이 평가된다.

임상: 발에 외상성 안굽이 있을 경우에는 정강종아리관절 먼쪽이 계속적으로 움직일 수 있다. 이는 종아리뼈머리가 등쪽으로 잘못 자리잡을 수 있다.

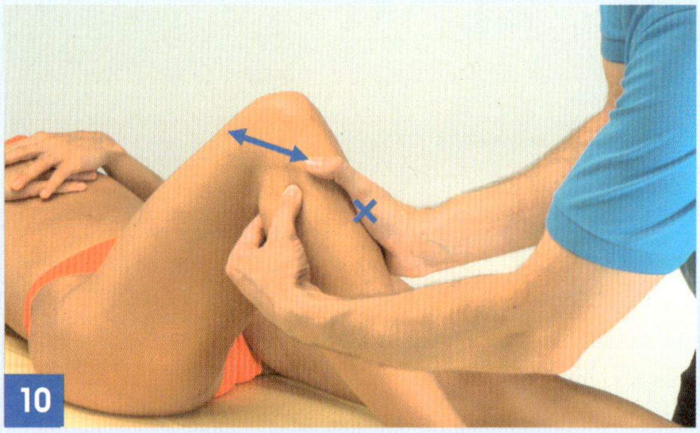
10

정강종아리관절 먼쪽의 활주

환자는 무릎을 직각으로 굽힌다. 치료사는 한 손으로 정강뼈머리 먼쪽을 고정한다.

다른 손의 엄지와 집게손가락으로 종아리뼈머리를 잡고 앞쪽-옆쪽과 뒤쪽-안쪽으로 활주를 시행한다.

경고: 온종아리신경은 종아리뼈머리 바로 뒤를 지나간다. 이 신경을 자극하지 않기 위해서는 너무 강하게 압박하지 말아야 한다.

무릎관절 저항검사

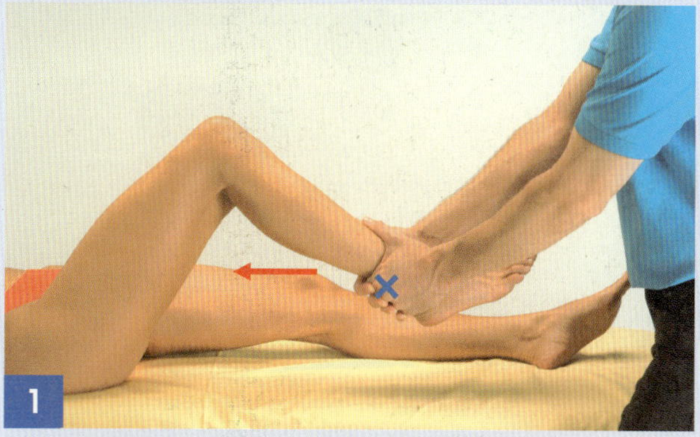

굽힘 저항검사

환자는 무릎관절을 가볍게 굽힌다(약 30°). 치료사는 양손으로 종아리 먼쪽을 잡는다.

환자는 치료사의 저항에 반대하여 무릎관절굽힘 방향으로 등척성 수축을 시행한다.

주의: 이 검사는 수축성 구조물, 넙다리두갈래근, 넙다리빗근, 반힘줄모양근, 근막의 힘줄과 부착점을 검사한다.

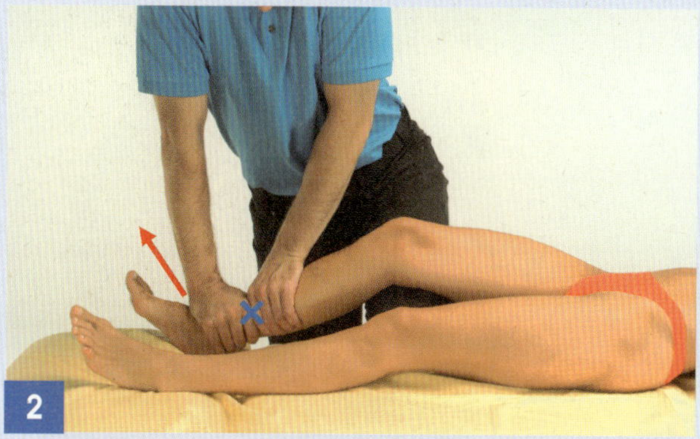

폄 저항검사

치료사는 환자의 가볍게 굽힘된 무릎관절 아래에 자신의 넙다리뼈를 받친다. 양손으로는 종아리 먼쪽을 고정한다.

환자는 치료사의 저항에 반대하여 무릎관절폄 방향으로 등척성 수축을 시행한다.

주의: 이 검사는 수축성 구조물, 넙다리네갈래근의 힘줄과 부착점을 검사하며 이로써 무릎뼈지대 역시 검사하게 된다. 저항검사가 0~20° 사이의 무릎관절굽힘 상태에서 시행되면 오히려 엉덩정강인대가 검사된다.

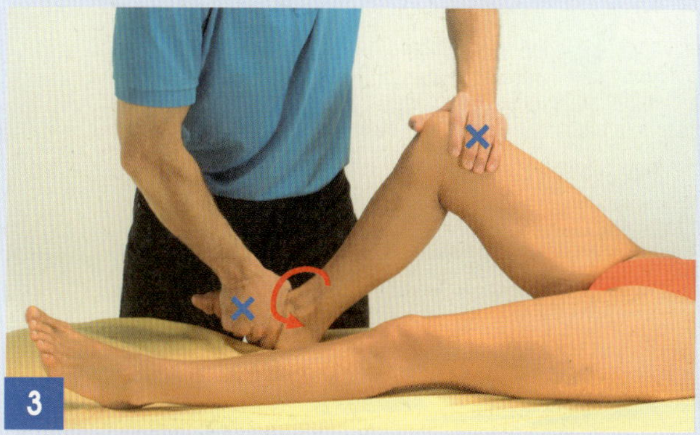

안쪽돌림 저항검사

환자는 무릎을 직각으로 굽힘하고 뒤꿈치만 바닥에 닿고 발가락을 들어올린다. 이때 위쪽 복사뼈관절은 뒤쪽폄한다. 치료사는 한 손으로 안쪽에서 환자의 발을 잡는다.

다른 손으로는 앞쪽에서 넙다리뼈 먼쪽을 고정한다. 환자는 다리를 능동적으로 무릎관절안쪽돌림 방향으로 움직인다.

주의: 이 검사는 수축성 구조물, 반힘줄모양근, 반막모양근, 넙다리빗근, 오금근의 힘줄과 부착점을 검사한다.

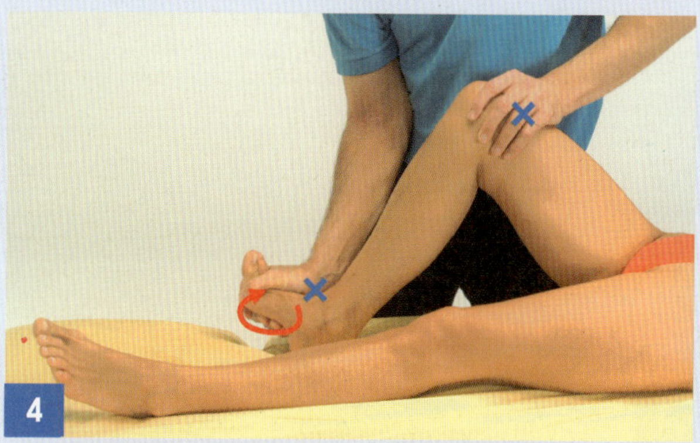

가쪽돌림 저항검사

환자는 무릎을 직각으로 굽힘하고, 뒤꿈치만 바닥에 닿고 발가락을 들어올린다. 이때 위쪽 복사뼈관절은 뒤쪽 폄한다. 치료사는 한 손으로 옆쪽에서 환자의 발을 잡는다.

다른 손으로는 앞쪽에서 넙다리뼈 먼쪽을 고정한다. 환자는 다리를 능동적으로 무릎관절 가쪽돌림 방향으로 움직인다.

주의: 이 검사는 수축성 구조물, 넙다리두갈래근과 엉덩정강인대의 힘줄과 부착점을 검사한다.

2

추가검사-무릎넙다리관절 자극검사

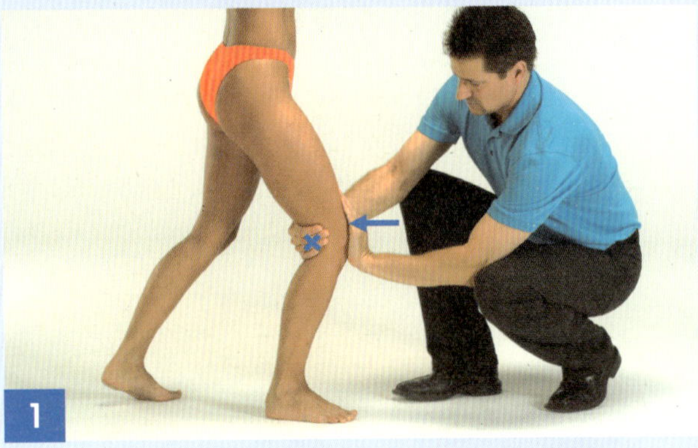
1

가벼운 굽힘 상태에서 무릎뼈 압박

환자는 한쪽 다리에만 체중을 싣고 증상을 야기하는 자세가 될 때까지 무릎관절을 굽힘시킨다.

치료사는 한 손으로 뒤쪽에서 오금을 잡는 동시에 다른 손으로는 무릎뼈에 압박을 가한다.

주의: 치료사는 무릎뼈의 측면을 자세히 검사하기 위해 추가적으로 안쪽, 또는 가쪽 무릎뼈면에 압박을 더 가할 수 있다.

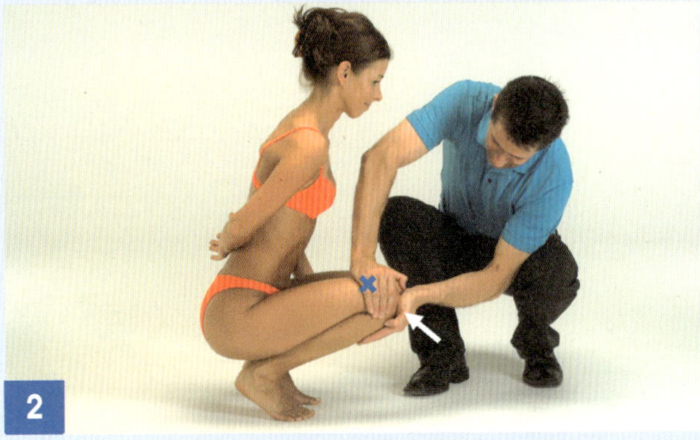
2

최대 굽힘 상태에서 무릎뼈 압박

환자는 쭈그리고 앉아서 무릎관절이 증상을 야기하는 자세가 될 때까지 굽힘시킨다.

치료사는 한 손으로 앞쪽에서 넙다리뼈 먼쪽을 잡고 동시에 다른 손으로는 무릎뼈에 압박을 가한다.

주의: 무릎뼈압박이 증상을 야기하는 자세는 치료할 때 시작 자세로서 간헐적으로 압박치료에 이용될 수 있다.

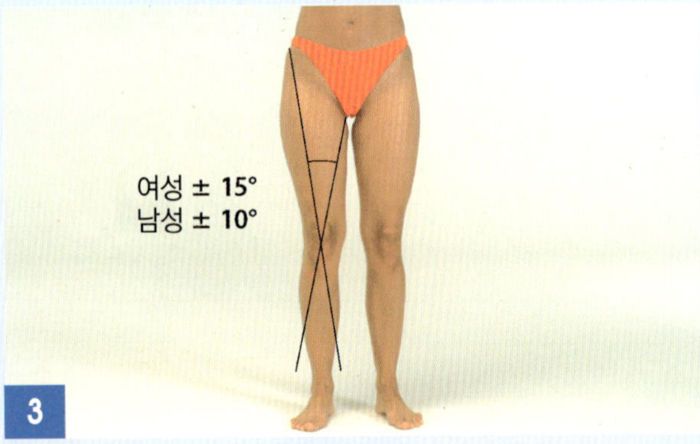

3

Q각

환자는 대칭적으로 양발을 딛고 서있다.

치료사는 가상의 선 두 개를 서로 연결한다. 첫 번째 선은 SIAS에서 무릎뼈 꼭지 (Patellaspitze)까지 이어진다. 두 번째 선은 무릎뼈 꼭지 (Patellaspitze)에서 정강뼈융기까지 이어진다. 위를 향하는 각도는 남성의 경우 보통 약 10°, 여성의 경우 보통 약 15° 이다.

임상: 뒤쪽으로 습관성 무릎뼈 탈구가 있을 경우, 넙다리갈래근 각도는 주로 커진다.

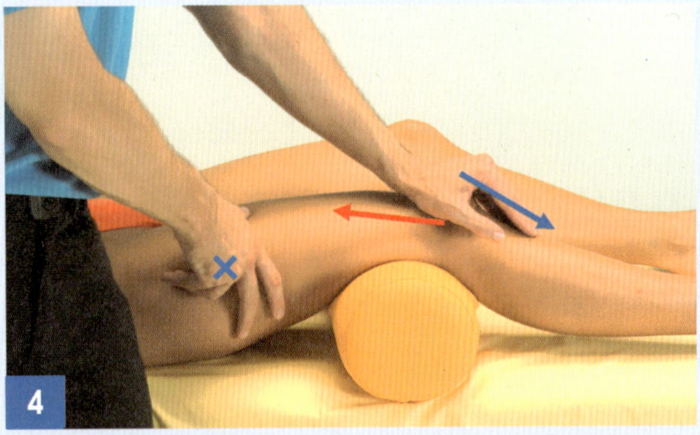
4

Zohler 징후

환자의 무릎관절을 원형쿠션이나 치료사의 넙다리뼈 위에 살짝 굽힘된 상태로 배치한다.

치료사는 손가락두덩(지문부위) 이용하여 머리쪽으로 무릎넙다리관절에 압박을 가한다. 환자는 이 압박에 반대하여 넙다리네갈래근에 저항하려고 한다.

주의: 이 검사를 무릎폄 상태에서 시행되면 항상 통증이 동반되며 그렇기 때문에 평가를 하기에 적합하지 않다.

추가검사-불안정성 검사

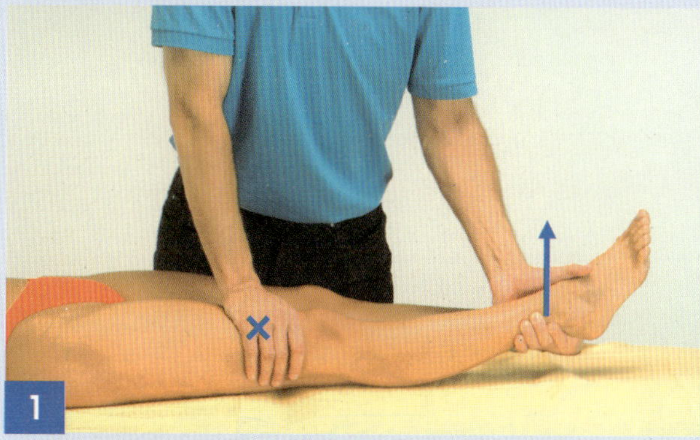

1

젖힘 검사

치료사는 무릎관절을 최대폄상태로 움직인다.

양측검사에서 뚜렷한 차이가 나타난다면 이는 무릎관절의 뒤쪽 관절주머니벽의 과운동성을 암시할 수 있다. 게다가 앞십자인대의 파열/부분파열을 의심해볼 수도 있다.

주의: 양쪽 무릎관절의 젖힘 상태(젖힘 무릎)은 체질 상의 과운동성을 암시한다. 이 경우에는 다른 관절도 아교질적 상태 (kollagener Status)에 대해 검토해야 할 것이다.

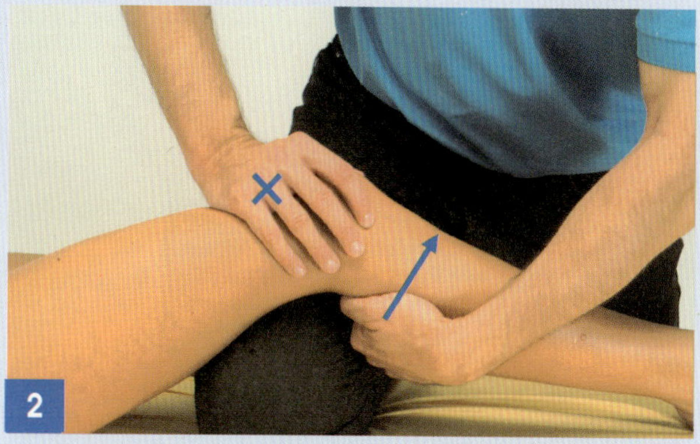

2

Lachmann 검사

환자는 무릎을 약간 (약 20°) 굽힘시킨다. 치료사는 한 손으로 앞쪽에서 환자의 넙다리뼈 먼쪽을 고정하는 동시에 다른 손으로는 정강뼈머리를 뒤쪽에서 움켜주고 앞쪽으로 움직인다. 양쪽을 비교했을 때 차이가 나타나면 앞십자인대의 파열/부분파열을 암시한다.

주의: 뒤십자인대가 파열된 경우에 정강뼈머리는 이미 뒤쪽에 위치할 수도 있으며 이는 검사를 시행했을 때 양성인 앞쪽 전위로 잘못 나타날 수 있다.

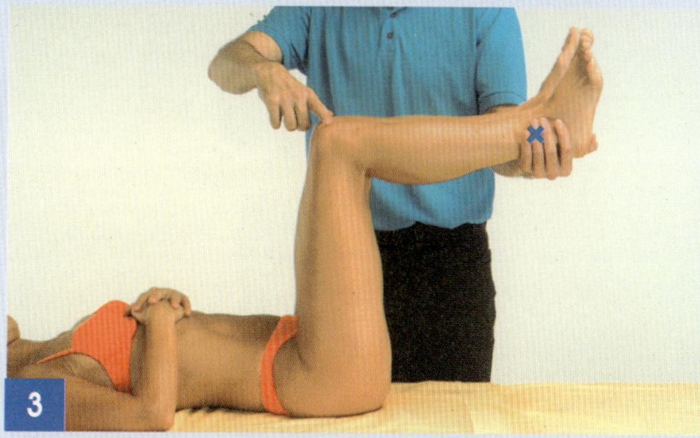

3

중력 징후 검사

환자는 엉덩관절과 무릎을 각각 직각으로 굽힘한다. 치료사는 자신의 아래팔로 환자의 종아리 먼쪽을 받친다.

치료사는 정강뼈 고평부가 해당 면에서 뒤쪽으로 가라앉는지를 관찰 즉, 촉진한다. 양쪽에서 차이가 있다면 이는 뒤십자인대의 파열을 암시한다.

주의: 넙다리네갈래근을 활성화시킴으로써 정강뼈 고평부가 뒤쪽으로 가라앉는 것을 방지하고, 이로써 잘못된 부정적 결과를 도출시킬 수 있다.

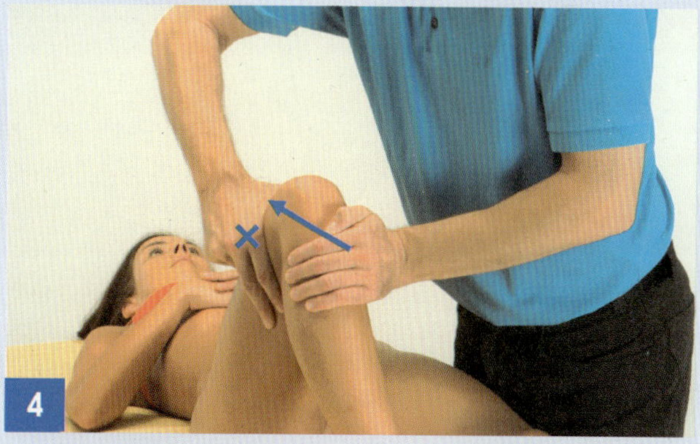

4

뒤가쪽 전위

환자는 무릎을 직각으로 굽힘시킨다. 치료사는 한 손으로 넙다리뼈 먼쪽을 옆쪽에서 고정한다. 다른 손으로는 안쪽 정강뼈 고평부 위로 뒤가쪽 방향의 압박을 가한다. 가동성이 커졌다면 뒤십자인대 파열을 의심해볼 수 있다.

주의: 뒤가쪽 전위는 뒤십자인대를 따라간다.

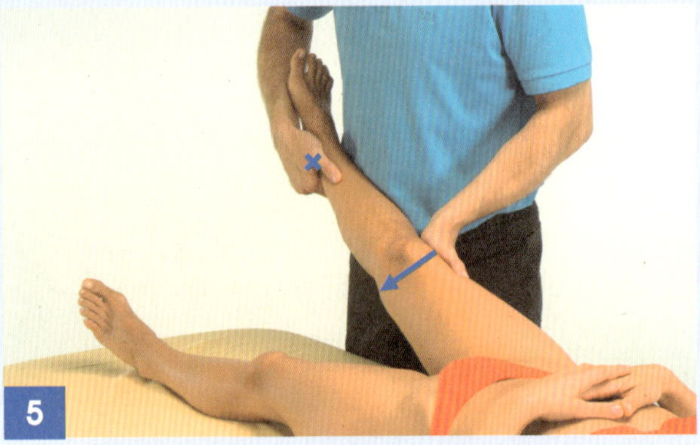

폄 상태에서의 밖굽이 스트레스

환자의 무릎관절을 폄 한다. 치료사는 한 손으로 안쪽에서 종아리 먼쪽을 고정하는 동시에 다른 손으로는 평평하게 옆쪽에서 무릎관절 간격에 얹는다.

치료사는 종아리에 놓인 손으로 옆쪽 방향의 압박을 가한다. 이와 동시에 다른 손으로는 옆쪽 관절 사이 간격에 밖굽이압박을 가한다.

주의: 폄 상태에서의 밖굽이 스트레스 (그림 없음)는 뒤가쪽 관절주머니를 검사한다.

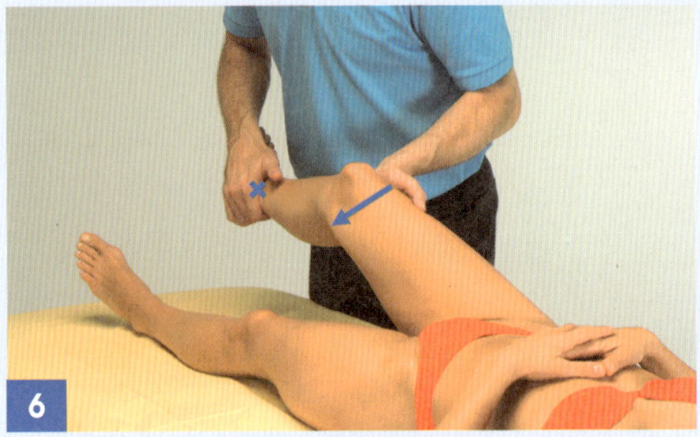

굽힘 상태에서의 밖굽이 스트레스

환자의 무릎관절을 살짝 굽힘한다. 치료사는 한 손으로 안쪽에서 종아리 먼쪽을 고정하는 동시에 다른 손으로는 평평하게 옆쪽에서 무릎관절 간격에 얹는다.

치료사는 종아리에 놓인 손으로 옆쪽 방향의 압박을 가한다. 그와 동시에 다른 손으로는 옆쪽 관절 사이 간격에 밖굽이압박을 이때 특히 곁인대가 검사된다.

주의: 굽힘 상태에서의 밖굽이 스트레스 (그림 없음)는 곁인대를 검사한다.

추가검사-반달판검사

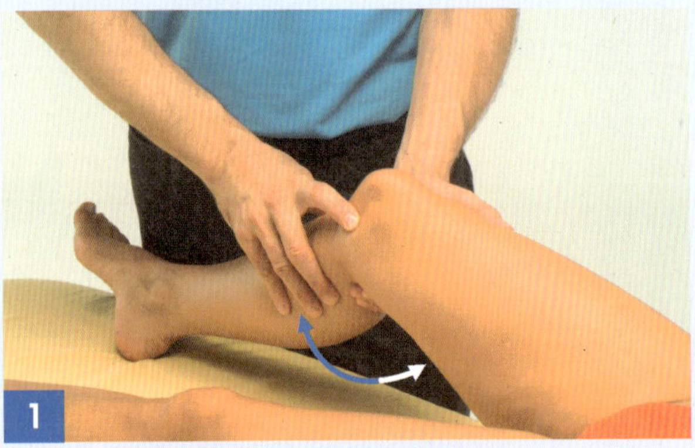

Steinmann II 검사

치료사는 자신의 집게손가락으로 안쪽 (또는 양쪽) 무릎관절 간격에 압박을 가한다. 이로써 환자가 통증을 느낀다면 치료사는 압박을 유지하면서 동시에 무릎관절을 점점 더 굽힘시킨다. 통증이 완화되거나 아예 사라지면 검사는 양성이다. 이는 굽힘을 할 때 정강뼈 위의 반달판이 뒤로 움직인다는 의미이기 때문에 반달판 질환을 암시한다.

주의: 이 검사는 폄 방향으로의 굽힘자세에서도 시행될 수 있다.

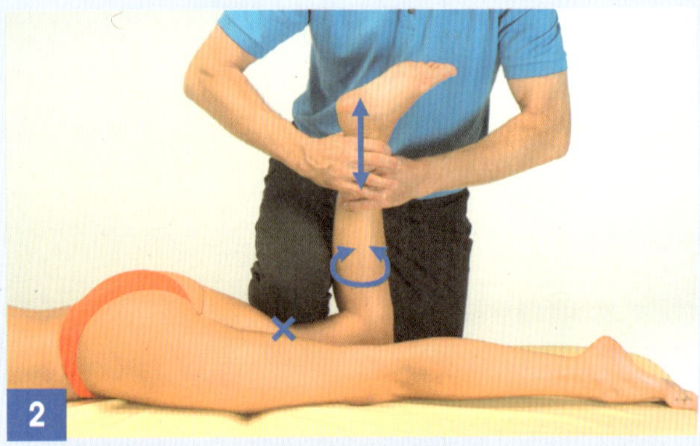

Apley 검사

치료사는 환자의 무릎을 직각으로 굽힘한다. 치료사는 양손으로 환자의 종아리 먼쪽을 잡는 동시에 자신의 다리로 환자의 넙다리뼈를 치료대 위에 고정한다.

치료사는 종아리를 신장하는 방향으로 견인을 수행하면서 동시에 종아리를 안쪽과 바깥쪽으로 돌림시킨다. 이와 동일하게 축압력을 가하면서 치료사가 안쪽돌림과 가쪽돌림을 시행할 수 있다.

주의: 결과가 양성인 경우에는 곁인대나 반달정강뼈인대의 문제를 암시할 수도 있다.

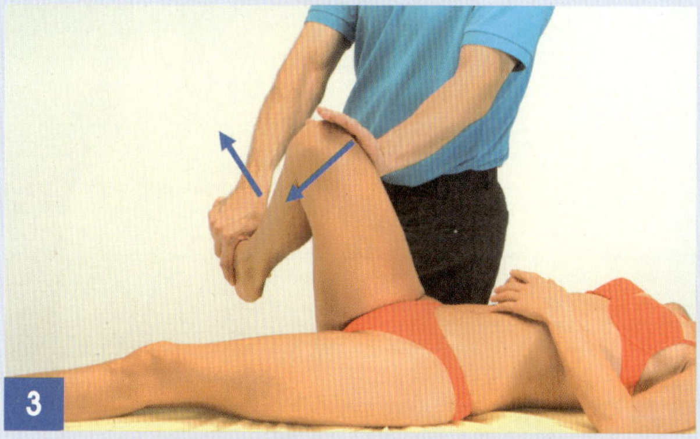

3

Mc Murray 검사, ASTE (검사 1의 수정)

환자의 무릎을 직각으로 굽힌다. 치료사는 한 손으로 환자의 종아리 먼쪽 즉, 발을 잡고 무릎관절을 최대한 가쪽돌림시킨다.

치료사의 다른 손은 무릎관절의 옆쪽에 위치하며 안쪽으로 압박을 가함으로써 무릎에 밖굽이 스트레스를 가한다.

주의: Mc Murray 검사는 반달판에 매우 큰 부담을 준다. 때문에 이 검사는 민감성이 지극히 낮을 때에만 수행할 수 있다.

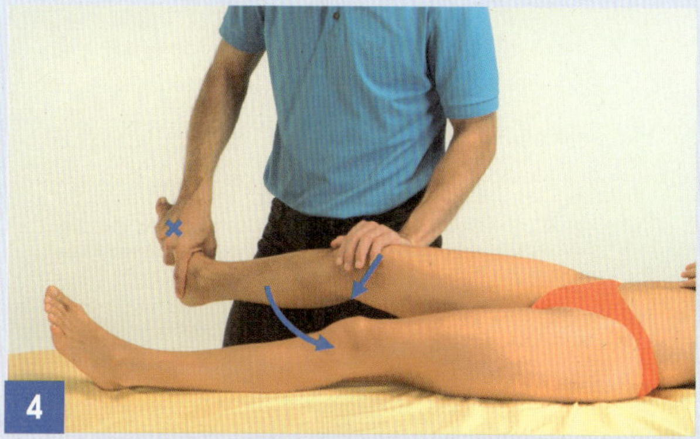

4

Mc Murray 검사, ESTE (검사 1의 수정)

환자의 무릎관절에 밖굽이 스트레스트와 가쪽돌림을 유지하면서 치료사는 무릎을 펴하고 굽힘시켜본다 (그림 없음).

그 다음 치료사는 이와 같은 동작을 안쪽돌림된 무릎으로도 시행한다 (그림 없음).

주의: 폄 할 때 반달판은 앞쪽으로 활주하고, 굽힘 할 때 뒤쪽으로 활주한다.

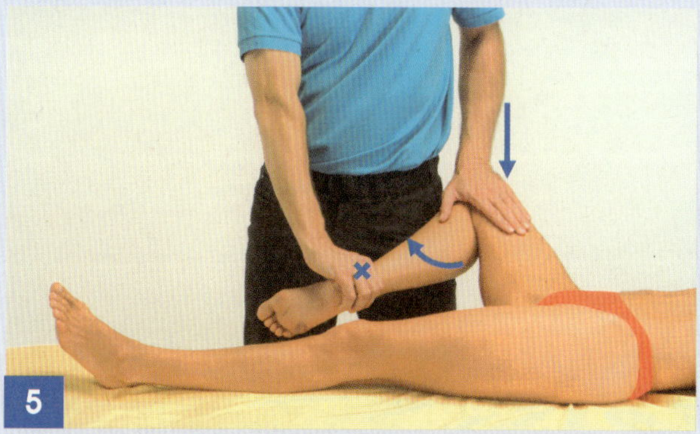

5

Mc Murray 검사, ASTE (검사 2의 수정)

환자의 무릎을 직각으로 굽힌다. 치료사는 한 손으로 환자의 종아리 먼쪽 즉, 발을 잡고 무릎관절을 최대한 가쪽돌림시킨다.

치료사의 다른 손은 무릎관절의 안쪽에 위치하며 바깥쪽으로 압박을 가함으로써 무릎에 안굽이 스트레스를 가한다.

주의: Mc Murray 검사로는 안쪽반달판이 해당되는 가쪽반달판이 해당되는지 즉, 구체적으로 어떤 부위가 해당되는지를 확인할 수 없다.

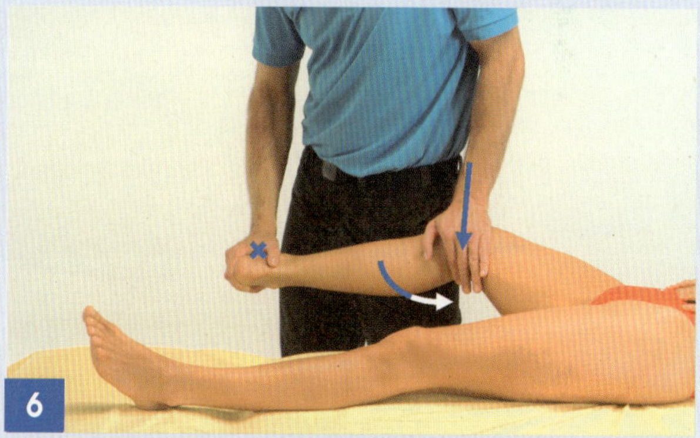

6

Mc Murray 검사, ESTE (검사 2의 수정)

환자의 무릎관절에 안굽이 스트레스트와 가쪽돌림을 유지하면서 치료사는 무릎을 폄하고 굽힘한다 (그림 없음).

그 다음 치료사는 이와 같은 동작을 안쪽돌림된 무릎으로도 시행한다 (그림 없음).

주의: 가쪽돌림 할 때 안쪽반달판은 뒤쪽으로 활주하고 가쪽반달판은 앞쪽으로 활주한다 (안쪽돌림 할 때는 반대이다).

추가검사-추벽 검사

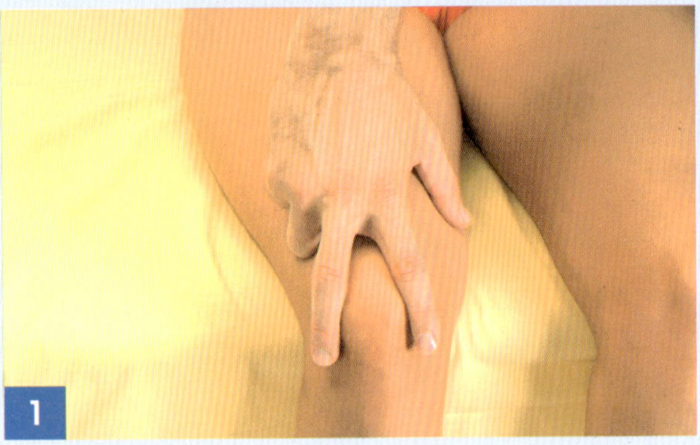

Sutter에 따른 검사, ASTE

환자는 앉아서 무릎을 직각으로 굽힌다. 치료사는 손가락 두 개로 무릎뼈를 감싸서 손가락을 무릎뼈의 안쪽과 바깥쪽에 접촉시킨다. 이에 대한 대안으로는 무릎뼈의 중간선에 손가락 하나만 올려놓을 수 있다.

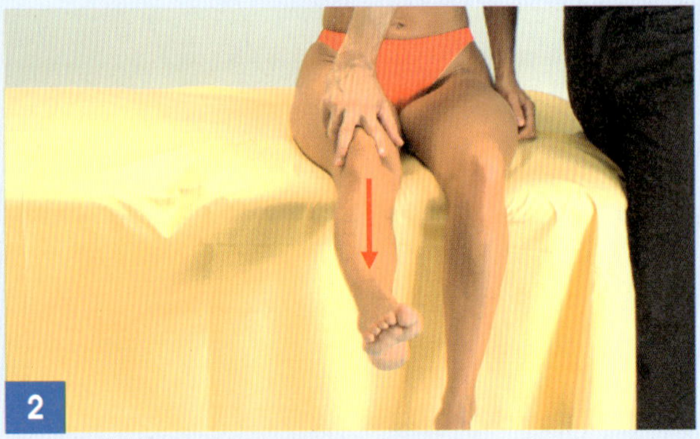

Sutter에 따른 검사, ESTE

환자는 무릎을 폄시키고 치료사는 무릎뼈가 안쪽이나 바깥쪽으로 회피하는지 즉, 기울어지는지를 촉진한다. 무릎이 30°~60° 사이의 폄 상태에서 무릎뼈가 바깥쪽으로 기울어지면 (일명 '무릎뼈 경사') 이는 섬유화된 안쪽무릎뼈주름에 의해 야기된 것일 수도 있다.

추가검사-특수 촉진

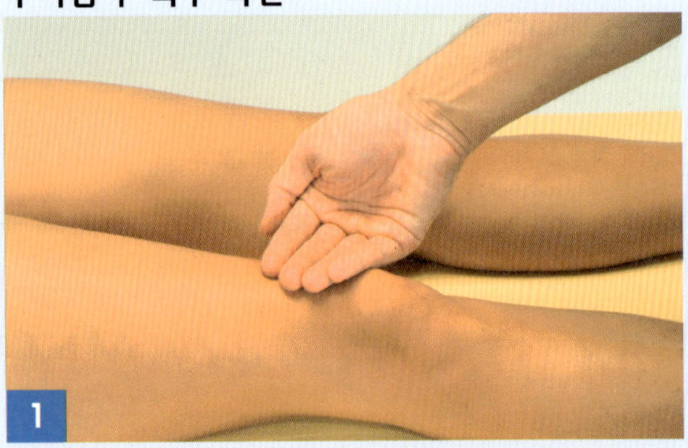

온도

치료사는 손등 (손가락 등쪽) 무릎관절의 온도를 촉진한다. 무릎관절이 전반적으로 온도가 높거나 부어 있다면 이는 관절주머니에 염증을 암시할 수 있다. 국지적으로 온도가 높을 시에는 예컨대, 윤활주머니염을 암시하는 것일 수 있다.

이는 무릎 앞쪽에 대해 앞무릎피부밑 윤활주머니염과 무릎뼈하 표피 윤활주머니염을 암시한다. 무릎 안쪽에 대해서는 얕은 거위족 윤활주머니염을 암시한다.

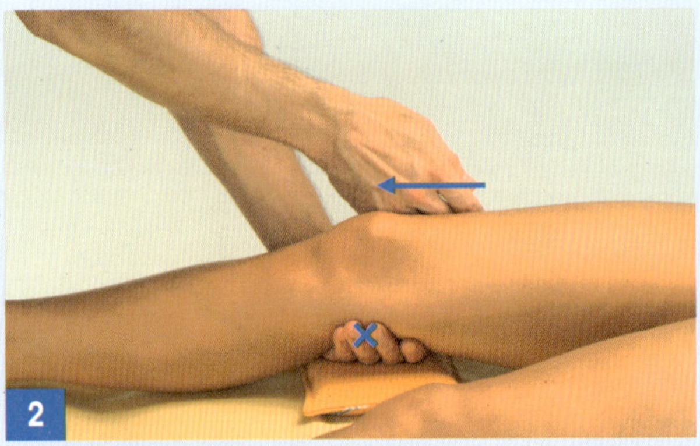

최소 삼출(Mini-Erguss)

치료사는 한 손이나 모래주머니로 오금을 뒤쪽에서 고정한다.

다른 한 손으로는 무릎관절을 안쪽먼쪽에서부터 몸쪽과 가쪽으로 평평하게 펴준다.

그 다음 치료사는 무릎 가쪽을 몸쪽에서 먼쪽 (몸쪽에서 발쪽)까지 평평하게 펴준다. 무릎관절에 최소 삼출 (Mini-Erguss)이 있다면, 무릎 안쪽에 약간의 움직임 (동요)에 있을 것이다.

2. 16 발 검사

2. 16. 1 발 기초 기능검사

문제부위 파악

문제 부위를 파악할 때는 일단 환자가 호소하는 증상들이 발의 구조물에서 직접 야기되는 것인지, 아니면 다른 신체부위 즉, 구조들에서 발 부위로 전이되는지를 파악할 필요가 있다 (연관통). 이때 무엇보다 LWS, 경우에 따라 ISG와 엉덩관절까지 의심해 봐야 한다. 환자가 증상을 야기하는 운동이나 자세를 시연할 수 있다면 치료사는 LWS를 움직여서 환자의 증상이 변하는지를 파악할 수 있다 (◘그림 1, 85쪽, 상단). 이런 과정이 불가능하지만, 병력에 의해 위에 언급된 부위들에 문제가 있다는 사실이 명확하다면, LWS, ISG, 엉덩관절 등에 대한 짧은 선별검사 절차 (즉, 빠른 검사)를 시행하여 진단을 내릴 수도 있다.

말초신경 역시 발의 국지적인 부위에 직접 닿지 않더라도 해당 부위에 영향을 끼치고 발 통증의 근원이 될 수 있다.

안쪽 발뒷부분은 두덩신경(분절 L2~L4)에 의해, 옆쪽 발부위는 장딴지신경(정강신경과 종아리신경의 일부, 분절 L4~S2)에 의해 영향을 받는다. 발등에서 발가락까지는 온종아리신경(분절 L4~S2)에 의해, 발바닥부위는 정강신경(분절 L4~S3)에 의해 영향을 받는다. 때문에 신경계의 긴장이 증대한 상태에서 통증이 나타나는 자세나 운동들을 반복하여 신경계 관여 여부에 대한 가설을 확인하거나 반박할 수 있다.

발이 증상의 근원으로 밝혀졌다면 치료사는 국지적인 기법을 이용하여 발 복합체 내 감별을 하기 위한 진단을 시작할 수 있다. (◘그림 2, 85쪽, 상단)이어서 다음과 같이 구성된 전체 기능검사가 시행된다:

- **위쪽 복사뼈관절(OSG)의 능동-수동 운동검사**
  - 발등굽힘 (3단계)
    - 무릎관절 폄 상태에서의 발등굽힘 (◘그림 1, 85쪽, 하단)
    - 무릎관절 굽힘 상태에서의 발등굽힘 (◘그림 2, 85쪽, 하단)
    - 굽힘된 무릎과 능동적인 발가락 폄에서 수동적으로 (그림 없음, 치료사는 능동적으로 발가락을 폄할 때 관절이 정상적으로 움직이면, 발등굽힘 방향으로 운동이 최소한으로 나타남을 관찰할 수 있다).
  - 발바닥굽힘 (◘그림 3, 86쪽, 상단)
- **위쪽복사뼈관절(OSG)의 직선 운동검사**
  - 견인/압박 (◘그림 1, 86쪽)
  - 앞쪽으로 활주 (◘그림 2, 86쪽)
  - 뒤쪽으로 활주 (◘그림 3, 86쪽)
- **아래쪽복사뼈관절(USG)의 능동-수동 운동검사**
  - 안쪽번짐 (◘그림 1, 87쪽)
  - 가쪽번짐 (◘그림 2, 87쪽)
- **아래쪽복사뼈관절(USG)의 직선 운동검사**
  - 견인 (◘그림 1, 87쪽)
  - 압박 (◘그림 2, 87쪽)
  - 안쪽 활주 (◘그림 3, 88쪽)
  - 옆쪽 활주 (◘그림 4, 88쪽)
  - 앞쪽 활주 (◘그림 5, 88쪽)
  - 뒤쪽 활주 (◘그림 6, 88쪽)
- **발허리뼈관절의 수동 운동검사**
  - 발등굽힘 (◘그림 1, 89쪽)
  - 발바닥굽힘 (◘그림 2, 89쪽)
  - 뒤침 (◘그림 3, 89쪽)
  - 엎침 (◘그림 4, 89쪽)
  - 모음 (◘그림 5, 90쪽)
  - 벌림 (◘그림 6, 90쪽)
- **발목뼈의 직선 운동검사**
  - 발목뼈의 활주
    - 목말뼈쪽으로 손배뼈를 민다 (◘그림 1, 90쪽)
    - 발배뼈로 쐐기뼈를 민다 (◘그림 2, 90쪽)
    - 안쪽 쐐기뼈쪽으로 1번 발허리뼈를 민다 (◘그림 3, 91쪽)
    - 발허리뼈로 입방뼈를 민다 (◘그림 4, 91쪽)
    - 손배뼈와 가쪽쐐기뼈쪽으로 입방뼈를 민다 (◘그림 5, 91쪽)
    - 입방뼈쪽으로 4번 발허리뼈와 5번 발허리뼈를 민다 (◘그림 6, 91쪽)

— **OSG, USG, MTG의 저항검사**
- 발등굽힘/뒤침/벌림 상태에서 (그림 1, 92쪽)
- 발등굽힘/엎침/벌림 상태에서 (그림 2, 92쪽)
- 발바닥굽힘/뒤침/벌림 상태에서 (그림 3, 92쪽)
- 발바닥굽힘/엎침/벌림 상태에서 (그림 4, 92쪽)

— **OSG, USG, MTG 수동운동 검사**

치료사는 저항검사 때와 똑같은 운동의 조합을 전체 발에 대해 수동적으로 최대로 움직인다. 이로써 이전에 검사되었던 수축성 구조들의 힘줄을 검토한다.
- 발등굽힘/뒤침/벌림 상태에서 (그림 없음)
- 발등굽힘/엎침/벌림 상태에서 (그림 없음)
- 발바닥굽힘/뒤침/벌림 상태에서 (그림 없음)
- 발바닥굽힘/엎침/벌림 상태에서 (그림 없음)

2. 16. 2 발의 추가검사

기초 기능검사 후에는 나타난 결과의 분석이 이어진다 (분석에 대한 도움은 표 3.9, 106쪽 참조). 어떤 경우에는 개별 구조를 명확히 분류할 수가 없거나 개별 결과를 조합할 수가 없다. 물론 여러 종류의 조직들이 해당된 것일 수도 있다.

발부위에는 특히 위쪽복사뼈관절과 아래쪽복사뼈관절의 안정성이 매우 중요하다. 그렇기 때문에 개별 인대를 각각 검사하는 테스트들을 추가검사로 이용한다.
더 나아가 문제부위 파악 단락에서 설명되었듯이
말초신경을 좀 더 세부적으로 검사할 수 있다.

선별된 추가검사

— **앞쪽 전위(Anteriore Schublade)**
- 중립의 시작 자세에서 (그림 1, 93쪽)
- 안쪽돌림 자세: 앞목말종아리인대의 안정성검사 (그림 2, 93쪽)
- 가쪽돌림 자세: 인대결합의 안정성검사 (그림 3, 93쪽)

— **인대결합 검사**
- 앞쪽 활주/뒤쪽 활주 (그림 93쪽)
- 목말뼈의 안쪽 활주/가쪽 활주("흔들림테스트", 복사갈래 내의 OSG, 그림 없음): 이 경우에 치료사는 한 손으로 목말뼈를 잡고, 다른 손으로는 복사갈래를 고정한다. 목말뼈는 빠르고 작은 동작으로 복사갈래 안에서 안쪽과 바깥쪽으로 번갈아가며 움직여진다. 측면비교에서 가동성이 더 커졌다면 인대결합에 병변/불안정성을 의심해 볼 수 있다
- 아래쪽에서 발꿈치를 때려봄 (급성병변, 그림 없음)

— **특수 인대검사**

이 경우에 발은 일단 해당 시작 자세를 취한다. 치료사는 인대가 관통하는 뼈를 가능한 한 최대로 잘 고정한다. 이어서 검사를 시행한다. 이때 검사는 안정성(교정 동작-특히 급성 병변일 경우에)이나 통증 (검사 자세를 더 오래 유지한다 -특히 만성 병변일 경우에)을 검사한다.
- 발바닥굽힘: 안굽이/뒤침/벌림 (전거비인대 검사, 그림 1, 94쪽 상단)
- 발바닥굽힘: 밖굽이/엎침/벌림 (정강발배 인대 검사, 그림 2, 94쪽 상단)
- OSG의 중립 시작 자세: 안굽이/뒤침/벌림 (종강종아리인대 검사, 그림 없음)
- 발등굽힘: 안굽이/뒤침/벌림 (뒤목말종아리 인대 검사, 그림 없음)
- 발바닥굽힘: 밖굽이/엎침/벌림 (앞정강목말인대 검사, 그림 없음)
- OSG의 중립 시작 자세: 밖굽이/엎침/벌림 (정강종아리 인대, 그림 없음)
- 발등굽힘: 밖굽이/엎침/벌림 (뒤정강목말, 그림 없음)

— **신경운동성 검사**
- 장딴지신경 (그림 1, 94쪽 하단)
- 얕은종아리신경/깊은종아리신경 (그림 2, 94쪽 하단)
- 정강신경 (그림 없음): 시작 자세는 전체 발을 발등굽힘과 동시에 엎침한 상태이다.
이 자세를 유지하면서 엉덩관절을 굽히는데,
이때 무릎관절은 펴된 상태를 유지한다.
- 두덩신경(그림 없음): 시작 자세는 엎침 상태와 발등굽힘, 또는 엎침 상태와 발바닥굽힘이다 (복재신경은 안쪽복사의 앞이나 뒤를 지나간다). 무릎을 핀 상태에서 다리는 강화하기 위해 엉덩관절에서 펴되거나 벌림될 수 있다.

2. 17 발 기능검사

문제부위 파악

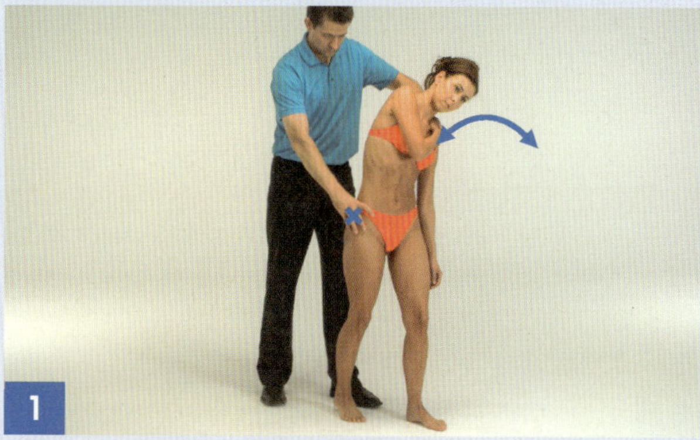

신경/LWS/무릎

자극을 가하는 자세: 오른쪽 다리로 선 자세에서의 감별진단 (DD):

- 신경 감별진단: 증상을 야기하는 자세 (SPP)에서 HWS-굽힘이 이루어진다. 이로써 신경구조들을 배제시킬 수 있다 (그림 없음).
- LWS 감별진단: SPP에서 LWS을 견인하거나 압박하는 운동을 가함으로써 (그림, 왼쪽으로 기울임) LWS가 관여를 하는지 여부를 판단할 수 있다.
- 무릎 감별진단: 종아리를 SPP로 밀어서 무릎관절과 발을 감별할 수 있다 (그림 없음).

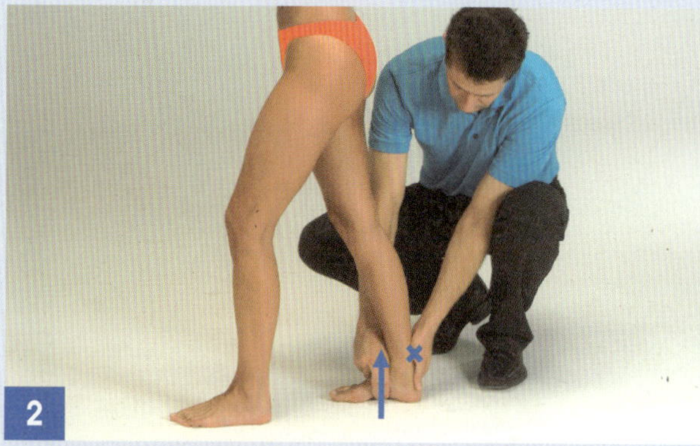

OSG/USG/MG

자극을 가하는 자세: 오른쪽 다리로 선 자세에서의 감별진단(DD)

- DD OSG/USG: SPP에서 치료사는 목말뼈를 잡고 아래쪽으로 견인을, 즉 위쪽으로 압박을 시행한다. 증상이 견인 시에 완화된다면 이는 USG에의 병변을 암시할 수 있다 (그림 없음).
- 발목뼈 감별진단: SPP에서 치료사는 발배뼈를 잡고 뒤쪽으로 움직인다. 이때 증상이 완화되면 이는 목말뼈와 손배뼈 사이에 병변을 암시할 수 있다.

위쪽복사뼈관절의 능동-수동 운동검사

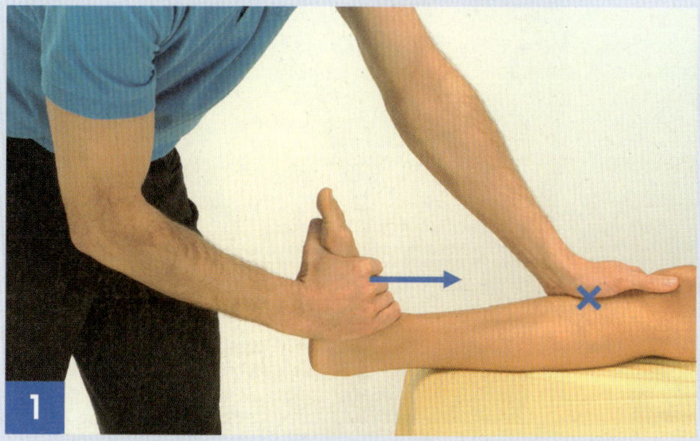

다리를 뻗은 상태에서 발등굽힘

치료사는 발목뼈 먼쪽을 잡는데, 이때 가능한 목발뼈목에 접근이 용이하도록 잡는다.

환자는 발을 능동적으로 발등굽힘 방향으로 움직이고, 치료사는 수동적으로 끝까지 움직인다. 그 다음, 시작 자세로부터 수동적으로 발등굽힘을 통해 전체 운동범위로 움직인다.

주의: OSG에서의 운동은 두갈래인 근육 (장딴지근, 장딴지빗근)에 의해 제한될 수 있다.

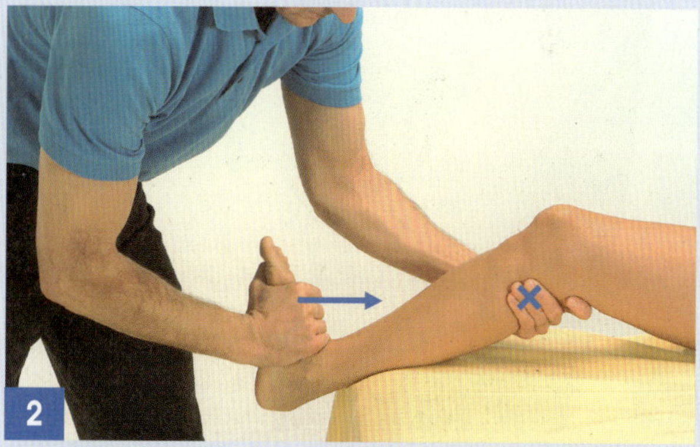

무릎관절 굽힘 상태에서 발등굽힘

치료사는 한 손으로 발목뼈 먼쪽을 잡는데, 이때 가능한 한 목말뼈목에 접근이 용이하도록 잡는다. 다른 손은 오금 뒤에 놓고 무릎관절을 살짝 굽힘시켜 고정한다.

환자는 발을 능동적으로 발등굽힘 방향으로 움직이고, 치료사는 수동적으로 끝까지 움직인다. 그 다음, 시작 자세로부터 수동적으로 발등굽힘을 통해 전체 운동범위로 움직인다.

임상: 수동적인 발등굽힘은 인대결합파열 (앞정강종아리 인대) 시 측면비교에서 커져 있을 수 있다.

2

OSG의 능동-수동 운동검사

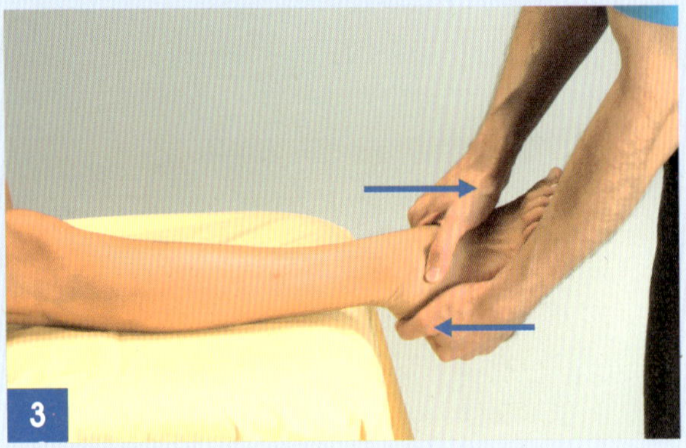

3

발바닥굽힘

치료사는 한손으로 발목뼈 먼쪽을 잡는데, 이때 가능한 한 목말뼈목에 접근이 용이하도록 잡는다. 다른 손은 발꿈치뼈를 뒤에서 잡는다.

환자는 발을 능동적으로 발바닥굽힘 방향으로 움직이며 치료사는 수동적으로 끝까지 움직인다. 그 다음, 시작 자세로부터 수동적으로 발바닥굽힘을 통해 전체 운동범위로 움직인다.

임상: 관절주머니 패턴에서 발바닥굽힘은 발등굽힘보다 뚜렷하게 제한되어 있다.

OSG의 직선 운동검사

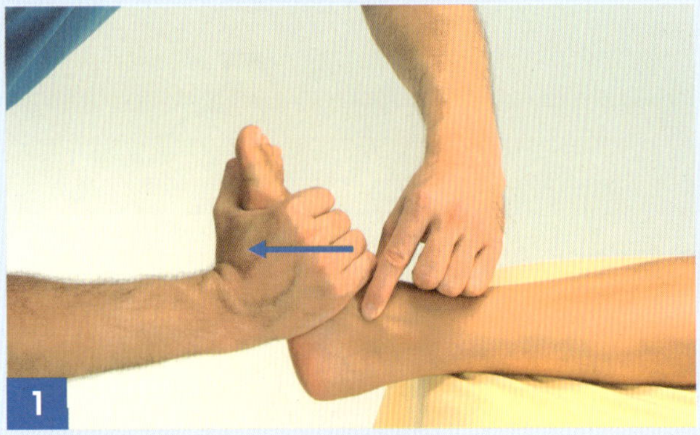

1

견인/압박

환자의 위쪽복사뼈관절을 풀림자세로 배치한다 (약 10° 발바닥쪽 굽힘). 치료사는 한손으로 안쪽에서 목발뼈목을 잡는 동시에 다른 손의 집게손가락으로는 정강뼈와 목말뼈 사이를 촉진한다.

치료사는 종아리를 신장하는 방향으로 견인을 시행한다.

압박 시에 (그림 없음) 치료사는 한 손을 평평하게 펴서 복사갈래를 고정하고, 동시에 다른 손으로는 발꿈치뼈 위에서 위쪽 복사뼈관절을 누른다.

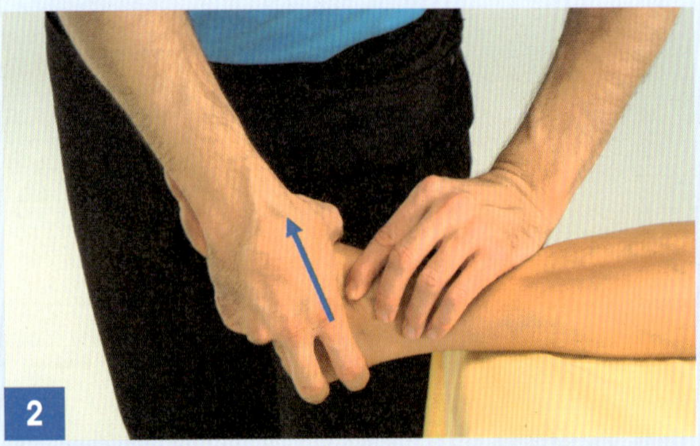

2

앞쪽 활주

환자의 위쪽복사뼈관절을 풀림자세로 배치한다 (약 10° 발바닥굽힘).

치료사는 한 손으로 뒤쪽에서 발꿈치뼈를 잡는 동시에 다른 손의 집게손가락으로는 정강뼈와 목말뼈 사이를 촉진한다.

치료사는 발꿈치뼈를 거쳐 목말뼈를 앞쪽으로 활주한다.

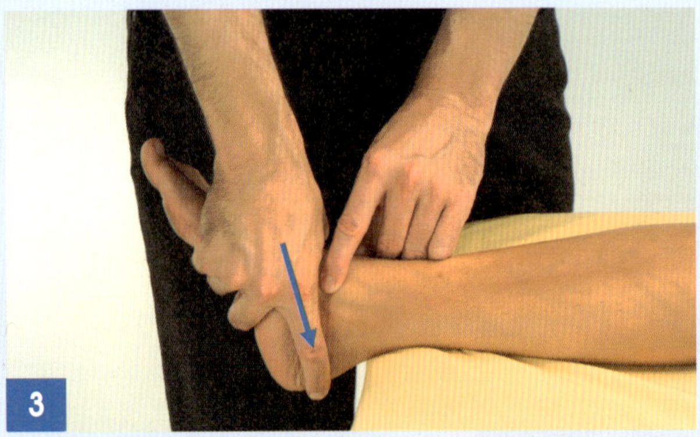

3

뒤쪽 활주

환자의 위쪽복사뼈관절을 풀림자세로 배치한다 (약 10° 발바닥굽힘).

치료사는 한손으로 안쪽에서 목발뼈목을 잡는 동시에 다른 손의 집게손가락으로는 정강뼈와 목말뼈 사이를 촉진한다.

치료사는 목말뼈 위에서 뒤쪽으로 활주하는 동작을 수행한다.

아래쪽복사뼈의 능동-수동 운동검사

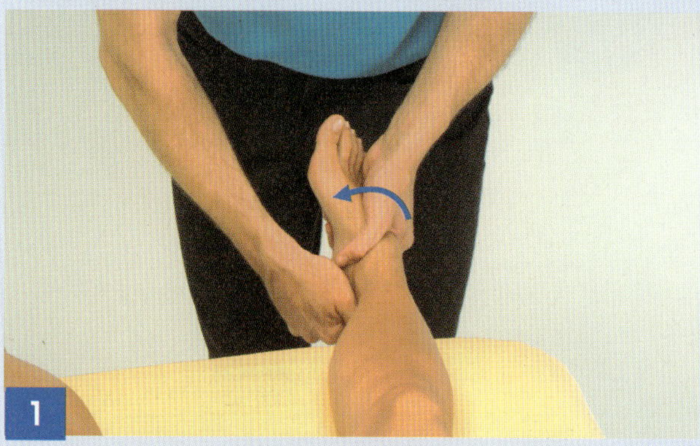

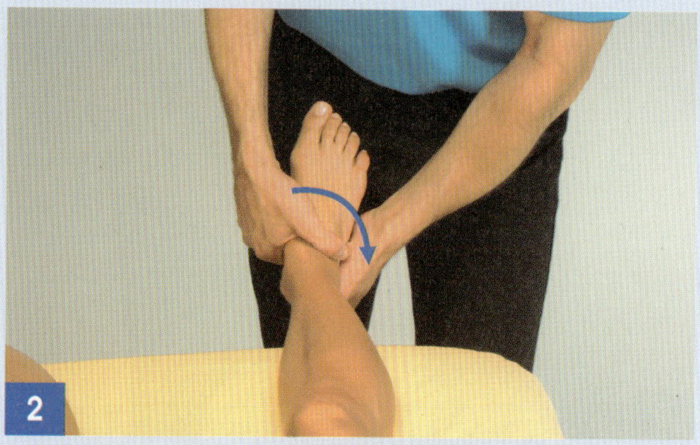

안굽이

치료사는 한손으로 발목뼈와 발허리뼈를 옆쪽에서 잡고 동시에 다른 손으로는 발꿈치뼈를 앞-안쪽에서 잡는다.

환자는 발을 능동적으로 안굽이 방향 (안굽이와 모음의 조합)으로 움직이고, 치료사는 수동적으로 끝까지 움직인다.
그 다음, 시작 자세로부터 수동적으로 안굽이를 통해 전체 운동범위로 움직인다.

밖굽이

치료사는 한 손으로 발목뼈와 발허리뼈를 안쪽에서 잡고 동시에 다른 손으로는 발꿈치뼈를 앞-가쪽에서 잡는다.

환자는 발을 능동적으로 밖굽이 방향 (밖굽이과 벌림의 조합)으로 움직이고, 치료사는 수동적으로 끝까지 움직인다.
그 다음, 시작 자세로부터 수동적으로 밖굽이를 통해 전체 운동범위로 움직인다.

아래쪽복사뼈관절 직선 운동검사

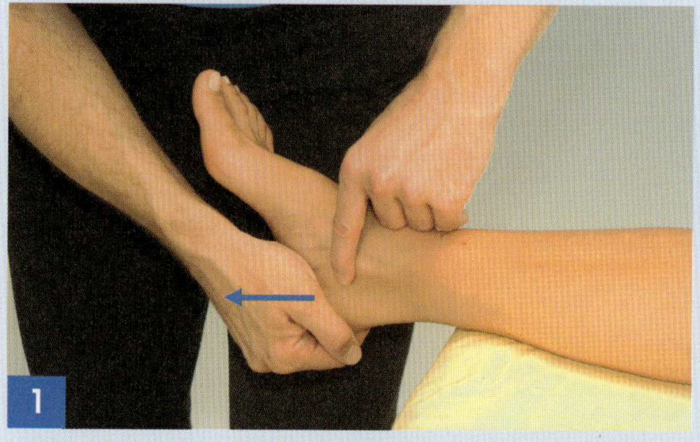

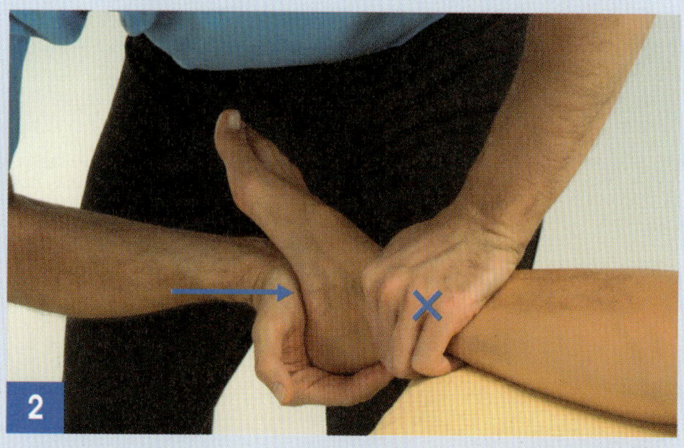

견인

환자의 아래쪽복사뼈관절을 풀림자세로 배치한다 (안굽이와 밖굽이의 중간 상태). 치료사는 한손으로 발꿈치뼈를 뒤에서 잡는 동시에 다른 손의 집게손가락으로는 목말뼈와 발꿈치뼈 사이를 촉진한다.

치료사는 발꿈치뼈를 먼쪽 쪽으로 견인한다.

압박

환자의 아래쪽복사뼈관절을 풀림자세로 배치한다 (안쪽번짐과 가쪽번짐의 중간 상태).

치료사는 한손으로 복사갈래를 앞쪽에서 고정하는 동시에 다른 손바닥 둔덕으로 몸쪽방향의 압박을 가한다.

아래쪽복사뼈관절의 직선 운동검사 (계속)

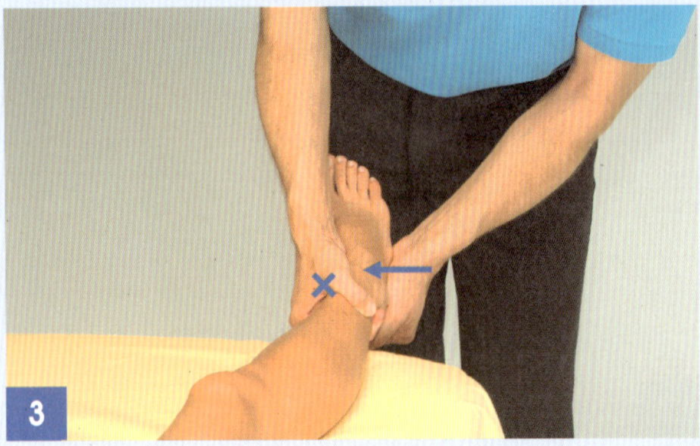

안쪽 활주

환자의 아래쪽복사뼈관절을 풀림자세로 배치한다 (안굽이와 밖굽이의 중간 상태). 치료사는 한손으로 안쪽복사와 목말뼈를 안쪽에서 고정시키고 동시에 다른 손의 엄지두덩은 옆쪽에서 발꿈치뼈에 반대되게 놓는다.

치료사는 안쪽 방향으로 목말뼈와 발꿈치뼈를 가로지르는 활주 동작을 수행한다.

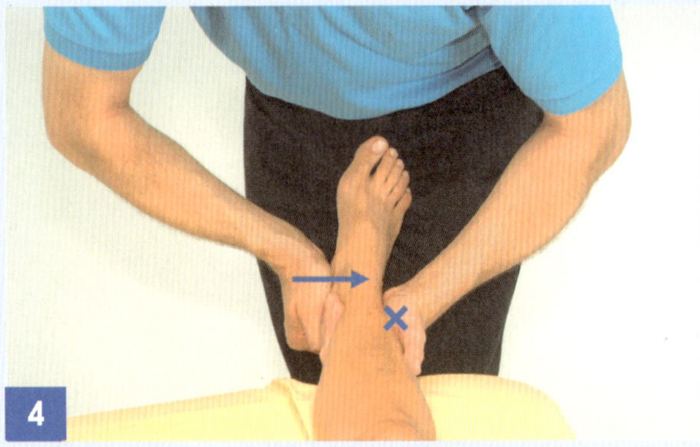

옆쪽 활주

환자의 아래쪽복사뼈관절을 풀림자세로 배치한다 (안굽이와 밖굽이의 중간 상태). 치료사는 한손으로 바깥쪽복사와 목말뼈를 바깥쪽에서 고정시키고 동시에 다른 손의 엄지두덩은 안쪽에서 발꿈치뼈에 반대되게 놓는다.

치료사는 옆쪽으로 목말뼈와 발꿈치뼈를 가로지르는 활주 동작을 수행한다.

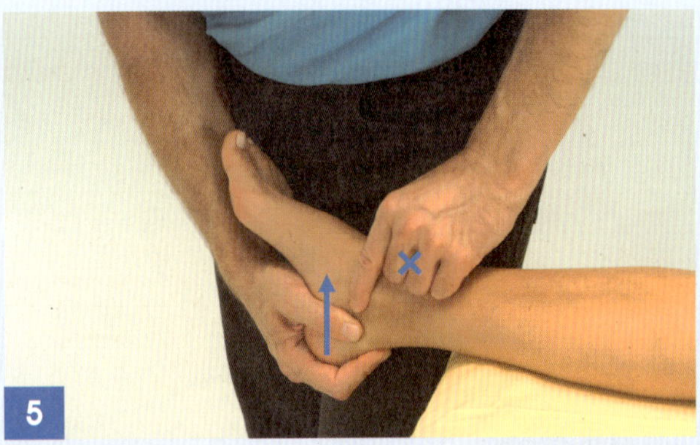

앞쪽 활주

환자의 아래쪽복사뼈관절을 풀림자세로 배치한다 (안쪽번짐과 가쪽번짐의 중간 상태). 치료사는 한손으로 발꿈치뼈를 뒤쪽에서 잡고 동시에 다른 손으로는 앞쪽에서 목말뼈를 고정시키며 집게손가락으로는 USG의 관절 간격을 촉진한다.

치료사는 발꿈치뼈를 목말뼈에 평행하도록 앞쪽으로 활주한다.

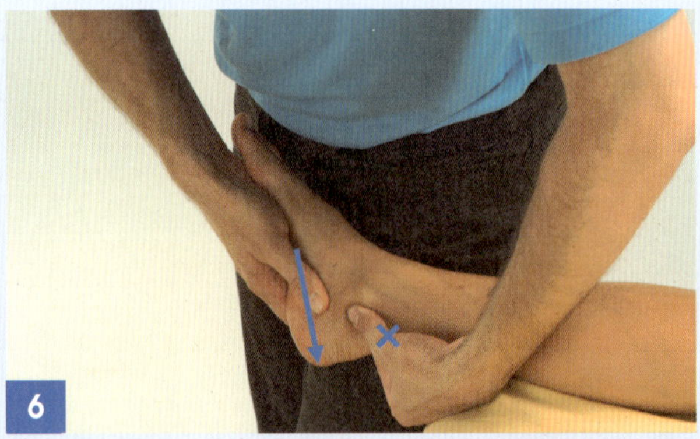

뒤쪽 활주

환자의 아래쪽복사뼈관절을 풀림자세로 배치한다 (안쪽번짐과 가쪽번짐의 중간 상태). 치료사는 한손으로 발꿈치뼈를 발바닥면으로부터 잡고 동시에 다른 손으로는 복사갈래 아래에 있는 목말뼈를 뒤쪽에서 고정한다.

치료사는 발꿈치뼈를 목말뼈에 평행하도록 뒤쪽으로 활주한다.

발허리뼈관절의 수동 운동검사

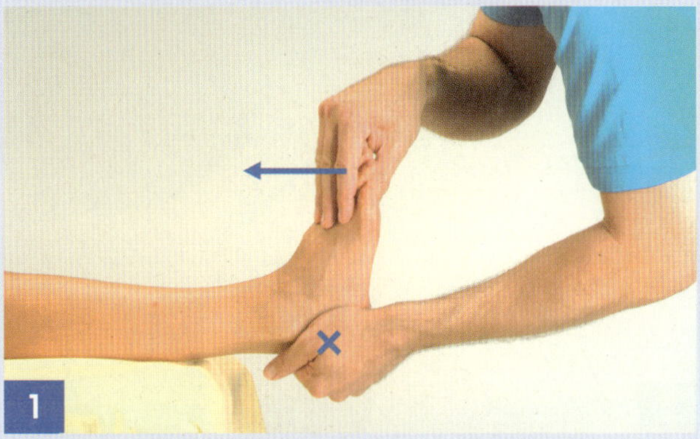

1

발등굽힘

치료사는 한손으로 OSG를 발등굽힘 방향으로 움직이고, 동시에 발꿈치뼈를 먼쪽 쪽으로 견인하여 OSG와 USG가 동시에 함께 움직이는 것을 방지한다.

다른 손으로는 평평하게 발허리뼈를 포함한 앞발을 잡고 이를 발등굽힘 방향으로 움직인다.

주의: 이 운동은 환자가 능동적으로 시행할 수 없다 (발허리뼈에 가하는 다른 운동에도 해당).

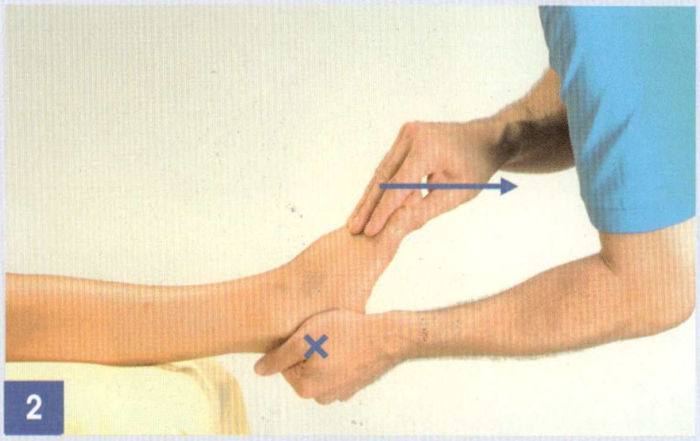

2

발바닥굽힘

치료사는 한손으로 OSG를 발등굽힘 방향으로 움직이고, 동시에 발꿈치뼈를 먼쪽 쪽으로 견인하여 OSG와 USG가 동시에 함께 움직이는 것을 방지한다.

다른 손으로는 평평하게 발허리뼈를 포함한 앞발을 잡고 이를 발바닥굽힘방향으로 움직인다.

임상: OSG에 관절주머니 상의 제한이 있는 경우에는 발목뼈관절에서 보상적인 과운동성이 장기간 나타날 수 있다.

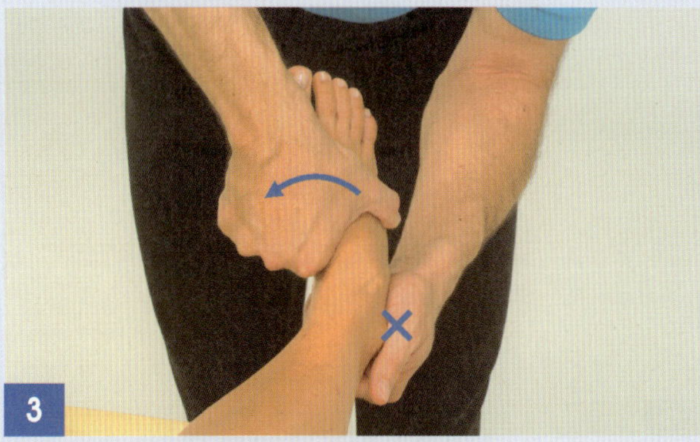

3

뒤침

치료사는 한손으로 발꿈치뼈를 옆쪽에서 잡는다.

먼쪽 쪽으로 견인을 함으로써 발꿈치뼈와 목말뼈가 고정되어 OSG와 USG가 동시에 함께 움직이는 것을 방지한다.

다른 손은 발등에 평평하게 발허리뼈 위에 놓이며 이를 뒤침 방향으로 움직인다.

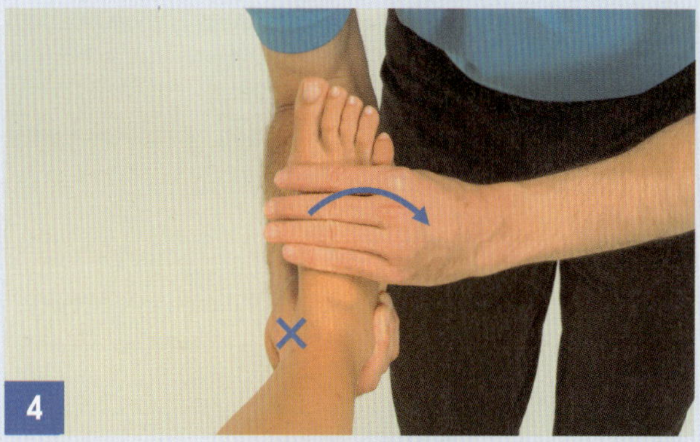

4

엎침

치료사는 한손으로 발꿈치뼈를 안쪽에서 잡는다.

먼쪽 쪽으로 견인을 함으로써 발꿈치뼈와 목말뼈가 고정되어 OSG와 USG가 동시에 함께 움직이는 것을 방지한다.

다른 손은 발등에 평평하게 발허리뼈 위에 놓이며 이를 엎침 방향으로 움직인다.

발허리뼈의 수동 운동검사 (계속)

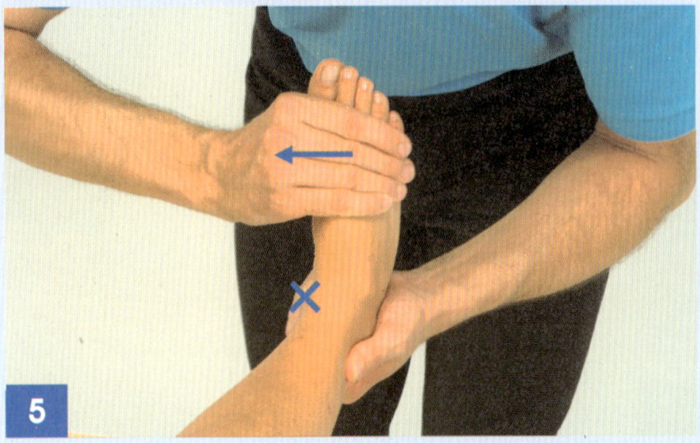

모음

치료사는 한 손으로 발꿈치뼈를 옆쪽에서 잡는다.

먼쪽 쪽으로 견인을 함으로써 발꿈치뼈와 목말뼈가 고정되어 OSG와 USG가 동시에 함께 움직이는 것을 방지한다.

다른 손은 발등에 평평하게 발허리뼈 위에 놓이며 이를 벌림 방향으로 움직인다.

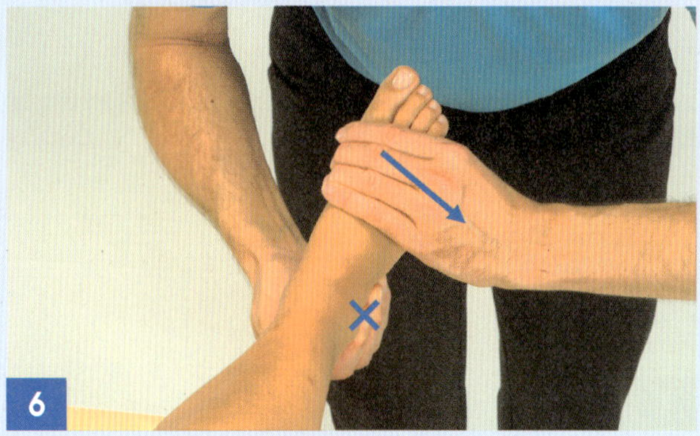

벌림

치료사는 한 손으로 발꿈치뼈를 옆쪽에서 잡는다.

먼쪽 쪽으로 견인을 함으로써 발꿈치뼈와 목말뼈가 고정되어 OSG와 USG가 동시에 함께 움직이는 것을 방지한다.

다른 손은 발등에 평평하게 발허리뼈 위에 놓이며 이를 벌림 방향으로 움직인다.

발목뼈의 직선 운동검사 (발목 굴)

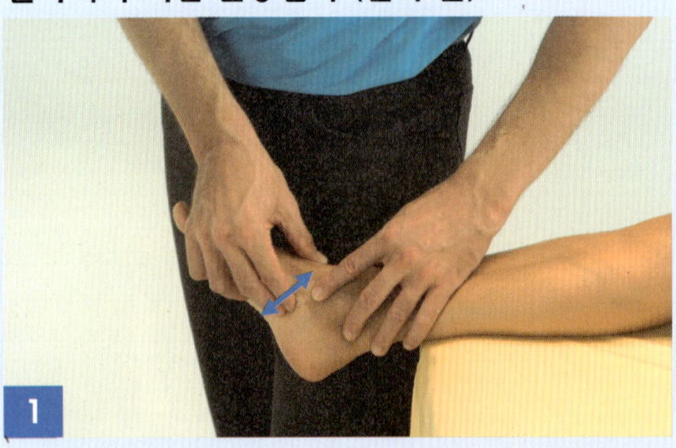

목말뼈쪽으로 발배뼈를 활주한다

환자의 아래쪽복사뼈관절을 풀림자세로 배치한다 (안굽이와 밖굽이의 중간 상태). 치료사는 한 손의 엄지와 집게손가락으로 손배뼈를 잡고 동시에 다른 손의 집게손가락으로는 목말뼈와 손배뼈 사이를 촉진한다.

치료사는 손배뼈를 발등쪽과 발바닥쪽으로 활주한다.

임상: 평발이나 splay-foot 의 경우, 손배뼈의 활주하는 동작이 제한된 경우가 많다.

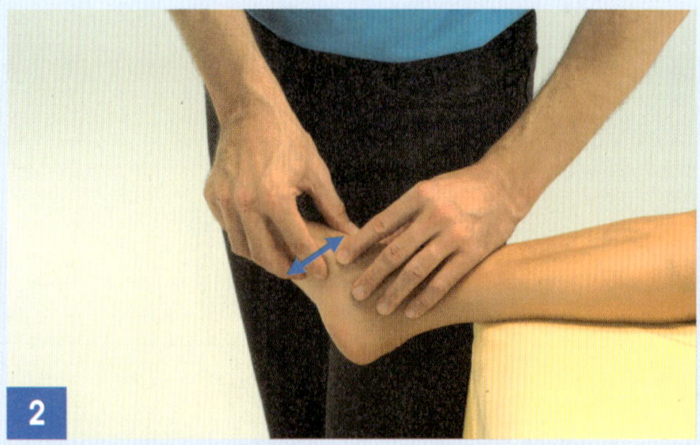

손배뼈쪽으로 쐐기뼈를 활주한다

환자의 아래쪽복사뼈관절을 풀림자세로 배치한다 (안굽이와 밖굽이의 중간 상태). 치료사는 한 손의 엄지와 집게손가락으로 손배뼈를 잡고, 동시에 다른 손의 엄지와 집게손가락으로는 안쪽 쐐기뼈를 고정한다.

치료사는 안쪽 쐐기뼈를 발등쪽과 발바닥쪽으로 활주한다.

주의: 치료사는 발끝쪽에 있는 손의 새끼두덩으로 환자의 종아리를 고정함과 동시에 집게손가락으로는 관절 간격을 촉진한다.

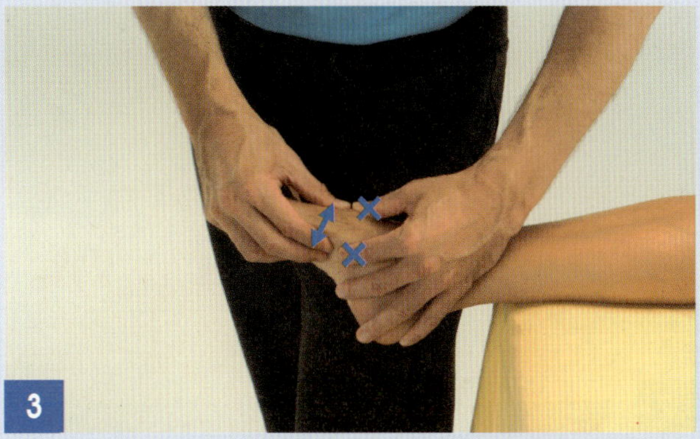

3

안쪽 쐐기뼈쪽으로 1번 발허리뼈를 활주한다

환자의 아래쪽복사뼈관절을 풀림자세로 배치한다 (안굽이와 밖굽이의 중간 상태). 치료사는 한 손의 엄지와 집게손가락으로 안쪽 쐐기뼈를 잡고 동시에 다른 손의 엄지와 집게손가락으로는 1번 발허리뼈 먼쪽을 고정한다.

치료사는 1번 발허리뼈를 발등쪽과 발바닥쪽으로 활주한다.

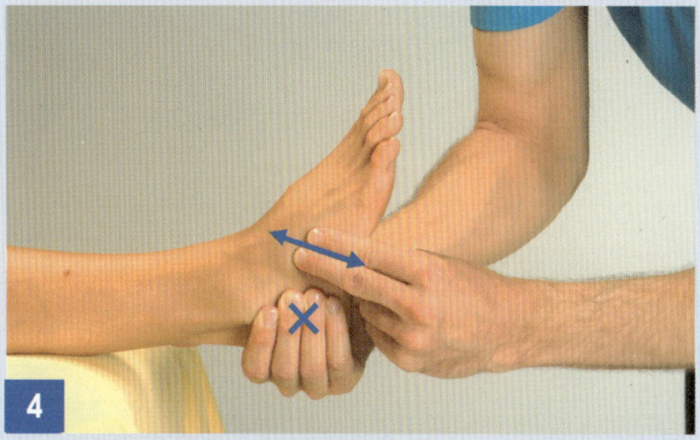

4

발꿈치뼈쪽으로 입방뼈를 활주한다

환자의 아래쪽복사뼈관절을 풀림자세로 배치한다 (안굽이와 밖굽이의 중간 상태). 치료사는 한 손으로 발꿈치뼈를 잡고 동시에 다른 손의 집게손가락와 가운데손가락은 발등쪽에서, 그리고 엄지는 발바닥쪽에서 입방뼈를 고정한다.

치료사는 입방뼈를 발꿈치뼈쪽으로 발등쪽과 발바닥쪽으로 활주한다.

임상: 입방뼈은 안굽이 외상 시에 종아리인대가 늘어남에 따라 바깥쪽으로 돌림하여 잘못된 자세에서 고정될 수 있다.

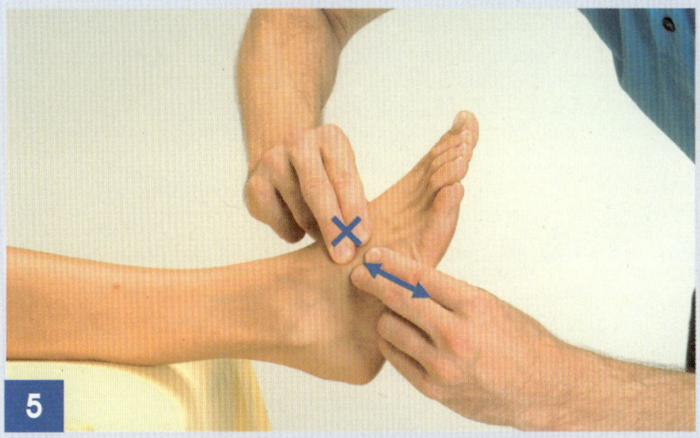

5

손배뼈/바깥쪽쐐기뼈쪽으로 입방뼈를 활주한다

환자의 아래쪽복사뼈관절을 풀림자세로 배치한다 (안굽이와 밖굽이의 중간 상태). 치료사는 집게손가락과 가운데손가락으로 손배뼈와 바깥쪽쐐기뼈를 고정하며 동시에 다른 손의 집게손가락과 가운데손가락으로 발등쪽에서, 그리고 엄지는 발바닥쪽에서 입방뼈를 잡는다.

치료사는 입방뼈를 손배뼈와 가쪽 쐐기뼈쪽으로 발등쪽과 발바닥쪽으로 활주한다.

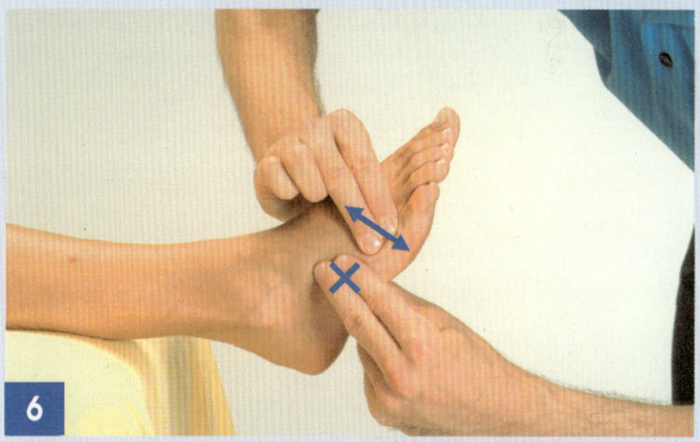

6

입방뼈쪽으로 발허리뼈4와 발허리뼈5를 활주한다

환자의 아래쪽복사뼈관절은 풀림자세로 배치한다 (안굽이와 밖굽이으로의 중간 상태). 치료사는 한 손의 집게손가락과 가운데손가락으로 발등쪽에서, 그리고 엄지로는 발바닥쪽에서 입방뼈를 고정하며 동시에 다른 손의 가운데손가락과 집게손가락으로는 4번, 5번 발허리뼈를 잡는다.

치료사는 4번, 5번 발허리뼈를 입방뼈 쪽으로 발등쪽과 발바닥쪽으로 움직인다.

5번 발허리뼈, OSG, USG의 저항검사

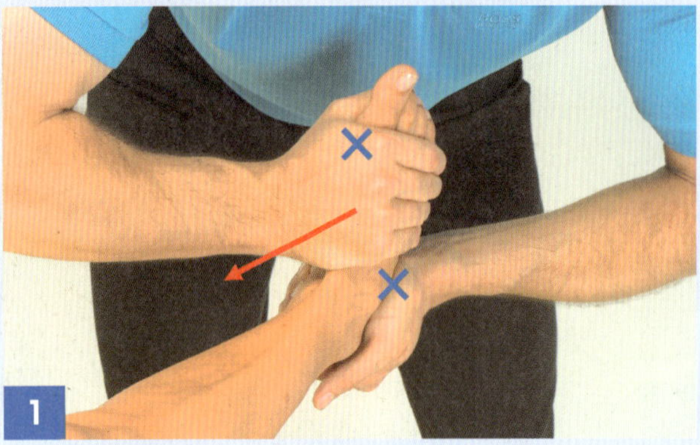

1

발등굽힘/뒤침/벌림 상태에서의 저항검사

치료사는 한 손으로 옆쪽에서 뒷발 전체를 고정하는 동시에 다른 손으로는 안쪽에서 앞발 전체를 고정한다.

환자는 치료사의 저항에 반대하여 발등굽힘, 뒤침, 벌림 방향으로 전체 발에 대한 등척성 수축을 시행한다.

주의: 이 검사는 수축성 구조물들, 긴엄지폄근과 긴엄지굽힘근과 앞정강근, 뒤정강근의 힘줄과 부착점들을 검사한다.

힘줄은 당겨짐으로 인하여 반대편의 대각선으로 검사된다.

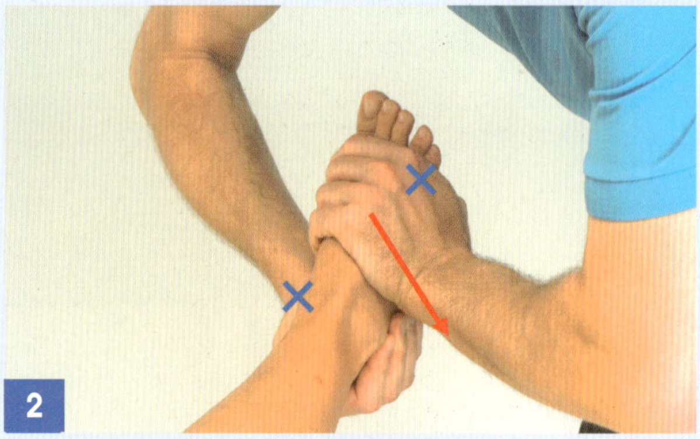

2

발등굽힘/엎침/벌림 상태에서의 저항검사

치료사는 한 손으로 안쪽에서 뒷발 전체를 고정하는 동시에 다른 손으로는 옆쪽에서 앞발 전체를 고정한다.

환자는 치료사의 저항에 반대하여 발등굽힘, 엎침, 벌림 방향으로 전체 발에 대한 등척성 수축을 시행한다.

주의: 이 검사는 수축성 구조물들, 온발가락 폄근과 긴종아리근과 짧은종아리근의 힘줄과 부착점들을 검사한다.

힘줄은 당겨짐으로 인하여 반대편의 대각선으로 검사된다.

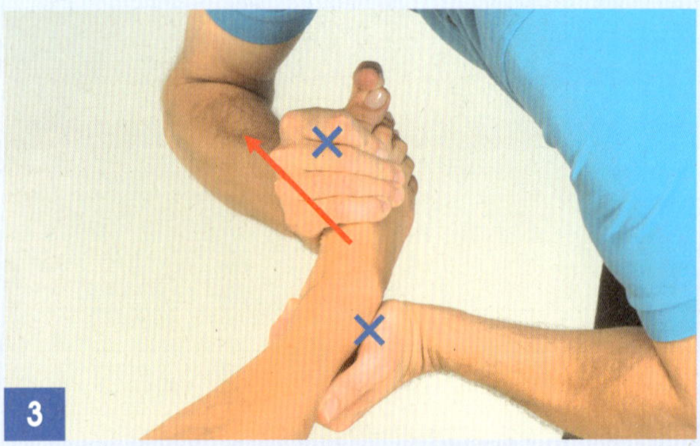

3

발바닥굽힘/뒤침/벌림 상태에서의 저항검사

치료사는 한 손으로 옆쪽에서 뒷발 전체를 고정하는 동시에 다른 손으로 안쪽에서 앞발 전체를 고정한다.

환자는 치료사의 저항에 반대하여 발바닥굽힘, 뒤침, 벌림 방향으로 전체 발에 대한 등척성 수축을 시행한다.

주의: 이 검사는 수축성 구조물들, 뒤정강근과 종아리세갈래근과 발가락굽힘근과 긴엄지굽힘근의 힘줄과 부착점을 검사한다.

힘줄은 당겨짐으로 인하여 반대편의 대각선으로 검사된다.

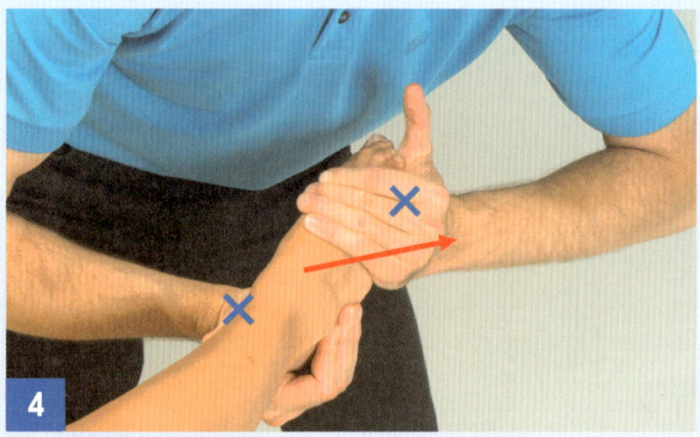

4

발바닥굽힘/엎침/벌림 상태에서의 저항검사

치료사는 한 손으로 안쪽에서 뒷발 전체를 고정하는 동시에 다른 손으로 안쪽에서 앞발 전체를 고정한다.

환자는 치료사의 저항에 반대하여 발바닥굽힘, 엎침, 벌림 방향으로 전체 발에 대한 등척성 수축을 시행한다.

주의: 이 검사는 수축성 구조물들, 긴종아리근과 짧은 종아리근과 종아리세갈래근의 힘줄과 부착점을 검사한다.

힘줄은 당겨짐으로 인하여 반대편의 대각선으로 검사된다.

추가검사 - 앞쪽 전위(Anteriore Schublade)

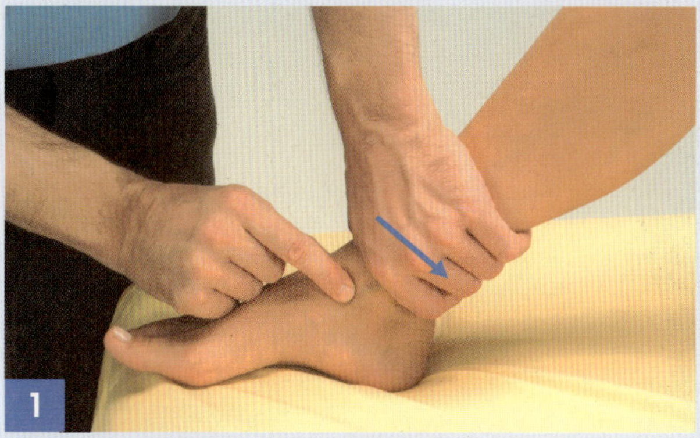

중립의 시작 자세에서

환자는 발을 풀림자세로 (약 10° 발바닥굽힘) 치료대에 배치한다. 치료사는 한 손으로 복사갈래를 잡고 동시에 다른 손의 집게손가락과 위쪽복사뼈관절의 관절 간격을 촉진한다. 치료사는 종아리에 직각으로 뒤쪽 활주를 시행한다. 이는 OSG 활주에서 앞쪽에 해당한다.

주의: 이 검사는 기초 기능검사에서 앞쪽으로 활주와 동일하나 고정점과 이동점이 서로 뒤바뀌었을 뿐이다. 여기서는 앞쪽 관절주머니인대가 검사된다 (앞쪽전위).

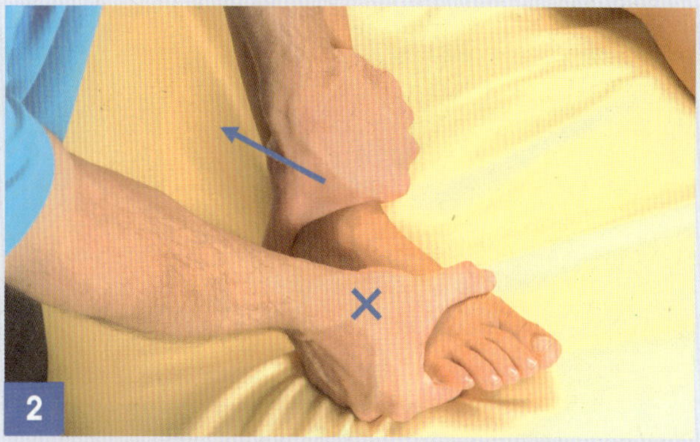

안쪽돌림 시

환자는 발을 풀림자세로 (약 10° 발바닥굽힘) 치료대에 배치한다. 그 다음 발을 안으로 향하는 자세를 취하도록 움직인다. 치료사는 한손으로 옆쪽 복사갈래를 잡는 동시에 다른 손으로는 발을 "안쪽돌림자세"에서 고정시킨다.

치료사는 종아리에 직각으로 뒤쪽 활주를 시행한다. 이는 OSG 활주에서 앞쪽에 해당한다.

주의: 이 검사에서는 앞가쪽 관절주머니인대에 부담이 간다.

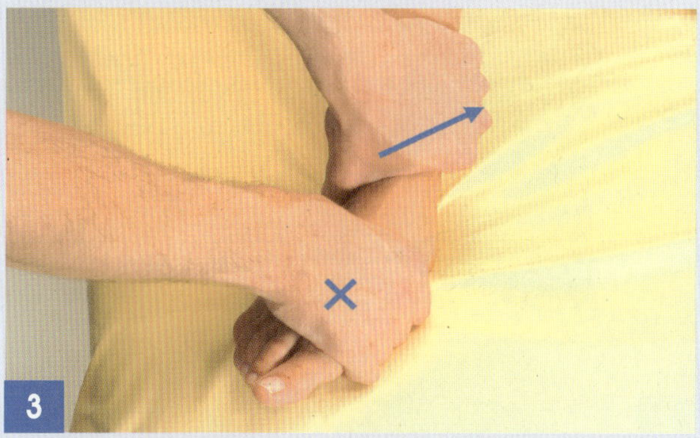

가쪽돌림 상태에서의

환자는 발을 풀림자세로 (약 10° 발바닥굽힘) 치료대에 배치한다. 그 다음 발을 밖으로 향하는 자세를 취하도록 움직인다. 치료사는 한손으로 옆쪽 복사갈래를 잡는 동시에 다른 손으로는 발을 "가쪽돌림자세"에서 고정시킨다.

치료사는 종아리에 직각으로 뒤쪽 활주를 시행한다. 이는 OSG 활주에서 앞쪽에 해당한다.

주의: 이 검사에서는 앞 안쪽 관절주머니인대에 부담이 간다.

추가검사-인대결합 검사

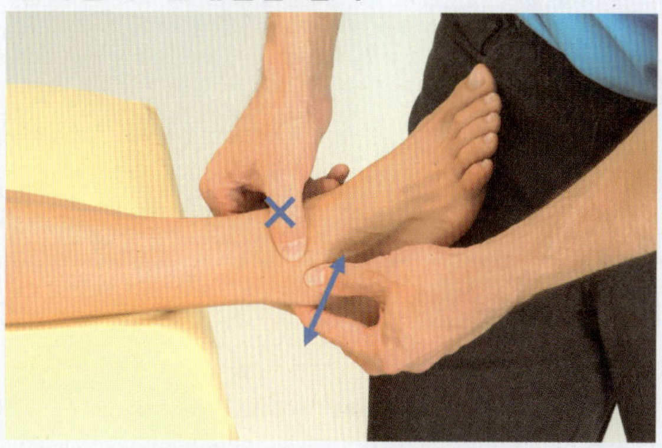

앞쪽 활주/뒤쪽 활주

환자의 위쪽복사뼈관절을 풀림자세로 (약 10° 발바닥굽힘)로 배치한다. 치료사는 한손으로 정강뼈 먼쪽을 안쪽에서 고정하고 동시에 다른 손의 엄지와 집게손가락으로 가쪽복사뼈를 잡는다.

치료사는 가쪽복사뼈를 앞뒤로 움직인다. 여기서는 양쪽비교에서 운동성이 평가된다.

임상: 앞정강종아리나 뒤정강종아리의 (부분)파열의 경우에는 OSG의 발등굽힘이 더 커진다.

추가검사

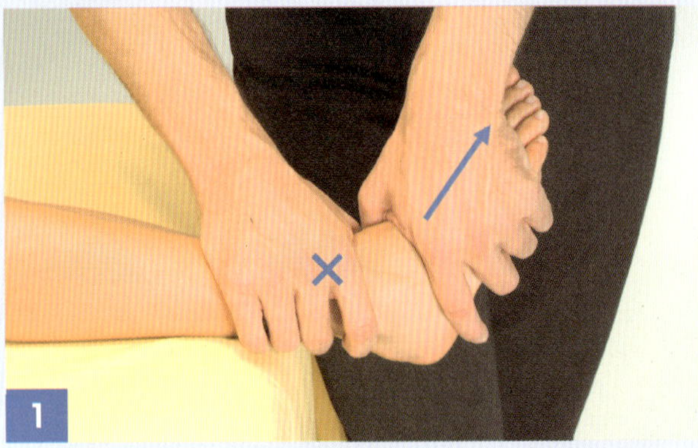

발바닥굽힘/안쪽번짐/뒤침/벌림 상태

치료사는 한 손으로 복사갈래를 고정한다. 환자의 무릎관절을 최대 폄상태로 둔다. 치료사의 다른 손은 직접적으로 복사와 목말뼈를 옆쪽에서 잡고 이를 발바닥굽힘, 안굽이, 뒤침, 벌림 방향으로 움직인다.

주의: 이 검사는 앞정강목말인대를 검사한다. OSG가 시작 자세로부터 안굽이, 뒤침, 벌림 방향으로 움직여지면 발꿈치종아리인대가 검사되며 발등굽힘 자세로부터는 후거비인대가 검사된다.

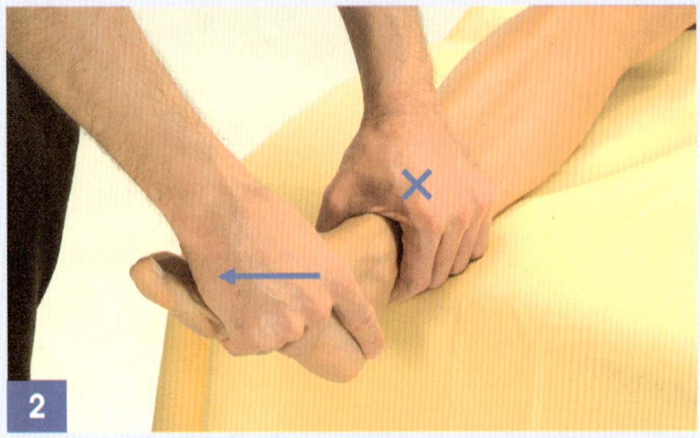

발바닥굽힘/가쪽번짐/엎침/벌림 상태

치료사는 한손으로 복사갈래를 고정한다. 환자의 무릎관절을 최대 폄상태로 둔다. 치료사의 다른 손은 직접적으로 복사와 목말뼈를 옆쪽에서 잡고 이를 발바닥굽힘, 밖굽이, 엎침, 벌림 방향으로 움직인다.

주의: 이 검사는 앞정강목말인대를 검사한다. OSG가 시작 자세로부터 가쪽번짐, 엎침, 벌림 방향으로 움직여지면 발꿈치뼈인대가 검사되며, 발등굽힘자세로부터는 경거인대를 검사한다.

추가검사 – 신경운동성검사

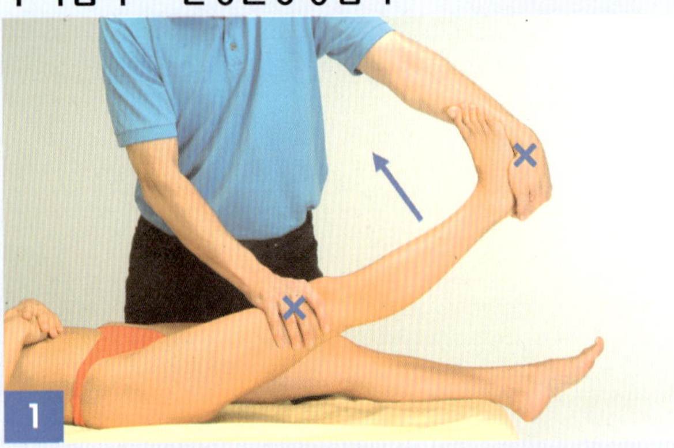

장딴지신경

환자의 발은 OSG에서 발등굽힘 자세를, 그리고 USG에서는 안쪽번짐 자세를 취한다. 치료사는 이 자세를 양손으로 고정한다.

이 자세를 유지하면서 치료사는 뻗은 다리를 엉덩관절 굽힘시킨다 (SLR= straight leg raise).

임상: (정강신경과 온종아리신경의 일부인) 신경지배로 인하여 장딴지신경은 주로 발의 측면 문제의 원이다. 이외에도 아킬레스힘줄병변과 발외상으로 인한 손상이 동반된다.

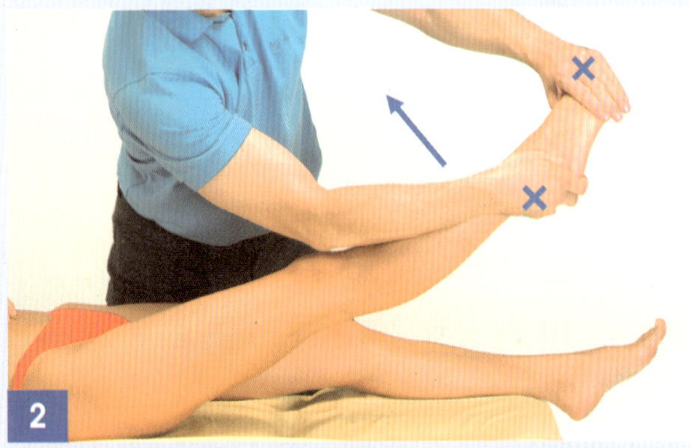

얕은종아리신경/깊은종아리신경

환자의 발은 OSG에서 발바닥굽힘 자세를, USG에서는 밖굽이 자세를, 그리고 앞발에서는 벌림 자세를 취한다. 치료사는 이 자세를 양 손으로 고정한다.

이 자세를 유지하면서 치료사는 뻗은 다리를 엉덩관절 굽힘시킨다 (SLR = straight leg raise).

임상: 종아리신경은 주로 외상성 안쪽번짐이 발생할 때 같이 손상되며 추후에 나타나는 부종이나 깁스를 꽉끼게 만들어 압박될 수 있다. 이는 주로 얕은종아리신경에 해당한다.

결과분석 (Befundinterpretation)

마티아스 뢰버 (Matthias Löber)

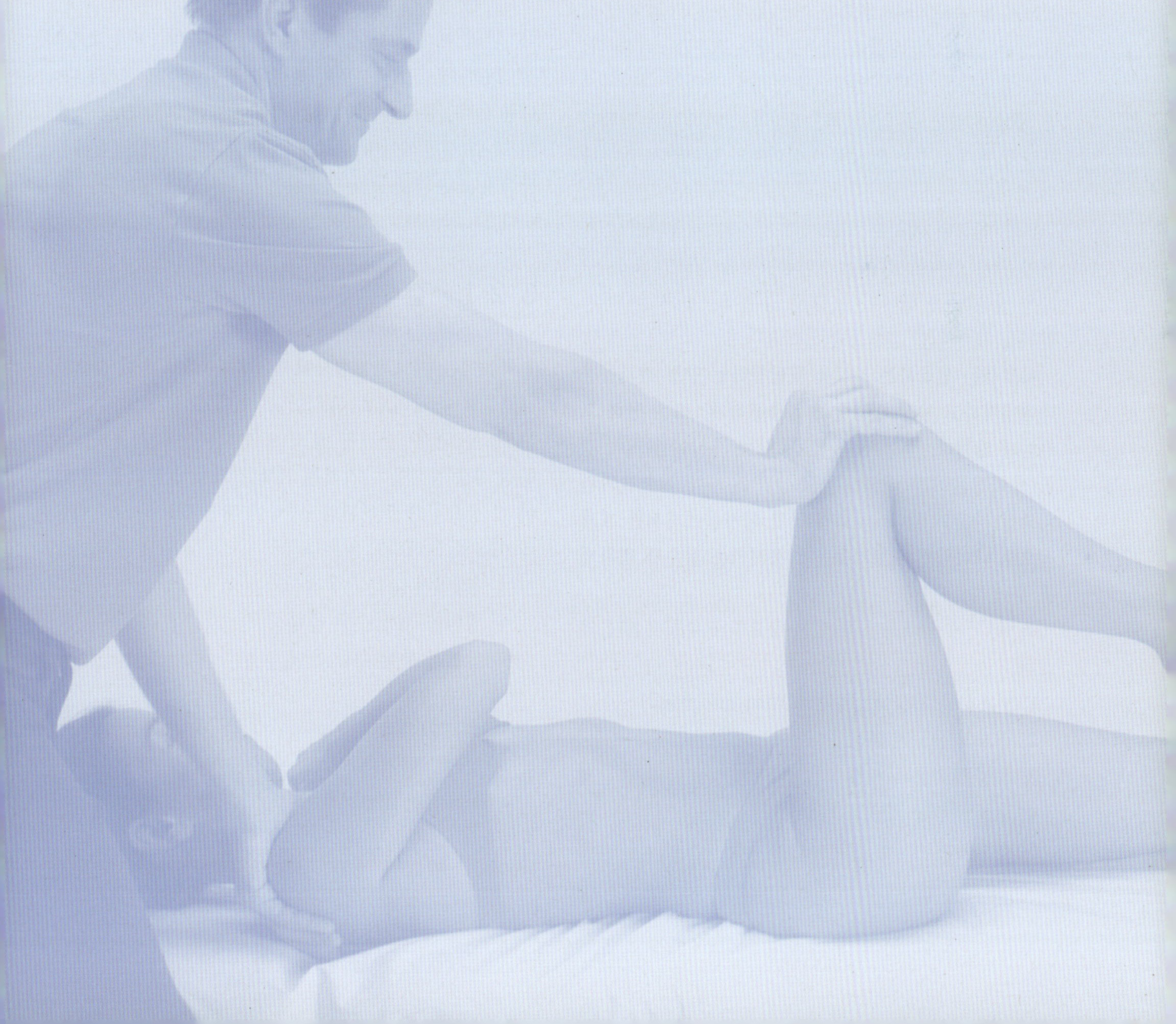

3.1 분석에서의 실수

병력 파악과 전체 기초기능검사가 끝나면 그때까지 얻은 결과를 구조적으로 분석한다. 이때 전체 기능검사를 처음부터 끝까지 최대한 객관적이고 가치중립적으로 시행하는 것이 중요하다. 그렇지 않으면 초기 양성 결과를 곧바로 어떤 질환과 연관시킬 수 있기 때문이다. 그렇게 되면, 검사자/치료사는 섣불리 잘못된 진단을 내리게 되어, 그 이후에 나타나는 결과를 잘못 평가하거나 무시할 위험이 발생한다. 이러한 경우는 검사과정의 초반에 주로 나타난다.

병력을 파악할 때 보통 정해진 질문을 제기하는 과정에서부터 비교적 빨리 분석을 잘못하여 특정 가설을 고집하게 될 수도 있다. 환자가 이전에 검사받은 의학적 진단, 특히 방사선영상물을 가져올 때의 경우가 그러하다. 어떤 환자들은 방사선 영상으로는 양성 결과가 나타나지만 증상이 없을 수 있다. 즉, 영상화된 이미지의 변화는 환자가 현재 느끼는 임상적인 이미지와 들어맞지 않는다는 것이다.

위에 언급된 예시는 치료사가 검사를 계속하면서 자신이 미리 전제한 의견을 뒷받침할만한 정보만 찾는 수많은 경우들 중 하나이다. 그럴 경우에는 신체검사에서 확인을 하기 위한 절차들만 선택된다.

치료사는 선호하는 가설을 뒷받침하는 양성 결과들을 과대평가하고 음성 결과들을 불충분하게, 또는 전혀 고려하지 않는다. 주로 검사자/치료사는 자신이 과거에 경험한 환자들에게 나타났던 증상과 유사한 검사결과와 비교를 하기도 한다. **이로써 몇몇 환자들에게서만 효과적으로 나타났던 치료법들을 적용시키는 실수를 범하게 될 수 있다.**

즉, 분석에서 나타날 수 있는 중요한 실수들은 다음과 같다:

1. 선호하는 가설에 안주함 (“Wunschdiagnose”)
2. 결과의 잘못된 분석
3. 음성 결과를 무시함
4. 양성 결과를 과대평가함.
5. 선호하는 가설을 반박하는 결과를 무시함.

이를 방지하기 위해 치료사는 검사과정에서 발생할 수 있는 실수들을 자각하는 것이 중요하다. 경험이 많은 치료사들도 이런 실수를 범할 수 있는데, 이를 방지하기 위해서는 자신의 행동과 사고를 성찰하는 것이 무엇보다 중요하다.

모든 생각 즉, 가설들을 그 자체의 가치로만 검토해야 한다. 따라서 치료사는 **자신이 원하는 진단을 반박할 수 있는 검사를 시행해야 한다.** 이때 특히 현재의 가설이 맞는지를 검토하는 신체검사에 이어지는 실험치료 (▶제 2장, 103쪽)가 의미있다.

3.2 사례

사례를 통해 결과 분석 과정의 예시를 나타나도록 한다. 앞의 어깨 상태에 대한 문제부위 파악 (▶제 2.4.1장, 28쪽)에서 어깨부위가 증상의 근원이라고 전제된다. 예를 들어, 증상을 야기하는 자세에서 벌림을 거친 올림이 매우 제한적이며 통증을 동반할 때, 목뼈를 비롯한 팔꿈치나 손의 운동들이 증상을 변화시키지 않는다는 것이다.

3.2.1 결과

처음에는 기초기능검사에서 발견된(◘ 표 3.1) 중요한 결과들을 총체적으로 요약한다. 이때 환자가 알지 못하는, 또는 단지 ‘불편한 정도’로 인식되는 결과들보다는 특정 통증/증상을 야기하는 개별 결과들이 분석을 할 때에 더 중요하게 고려된다. 병력에 대한 정보는 교수법상의 이유로 고려하지 않는다.

이 사례에서 다음 운동검사가 눈에 띈다:

- 벌림을 통한 수동 올림
- 굽힘을 통한 수동 올림
- 수동 벌림
- 수동 가쪽돌림
- 모음 저항검사
- 안쪽돌림 저항검사

표 3.1 능동-수동 운동 검사로 나타난 어깨의 상태

어깨/ACG + SCG	능동	수동
양팔 올림 (즉흥적으로)	–	
굽힘을 통한 올림	–	끝지점에서 특정 통증
벌림을 통한 올림	–	끝지점에서 특정 통증
말단에서특정 통증 팔이음뼈	능동	수동
올림	–	–
내림	–	–
내밈	–	–
뒷당김	–	–
ACG-활주	–	
SCG-견인	–	
SCG-압박	–	
SCG-활주	–	
오목위팔관절	능동	수동
굽힘	–	–
폄	–	–
벌림	–	끝지점에서 특정 통증
모음	–	–
안쪽돌림	–	–
가쪽돌림	–	끝지점에서 특정 통증
자세검사	–	
견인	–	
압박	–	
머리쪽 활주	–	
등쪽 활주	–	
배쪽 활주	–	
벌림 상태에서의 WT	–	
모음 상태에서의 WT	특정 통증	
안쪽돌림 상태에서의 WT	반발 압통	
가쪽돌림 상태에서의 WT	–	
팔꿈치 굽힘 상태에서의 WT	–	
팔꿈치 폄 상태에서의 WT	–	

– : 결과 없음

3. 2. 2 가설 형성

가장 먼저 개별 결과에 대한 가설을 세운다. 선별은 해부학적, 생체역학적인 생각으로부터 이루어진다. 이때 검사에 의해 더 많은 스트레스를 받을, 모든 관련 있는 구조들을 눈여겨 봐야 한다.

"벌림을 통한" 수동 검사에서는 예를 들어, 봉우리밑 윤활주머니 (메모, 169쪽)와 같이 봉우리밑에 있는 구조들이나 가시위근과 가시아래근의 힘줄들에 압박이 가해진다. 이어서 오목위팔관절주머니 등과 팔신경얼기의 신경구조들들이 긴장상태에 놓이게 된다. 뼈나 유리연골, 또는 오목위팔관절에 역시 부담이 가해진다. 봉우리빗장관절과 복장빗장관절 역시 증상을 야기하는 부위일 수 있다. 위에 열거된 실수를 방지하기 위해서는 모든 가능한 구조들을 나열할 필요가 있다.

이를 돕기 위해 일명 **"마인드 매핑 기법"**(Buzan 2002)을 사용할 수 있다. 이때 주요문제, 이 경우에는 "벌림을 통한 수동 올림"이 중심에 놓이게 된다. 여기서부터 수동 벌림 시에 증상을 야기할 가능성이 있는 구조들이 '가지'로 열거된다(그림 3.1, 98쪽). 이로써 마인드 매핑기법은 인간 두뇌가 연계적인 사고를 할 때 이루어지는 시각적인 도움을 준다.

각 개별 가설에 대해서는 어떤 결과들이 양성인지를 다시 한번 생각해 봐야 한다. 이때 병력에서 나온 정보들이 평가에 영향을 끼친다. 예컨대, 증상이 나타나는 부위를 파악할 때도 해당 구조물/부위에 대한 암시를 준다.

환자들은 오목위팔관절 구조에서 직접적으로 나오는 통증들을 주로 C5 피절에서 인식하며 봉우리빗장관절 구조에서 나오는 통증은 거의 다 C4 피부절에서 인식한다.

능동-수동 운동 검사에서는 증상이 나타나는, 또는 제한된 운동의 조합이 어떤 구조들이 해당되는지에 대한 가설을 낳는다. 능동운동과 수동운동이 둘 다 동일한 방향에서 통증을 동반할 때 비수축성 구조가 해당될 가능성이 높다. 수동운동이 한 방향에서, 그러나 이와 반대로 능동운동은 다른 방향에서 통증을 동반하는 경우, 수축성 구조가 증상을 야기할 가능성이 높다.

오목위팔관절의 전체 관절주머니이 해당된다면 어깨

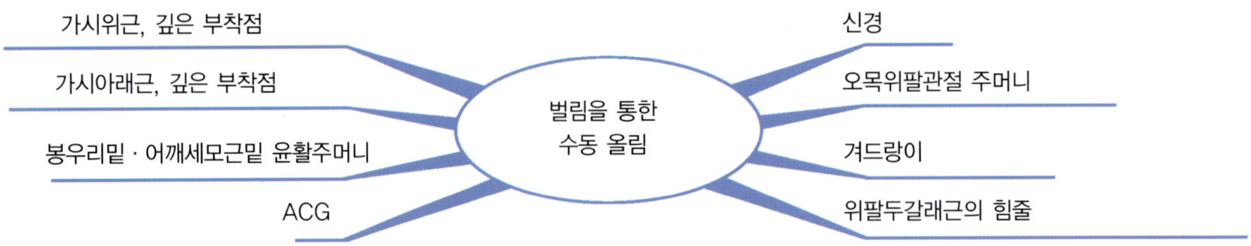

그림 3.1 벌림을 통한 수동 올림

관절의 특정 분리된 운동들이, 일명 관절주머니 패턴이 눈에 띨 것이다 (■ 표 3.2와 메모, 100쪽). 이 경우에는 수동적인 가쪽돌림이 벌림보다 명백히 제한되거나 아플 것이고, 벌림이 안쪽돌림보다 더 눈에 띨 것이다.

이어서 벌림 시의(가시위근) 저항검사, 가쪽돌림 시의(가시아래근) 저항검사나 안쪽돌림 시의(어깨밑근) 저항검사가 양성일 수 있다. 왜냐하면 위 근육들과 그 부착점들은 관절주머니벽에 영향을 끼치기 때문이다(■ 그림 3.2).

■ 표 3.2 개별 말초관절의 관절주머니패턴

관절	관절주머니 패턴
ACG와 SCG	• 끝지점 운동에서 통증
어깨관절	• 가쪽돌림 〉 벌림 〉 안쪽돌림
팔꿉관절	• 굽힘 〉 폄 • 굽힘은 명백히 더 제한된 반면 엎침과 뒤침은 극도로 민감한 상태에만 해당된다. 그럴 경우에는 두 운동에 대해 동일하게 제한적이다.
먼쪽 노자관절	• 운동에 제한은 없으나 말단 (끝지점)에 통증
손목관절	• 굽힘과 폄에 대해 동일한 운동 제한
엄지안장관절	• 폄 시 제한
손가락관절	• 굽힘 〉 폄 • 두 운동 간의 차이가 극소함
엉덩관절	• 안쪽돌림 〉 폄 〉 굽힘 〉 외전 〉 가쪽돌림
무릎관절	• 굽힘 〉 폄 • 굽힘은 폄보다 명백히 더 제한적이다 (예: 90/10/0) • 관절염 초기에는 회전 운동이 자유롭다.
위쪽복사뼈관절	• 발바닥굽힘 〉 발등굽힘 • 종아리근육이 짧아졌다면, 즉 긴장되었다면 관절염에서 나타나는 (단단한) 끝느낌이 생기기 이전에 발등폄을 제한시킨다.
아래쪽복사뼈관절	• 밖굽이 〉 안굽이 • 내번의 제한이 증가하여 심한 관절염 시에 관절을 외반으로 고정한다 • 초기 단계에서는 운동의 끝에 통증이 동반된다.
중간발목관절	• 발등이나 발바닥굽힘, 또는 모음과 벌림에서의 운동 제한 • 벌림과 회내전 운동은 자유롭다.
엄지발가락관절	• 폄은 굽힘보다 명백히 더 제한적이다
발가락관절	• 개별적인 제한. 관절을 변화시킬수록 MTP 관절이 폄 시에 고정되고 DIP 및 PIP 관절들은 굽힘 시에 고정된다.

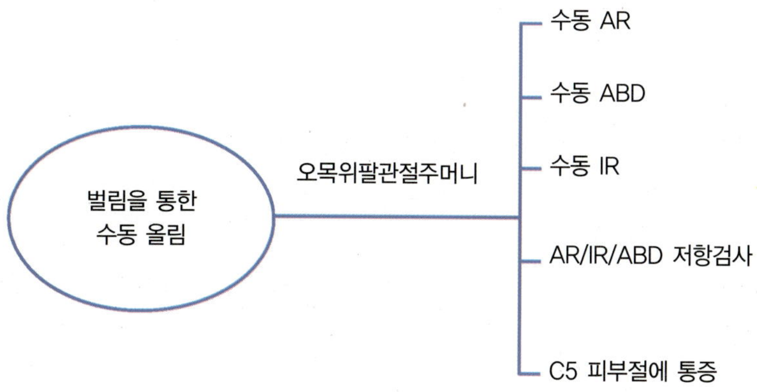

그림 3.2 관절주머니가 해당되는 경우에 나타날 수 있는 양성 결과에 대한 마인드맵

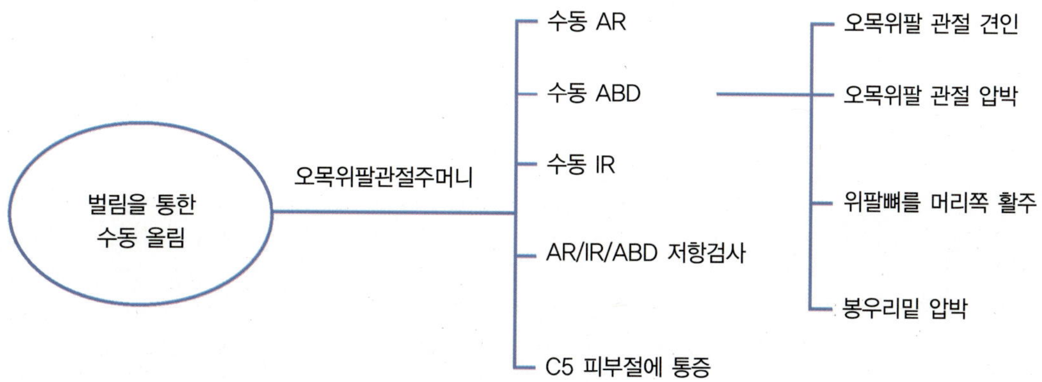

그림 3.3 양성 벌림에 대한 계속되는 감별진단 마인드맵 (▶제 3.2.3장)

3. 2. 3 그밖의 감별

이러한 임상적 숙고 때문에 감별을 더 진행할 수 있다. 위에서 언급된 경우에서처럼 오목위팔관절주머니가 증상을 야기하는 구조로 받아들여진다면, 검사자는 증상을 야기하는 자세에서 해당 구조를 계속 확인시킬 가설을 확인하거나 약화하기 위한 기법들을 적용시킬 수 있다.

그래서 환자가 증상을 인식할 수 있는 벌림 자세에서 오목위팔관절의 견인과 압박이 시행된다. 환자에게 통증이 더 강하게 나타나면 이는 관절주머니를 암시한다. 추가적인 견인으로 증상이 경감되면 이는 관절면에의 병변을 암시한다.

양성인 벌림자세에서 위팔뼈를 머리쪽으로 미끄러뜨리고 이때 증상이 완화된다면 봉우리밑 압박 부위의 구조가 증상을 야기하는 것일 수 있다(◘그림 3.3). 봉우리밑 압박를 압박했을 때 통증이 강화된다면 이 역시 가설을 확인하는 두 번째 요소일 것이다. 이러한 감별진단 절차는 잠재적으로 해당될 수 있는 구조들을 감별하는 것을 가능케한다.

일단 기초기능검사를 완결한 후에 생각을 하고 절차를 밟는 것이 권장된다. 치료사가 이 과정을 많이 수행하면 필요한 감별진단적 기법들이 양성으로 나온 각각의 결과와 직접적으로 연계되어 이어질 수 있다.

이어서 관련된 추가검사들 (▶제 2.4.5장, 30쪽 이하)을 선별하여 시행할 수 있다. 이때 추가검사 역시 구조를 분리해서 검사하는 것이 아니라 오히려 부담을 준다는 점을 잊지 말아야 할 것이다. 양성 징후가 많아질수록 특정 구조에 대한 올바른 진단에의 가능성이 높아진다. 이 사례에서는 양성 저항검사가 위팔뼈를 머리쪽으로 당긴 상태에서 추가검사로서 시행될 수 있다. 시행 중에 통증이 완화되면, 봉우리밑어깨세모근밑윤활주머니이 민감하다는 의심을 할 수 있다. 증상이 강화되면 근육-힘줄-체계가 통증의 원인으로 지목될 수 있다. 다른 추가검사로는 일명 윤활주머니 노크테스트(Bursa-Klopftest) (▶제 2.6장, 43쪽)을 시행할 수 있다. 신체검사를 완료한 후에 위 사례에서는 증상이 봉우리밑어깨세모근밑윤활주머니의 병변으로부터 나온다는 사실이 밝혀졌다. 이 진단 가능성은 이제 적합하게 시행된 실험치료로 확인되어야 한다.

메모

관절주머니 패턴 구별

관절주머니 패턴: 전체 관절주머니가 관절염이나 관절증에 걸렸을 때 모든 관절에 특정의 운동 제한

1단계:

- 끝지점 운동에서의 중간 정도의 통증
- 관절주머니, 또는 근방호로 인한 운동의 제한이 적음
- 정상적인 끝느낌, 통증은 그 이후에 나타남

2단계:

- 통증은 특정한 운동에서 간헐적으로 풀림자세에서 나타남
- 운동이 중간 정도 제한됨
- 통증과 끝느낌은 동시적으로 인식됨

3단계:

- 움직일 때와 정지 상태일 때 통증
- 운동이 매우 제한됨
- 통증은 끝느낌 이전에 나타남

3. 3 저항검사의 분석

시리악스는 근힘살, 힘줄에서 근육-힘줄 이음부, 부착점, 그리고 근육과 연결된 뼈에 있는 수축성 부위들이 검사된다고 설명했다(■ 표 3.3).

■ 표 3.3 저항검사 분석 예시

저항검사에서의 반응	가설
무통증, 강함	▪근육-힘줄계나 부착점의 구조는 해당되지 않음
반복 시 통증	▪근육힘줄 병변 적은 ▪근육에 허혈성 장애
온힘을 다함, 통증	▪작은 근육힘줄 병변 (놓았을 때에만 통증이 발생할 수도 있음)
약함, 통증	▪큰 근육힘줄 병변
약함, 무통증	▪힘줄이나 해당 근육의 완전파열 ▪신경학적 병변이나 말초신경 참조)
모든 저항검사에 통증 발생	▪급성 질환 (관절염, 관절주머니염) ▪심리적 장애 ▪중증 질환 (예를 들어, 암)

수축성 요소 외에 다른 구조들에도 부담은 간다. 검사된 근육 아래에 위치한 순환 관절면에도 압박이 가해진다. 무릎에 있는 반달판과 같은 내부관절 구조들 역시 한 편으로는 압박에 의해, 또 다른 한편으로는 직접적인 부착점(반막모양근과 같이)에 의해 부담을 받는다. 마찬가지로, 윤활주머니 역시 수축성 구조들과 밀접하게 위치했기 때문에 증상의 근원일 수 있다. 검사 받는 많은 근육들은 관절주머니에 긴장을 가하여 관절주머니 역시 증상을 야기하는 구조로 간주될 수 있다. 게다가 근육을 관통하거나 근육과 같은 방향으로 가는 신경들 역시 저항검사 시에 통증의 근원일 수 있다.

이는 양성인 저항검사 시에 그 검사들이 다음 조건 하에서 반복될 수 있다는 것이다:

- 다른 시작 자세에서. 예컨대, 검사 대상인 수축성 구조들을 더 당긴 상태에서
- 직선 기법과 조합해서. 예컨대, 관절면을 견인, 압박하거나 평행으로 미끄러뜨림으로써
- 신경의 긴장도를 변화시켜서. 예컨대, 어깨 저항 검사는 HWS 운동을 바꾸거나 다른 팔꿈치운동이나 손운동과 함께 시행할 수 있다.

근육협력작용 내에서 통증의 감별

- 동일 관전 내에서 두 번째 분리된 기능 검사
- 인접한 관절의 두 번째 기능 검사
- 간헐적인 제한 검사

3. 4 실험치료

결과와 계속되는 감별기법들의 조합으로 인하여 결과분석가 완료되면 일단 작업가설 즉, 가능한 진단이 나타난다.

신체검사에 이은 실험치료는 현재 생각하는 가설을 검사하기 위한 매우 중요한 수단이다. 그렇기 때문에 단 한가지의 치료방법만 시행되어야 한다.

실험치료를 선택할 때는 병력파악과 신체검사에서 나온 모든 생각과 결과들이 고려되어야 한다. 무엇보다 현재의 민감도와 문제의 현재성을 평가함으로써 과도한 치료를 방지하고 이로써 환자의 문제를 악화시키지 않을 수 있다.

환자가 무릎인대 염좌 이후에 염증단계에 있다면 (0~5일, ◘ 메모, ▶제 5장, 173쪽) 선택된 치료는 단계에 따라 해당 부위 즉, 해당 조직구조를 척추에 위치한 증식성 근원지를 거쳐서 간접적으로 치료할 수밖에 없다.

치료사는 임상적인 이미지에 근거하여 어떤 치료기법을 어떤 시작 자세에, 그리고 어떤 정도로 얼마동안 적용할지 결정해야 한다(무릎은 약 T8/T9 – L2/L3).
중요한 것은, 단 하나의 기법만 적용해야한다는 것이데, 그렇지 않으면 치료의 효과를 평가할 수 없기 때문이다.

실험치료 후에는 병력파악과 신체검사에서 발견된 중요한 상태의 변화를 다시 검토한다. 결과에 따라 가설은 확인되고 다음 치료를 계획할 수 있다. 아니면 평가를 다시 해야하며, 이때 추가검사를 시행하거나 인접한 관절과 부위들도 검사 대상이 될 수 있다.

3. 5 결과분석에 대한 도움

개별 말초관절에 대한 다음 표들은 기초기능검사 이후 가설을 세울 때 도움이 될 것이다 (◘ 표 3.4~3.9)

각 개별 결과에 대해서는 다른 감별진단 기법들이(설명된 과정과 동일하게) 시행될 수 있다. 다양한 감별진단 기법에 대해서는 개별 검사기법을 설명하는 실습부분 (▶제 2장)에 있다.

게다가 치료사는 표에서 어떤 다른 검사에서 해당 구조가 다시 한번 양성으로 나타날 수 있는지를 볼 수 있다. 여기서 나열된 것들은 검사 시에 부담을 받을 만한 해부학적인 구조들에 국한된다. 즉, 여기서는 절대로 모든 요소들을 다 나열한 것이 아니다.

(+) 표시는 해당될 수 있는 구조들 즉, 각 검사기법에서 양성으로 검사될 수 있는 구조들을 표시한다.

괄호에 나타난 정보는 검사에서 주로 부담이 가는 해부학적인 구조들을 표시한다.

빈 칸은 시행된 검사들이 해당 조직구조들에 거의, 또는 아예 부담을 주지 않으며 따라서 주로 부정적으로 나타남을 의미한다.

표 3.4 어깨 결과 분석 도우미

	굽힘을 통한 능동 올림	벌림을 통한 능동 올림	벌림을 통한 수동 올림
어깨세모근밑윤활주머니	+	+ (만성 윤활주머니염)	+ (만성 윤활주머니염)
관절주머니		+	+
ACG	+ (끝지점)	+ (끝지점)	+ (끝지점)
뼈/연골/활주 장애	+	+	+
가시위근		+ (얕은 부착점)	+ (깊은 부착점)
가시아래근		+ (얕은 부착점)	+ (깊은 부착점)
어깨밑근		+ (몸쪽 부착부)	
위팔두갈래근	+ (힘줄)	+(힘줄)	
위팔세갈래근			
큰가슴근			
넓은등근			
큰원근			
겨드랑이	+ (통증 없음)	+ (통증 없음)	+ (통증 없음)
팔신경얼기	+	+	+
기타 구조/질환			

표 3.5 팔꿈치 결과 분석 도우미

	수동 굽힘	수동 폄	수동 회내전	수동 회외전
관절주머니	+	+	+	+
뼈/연골/활주장애	+ (관절유리체)	+ (관절유리체)	+ (노뼈머리)	+ (노뼈머리)
신경구조	+ (자신경)	+ (정중신경 및 노신경)		
윤활주머니	+			
위팔두갈래근		+	+	
위팔근		+		
뒤침근		+		
위팔세갈래근	+			
긴노쪽손목폄근		+		
짧은노쪽손목폄근		+		
손가락폄근		+		
자쪽손목폄근		+		+
얕은손가락굽힘근		+		
노쪽손목굽힘근		+		
자쪽손목굽힘근		+		
원엎침근		+		+
기타 구조/질환		근화성 골염		

	수동 벌림	수동 AR	수동 IR	벌림 시 WT	모음 시 WT	AR 시 WT	IR 시 WT
	+	+	+	+	+	+	+
	+	+	+	+		+	+
		+	+		+		
	+	+					
	+		+	+		+	
	+		+			+	
		+					+
					+ (Caput breve)		+ (Caput breve)
					+		+
					+		+
					+		
	+ (통증 없음)						
	+	+	+				
			어깨인대주위윤활주머니		판코스트 종양	작은원근	

	굽힘 시 WT	폄 시 WT	엎침 시 WT	뒤침 시 WT
	+ (위팔근을 경유하여)	+ (팔꿈치근을 경유하여)	+ (굽힘근을 경유하여)	
	+ (위팔노관절)	+	+ (위팔자관절)	+ (위팔자관절)
		+ (팔꿈치윤활주머니)		
	+			+
	+			
				+
		+		
				+
				+
				+
				+
			+	
			+	
			+	
			+	
	위팔노근	팔꿈치근		

표 3.6 손목 결과 분석 도우미

	수동 등쪽굽힘	수동 바닥쪽 굽힘	수동 노쪽치우침	수동 자쪽치우침
관절주머니	+ (신경절)	+ (신경절)		
뼈/연골/활주장애	안쪽-노쪽-손목뼈	안쪽-노쪽-손목뼈	안쪽-노쪽-손목뼈	안쪽-노쪽-손목뼈
인대	+ (손바닥 인대)	+ (손등 인대)	+ (안쪽곁인대)	+ (노쪽곁인대)
힘줄	+ (손바닥 면)	+ (손등 면)	+ (6번째 Sehnenfach)	+ (1번째 Sehnenfach)
신경구조	+ (자신경 및 정중신경)	+ (노신경)	+ (자신경)	+ (노신경)
긴노쪽손목폄근				
짧은노쪽손목폄근				
손가락폄근				
자쪽손목폄근				
얕은손가락굽힘근				
깊은손가락굽힘근				
노쪽손목굽힘근				
자쪽손목굽힘근				
기타 구조/질환	불안정한 손목뼈	불안정한 손목뼈		

표 3.7 엉덩관절 결과 분석 도우미

	수동 굽힘	수동 폄	수동 벌림	수동 모음
관절주머니	+	+	+	+
뼈/연골/활주장애	+ (관절유리체)	+ (관절유리체)	+ (관절유리체)	+ (관절유리체)
신경구조	+ (궁둥신경)	+ (넙다리신경)	+ (폐쇄신경)	+ (얕은가쪽 및 안쪽넙다리신경)
윤활주머니염	+ (장요윤활주머니)	+ (엉덩허리윤활주머니)		+ (뼈돌기윤활주머니)
뼈돌기윤활주머니	+	+		
넙다리곧은근		+		
큰볼기근	+			
중간볼기근 및 작은볼기근				+
넙다리근막긴장근				+
넙다리빗근		+		
긴모음근 및 짧은모음근			+ (무릎 굽힘된 상태)	
두덩정강근			+ (무릎 폄된 상태)	
두덩근	+	+	+ (무릎 굽힘된 상태)	
바깥폐쇄근 및 속폐쇄근				
궁둥구멍근				
위쌍둥근 및 아래쌍둥근				
기타 구조/질환	넙다리 및 고샅 탈		큰모음근	엉덩정강인대

	DE 시 WT	바닥쪽 굽힘 시 WT	노쪽치우침 시 WT	자쪽치우침 시 WT
	+	+	+	+ (신경절)
		+ (콩알갈고리인대)		+ (콩알갈고리인대)
	+ (손등 면)		+ (손등 및 측면)	+ (손바닥 및 안쪽면)
		+	+ (노신경)	+ (자신경)
	+		+	
	+		+	
	+			
	+			+
		+		
		+		
		+	+	
		+		+

	수동 IR	수동 AR	굽힘 시 WT	폄 시 WT	벌림 시 WT	모음 시 WT
						+
	+ (관절유리체)	+ (관절유리체)	+ (관절유리체)	+	+	+
	+ (궁둥신경)		+		+	+
		+ (뼈돌기윤활주머니) + (엉덩허리윤활주머니)	+ (엉덩허리윤활주머니)		+ (뼈돌기윤활주머니)	
	+		+			
			+	+	+ (옆 부위)	
				+ (등 부위)	+	
	+	+			+	
		+				
	+		+			
						+
						+
			+			+
	+					
	+					
	+					
	넙다리네모근					큰모음근

표 3.8 무릎 결과 분석 도우미

	수동 굽힘	수동 폄	수동 IR	수동 AR
반달판	+	+	+	+
관절주머니	+	+	+ (뒤가쪽 관절주머니)	+ (뒤안쪽 관절주머니)
뼈/연골/활주 장애	+ (관절유리체)	+	+	+
인대	+ (안쪽무릎인대)	+ (안쪽 및 가쪽 무릎인대)	+ (반달정강/십자인대)	+ (반달정강인대/가쪽 및 안쪽무릎인대)
윤활주머니	+			
신경구조	+	+ (정강신경 및 종아리신경)		+ (무릎밑분지)
넙다리네갈래근	+			
넙다리두갈래근		+		
반막모양근		+		
반힘줄모양근		+		
넙다리빗근				
두덩정강근				
오금근		+		+
장딴지근		+		
기타 구조들	내측술개주름			안쪽무릎주름

표 3.9 발 결과 분석 도우미

	수동 발등폄	수동 발바닥굽힘	De/회내전/벌림 시 WT
관절주머니	+	+	
뼈/연골/활주장애	+ (vorderes tibiotalares Kompression-ssyndrom)	+	+
힘줄	+ (발 굽힘근 힘줄)	+ (발 폄근의 힘줄)	+
신경구조	+ (정강신경 및 장딴지신경)	+ (종아리신경)	+
앞정강근		+	
긴발가락폄근		+	+
긴엄지폄근		+	
뒤정강근	+		
발가락굽힘근	+		
긴엄지굽힘근	+		
긴종아리근	+		+
짧은종아리근	+		+
종아리세갈래근	+		
기타 구조들	아킬레스힘줄이 활주하는 면	목발뼈가쪽돌기의 세모뼈	

	굽힘 시 WT	폄 시 WT	IR 시 WT	AR 시 WT
	+	+	+	+
	+	+	+	+
	+	+ (특히 무릎넙다리관절)	+	+
		+ (무릎뼈지지띠)		+ (반달정강인대)
				+
	+ (궁둥신경)	+ (넙다리신경)	+	
		+		+
	+			
	+		+	
	+		+	
	+		+	
	+		+	
	+		+	
	+			
	엉덩정강인대/몸쪽 정강종아리관절	엉덩정강인대		엉덩정강인대/근위 정강종아리관절

	발등굽힘/뒤침/모음 시 WT	발바닥굽힘/엎침/벌림 시 WT	발바닥굽힘/가쪽돌림/모음 시 WT
	+	+	+
	+	+	+
	+	+	+
	+		
	+		+
			+
	+		+
		+	
		+	
		+	+
		목말뼈가쪽돌기 굽힘	목발뼈가쪽돌기 굽힘

치료 (Behandlung)

프란스 반 던 베르크 (Frand van den Berg)

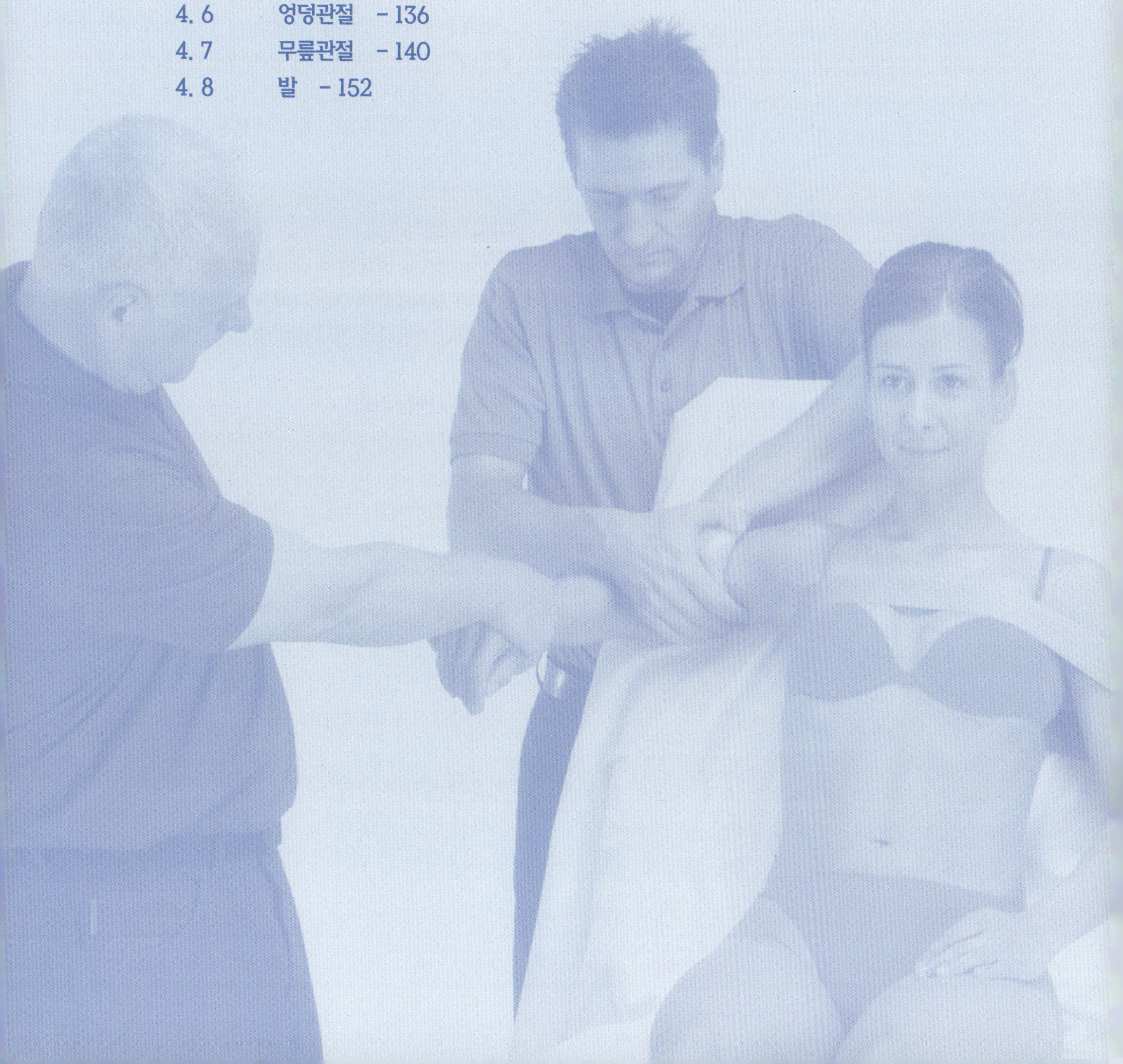

4.1 치료 원칙

시리악스치료의 다양한 방법들은 서로 구분 가능하다.

4.1.1 마찰

마찰 방향

마찰은 생체역학적이고 신경학적 영향력을 가졌기 때문에 (▶제 1.4.1장, 12쪽), 치료결과를 고려했을 때 마찰을 어느 방향으로 하는지 (해당 구조의 섬유진행방향과 관련하여)는 중요하지 않다. 그럼에도 불구하고 마찰은 가능한한 섬유진행과 수직 방향으로 시행되어야 가장 편안하게 전체 구조를 단일 (마찰)운동으로 치료할 수 있다. 수직 동작으로 대부분의 경우, 해당 구조물의 모든 섬유는 수직방향으로 배열되어 있다.

시작 자세

시작 자세는 환자가 통증이 없고 긴장이 풀린 상태를 장기간 유지할 수 있도록 선택되어져야 한다. 물론 이때 치료받아야 하는 구조물은 마찰될 수 있는 위치에 있어야 한다는 전제가 붙는다.

치료사의 시작 자세 역시 치료를 장기간에 걸쳐 과도하게 힘들이지 않고 자신의 관절에 무리를 주지 않도록 선택되어야 한다.

만약 손가락 하나(주로 집게손가락)로 마찰을 할 때 치료사는 항상 그 손가락이 다른 손가락(들)에 의해 고정시키는 것을 잊지 말아야 한다. 엄지로 마찰을 하는 경우에는 반대쪽 손으로 고정을 시켜야 한다. 마찰을 가하는 손은 가능하면 다른 손으로 고정이 되어야 하고, 집게손가락으로 마찰하는 경우, 환자의 안정된 구조에 지지하는 엄지로 고정되어야 한다.

치료받는 구조와 관련해서도 시작 자세가 충족해야 하는 조건들이 있다. 환자의 힘줄이나 인대의 경우, 마찰을 할 때 긴장된 상태이어야 한다. 힘줄의 마찰 역시 근육을 당긴 상태에서 시행되어야 한다. 그래야 힘줄의 표면층이 심층면과 따로 움직일 수 있기 때문이다.

부착점을 마찰하는 경우에는 직접 부착점과 간접 부착점을 구분한다. 직접 부착점에서는 마찰하는 손가락이 부착점에 닿게 하기 위해 근육이나 인대가 다소 긴장이 풀린 상태에서 시행한다. 간접 부착점에서는 근육이나 인대가 긴장된 상태에서 시행한다.

직접 부착점은 결절, 융기, 위관절융기나 능선(Crista)과 같이 뼈로 구성된 돌출부에 있으면 인식가능하다. 간접 부착점은 항상 부착점면, 예컨대, 정강뼈의 앞안쪽(거위발)에 의해 암시된다.

관절주머니는 손상을 입었을 시에 항상 충분한 염증반응을 보이기 때문에 대부분의 경우 마찰되지 않는다. 그러나 관절주머니를 예외적으로 마찰할 때는 (예를 들어, 엄지 안장관절), 해당 관절주머니를 긴장된 상태에서 치료한다.

마찰 기법

원칙적으로 마찰은 다양한 방식으로 시행할 수 있다. 그러나 시리악스의 저서(1982)에 시연되고 오늘날까지 선호하여 적용하는 기법들이 몇가지 있다.

집게손가락-기법

치료사의 집게손가락은 마찰시켜야 할 구조물의 섬유진행방향에 수직으로 놓는다. 가운데손가락으로 집게손가락을 지지하고, 한편으로는 필요한 압력을 줄 수 있고, 다른 한편으로는 집게손가락의 관절을 보호한다. 치료사의 엄지는 환자의 몸에 지지하여 손목을 고정한다. 마찰동작은 이제 손목의 바닥쪽굽힘과 등쪽굽힘 간의 규칙적인 전환에 의해 수행된다. 순수하게 인체공학적인 이유로 마찰되는 구조에 압력을 한 방향으로만 주는 것을 권장한다 (◘그림 1, 우측)

가운데손가락-기법

특정 상황 예를 들어, 아킬레스힘줄과 가시위근에서만 적용되는 이 기법에서는 가운데손가락을 마찰해야

마찰 기법에 대한 설명

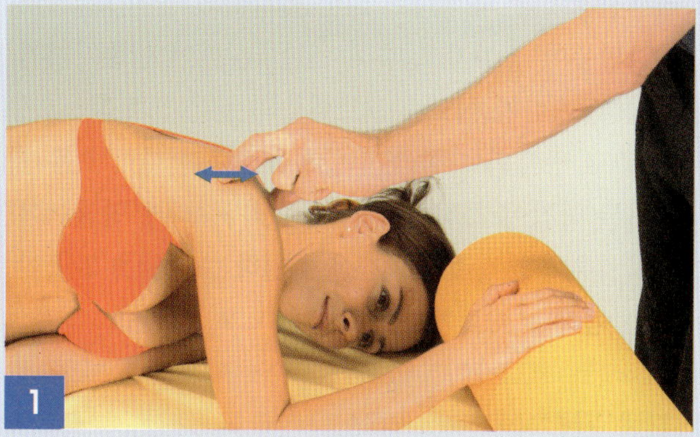

가시아래근 마찰 시 집게손가락 기법의 예. 엄지는 환자의 봉우리 밑에 지지된다.

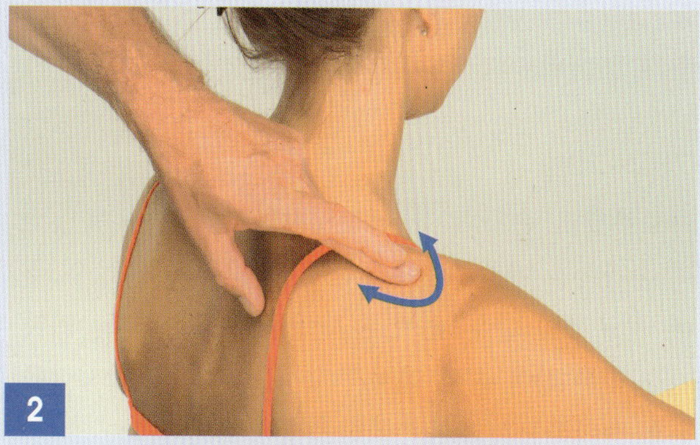

가시위근 힘줄 마찰 시 가운데손가락 기법의 예

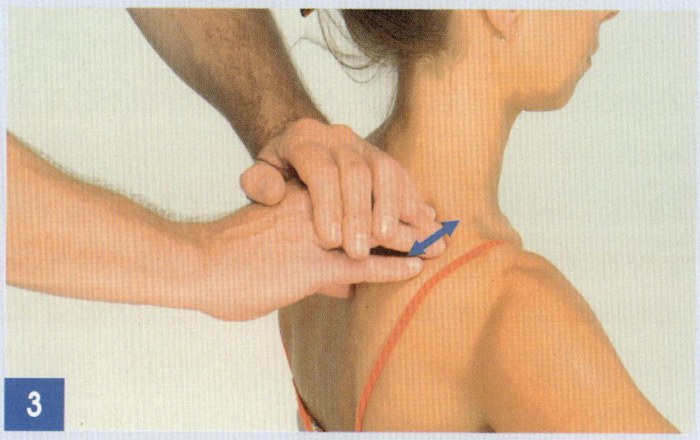

가시위근의 근힘살 마찰 시 손가락 기법의 예

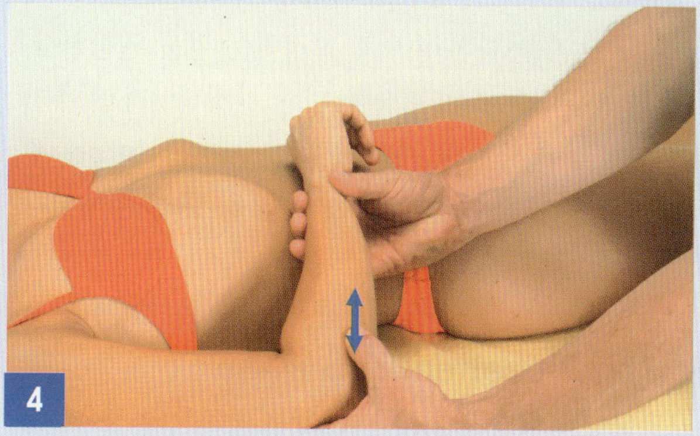

노뼈거친면에 있는 위팔두갈래근 부착점 마찰 시 엄지 기법의 예

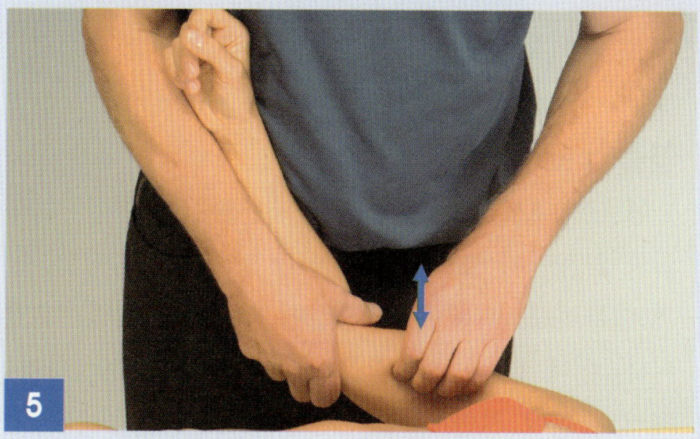

위팔두갈래근의 근힘살 마찰 시 핀셋잡기 (Pinzettengriff)

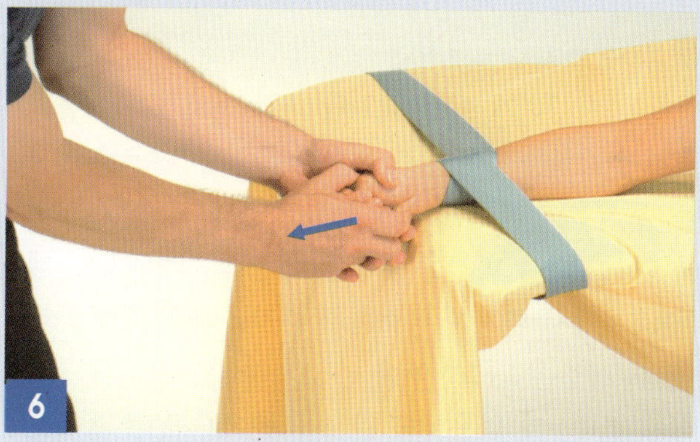

짧은엄지폄근과 긴엄지벌림근의 힘줄에서 물렁조직 교정의 예

할 구조에 놓는다. 여기서는 집게손가락과 가운데손가락을 지지한다 (◘ 그림 2, 111쪽), 치료사는 아래팔의 엎침 및 뒤침운동을 통해 마찰동작을 시행한다.

손가락-기법

치료부위가 손가락 하나로 치료하기에 너무 넓다면 여러 손가락을 마찰부위에 놓는 것이 바람직하다. 이 경우에 치료사의 다른 손이 손가락들을 고정한다. 이때 먼저 자리를 잡은 손의 엄지가 고정을 한다. 마찰동작은 손목의 바닥쪽굽힘과 등쪽굽힘을 통해 수행된다 (◘ 그림 3, 111쪽).

엄지-기법

개별적인 경우에는 엄지도 마찰에 이용될 수 있다. 이 경우에도 엄지를 다른 손으로 고정하는 것을 권장한다. 치료사의 엄지가 모든 관절에 대해 안정적이라면 추가적인 고정을 하지 않을 수도 있다. 이때 마찰동작을 주로 손목의 자쪽치우침과 노쪽치우침을 통해 수행된다 (◘ 그림 4, 111쪽).

핀셋잡기(Pinzettengriff)

근힘살이나 힘줄처럼 잡을 수 있는 구조들의 경우에는 치료받는 구조를 엄지와 집게손가락 사이, 또는 엄지와 다른 여러 손가락 사이에 끼울 수 있다. 이때 마찰동작은 들어올리는 동작에 의해 수행된다(◘ 그림 5, 111쪽).

치료의 강도

마찰을 시행하기 이전에 일단 해당 구조를 촉진하고 자극하여 치료를 받아야 할 정확한 부위를 알아낸다. 자극을 줄 때는 환자가 평소에 느꼈던 통증이 재생산시켜야 한다. 그 다음 마찰을 시행할 때는 압력의 강도는 매우 감소시켜서 환자가 극소한 통증만을 느끼도록 해야 한다. 이 통증은 1~2분 후에 완전히 사라질 정도의 통증이어야 한다. 그 다음에도 강도를 높이지 말고 똑같은 강도로 반복하여 치료되어야 한다. 이후 치료에서도 동일한 방식으로 진행해야 한다. 즉, 치료할 때마다 해당 구조를 자극촉진으로 찾아내고 그 다음 강도를 줄여서 마찰해야 한다는 것이다.

마찰하는 동안 통증을 야기하는 것은 대부분의 경우 비생산적이다. 왜냐하면 많은 환자들의 경우 교감신경성 반사활동이 높아지고 따라서 혈액순환이 안좋아지기 때문이다. 게다가 이로써 코르티솔과 같은 스트레스호르몬이 주로 방출되어 콜라겐 합성을 방해한다. 이 두 가지 변화는 마찰이 최적화해야 할 즉, 가능하게 만들어야 할 상처치유에 부정적인 영향을 끼친다 (▶제 1.4.2장, 11쪽 이하).

치료 기간

경우에 따라 약 15~20분 동안 매우 긴 마찰을 시행해야한다는 징후가 있을 수 있다(▶제 1.5.1장, 15쪽). 긴 마찰은 보통 일회적으로 시행되어 만성적으로 자극된 상태에서는 새로운 염증반응을 불러 일으키고 이로써 상처치유를 가능케 한다. 보통 마찰은 몇 분간(약 3~5분) 시행되어 해당 구조의 혈액순환을 최대한 최적하게 유지한다.

마찰은 상처치유가 잘 이루어지지 않는 힘줄, 인대, 부착점과 같이 혈액순환이 잘 안되는 구조들에서 주로 시행된다. 긴 마찰로부터 약 4일 후에는 대부분의 환자들이 스스로도 시행할 수 있는 짧은 마찰을 시작할 수 있다. 마찰기법들은 매시간 시행되어 혈액순환을 더 원활하게 만들 수 있다.

4.1.2 물렁조직 교정

시작 자세와 기법

힘줄의 교정

힘줄을 교정할 때는 근육을 최대한 신장한다. 그래야 힘줄의 양면이 서로 최대한 반대 방향으로 움직일 수 있기 때문이다. 이때 주로 관절이 최대한 움직일 수 있게 된다. 이때 면 사이의 작은 끝지점 동작을 형성하기 위해서 관절에 견인 교정을 시행한다. 이는 힘줄의 면들 사이에 추가적인 운동을 야기한다(◘ 그림 6, 111쪽).
이 교정은 필요 시 여러 번 시행될 수 있다.

부착점의 교정 (직접 부착점)

부착점 내에서 새로운 염증반응을 불러일으키고자 하는 물렁조직 교정에서는 환자가 관절과 근육을 근육의 주된 기능에 부합한 방향으로 온힘을 다해 수축할 수 있는 위치로 자세를 잡는다. 근육을 최대 수축할 때 치료사는 짧고 빠르고 강하게 근육을 당긴다. 이 교정은 보통 일회적으로 시행한다.

무릎관절의 정강쪽곁인대 교정

이 교정은 인대의 표층과 심층 즉, 관절주머니 사이의 운동에 장애가 있을 때 시행된다. 굽힘동작 중에 뒤쪽으로의 운동이 제한적이라면 일단 굽힘운동성을 확인한다. 이어서 굽힘은 최대 안쪽돌림과의 결합 하에 검사된다. 이때 운동이 제한적이라면 안쪽돌림 상태에서의 굽힘을 교정한다 (▣ 그림 1, 146쪽).

폄 상태에서 앞쪽으로 운동이 제한적이라면 폄 운동성을 확인한다. 이어서 폄은 최대 가쪽돌림과의 결합 하에 검사된다. 이 때 운동이 줄어든다면 가쪽돌림 상태에서 폄을 교정한다 (▣ 그림 2, 146쪽).

4. 1. 3 기능 마사지

이 형태의 마사지는 시리악스에 의해 이용되지 않았지만 그가 이용한 기법들을 잘 보완한다. 이 치료형태는 여러 이름으로 알려졌다. 때문에 **가동술 마사지**(mobilisierende Massage), **교정 마사지**(manipulative Massage), **특별 먼쪽 가동술**(spezifische hemmende Mobilisation)와 같은 명칭들도 사용된다.

기능 마사지는 근육/힘줄/부착점의 마찰 치료 이전에 시행하는 것을 바람직하며 관절가동술 이전에도 시행하는 것을 권장한다.

이 치료방법의 효과 기전은 일차적으로 피부, 근육, 관절에 있는 두꺼운 수용기 (두꺼운, 미엘린화된 신경섬유)을 자극시키는 데에 있다.

기능 마사지 설명

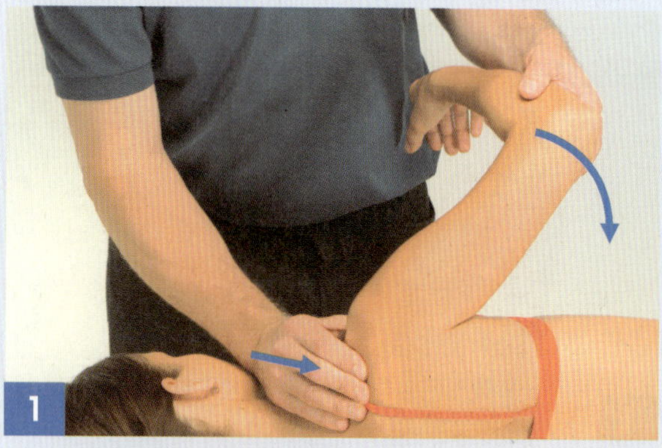

가시위근, ASTE 기능 마사지

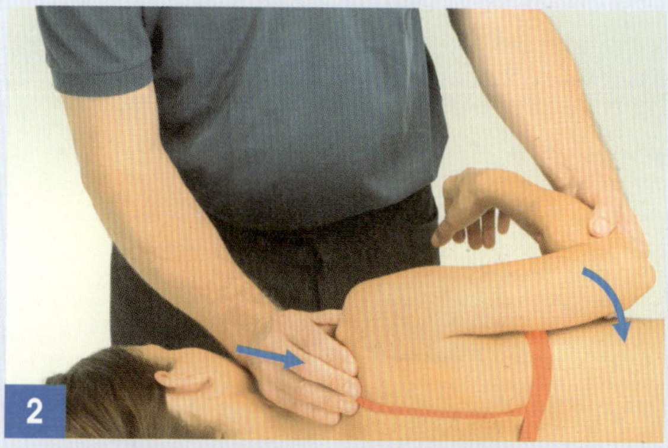

가시위근, ESTE 기능 마사지

기능 마사지의 기법

치료해야 할 근육을 수축된 자세로 배치한다. 그 다음 가볍고 평평하게 압박한다. 이 압박을 유지하면서 근육을 늘인다. 그 다음 근육에 가해졌던 압박을 없애고 근육을 다시 짧았던 자세로 배치한다 (▣ 그림 1, 2).

그러나 이 치료는 환자가 치료하는 동안에 근육의 긴장을 풀 수 있을 때에만 의미있다. 그렇지 않다면 전통적인 마사지나 온열치료 및 전기치료와 같은 다른 치료기법들을 권장한다.

4. 1. 4 관절유리체/반달판의 교정

이 교정은 관절유리체/반달판이 끼어서 관절이 막혔을 때만 시행한다. 이때 적용할 수 있는 기법은 여러 개 있다.

마찰 기법에 대한 설명

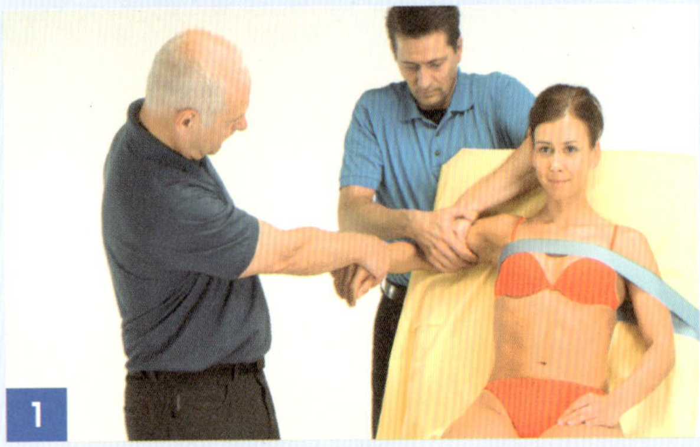

팔꿈치, ASTE에서 관절유리체 교정

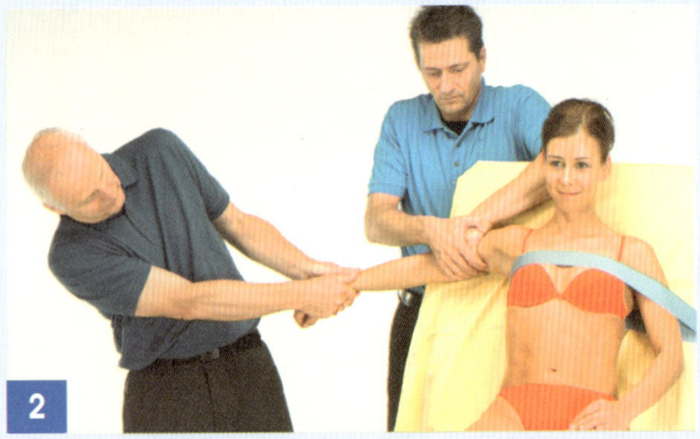

팔꿈치, ESTE에서 관절유리체 교정

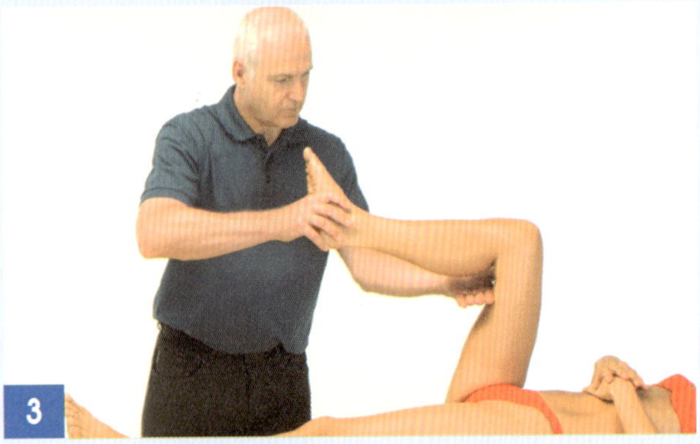

반달판교정 – 돌림기법, ASTE

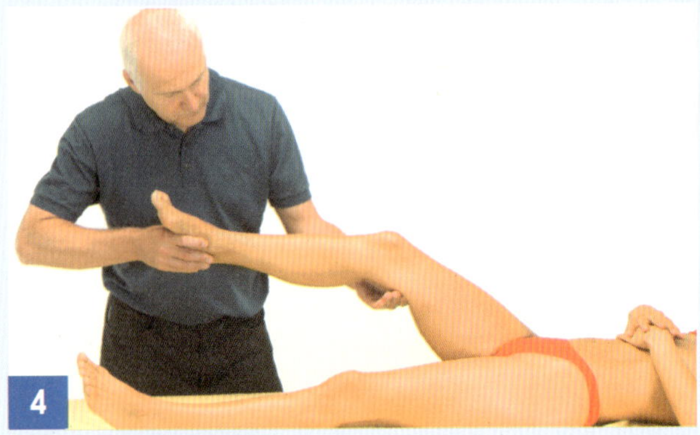

반달판교정 – 돌림기법, ESTE

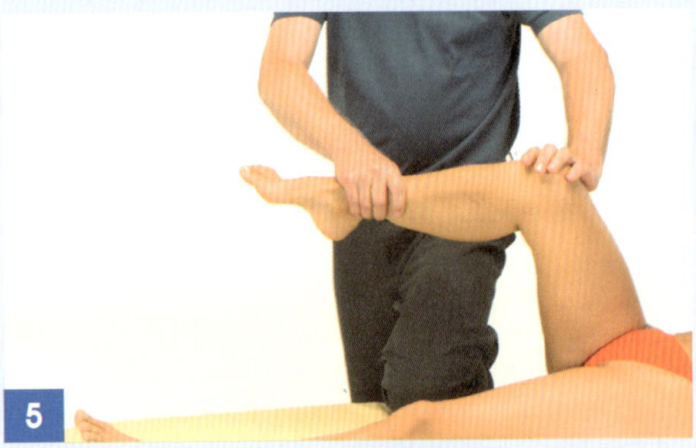

반달판 교정, 여기서 안쪽반달판 – 견인기법, ASTE

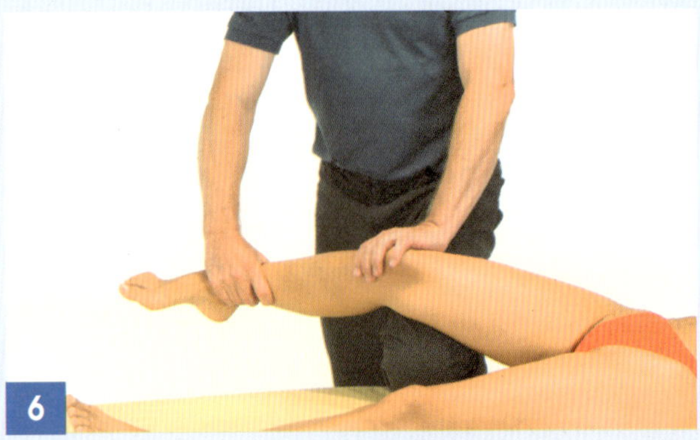

반월교정, 여기서 안쪽반달판 – 견인기법, ESTE

시작 자세와 기법

견인 하의 돌림기법

교정은 관절이 매우 강한 견인 하에 수동적으로 전체 운동범위로 움직여지는 특징이 있다. 이 동작 중에 추가적으로 관절에 돌림동작을 시행한다. 무릎관절의 경우에는 안쪽돌림과 가쪽돌림이고 팔꿉관절에서는 엎침과 뒤침이다.

치료를 시작하기 이전에 일단 환자의 증상이 나타나지 않는 운동범위를 설정한다. 교정 동안에는 해당 구조를 이 궤도 밖으로 움직여서는 안된다 (◘ 그림 1, 2, 좌측).

오늘날 이 기법을 실제로 잘 사용하지 않는다. 그 이유는 한편으로 기법적으로 매우 어렵기 때문이며 다른 한편으로는 2~3명의 치료사가 투입되어야 하기 때문이다. 시리악스는 이 기법을 일상적으로 적용했다.

돌림기법

이 기법은 무릎관절에만 이용된다. 이때, 무릎관절을 지속적으로 안쪽돌림과 가쪽돌림시키면서 증상이 나타나지 않는 궤도 내에서 굽힘에서 폄으로, 또는 폄에서 굽힘으로 규칙적인 운동을 가한다 (◘ 그림 3, 4, 좌측)

견인기법

이 기법도 무릎관절에만 이용된다. 교정을 시작하기 이전에 증상이 나타나지 않는 운동범위가 설정된다. 교정이 정강쪽반달판의 치료를 위한 것이면 무릎관절은 지속적인 밖굽이 스트레스 하에 놓인다. 밖굽이 스트레스를 유지하면서 무릎관절을 굽힘에서 폄으로 움직인다. 이 동작은 환자의 넙다리가 치료사의 넙다리에 닿을 때 급작스럽게 끝난다. 가속화와 밖굽이 스트레스로 인하여 무릎관절의 정강뼈면에 견인자극이 가해진다. 종아리쪽반달판의 교정을 위해서는 동일한 치료를 안굽이 스트레스 하에 시행한다 (◘ 그림 5, 6, 좌측).

4.1.5 관절 가동술

시작 자세와 기법

관절에서 통증을 완화시키는 치료를 할 때면 관절은 일명 풀림자세 즉, **실제 풀림자세**에 놓이게 된다. 관절의 풀림자세라 함은 관절주머니의 긴장이 최소화되어 있을 때이다. 이 관절자세에서는 작은 수동동작이 오목한 관절면에 수직으로 (견인), 또는 오목한 관절면에 평행으로 (직선의 활주) 시행될 수 있다. 이 과정은 스칸디나비아의 Kaltenborn/Evjenth 컨셉의 도수치료에 전형적이다.

관절 통증을 완화하기 위해서는 관절에 수동적인 운동만을 가할 수 있는 것이 아니라, 통증이 없는 운동범위 내에서 능동 운동을 가할 수도 있다. 이러한 방식으로 치료되는 운동의 제한들은 반사적으로 필연적이며 신체가 치유과정 중에 있는 조직들을 새로운 손상으로 보호하려는 보호 기전에 기초한다.

통상 통증이 나타나지 않는, 일명 **구조적인 운동의 제한**에서는 운동의 제한이 관절주머니 내에 콜라겐 그물이나 관절주머니 부위의 결합 내에서의 병리학적 교차결합의 형성에 근원을 둔다.

치료를 위해서 관절은 관절주머니가 긴장상태에 놓이도록 끝지점자세(endgradige Position)를 취한다. 이 끝지점(endgradige Position)에서 다시 견인이나 활주로 인한 가동술을 시행할 수 있다. 이때 처음에는 수동적인, 직선의 기법들을 적용해야 한다는 징후가 나타나지만 이는 최대한 빨리 능동적 즉, 도움이 되는 동작으로 교체되거나 보완되어야 한다.

운동의 제한이 관절/관절주머니가 아닌 근육이 원인이라면, 해당 근육들을 그 아래에 위치한 관절(들)의 수동운동을 통해 당겨야 한다.

치료의 강도

통증을 완화시키는 치료에서 능동적/수동적으로 시행된 동작의 강도가 지극히 낮다. 관절주머니는 이때 긴장상태에 있으면 안된다. 동작은 1단계나 2단계에서 시행된다.

메모

1단계와 2단계의 구분은 강도나 Kaltenborn/Evjenth 컨셉, 또는 Maitland 컨셉과의 관련 하에 동일하나 각각의 정의는 조금씩 다르다.
Kaltenborn/Evjenth 컨셉에서는 각 단계가 해부학적-구조적으로 설명되는 반면, Maitland 컨셉에서는 기법과 시행과정으로 설명된다.

Maitland 컨셉은 다음과 같다: 1단계는 운동범위의 시작에서 저항이 없는 작은 동작이다. 2단계는 운동범위 내에서 저항이 없는 큰 동작이다.
Kaltenborn/Evjenth 컨셉에서는 다음과 같다:
1단계는 붙어있던 관절들이 떨어지는 효과를 낳는다.

구조적으로 운동이 제한된 상태를 가동화하는 치료에서는 치료사극들이 긴장된 관절주머니에서 시행된다. 이를 3단계, 4단계가 일컫는다.

메모

3단계와 4단계의 구분은 Kaltenborn/Evjenth 컨셉과 Maitland 컨셉에서 차이가 난다.
Kaltenborn/Evjenth 컨셉에서는 3단계만 언급되며 이때 직선 동작의 끝에서 관절주머니에 정적인 부담이 발생한다.
Maitland 컨셉에서는 운동범위의 끝에 역동적인 운동이 발생한다. 이는 작은 진폭(4단계)나 큰 진폭(3단계)로 시행된다. 3단계 치료와 4단계 치료는, 3단계 치료에서 운동의 끝에서 더 큰 진폭이 시행된다는 점에서 구분된다.

관절주머니 즉, 결합조직세포를 규칙적으로 부담을 줌으로써 병리학적인 교차결합을 해체하는 효소인 콜라게아나제가 방출된다. 결합을 치료하기 위해서도 동일한 기법이 이용될 수 있으며, 결합을 야기시킨 것을 해체하기 위해 교정을 적용할 수도 있다.

치료 기간

통증을 완화하는, 또는 반사적 운동의 제한에서 치료는 재검사에서 가동화가 향상되었음이 확인될 때까지 계속한다. 재검사에서 나아진 기미가 안보이면 치료를 중단한다.

구조적 운동 제한을 치료할 때는 모든 세포들이 더 오래, 그리고 특히 더 규칙적으로 부담을 받아야 한다. 세포가 규칙적으로 당겨지는 부담을 더 오래, 그리고 특히 더 자주 받을수록 더 많은 콜라게아나제가 생산된다. 여기서도 치료결과가 지속적인 재검사에 의해 확인된다. 구조적 운동 제한에서는 환자가 얼마나 오래, 그리고 자주 조직에 부담을 주는 지가 매우 중요하다. 그렇기 때문에 환자가 스스로 시행할 수 있도록 집에서 하는 치료기법은 반드시 필요하다.

기본적으로 가동화 치료에서 통증은 대부분의 환자들의 경우 자동적, 반사적으로 방어긴장으로 이어지기 때문에 방지되어야 한다. 물론 환자는 치료받는 구조가 당겨지는 느낌을 받을 수는 있으나 이는 불편할 정도까지 느껴지면 안된다. 게다가 통증은 신체가 손상을 입을 수 있다는 경고로 여겨야 하는 것이다.

실습 팁

치료사의 손

구조적 운동 제한을 치료할 때 치료사는 특히 자기 자신의 관절이 끝자세 (endgradige Position)에 놓이지 않도록 주의해야 한다. 그렇지 않으면 치료사의 관절 역시 가동화 즉, 부담을 받는다. 이 외에도 환자에게 손을 댈 때 환자가 불쾌하지 않도록 조심해야 한다. 그렇지 않으면 환자는 방어긴장을 하게 된다.

4.1.6 압박치료

압박치료를 시행하는 시작 자세는 압박검사 시에 환자 특유의 증상을 유발시키는 관절의 자세이다. 치료 이전에는 일단 **압박검사**가 시행된다. 즉, 환자가 증상을 느낄 때까지 관절을 강하게 압박하는 것이다. 그런 다음, 압박하는 힘을 (대략적으로) 절반으로 줄이고 치료에 적용시킨다. 몇 분 후에 다시 압박검사를 시행하고 또다시 절반의 힘만으로 치료를 한다. 이 과정은 도수적으로 증상이 더 이상 나타나지 않을 때까지 계속한다. 이는 여러 번에 걸쳐서 진행하게 될 수도 있다. 환자 자신도 규칙적으로 도수압박을 시행해야 한다.

그 다음 환자는 자신의 체중을 이용하여 자신의 일이나 운동활동에 필요한 부담 수준에 도달할 때까지 부담을 가해야 한다. 환자 자신의 체중이 너무 큰 부담이고 이로써 증상을 야기한다면 체중을 1~2개의 목발을 사용함으로써 감소시켜야 한다.

압박치료와 더불어 증상이 나타나지 않는 범위에서 관절을 움직이는 것이 중요하다. 그래야 관절주머니에 영양을 주는 윤활액이 끊임없이 재생된다.

4. 2 치료 구성

해당 구조를 마찰이나 그와 유사한 기법으로 치료하거나 관절을 가동화하기 이전에 이 구조/관절의 교감신경성 원인부위를 먼저 치료하는 것이 대부분의 경우 더 의미있다 (◻ 표 4.1).

교감신경성 원인부위를 치료할 때는 그곳과 표적조직에 교감신경성 반사활동을 낮추어 혈액순환을 더 원활히 하고 이로써 더 나은 조직합성과 상처치유 즉, 재생이 이루어지며 근 긴장도 낮아진다.

교감신경성 원인부위에서는 두꺼운 수용기(두꺼운, 미엘린화된 신경섬유)를 자극하려고 노력한다. 이는 마사지 치료(피부와 근육기법을 이용한 전통적 마사지, 기능 마사지 등), 전기치료, 온열치료(뜨거운 원통)의 다양한 형태를 이용하거나, 척추에 수동적, 능동적 치료기법(후면/전면 동작, 스프링과 같은 가동술 등)을 이용하여 성공할 수 있다.

교감신경성 원인부위 치료는 특히 마찰 이전에 중요한데, 그 이유는 치료를 받아야 하는 조직에 혈액순환이 이루어지면서 최적화되기 때문이다. 그 다음에 연결되는 국지적으로 시행되는 치료는 이제 마찬가지로 목적조직의 혈액순환을 최적화시킬 수 있다. 조직의 혈액순환이 잘 될수록 치료가능성이 역시 높아진다.

◻ 표 4.1 운동기관 구조의 교감신경성 원인부위

원인부위	구조
C8/T1–T3/T4	머리, 목, 목덜미
T3/T4–T8	상단 먼쪽부위 (extremity)와 해당 BWS 분절과 갈비뼈
T10–L12	하단 먼쪽부위 (extremity)와 아래쪽 BWS와 갈비뼈, LWS, ISG

힘줄이나 부착점에 국지적으로 마찰치료를 적용하기 이전에 해당 근육을 긴장완화기법들(기능 마사지, 유지 이완 기법, 수축 이완 기법, 등척성 후 이완, 이완 등)로 예비시키는 것을 권장한다. 근육의 긴장이 완화되어 있을수록 그 근육의 힘줄과 부착점들의 혈액순환이 원활하다.

관절치료 이전에 그 주위에 있어서 가동성을 제한할 수 있는 근육들을 (교감신경성 반사활동 외에도) 긴장완화시키는 것이 좋다. 이는 반사적인 운동 제한과 구조적인 운동제한 두 경우 모두에 해당된다.

4.3 어깨

4.3.1 물렁조직 치료

가시위근

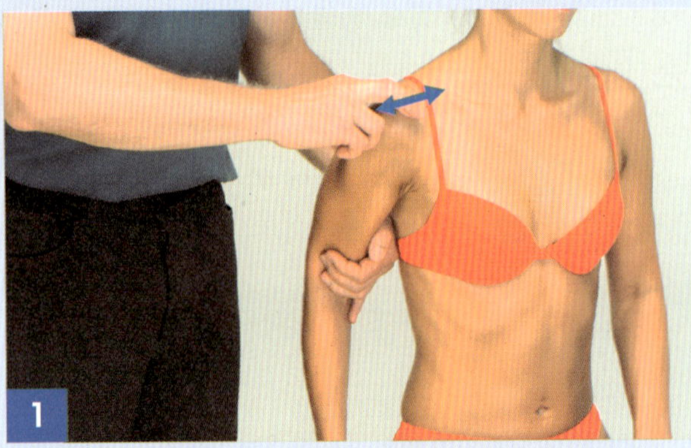

1

부착점의 마찰

환자의 팔을 부착점을 만질 수 있는 폄 자세로 배치한다. 때때로 부착점을 만지기 위해 추가적인 안쪽돌림이나 가쪽돌림이 필요할 수도 있다. 부착점은 두갈래근고랑의 바로 옆쪽인대 결절 위에서 찾을 수 있다.

치료사는 가운데손가락으로 지지되는 집게손가락을 부착점 바로 위에 위치시키고 앞안쪽에서 뒤가쪽으로, 그리고 반대 방향으로도 움직인다. 치료사는 엄지를 위팔의 가쪽에 지지하여 자신의 손을 고정한다. 마찰은 치료사의 손목을 손바닥 방향과 손등 방향으로 운동으로써 이루어진다.

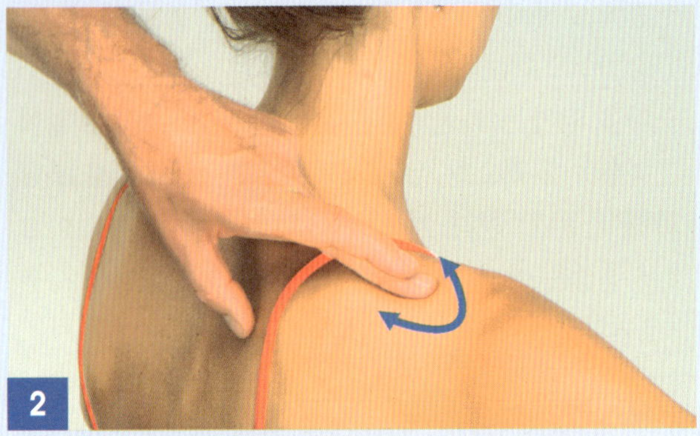

2

힘줄/근육-힘줄 이행부위의 마찰

환자의 팔을 힘줄/근육-힘줄 이행부위를 만질 수 있도록 약 90° 벌림시킨다. 힘줄은 봉우리의 바로 안쪽인 가시위오목 안에 있다.

치료사는 자신의 집게손가락로 지지하는 가운데손가락을 힘줄 위에 위치시키고 엎침 및 뒤침 동작을 시행하여 힘줄을 마찰한다.

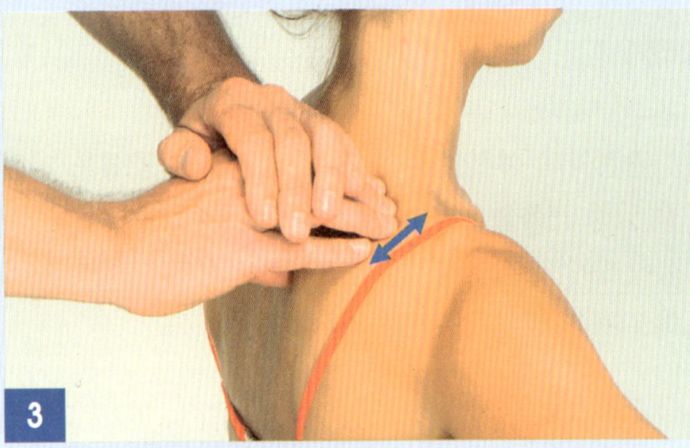

3

근힘살의 마찰

환자의 팔을 근힘살의 긴장이 완화되도록 약 90° 벌림시킨다.

치료사는 한 손의 손가락 여러개를 평평하게 근힘살 위에 놓고 이를 다른 손의 손가락으로 지지한다. 치료사는 손가락들은 근힘살 위에서 앞에서 뒤로, 그리고 반대방향으로도 움직인다.

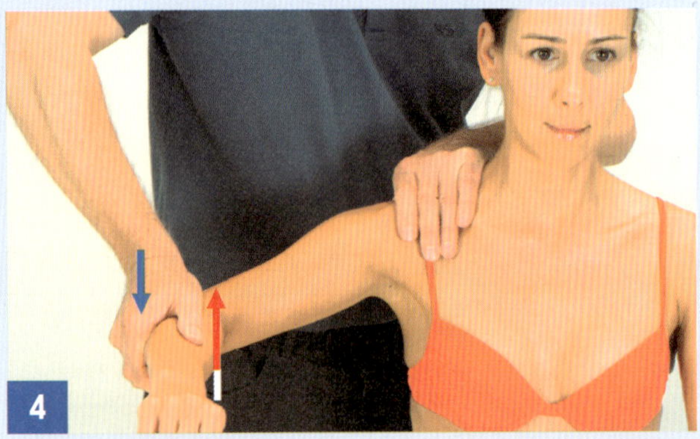

4

물렁조직 교정

환자가 온힘으로 벌림에서 수축할 수 있도록 환자의 팔을 벌림시킨다.

환자는 벌림 방향으로 최대 수축한다. 최대 수축 상태에서 치료사는 팔을 모음 방향으로 교정한다.

경고: 손상부위가 이전에 스테로이드성 소염제로 주입되었으면 일반적으로 물렁조직 교정을 시행하지 않는다. 그렇지 않으면 완전 파열의 위험이 있다!

가시아래근

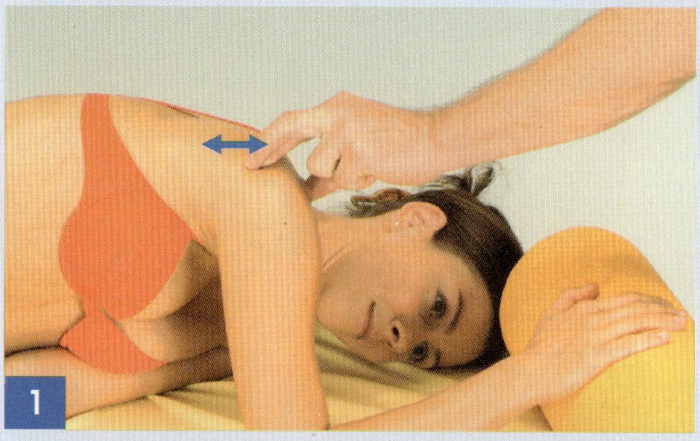

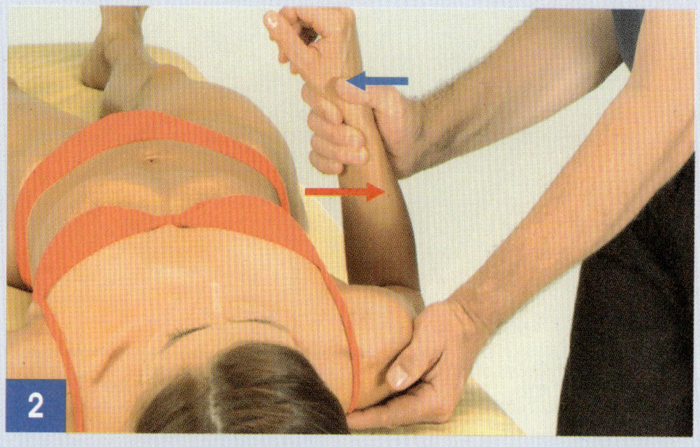

부착점의 마찰

환자의 팔을 부착점을 만질 수 있는 수평모음과 가쪽돌림 상태로 배치한다. 부착점은 뒤쪽 봉우리각에서 약 2cm 머리쪽으로 떨어진 큰결절의 중간 부위에 있다.

치료사는 자신의 가운데손가락으로 지지되는 집게손가락을 직접적으로 부착점 위에 놓고 머리쪽에서 꼬리뼈쪽으로, 그리고 반대방향으로도 움직인다. 치료사는 봉우리 위에 놓인 엄지로 자신의 손을 고정한다. 마찰은 치료사의 손목을 손바닥 방향과 손등 방향으로 운동으로써 이루어진다.

물렁조직 교정

환자가 온힘으로 가쪽돌림으로 수축할 수 있도록 환자의 팔을 중간 상태에 위치시킨다.

환자는 팔을 가쪽돌림 방향으로 최대한 수축한다.

최대 수축 상태에서 치료사는 팔을 안쪽돌림 방향으로 교정한다.

경고: 손상부위가 이전에 스테로이드성 소염제로 주입되었으면 일반적으로 물렁조직 교정을 시행하지 않는다. 그렇지 않으면 완전파열의 위험이 있다!

어깨밑근

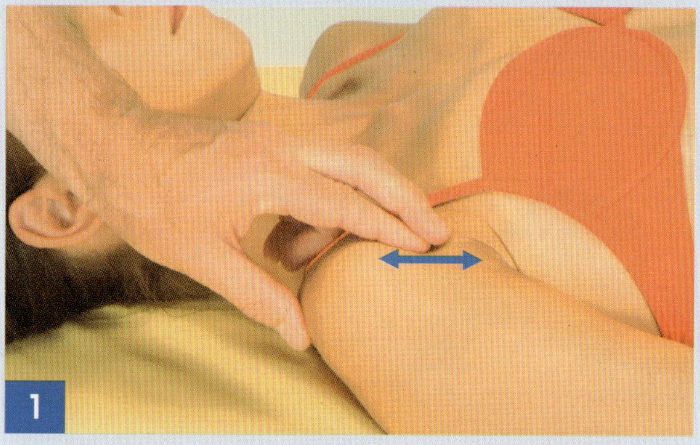

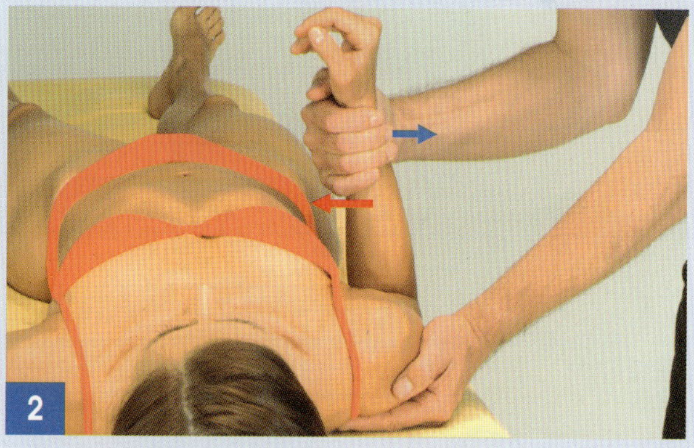

부착점의 마찰

환자의 팔은 부착점을 만질 수 있는 가벼운 가쪽돌림 상태로 배치한다. 부착점은 두갈래근고랑의 안쪽에서 작은결절과 작은결절능선 위에 있다.

치료사는 자신의 가운데손가락으로 지지되는 집게손가락을 부착점 위에 직접적으로 올려놓고 꼬리쪽에서 머리쪽으로, 그리고 반대방향으로 움직인다. 치료사는 봉우리돌기 위에 놓인 엄지로 자신의 손을 고정한다. 마찰은 치료사의 손목을 손바닥 방향과 손등 방향으로 운동함으로써 이루어진다.

물렁조직 교정

환자가 온힘으로 안쪽돌림으로 수축할 수 있도록 환자의 팔을 중간 상태에 위치시킨다.

환자는 팔을 안쪽돌림 방향으로 최대한 수축한다.

최대 수축 상태에서 치료사는 팔을 가쪽돌림 방향으로 교정한다.

4. 3. 2 기능 마사지

가시위근

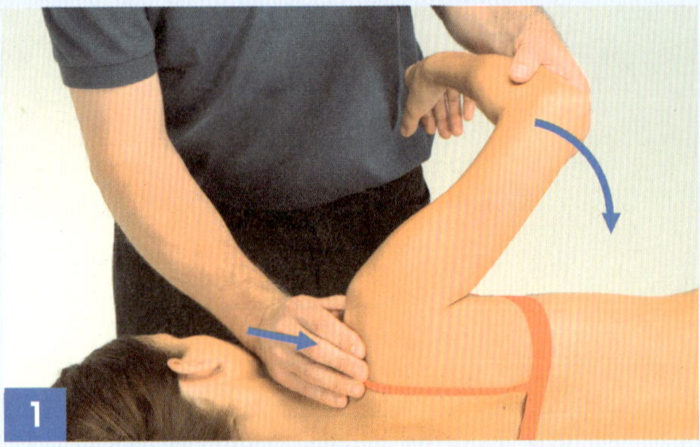

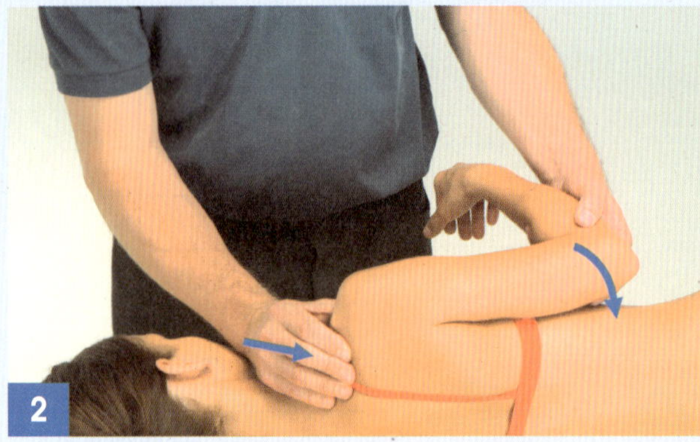

기능 마사지, ASTE

환자의 팔을 벌림상태로 배치한다

치료사는 손가락을 평평하게 가시위근의 근힘살 위에 놓고 가시위오목 방향으로 가벼운 압박을 가한다.

변형: 손가락 대신에 손목뼈나 엄지두덩, 새끼두덩을 이용할 수 있다. 가해지는 압박은 무엇보다 평평해야 하고 환자는 편안해야 한다.

기능 마사지, ESTE

가시위근의 근힘살에 가해진 압력을 유지하면서 치료사는 환자의 팔을 벌림에서 모음방향으로 움직인다.

운동의 끝에서 치료사는 근육에 압박을 가하며 관절을 원래의 시작 자세로 돌려놓는다.

이 운동은 근육이 원하는 만큼 긴장완화될 때까지 규칙적으로 시행된다.

아래등세모근, 어깨올림근

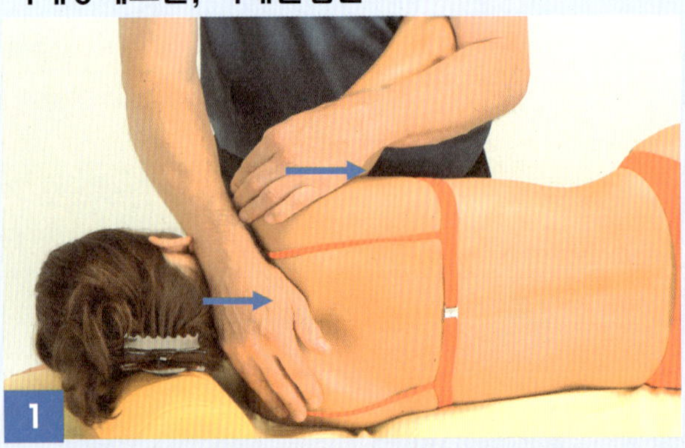

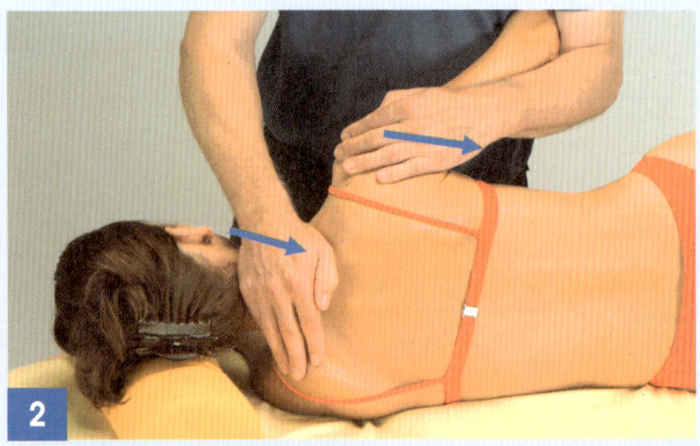

기능 마사지, ASTE

환자의 팔이음뼈를 올림 상태로 배치한다.

치료사는 한 손의 손목뼈를 평평하게 등세모근의 하행부와 어깨올림근 위에 놓고 머리쪽과 약간 안쪽 방향으로 가볍게 누른다.

주의: 해당 근육을 더 많이 긴장된 상태에서 시작하기 위해 옆으로 눕힌 환자의 머리를 (그림) 왼쪽으로, 그리고 왼쪽으로 회전 (어깨올림근)시키던가 오른쪽으로 회전 (아래등세모근) 시킬 수 있다.

기능 마사지, ESTE

아래등세모근와 어깨올림근에 가해진 압력을 유지하면서 치료사는 환자의 팔이음뼈을 올림에서 내림 방향으로 움직인다.

경고: 이 치료가 시행되기 이전에 우선 이 동작을 하는 동안에 팔신경얼기가 긴장상태에 놓이지 않는지를 확인해야 한다.

4. 3. 3 윤활주머니 치료

봉우리밑어깨세모근밑윤활주머니

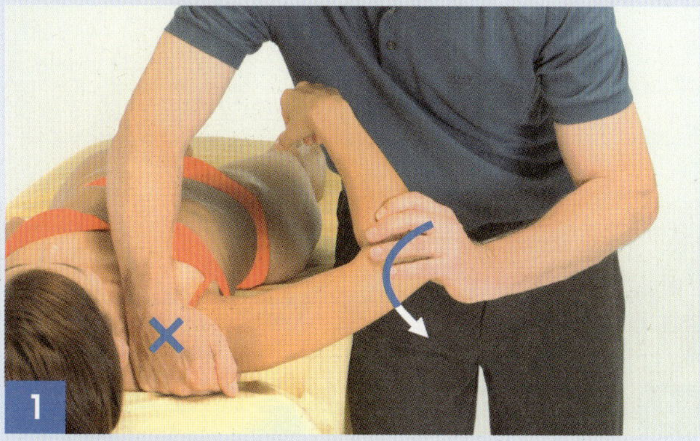

윤활주머니 치료(Scoopings), ASTE

치료사는 오른손으로 환자의 어깨뼈를 봉우리에 고정한다. 환자의 팔은 어깨관절에 저항이나 경미한 통증이 나타날 때까지 굽힘, 벌림, 안쪽돌림 상태로 배치한다.

치료사는 다른 손으로 팔꿉관절을 움켜쥐어서 어깨관절에 가해진 운동들이 유지될 수 있도록 한다.

주의: 이전에 증상들이 봉우리밑어깨세모근밑점액낭(◘ 메모, 169쪽)이나 다른 어깨밑 구조로부터 나온다는 것을 확인해야 한다.

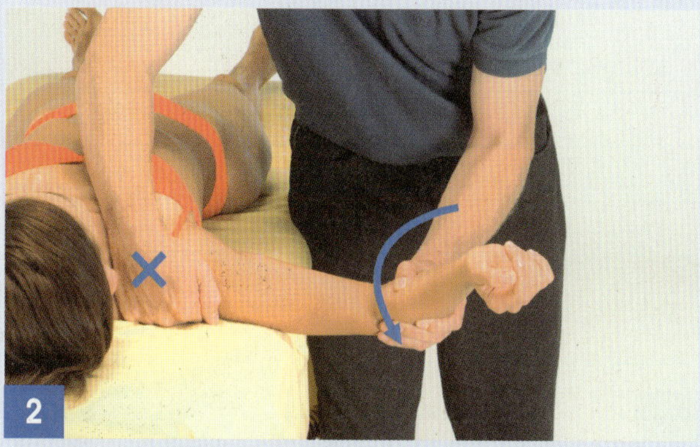

윤활주머니 치료(Scoopings), ESTE

치료사는 어깨관절을 봉우리에서 폄과 가쪽돌림 방향을 따라 가능한 한 최대 벌림 상태로 유지시킨다.

주의: 어깨관절의 벌림으로 인하여 신경계에 긴장이 높아지면 환자의 머리를 치료받는 어깨 쪽으로 돌리는 것이 바람직하다.

위팔두갈래근 긴갈래

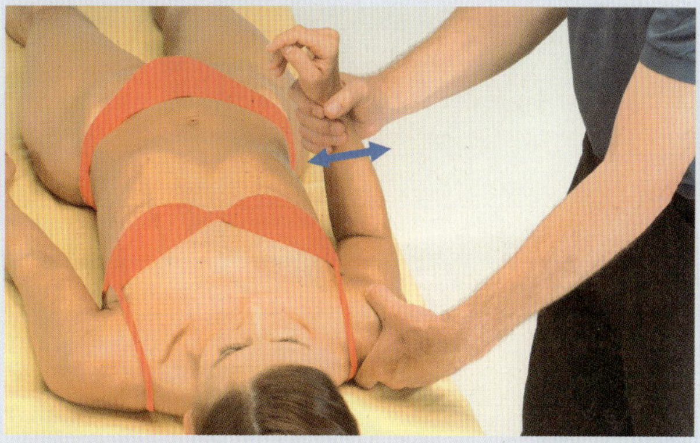

마찰

환자의 팔을 안쪽돌림과 가쪽돌림에 대한 중간 상태로 배치한다.

치료사는 자신의 엄지를 큰결절능선과 작은결절능선 사이의 두갈래근고랑에 놓는다. 마찰은 환자의 어깨관절을 안쪽돌림 및 가쪽돌림시킴으로써 이루어진다.

경고: 마찰을 할 때에는 피부 위에서 미끄러지지 않도록 주의해야 한다. 그렇지 않으면 피부를 자극시켜 물집이 생길 수 있다.

봉우리빗장관절

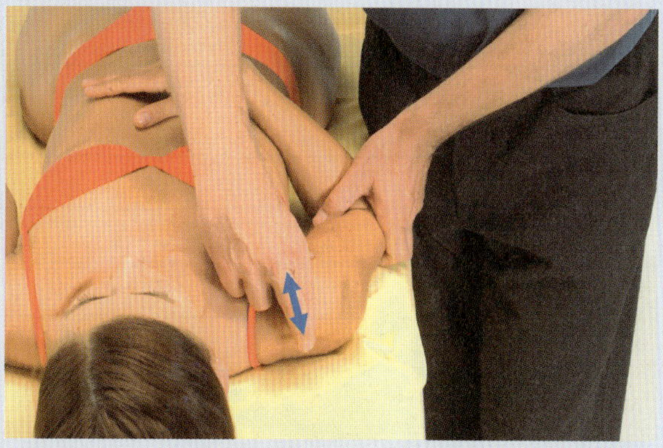

마찰

환자 팔을 풀림자세로 배치한다.

치료사는 자신의 가운데손가락으로 지지되는 집게손가락을 꼬리쪽에서부터 봉우리빗장관절 위에 놓고 이를 배쪽에서 등쪽으로, 그리고 반대 방향으로 움직인다.

주의: 위쪽 관절주머니에 더 많은 긴장을 주기 위해서 팔을 수평 모음 상태로 배치할 수 있다. 앞쪽 관절주머니에 더 많은 긴장을 주기 위해서 팔을 모음, 안쪽돌림, 그리고 폄 상태로 배치할 수 있다.

4. 3. 4 관절 치료

어깨관절

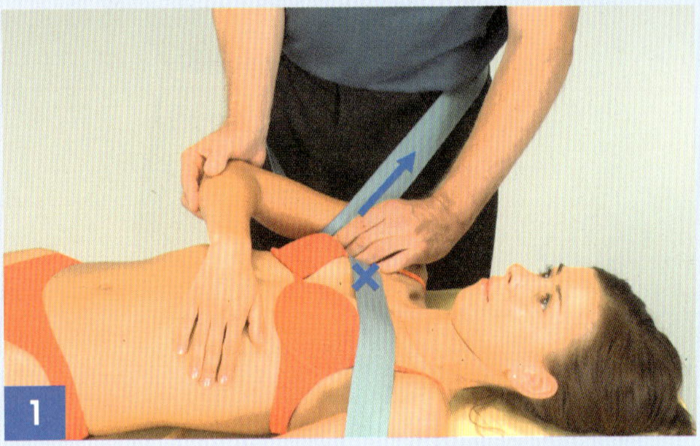

1

견인

환자의 어깨뼈를 가쪽가장자리를 둘러싼 벨트를 이용하여 안쪽 방향으로 고정한다.

치료사는 환자의 위팔을 어깨관절 근처에서 벨트(그림)를 이용하거나 손수 배쪽과 살짝 꼬리쪽으로 당긴다. 팔은 (통증치료에서와 같이) 풀림자세로 배치하지만 제한에 따라 제한된 자세에서도 시행될 수 있다.

치료사는 자신의 팔로 배에 반대쪽으로 팔꿈치를 고정시켜 체중을 뒤로 통제하면서 견인을 수행할 수 있도록 한다.

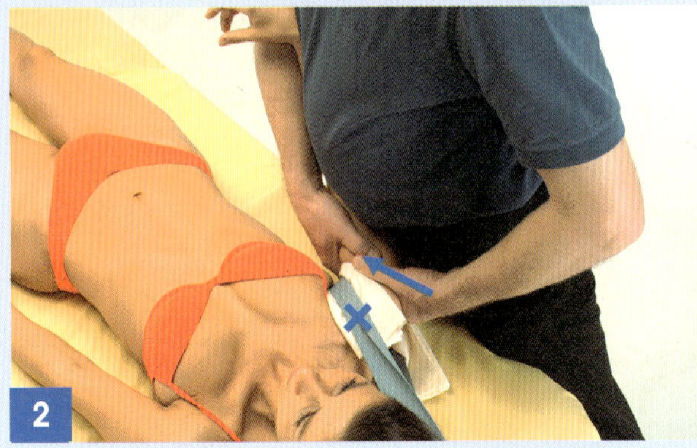

2

머리쪽 활주

환자의 어깨뼈를 어깨에 벨트를 이용하여 머리쪽 방향으로 고정한다.

치료사는 환자의 위팔뼈를 위팔뼈 위에서 직접 머리쪽과 약간 측면으로 움직인다. 팔은 (통증치료에서와 같이) 풀림자세에 있지만, 제한에 따라 제한된 자세에서도 시행될 수 있다.

치료사는 자신의 손을 골반에 반대쪽으로 고정시켜서 체중이 왼쪽 다리에서 오른쪽 다리로 옮길 때 통제하면서 활주하는 동작을 시행할 수 있도록 한다.

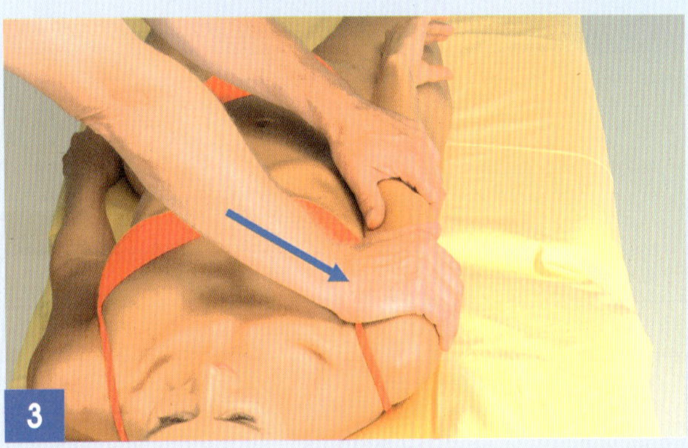

3

등쪽 활주

환자의 등에 모래주머니를 놓아 어깨뼈를 받친다. 치료사는 환자의 위팔뼈를 위팔뼈 위에서 직접 등쪽과 약간 측면으로 움직인다. 팔은 안쪽돌림 상태에 있지만 통증치료를 위해서는 풀림자세로 배치할 수 있다. 활주하는 동작은 부리돌기와 뒤쪽 봉우리돌기각을 연결하는 가상선과 평행하게 진행된다 (이는 관절오목의 방향과 일치한다).

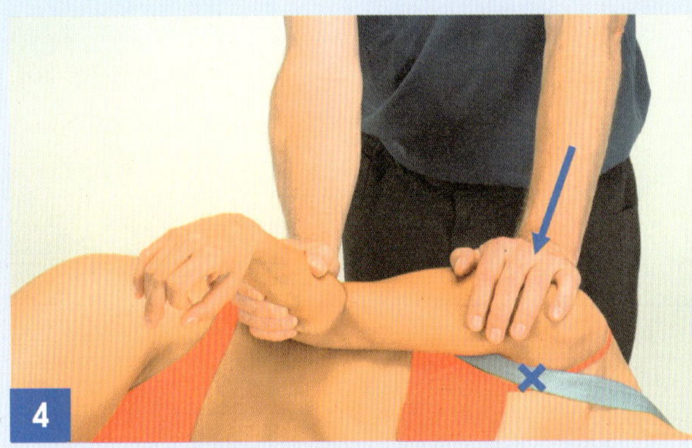

4

배쪽 활주

벨트를 이용하여 환자의 어깨뼈를 부리돌기 위에서 배쪽으로 고정된다.

치료사는 환자의 위팔뼈를 위팔뼈 위에서 직접 배쪽과 약간 안쪽으로 움직인다. 팔을 가쪽돌림 상태로 배치하지만, 통증 치료를 위해서는 풀림자세로 배치할 수 있다. 활주하는 동작은 부리돌기와 뒤쪽 봉우리돌기각을 연결하는 가상선과 평행하게 진행된다 (이는 관절오목의 방향과 일치한다).

4. 4 팔꿈치

4. 4. 1 물렁조직 교정

짧은노쪽손목폄근

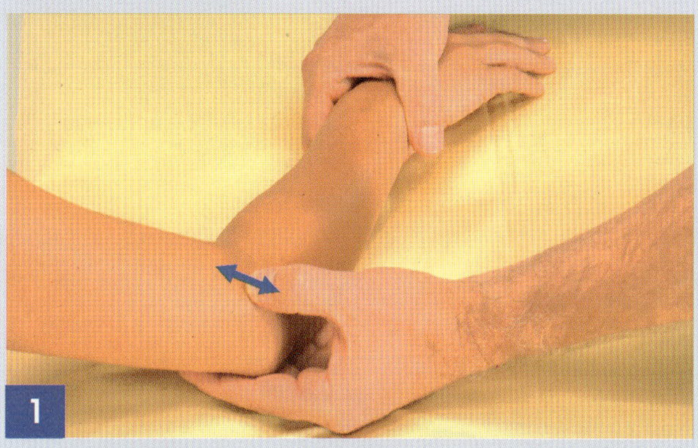

부착점의 마찰

환자의 팔을 약 90° 굽힘하고 팔꿉관절을 약간의 엎침상태, 그리고 손목관절은 가벼운 바닥쪽굽힘과 자쪽치우침 상태로 배치한다. 부착점은 가쪽관절융기의 상단에 바로 있다 (수평 고평부)

치료사는 자신의 엄지를 부착점 위에 놓고 이를 먼쪽-바깥쪽에서 중앙-안쪽으로, 그리고 반대방향으로도 움직인다.

경고: 마찰치료 시 통증이 증가하고 환자가 쓰라림을 느낀다면, 이로써 신경이 자극된다고 볼 수 있다.

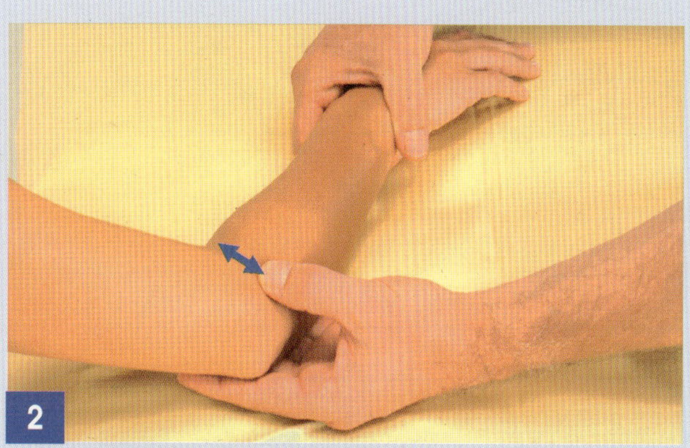

힘줄의 마찰

환자의 팔을 약 90° 굽힘하고 팔꿉관절을 약간의 엎침상태, 그리고 손목관절은 가벼운 바닥쪽굽힘과 자쪽치우침 상태로 배치한다. 힘줄은 가쪽관절융기의 바로 먼쪽에 위팔노관절의 관절 간격 위에 있다.

치료사는 자신의 엄지를 힘줄 위에 놓고 이를 뒤에서 앞으로, 그리고 반대방향으로도 움직인다.

주의: 아래팔과 손목관절은 통증이 심하지 않을 시에 끝자세로 더 움직여질 수 있다.

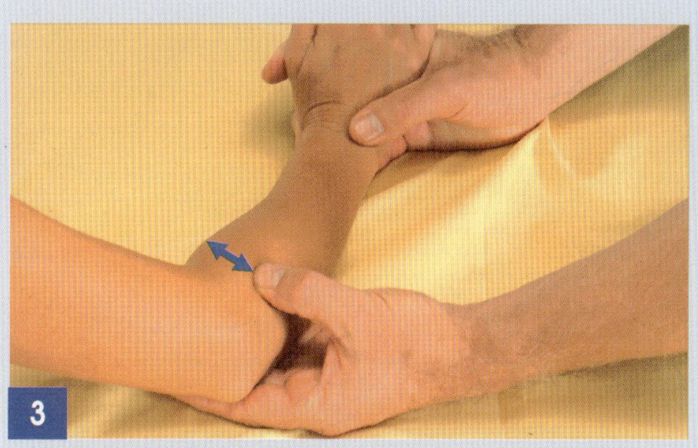

근육-힘줄 이행부위

환자의 팔을 약 90° 굽힘하고 팔꿉관절을 약간의 뒤침상태, 그리고 손목관절은 가벼운 등쪽굽힘과 노쪽치우침 상태로 배치한다. 근육-힘줄 이행부위는 위팔노관절의 바로 먼쪽에 노뼈목 부위에 있다.

치료사는 자신의 엄지를 직접적으로 근육-힘줄 이행부위 위에 놓고 이를 뒤에서 앞으로, 그리고 반대방향으로도 움직인다

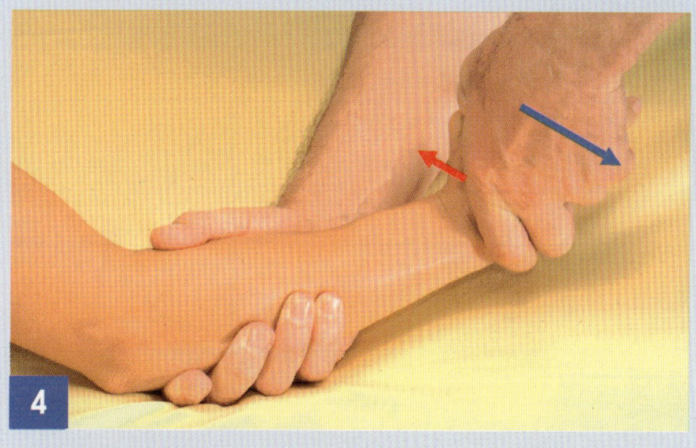

물렁조직 교정

환자가 팔꿈치에서는 굽힘방향으로, 손목관절에서는 뒤침과 등쪽굽힘 방향으로 최대 수축할 수 있도록 팔꿉관절, 아래팔, 그리고 손목관절을 포함하여 중간 자세로 배치한다. 환자는 등쪽굽힘과 노쪽치우침 방향으로 최대한 수축한다.

최대 수축 상태에서 치료사는 팔을 바닥쪽굽힘과 자쪽치우침 방향으로 교정한다.

주의: 환자는 팔을 추가적으로 굽힘과 뒤침 방향으로 수축할 수 있다.

4. 4. 1 물렁조직 교정 (계속)

긴노쪽손목폄근

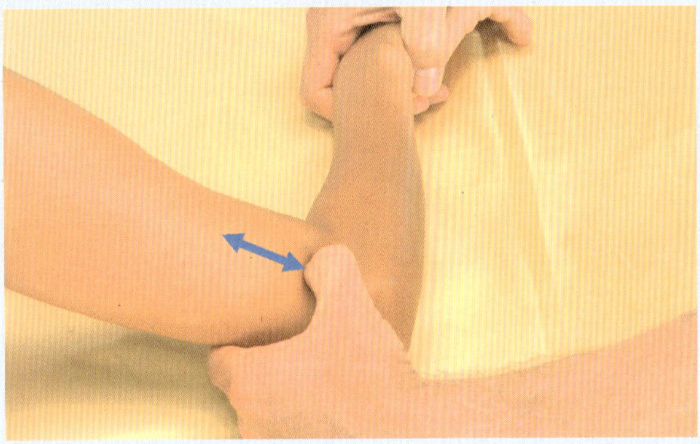

부착점의 마찰

환자의 팔을 약 90° 굽힘하고 팔꿉관절을 약간의 엎침상태, 그리고 손목관절은 가벼운 바닥쪽굽힘과 자쪽치우침 상태로 배치한다. 부착점은 노쪽위팔뼈능선의 바로 앞면에 있다.

치료사는 자신의 엄지를 부착점 위에 놓고 이를 먼쪽에서 중앙쪽으로, 그리고 반대방향으로도 움직인다. 마찰동작은 손목관절의 노쪽치우침과 자쪽치우침으로 인해 이루어진다.

온손가락폄근

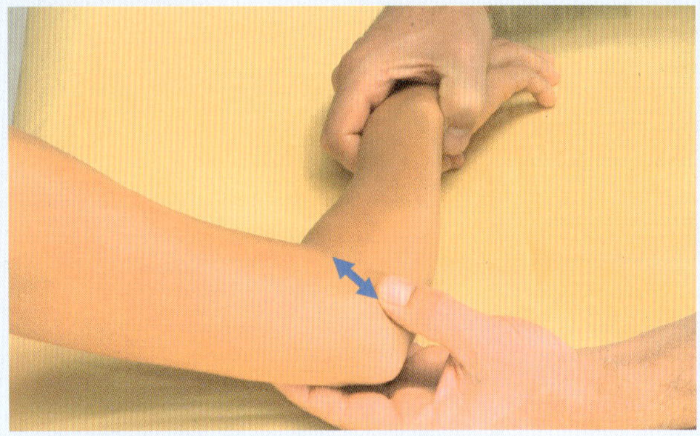

부착점의 마찰

환자의 팔을 약 90° 굽힘하고 팔꿉관절을 약간의 엎침상태, 그리고 손목관절은 가벼운 바닥쪽굽힘과 자쪽치우침 상태로 배치한다. 부착점은 가쪽관절융기의 바로 먼쪽부위에 있다.

치료사는 자신의 엄지를 부착점 위에 놓고 이를 뒤쪽에서 앞쪽으로, 그리고 반대방향으로도 움직인다.

손 및 손가락굽힘근

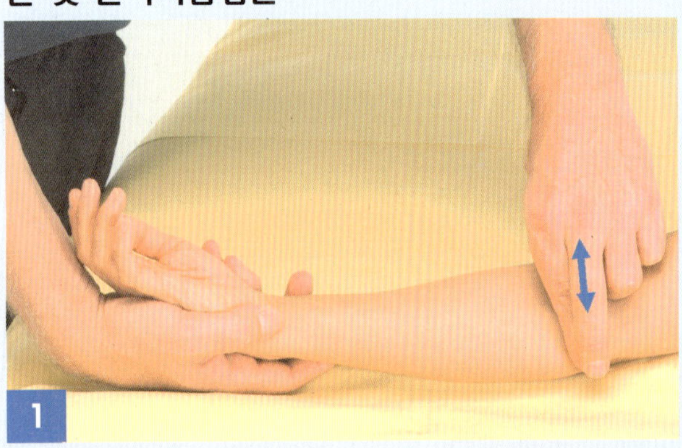
1

부착점의 마찰

환자의 팔을 폄 상태로 하고, 아래팔을 뒤침상태로 하고, 손목관절을 가벼운 바닥쪽굽힘 상태에 있다. 부착점은 위팔뼈 안쪽 위관절융기의 바로 먼쪽 부위에 있다.

치료사는 자신의 가운데손가락으로 지지되는 집게손가락을 부착점 바로 위에 놓고 이를 앞쪽에서 뒤쪽으로, 그리고 반대방향으로도 움직인다.

주의: 이 마찰치료로는 안쪽 관절융기에 있는 손과 손가락굽힘근의 부착점 전체가 치료된다.

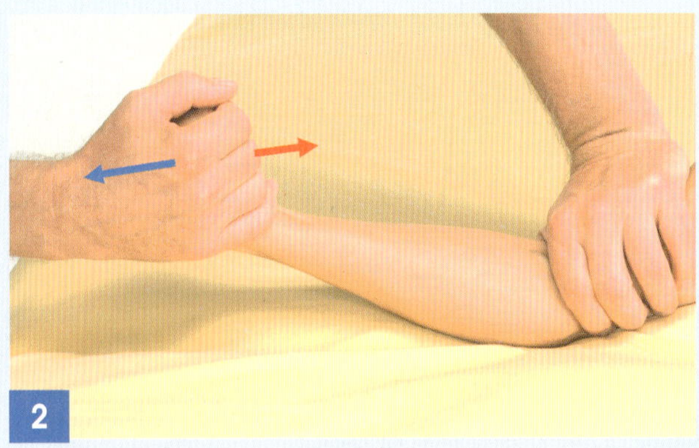
2

물렁조직 교정

환자가 굽힘, 엎침 및 손등굽힘 방향으로 최대 수축할 수 있도록 팔꿉관절, 아래팔, 그리고 손목관절을 포함하여 중간자세로 배치한다.

환자는 바닥쪽굽힘 방향으로 최대한 수축한다.

최대 수축 상태에서 치료사는 팔을 등쪽굽힘 방향으로 교정한다.

주의: 환자는 팔을 추가적으로 굽힘과 엎침 방향으로 수축할 수 있다.

위팔두갈래근

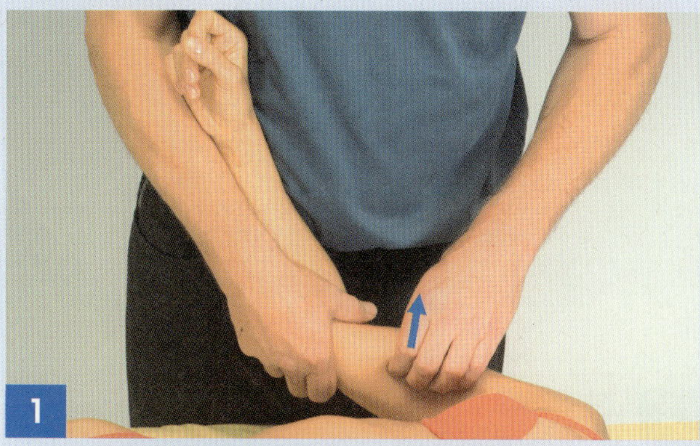

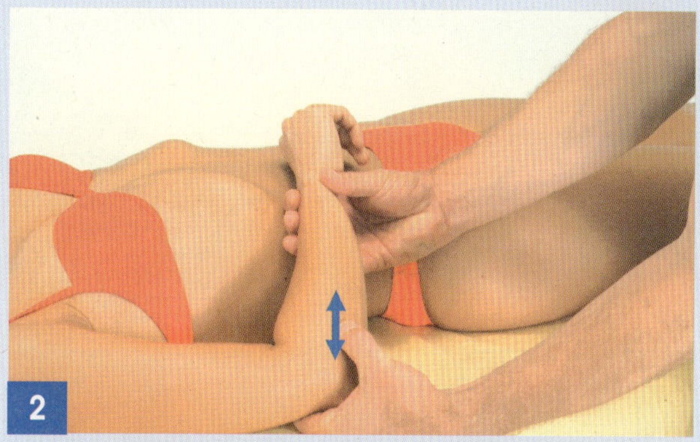

근힘살 마찰

환자의 팔꿉관절을 위팔두갈래근의 근힘살이 긴장완화되도록 굽힘과 뒤침 상태로 배치한다.

치료사는 근힘살을 평평하게 엄지와 손가락 사이에 잡고 근힘살을 앞쪽으로 당긴다. 이 방식으로 근힘살의 근육섬유를 마찰한다.

경고: 이 마찰에서는 정중신경, 자신경이나 위팔얕은신경, 그리고 아래팔안쪽얕은신경을 자극할 위험이 있다. 그렇기 때문에 치료 시 통증이 증가하거나 쓰라림이 느껴지는 것에 주의해야 한다.

노뼈 부착점의 마찰

환자의 아래팔을 뒷면에 있는 노뼈융기를 만질 수 있는 최대 엎침 상태로 배치한다. 이 부착점은 노뼈목의 먼쪽에 있다.

치료사는 자신의 엄지를 부착점 위에 놓고 중앙에서 먼쪽으로, 그리고 반대방향으로도 움직인다.

주의: 여기서 설명된 시작 자세가 주로 선호된다. 왜냐하면 부착점을 앞에서 마찰 할 때 혈관이나 신경을 자극할 위험이 있기 때문이다.

4. 4. 2 기능 마사지

위팔두갈래근

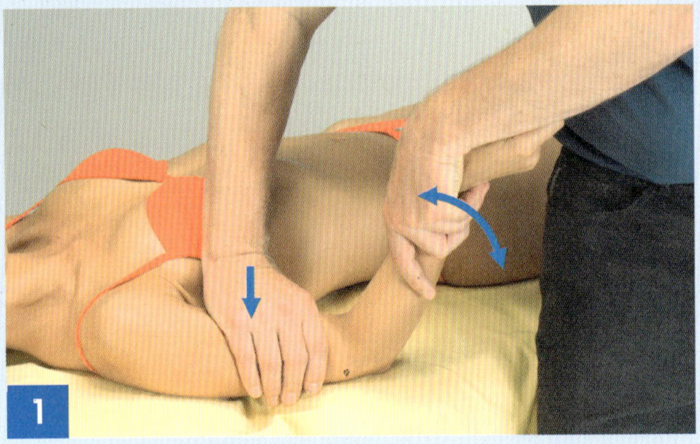

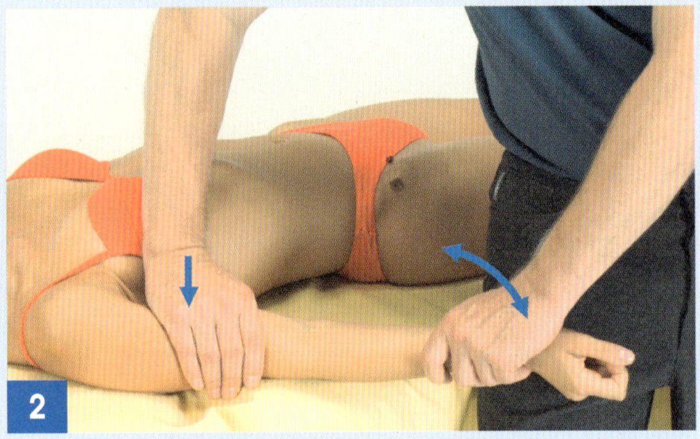

기능 마사지, ASTE

환자의 팔꿉관절을 굽힘 상태에, 아래팔은 뒤침상태로 배치한다.

치료사는 한 손을 위팔두갈래근 위에 평평하게 놓고 이를 뒤쪽으로 가볍게 압박한다. 다른 손은 환자의 아래팔 먼쪽에 평평하게 놓는다.

기능 마사지, ESTE

치료사는 근육에 가한 가벼운 압력을 유지하면서 환자의 팔꿉관절을 폄 상태로 움직인다.

그 다음 치료사는 근육에 압박을 가하지 않으면서 다시 시작 자세로 돌려놓는다.

주의: 아래팔은 폄 동작을 하는 동안에 엎침될 수 있다.

아래팔폄근 (노뼈면이나 긴노쪽손목폄근, 짧은노쪽손목폄근)

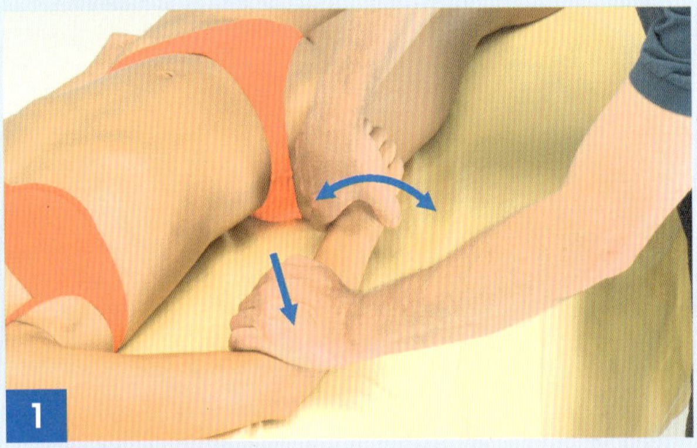

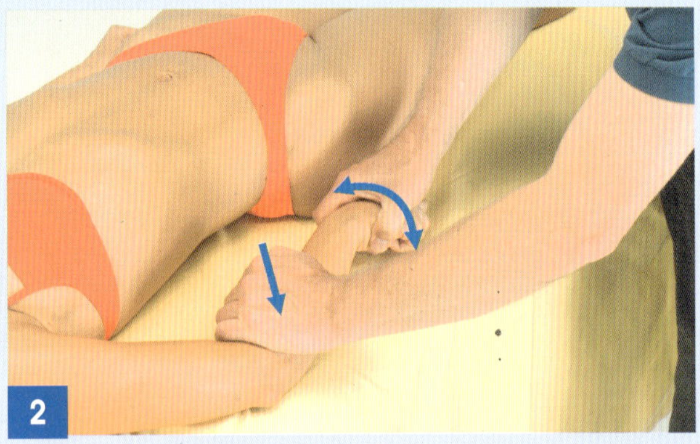

기능 마사지, ASTE

환자의 팔꿉관절을 가벼운 굽힘 상태로 배치하고, 손목관절을 등쪽굽힘과 노쪽치우침 상태로 배치한다.

치료사는 한 손을 위팔두갈래근 위에 평평하게 놓고 이를 뒤쪽으로 가볍게 압박한다.

주의: 근육에 더 많은 긴장을 주기 위해 팔꿈치를 폄 상태에 두고 시작할 수도 있다.

기능 마사지, ESTE

치료사는 근육에 가한 가벼운 압력을 유지하면서 환자의 손목관절을 바닥쪽굽힘과 자쪽치우침으로 움직인다. 그 다음 치료사는 근육에 압박을 가하지 않으면서 다시 등쪽굽힘과 노쪽치우침으로 돌려놓는다.

주의: 이 기능 마사지를 하는 동안에 팔꿉관절은 폄 상태일 수 있다.

4. 4. 3 관절치료

위팔자관절

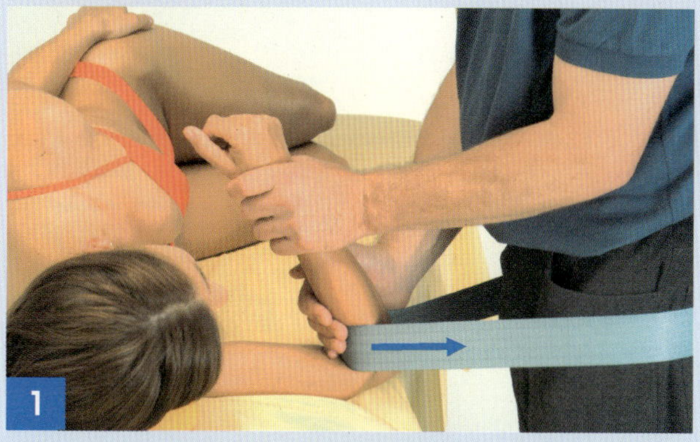

견인

환자는 어깨관절이 체중으로 인하여 고정될 수 있도록 몸을 옆으로 돌려 눕는다. 추가적으로 아래팔에 벨트를 적용하여 고정을 강화할 수 있다.

치료사는 벨트의 도움을 얻어 아래팔에 수직방향의 견인자극을 준다. 팔꿉관절을 가능한 최대 굽힘 상태로 배치한다.
치료사는 팔꿈치를 자신의 (이 경우에는 왼쪽) 팔로 배쪽에 지지하여 견인이 통제된 체중배분으로 인하여 뒤쪽으로 시행될 수 있도록 한다.

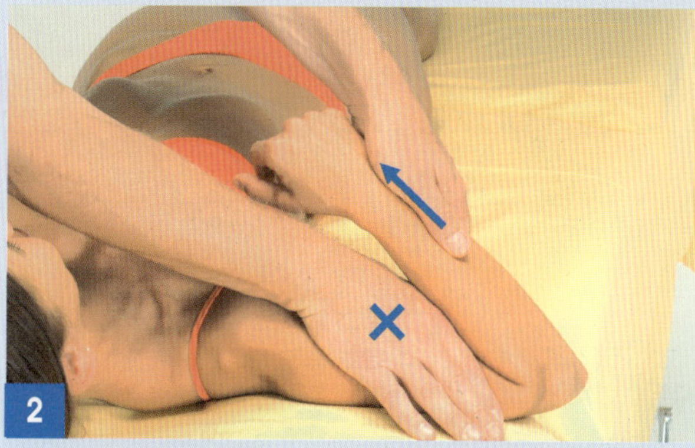

앞쪽 활주/뒤쪽 활주

치료사는 환자의 위팔을 치료대 위에 고정한다. 팔꿉관절을 현재 가능한 최대 굽힘 상태로 배치한다.

치료사는 자신의 다른 손으로 자뼈의 먼쪽 부위를 움켜쥐고 이를 먼쪽 (손이 있는 방향)으로 당겨서 팔꿉관절을 앞쪽으로 활주한다.

변형: 폄이 제한되어 이를 치료하기 위해서는 관절을 현재 가능한 최대 폄 상태로 배치한다. 치료사는 자뼈를 몸쪽(팔꿈치 방향)으로 밀어서 팔꿉관절을 뒤쪽으로 활주한다.

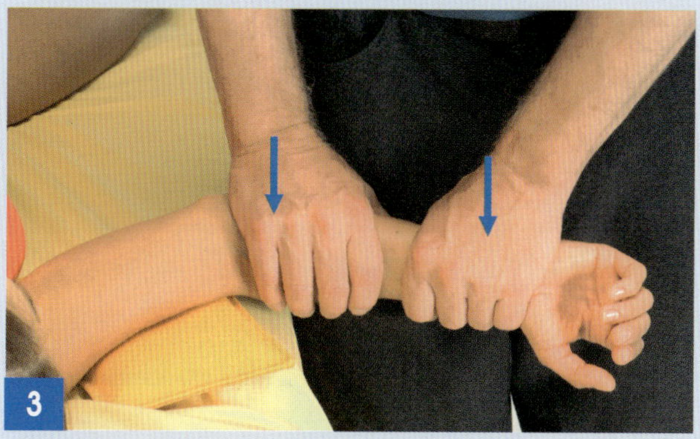

노쪽 활주

환자의 가쪽위관절융기와 아래에 모래주머니를 놓고 위팔을 받친다. 이 관절은 제한된 자세에서 시작한다.

치료사는 양손으로 자뼈(과 노뼈)을 노쪽으로 밀어서 위팔자관절을 자쪽으로 활주한다

주의: 중요한 것은, 치료사가 양손을 동시에, 그리고 동일한 강도로 작업한다는 것이다. 왜냐하면 이때 관절에는 매우 큰 압력이 가해지기 때문에 관절이 지렛대작용을 할 수도 있기 때문이다.

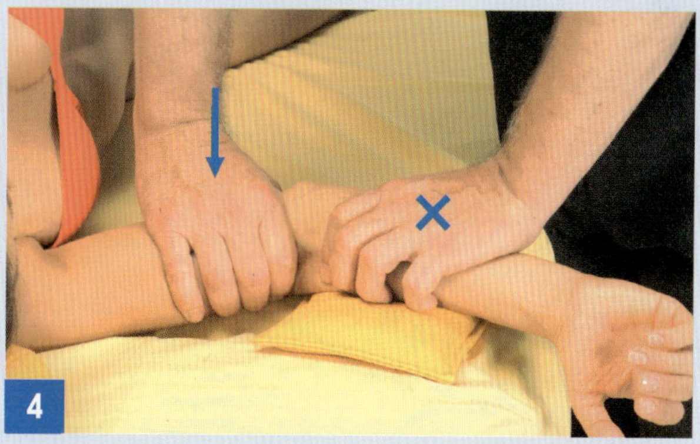

자쪽 활주

환자의 노뼈 아래에 모래주머니를 놓고 아래팔을 받친다.
치료사는 추가적으로 아래팔을 자신의 (이 경우에서는 왼쪽) 손으로 고정한다. 관절은 제한된 자세에서 시작한다.

치료사는 다른 손으로 위팔뼈를 노쪽 방향으로 민다.
이는 정지점과 이동점의 위치를 변경시킴으로써 위팔자관절을 자쪽으로 활주한다.

4. 4. 3 관절치료 (계속)

위팔자관절

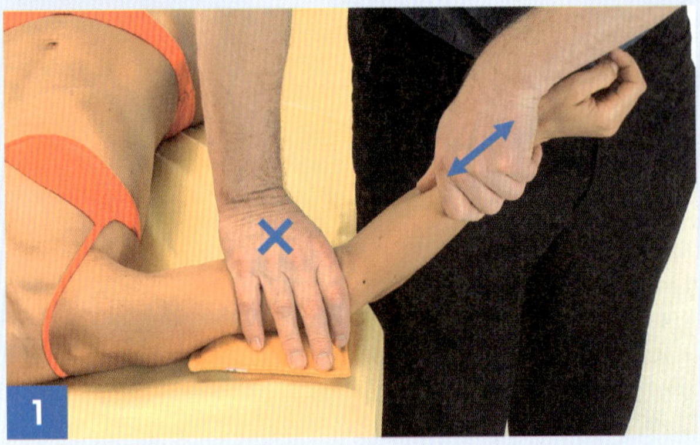

1

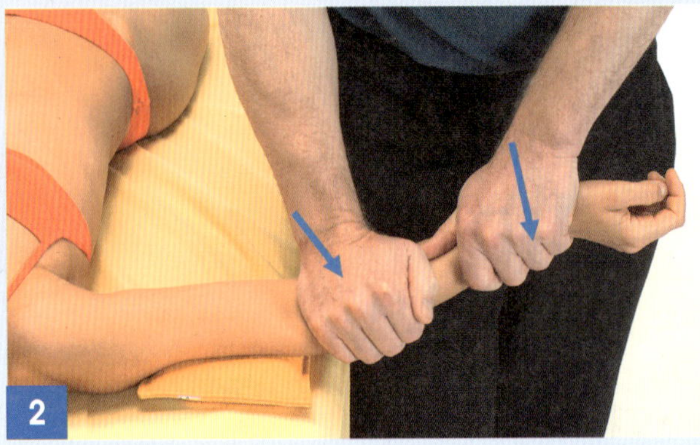

2

견인

환자의 위팔은 모래주머니를 이용하여 치료사의 손으로 치료대 위에 고정된다. 관절은 제한된 자세에서 시작한다.

치료사는 노뼈의 먼쪽 부위를 움켜쥐고 이를 먼쪽 (손이 있는 방향)으로 당겨서 위팔노관절에 견인을 시행한다. 몸쪽노자관절과 먼쪽노자관절에 먼쪽으로 활주가 나타난다.

변형: 관절을 압박으로 치료하기 위해서 치료사는 노뼈를 몸쪽(팔꿈치 방향)으로 민다.

뒤쪽 활주

환자의 위팔을 모래주머니로 받친다. 관절은 제한된 자세에서 시작한다. 치료사는 양손으로 노뼈를 뒤쪽과 노쪽으로 밀고 이로써 위팔노관절을 뒤쪽으로 활주한다 (폄 상태에서의 가동화). 그리고 동시에 노자관절의 몸쪽를 뒤쪽으로 활주한다 (엎침 상태에서의 가동화)

주의: 중요한 것은, 관절이 지렛대작용을 하지 않도록 치료사가 양손을 동시에, 그리고 동일한 강도로 작업해야 한다는 것이다.

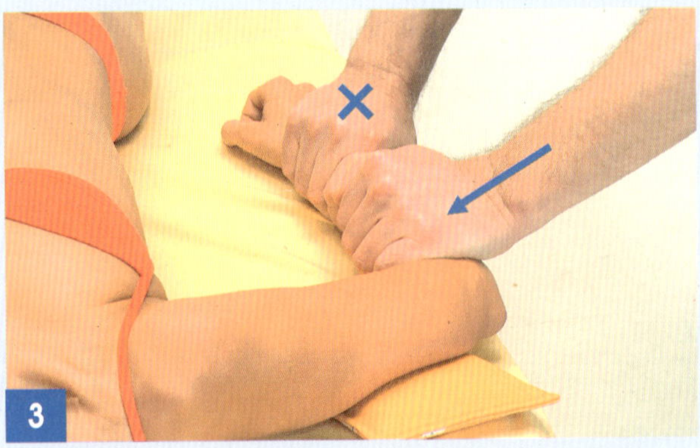

3

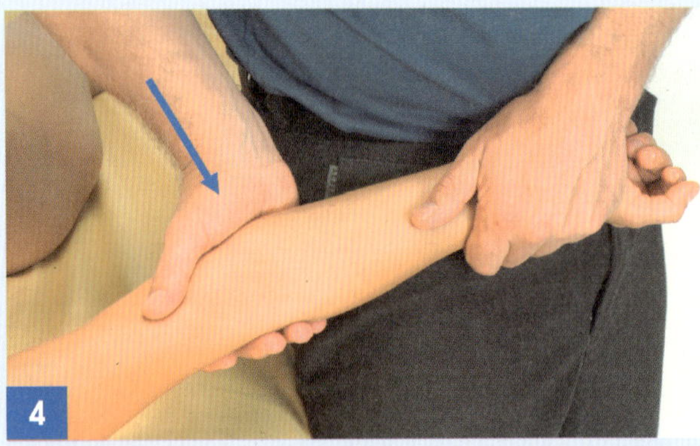

4

앞쪽 활주

환자의 안쪽위관절융기와 아래에 모래주머니를 놓고 위팔을 받친다. 치료사는 관절을 제한된 자세에서 자신의 (이 경우에는 오른쪽) 손으로 고정한다.

치료사는 관절에 근접한 노뼈를 앞쪽과 자쪽으로 밀고 이로써 위팔노관절을 앞쪽으로 활주한다 (굽힘 상태에서의 가동화). 그리고 동시에 노자관절의 몸쪽를 앞쪽으로 활주한다 (뒤침상태에서의 가동화).

가쪽 간격 (Laterales Klaffen)

환자의 아래팔 먼쪽을 치료사의 골반으로 지지한다.

치료사는 자신의 오른손 (그림) 팔꿉관절 위에 놓고 노쪽 방향으로 자극을 가한다. 이로써 위팔노관절에 견인은 물론, 몸쪽노자관절과 먼쪽노자관절에 먼쪽으로의 활주를 시행한다. 이 자극은 치료사의 손에 의해 이루어지며 관절의 저긴장상태는 치료사의 몸을 왼쪽으로 돌림시킴으로써 이루어진다.

변형: 이 기법은 팔꿉관절의 안쪽 관절주머니를 당기기 위해 안쪽방향으로도 시행될 수 있다.

4. 4. 4 관절유리체의 교정

위팔노관절의 교정

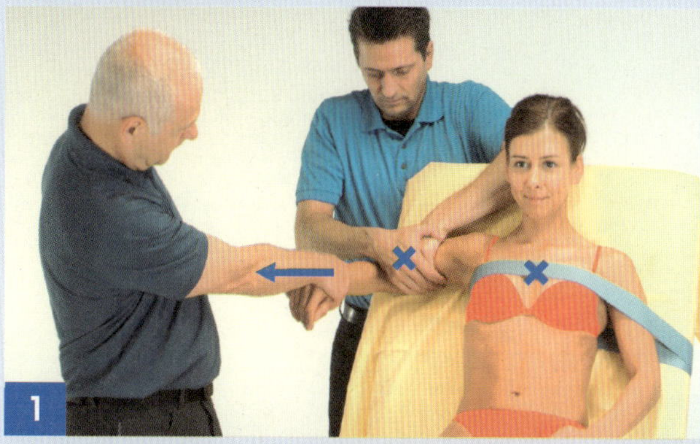

관절유리체의 교정, ASTE

환자의 (이 경우에는 오른쪽) 팔꿉관절을 굽힘 상태로 배치한다. 환자의 상체는 벨트의 도움으로 왼쪽으로 고정된다.

치료사는 환자의 위팔을 치료대에 고정한다. 치료하는 치료사는 환자의 아래팔 (노뼈와 자뼈)을 먼쪽에서 움켜쥐고 먼쪽(손이 있는 방향)으로 강한 견인을 시행한다.

경고: 치료사가 고정을 하거나 손으로 잡을 때 통증이 야기되어서는 안된다. 왜냐하면 이는 바로 방어긴장으로 이어지기 때문이다.

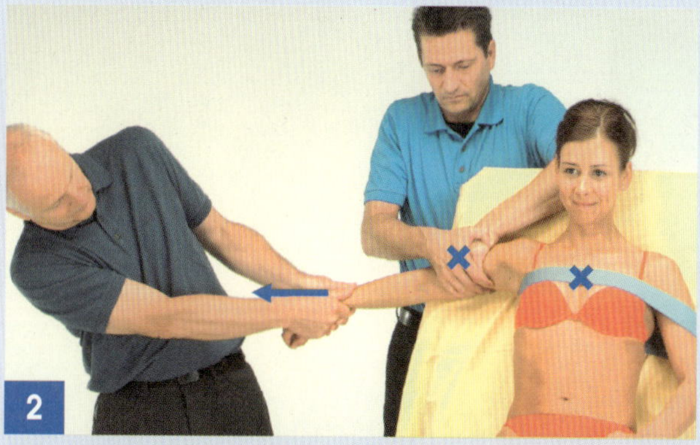

관절유리체의 교정, ESTE

최대 견인상태를 유지한 채로 치료사는 관절을 폄할 수 있는 만큼 폄한다.

굽힘에서 폄으로 가는 동작 도중에 치료사는 여러 번 최대 엎침 및 뒤침동작을 수행한다.

주의: 이 치료를 시행하기 이전에 우선 관절이 얼마만큼 움직일 수 있는지 부터 파악되어 그 밖의 범위에서 치료가 이루어지지 않도록 한다.

4.5 손

4.5.1 물렁조직 교정

힘줄

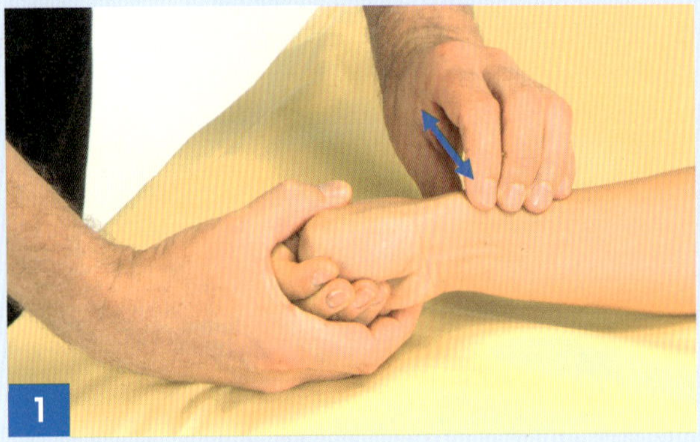

첫 번째 폄근지지띠의 마찰

환자의 손을 가벼운 등쪽굽힘과 자쪽치우침 상태로 배치한다. 환자는 손가락으로 엄지를 감싸쥠으로써 첫 번째 폄근지지띠에 있는 힘줄들을 수축한다. 힘줄은 노뼈의 바로 노쪽면에 있다.

치료사는 통증범위의 크기에 따라서 한 개나 그 이상의 손가락을 힘줄 위에 두고 앞쪽에서 뒤쪽으로, 그리고 반대방향으로도 움직여준다. 이때 치료사는 자신의 엄지를 아래팔 뒷면에 지지하여 손을 고정한다.

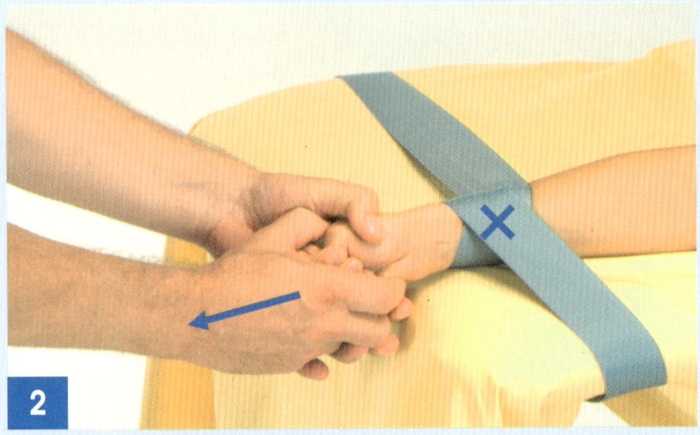

첫 번째 폄근지지띠의 물렁조직 교정

벨트를 이용해 환자의 아래팔을 치료대에 고정시킨다. 환자의 손가락은 엄지를 굽힘상태로 잡는다 (주먹). 손목관절을 가벼운 등쪽굽힘과 자쪽치우침 상태로 배치한다.

치료사는 양손으로 환자의 손을 잡고 (아래팔을 연장시키는) 먼쪽 방향으로 견인자극을 준다. 이 자극으로 인하여 힘줄의 양면이 서로 밀리게 돼서 결합되었던 것이 해체된다.

긴노쪽손목폄근

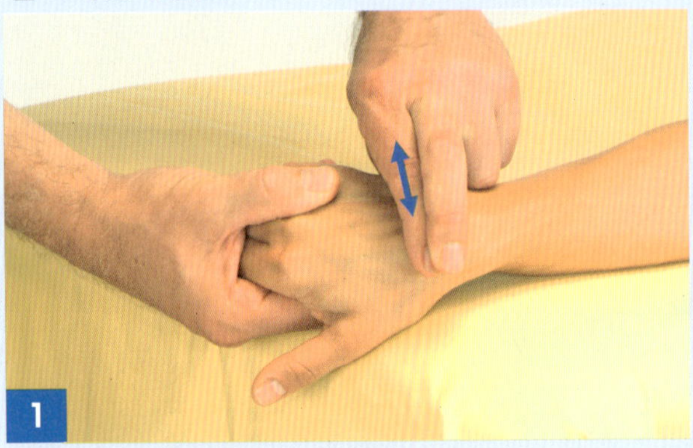

부착점의 마찰

환자의 손을 바닥쪽굽힘과 자쪽치우침 상태로 배치한다. 부착점은 2번 손허리뼈의 바닥 노쪽에 있다.

치료사는 자신의 가운데손가락으로 지지되는 집게손가락을 부착점 바로 위에 놓고 노쪽에서 자쪽으로, 그리고 반대방향으로도 움직인다. 그는 자신의 엄지를 아래팔의 노쪽면에 지지하여 손을 고정한다.

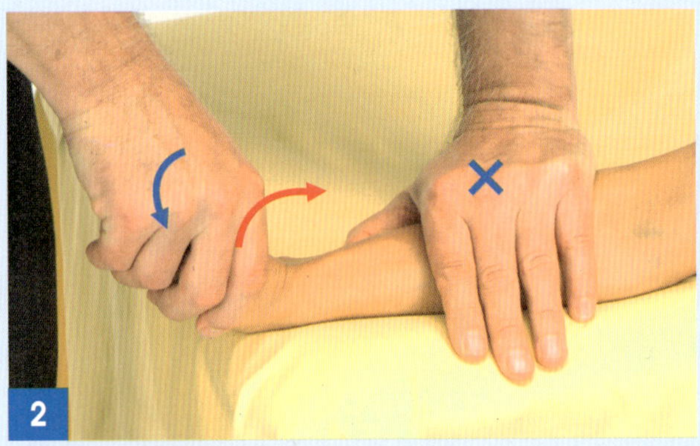

물렁조직 교정

환자는 온힘으로 손을 등쪽굽힘과 노쪽치우침으로 수축될 수 있도록 가벼운 등쪽굽힘 상태로 배치한다.

환자는 등쪽굽힘과 노쪽치우침방향으로 최대 수축한다. 최대 수축을 하는 동안 치료사는 손을 바닥쪽굽힘과 자쪽치우침으로 교정한다.

손목관절

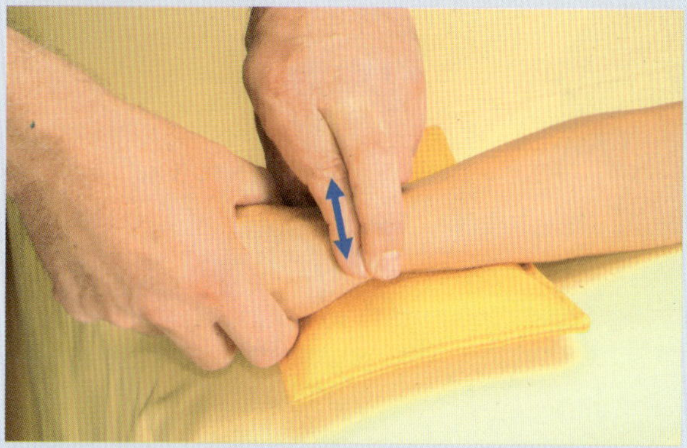

결인대 마찰

환자의 손을 모래주머니로 받친다. 환자의 손목관절을 가벼운 자쪽치우침 상태로 배치한다. 노쪽곁인대의 앞쪽부위가 해당되는지 뒤쪽부위가 해당되는지에 따라 손목이 어느 정도의 가벼운 등쪽굽힘 즉, 바닥쪽굽힘 할지를 결정한다.

치료사는 가운데손가락으로 지지하는 집게손가락을 인대 위에 위치시키고 손등에서 손바닥으로, 그리고 반대방향으로도 움직인다.
이때 그는 자신의 엄지를 자뼈 위에 놓고 손을 고정한다.

손가락관절 (예시: PIPG II)

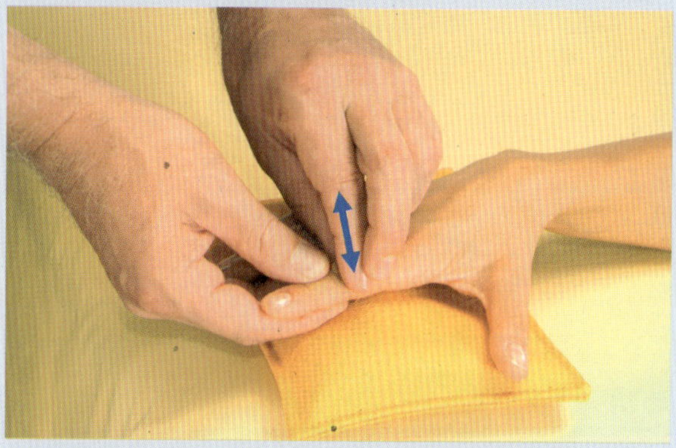

곁인대 마찰

환자의 손가락관절을 폄 상태로 배치한다.

치료사는 자신의 가운데손가락으로 지지하는 집게손가락을 두 번째 손가락의 PIP 관절의 (관절 간격 바로 위인) 노쪽 곁인대 위에 놓고 손등에서 손바닥으로, 그리고 반대방향으로도 움직인다. 이와 동일한 방식으로 손가락관절의 모든 다른 곁인대들을 수축할 수 있다.

경고: 치료 도중에 신경이 자극받지 않도록 주의해야 한다. 이는 쓰라림이나 통증의 강화로 인식할 수 있다.

엄지 안장관절 (CMC I)

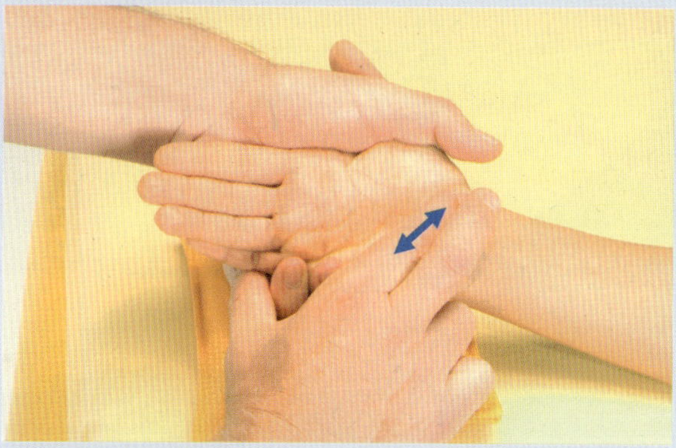

관절주머니의 마찰

환자의 손을 모래주머니를 이용하여 받친다. 엄지 안장관절을 최대 폄 및 벌림시킨다.

치료사는 자신의 가운데손가락으로 지지하는 집게손가락을 관절주머니 위에 위치시키고 먼쪽-자쪽에서 몸쪽-노쪽으로, 그리고 반대방향으로도 움직인다.

주의: 이 치료는 관절증 때문에 주로 압박치료와 결합하여 시행한다.

손목

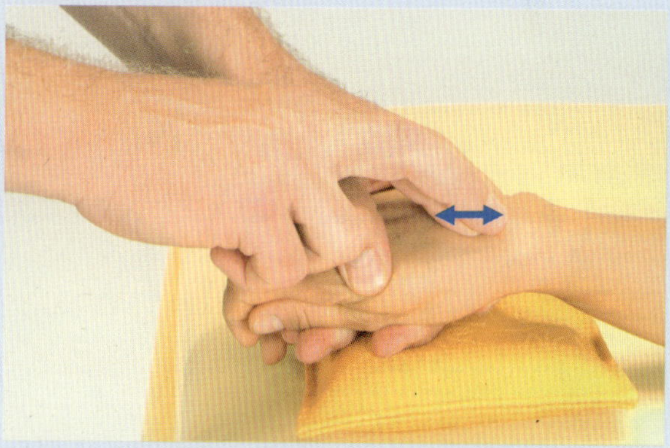

뼈사이인대의 마찰

환자의 손을 가벼운 바닥쪽굽힘 상태에서 모래주머니로 받친다.

치료사는 자신의 가운데손가락으로 지지하는 집게손가락을 인대 위에 (이 경우에는 작은마름뼈와 알머리뼈 사이) 위치시키고 먼쪽에서 몸쪽로, 그리고 반대방향으로도 움직인다. 동일한 방식으로 뒤쪽에 있는 모든 다른 뼈사이인대들이 치료될 수 있다.

주의: 치료방향은 언제나 인대의 방향에 맞게 한다.

4. 5. 2 관절치료

손목

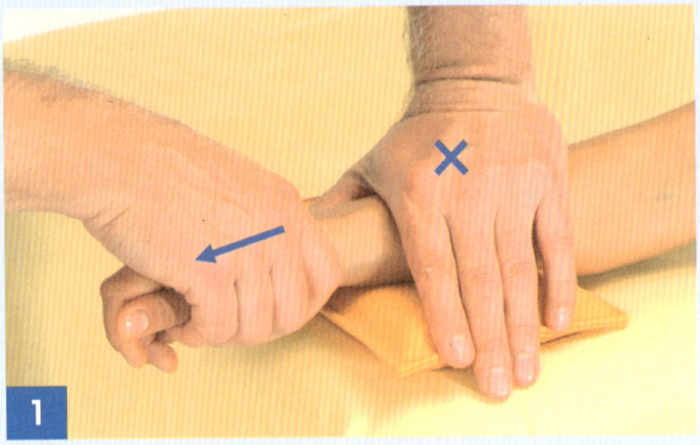

견인

모래주머니를 이용하여 환자의 아래팔을 치료사의 한 손으로 치료대 위에 고정된다.

치료사는 다른 손으로 환자의 손목을 움켜쥐고 (팔꿈치가 연장되는) 먼쪽 방향으로 견인자극을 준다. 환자의 손을 풀림자세로 배치한다 (통증완화치료). 하지만 운동의 제한 정도에 따라 제한된 자세에 있을 수도 있다 (가동술).

주의: 손목 먼쪽을 움켜쥐게 되면 손목뼈의 먼쪽과 몸쪽 사이의 견인이 이뤄질 수도 있다.

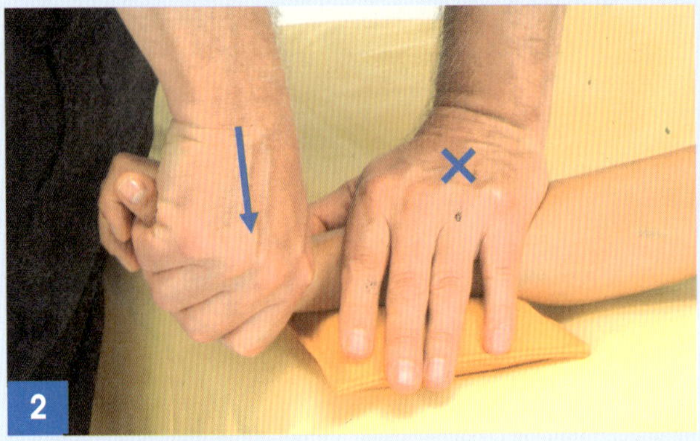

바닥쪽 활주/등쪽 활주

모래주머니를 이용하여 환자의 아래팔을 치료사의 한 손으로 치료대 위에 고정된다.

치료사는 다른 손으로 환자의 손목을 움켜쥐고 손바닥 방향과 약간의 몸쪽방향으로 활주 자극을 준다. 손등으로 활주 하기 위해서 치료사는 환자의 팔의 위치를 변경시키고 손등방향과 약간의 먼쪽 방향으로의 활주 동작을 시행한다.

- 등쪽 활주: 가동술을 위해, 바닥쪽으로 굽힘할 수 있다.
- 바닥쪽 활주: 가동술을 위해 더욱 등쪽으로 굽힘할 수 있다.

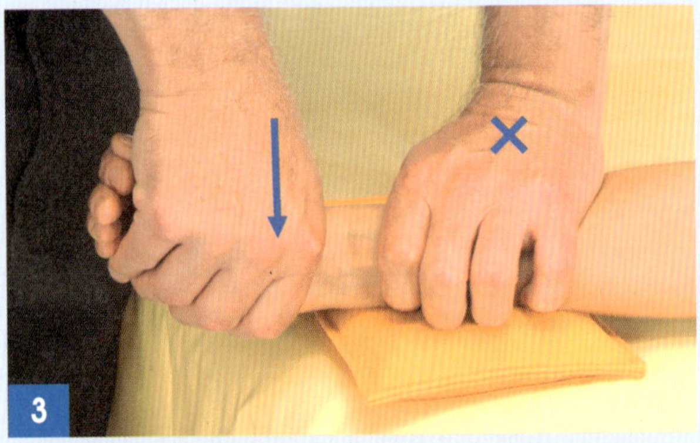

자쪽 활주/노쪽 활주

모래주머니를 이용하여 환자의 아래팔을 치료사의 한 손으로 치료대 위에 고정된다. 치료사는 다른 손으로 환자의 손목을 움켜쥐고 자쪽과 약간의 몸쪽 방향으로 활주 자극을 준다. 노쪽으로 활주하기 위해서 치료사는 환자의 팔의 위치를 변경시키고 노쪽과 약간의 먼쪽 방향으로의 활주 동작을 시행한다.

- 자쪽 활주: 가동술을 위해서 더 노쪽치우침 할 수 있다.
- 노쪽 활주: 가동술을 위해서 더 자쪽치우침 할 수 있다.

반달뼈

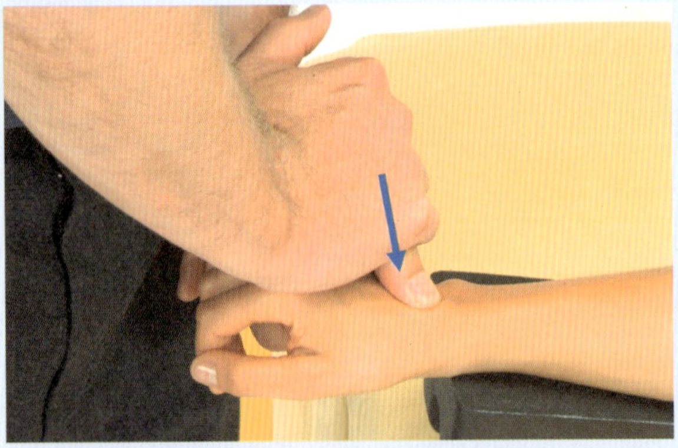

바닥쪽 활주–특수치료

받침대를 이용하여 환자의 아래팔을 치료대 위에 고정된다.

치료사는 한손의 엄지를 환자의 반달뼈 뒤쪽에 놓는다. 다른 손으로는 엄지를 지지하고 손바닥방향과 약간의 몸쪽 방향으로의 활주 동작을 시행한다. 등쪽활주 가동술을 시키기 위해서 치료사는 환자의 팔의 위치를 변경시킨다.

변형: 가동술을 위해서 더 등쪽굽힘 또는, 바닥쪽굽힘 할 수 있다.

엄지의 손목손허리관절 (CMC I)

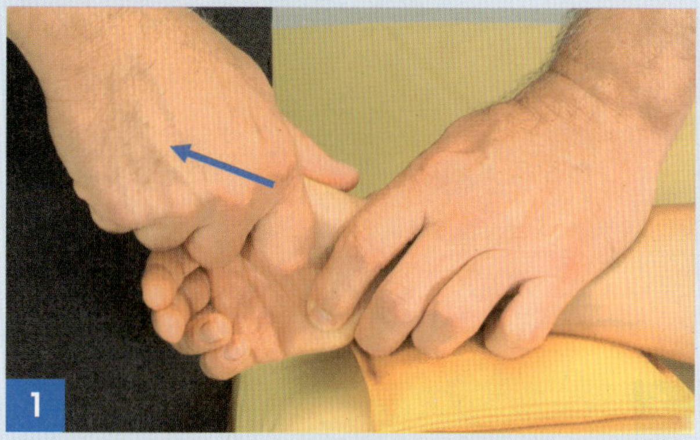

견인

환자의 새끼두덩과 아래팔을 모래주머니로 받친다.

치료사는 한 손의 집게손가락로 큰마름뼈를 몸쪽으로 지지한다. 다른 손으로는 환자의 엄지를 평평하게 잡고 (엄지가 연장되는) 먼쪽 방향으로 견인자극을 준다.

변형: 여기서 이 관절을 풀림자세로 배치하지만 (통증치료), 가동술에서는 제한된 자세에 있을 수도 있다.

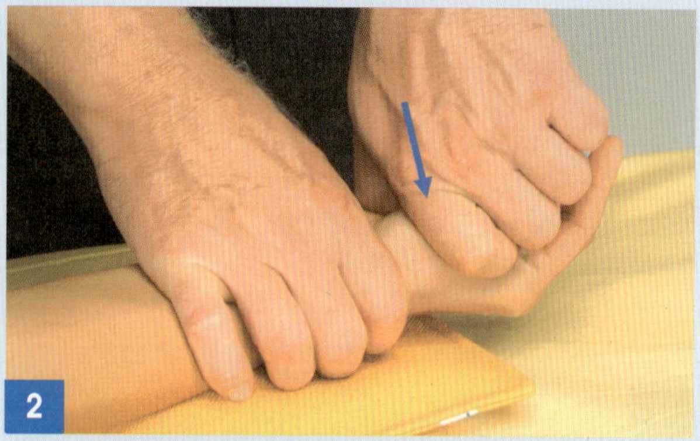

바닥쪽 활주/등쪽 활주

손의 손등면과 환자의 아래팔을 모래주머니로 받친다.

치료사는 한 손의 집게손가락로 (이 경우에는 오른손) 큰마름뼈를 지지한다. 치료사는 다른 손의 2번 손허리뼈머리를 환자의 관절 간격에 밀접하게 1번 손허리뼈바닥 기초에 놓고 손등 방향으로 자극을 준다. 손바닥 방향으로의 활주를 위해서 치료사는 환자의 팔의 위치를 변경시킨다.

변형:
- 등쪽 활주: 가동술을 위해서 환자의 엄지를 더 벌림할 수 있다.
- 바닥쪽 활주: 가동술을 위해서 환자의 엄지를 더 모음할 수 있다.

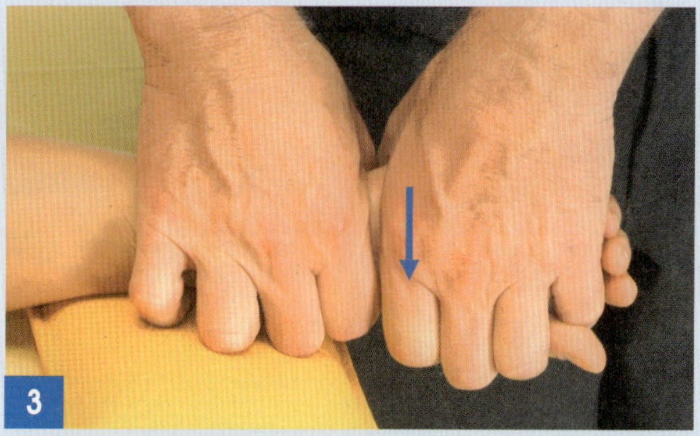

자쪽 활주/노쪽 활주

환자 손의 노쪽면과 아래팔을 모래주머니로 받친다. 치료사는 한 손의 집게손가락로 (이 경우에는 오른손) 큰마름뼈를 지지한다. 치료사는 다른 손의 2번 손허리뼈머리를 환자의 관절 간격에 밀접하게 1번 손허리뼈바닥에 놓고 노쪽 방향으로 자극을 준다. 자쪽방향으로의 활주를 위해서 치료사는 환자의 팔의 위치를 변경시킨다.

변형:
- 자쪽 활주: 가동술을 위해서 환자의 엄지를 더 굽힘할 수 있다.
- 노쪽 활주: 가동술을 위해서 환자의 엄지를 더 폄할 수 있다.

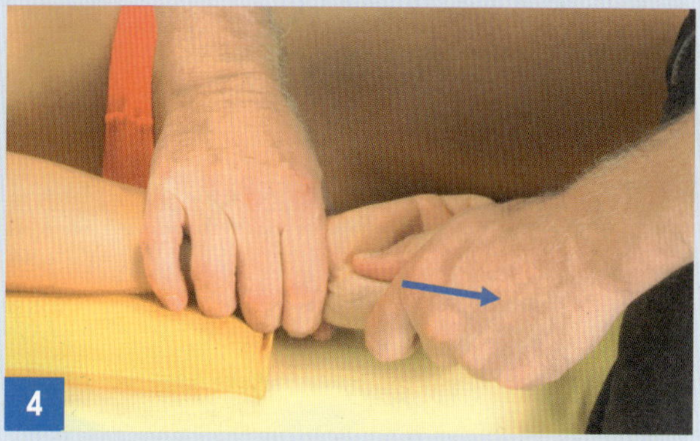

신경을 신장시킨 후 견인 (노신경, 표층분지)

환자 손의 손등면과 아래팔을 모래주머니로 받친다. 환자의 팔은 안쪽돌림, 그리고 경우에 따라 어깨관절에서 벌림시킨다. 팔꿉관절은 아래팔이 최대 엎침하도록 뻗는다.

치료사는 한 손으로 평평하게 환자의 엄지를 움켜쥐고 (엄지를 연장하는) 먼쪽 방향으로 견인자극을 준다.

변형: 노신경을 더 신장하기 위해서는 경우에 따라 어깨올림근을 내림시키고 HWS는 옆으로 누운 상태에서 반대편으로 자세를 잡을 수도 있다.

4. 5. 2 관절치료 (계속)

먼쪽 노자관절

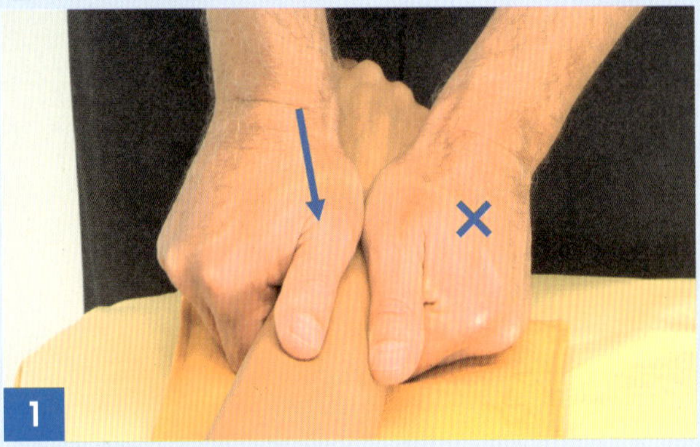

1

바닥쪽 활주

치료사는 한 손으로 모래주머니를 이용하여 환자의 자뼈의 먼쪽 부위를 치료대 위에 고정한다.

치료사는 다른 손의 엄지두덩을 평평하게 노뼈 먼쪽의 관절 간격에 근접하게 놓고 손바닥 방향으로 자극을 가한다.

변형: 가동술을 위해서 아래팔은 더 엎침될 수 있다.

임상: 이 치료는 주로 아래팔 먼쪽 골절에서 징후를 보인다.

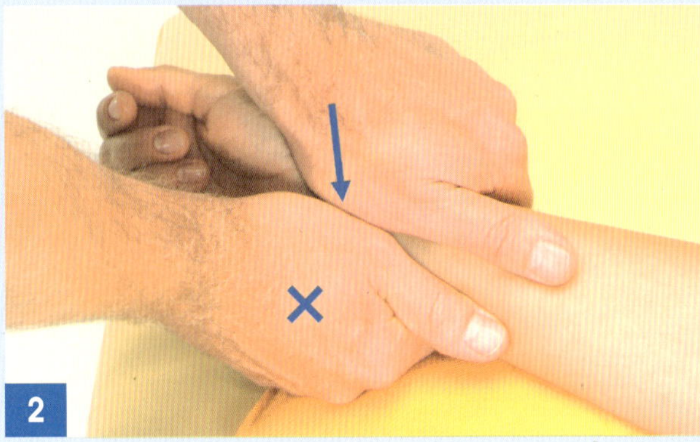

2

등쪽 활주

치료사는 한 손으로 모래주머니를 이용하여 환자의 자뼈 먼쪽 부위를 치료대 위에 고정한다.

치료사는 다른 손의 엄지두덩을 평평하게 노뼈 먼쪽의 관절 간격에 근접하게 놓고 손등 방향으로 자극을 가한다.

변형: 가동술을 위해서 아래팔은 더 뒤침할 수 있다.

중수

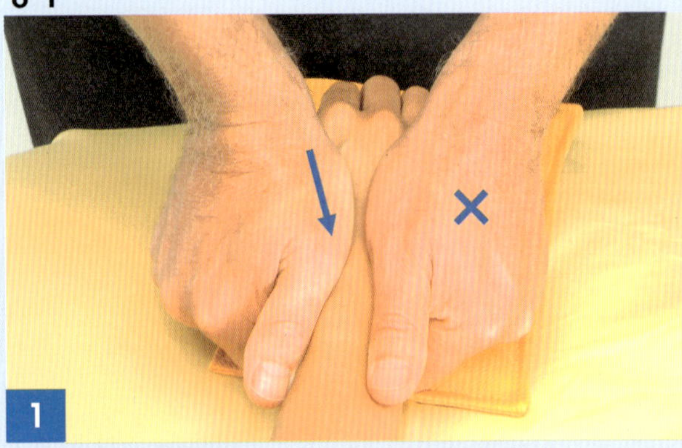

1

몸쪽관절의 등쪽 활주

치료사는 왼손으로(그림) 모래주머니를 이용하여 환자의 2번 손허리뼈의 먼쪽을 치료대 위에 고정한다.

치료사는 다른 손으로 2번 손허리뼈의 먼쪽을 손바닥방향으로 민다. 4번 손허리뼈를 가동화하기 위해 치료사는 자세를 바꿔서 3번 손허리뼈를 고정시키고 4번 손허리뼈는 움직인다.
5번 손허리뼈를 가동화하기 위해서는 4번 손허리뼈를 고정하고 5번 손허리뼈를 움직인다.

변형: 손등 방향으로 활주 가동술을 시행하기 위해서는 환자의 손의 위치를 변경시킨다.

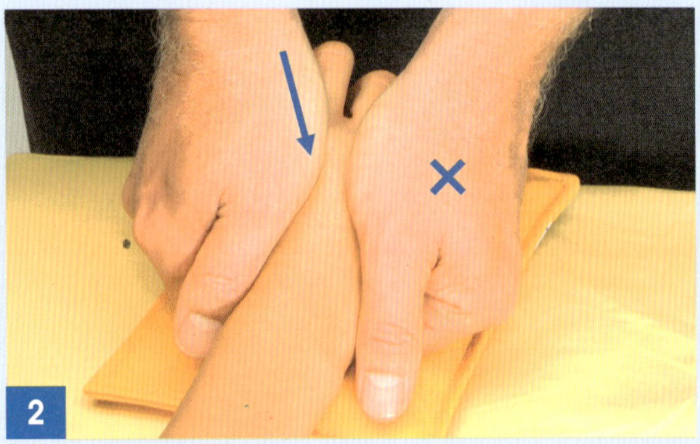

2

먼쪽 인대결합을 바닥쪽 가동술

치료사는 왼손으로(그림) 모래주머니를 이용하여 환자의 3번 손허리뼈의 먼쪽을 치료대 위에 고정한다.

치료사는 다른 손으로 2번 손허리뼈의 먼쪽을 손바닥방향으로 민다. 4번 손허리뼈를 가동화하기 위해 치료사는 자세를 바꿔서 3번 손허리뼈를 고정시키고 4번 손허리뼈는 움직인다.
5번 손허리뼈를 가동화하기 위해서는 4번 손허리뼈를 고정하고 5번 손허리뼈를 움직인다.

변형: 손등 방향으로 가동술을 시행하기 위해서는 환자의 손의 위치를 변경시킨다.

2번 손허리손가락관절 (MCP2)

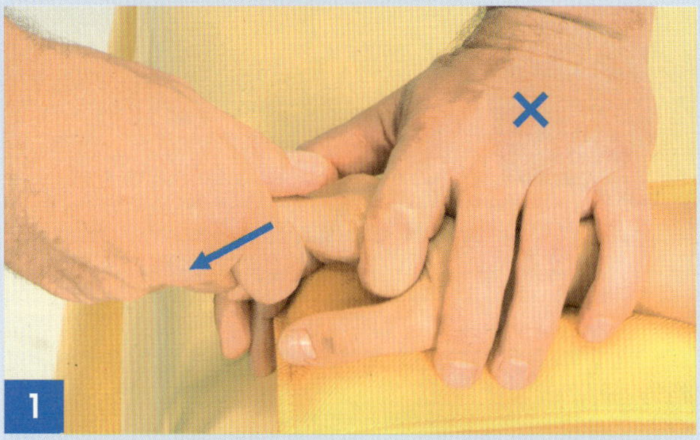

1

견인

치료사는 한 손으로 모래주머니(또는 받침대)를 이용하여 환자의 긴뼈를 치료대 위에 고정한다.

치료사는 다른 손으로 평평하게 두 번째 손가락의 몸쪽마디뼈를 움켜쥐고 (손가락을 연장하는) 먼쪽 방향으로 견인자극을 가한다. 관절을 가벼운 폄 상태로 배치하거나 제한에 따라 제한된 자세에서도 시행가능하다. 이와 동일한 치료는 모든 다른 PIP 및 DIP 관절에서 시행될 수 있다.

변형: 통증치료를 위해서 관절은 풀림자세 (약간 구부려서)를 취한다.

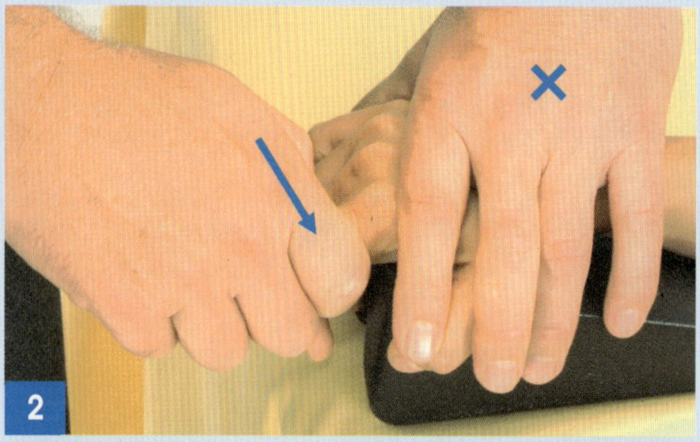

2

손바닥쪽 활주

치료사는 한 손으로 받침대를 이용하여 환자의 긴뼈를 치료대 위에 고정한다.

치료사는 다른 손의 2번 손허리뼈머리를 관절 간격에 근접하게 두 번째 손가락의 몸쪽 마디뼈를 위에 놓고 손바닥 방향으로 활주 자극을 가한다. 관절을 가벼운 굽힘 상태로 배치하거나 제한에 따라 더 많이 굽힘시킬 수도 있다. 이와 동일한 치료는 모든 다른 PIP 및 DIP 관절에서 시행될 수 있다.

변형: 활주 가동술을 위해서는 환자의 손을 손등 방향 (폄)으로 위치를 변경한다.

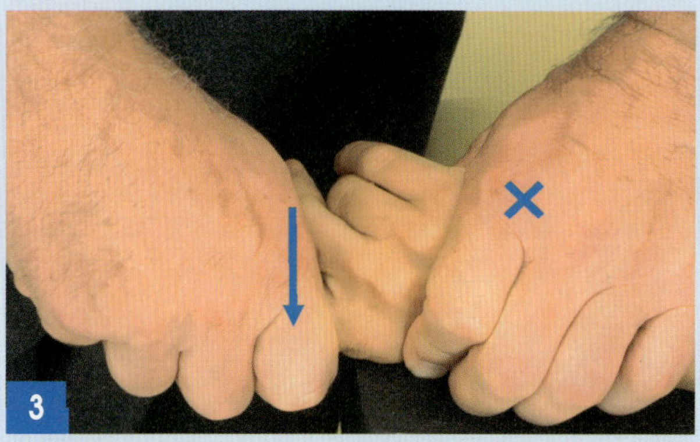

3

노쪽 활주

치료사는 한 손으로 받침대를 이용하여 환자의 2번 손허리뼈를 치료대 위에 고정한다.

치료사는 다른 손의 2번 손허리뼈머리를 관절 간격에 근접하게 두 번째 손가락의 몸쪽마디뼈 위에 놓고 노쪽 방향으로 활주 자극을 가한다. 관절은 가벼운 굽힘 상태로 배치하거나 제한에 따라 제한된 자세에서도 시행가능하다. 이와 동일한 치료는 모든 다른 PIP 및 DIP 관절에서 시행될 수 있다.

변형: 노쪽방향으로의 활주 가동술을 위해서는 환자의 손의 위치를 변경한다.

엄지 안장관절 (CMC I)

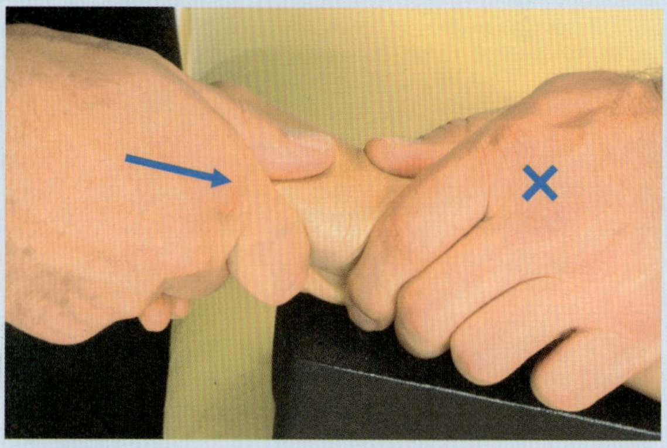

압박치료

치료사는 한 손으로 받침대를 이용하여 환자의 아래팔과 손을 치료대 위에 고정한다.

치료사는 한 손의 엄지와 집게손가락로 환자의 큰마름뼈를 잡는다. 다른 손으로는 평평하게 환자의 엄지를 잡고 (노뼈방향인) 몸쪽방향으로 압박자극을 가한다. 관절은 압박검사에서 통증이 나타났던 자세를 취한다. 손의 모든 다른 관절에서도 이와 동일한 방식의 치료를 적용시킬 수 있다.

4. 6 엉덩관절

4. 6. 1 물렁조직 치료

긴모음근

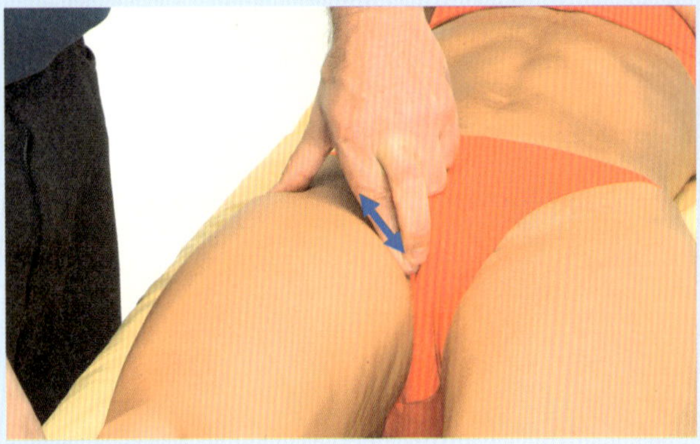

부착점의 마찰

환자의 엉덩관절을 중립자세로 배치한다.

치료사는 자신의 가운데손가락으로 집게손가락을 지지하고 부착점 위에 위치시키고 앞가쪽에서 뒤안쪽으로, 그리고 그 반대방향으로도 움직인다.

부착점은 긴모음근의 힘줄(모음 시 수축에서 고샅 내의 가장 중요한 힘줄)이 먼쪽으로 이어지는 것을 따라가면 찾을 수 있다. 부착점은 두덩결절의 아래 꼭지에 있다.

주의: 긴모음근의 부착점은 모든 모음근 중에서 가장 많이 치료를 받는다.

두덩정강근

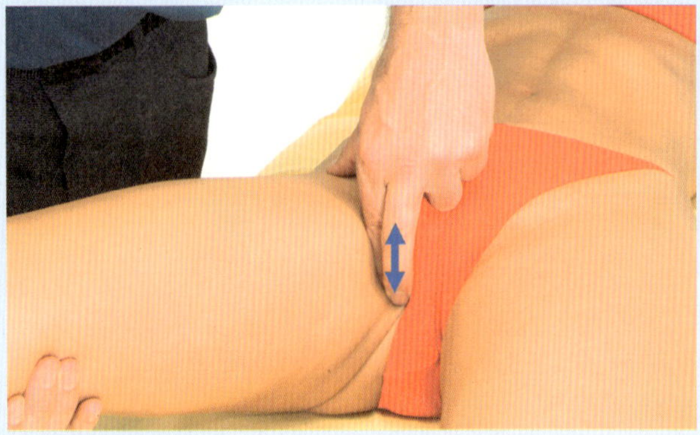

부착점의 마찰

환자의 엉덩관절은 부착점을 만질 수 있는 약간의 굽힘과 가쪽돌림 상태로 배치한다. 치료사는 자신의 가운데손가락으로 집게손가락을 지지하고 부착점 위에 위치시키고 앞에서 뒤로, 그리고 반대방향으로도 움직인다. 부착점은 앞에서 뒤로 이어지는 궁둥뼈의 아래면에 있다. 또한 부착점은 두덩결절과 긴모음근 부착점에서 약간 뒤쪽에 있다.

두덩근

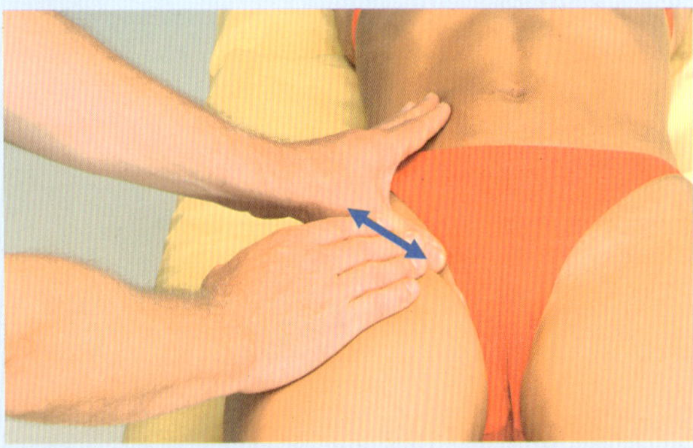

부착점의 마찰

환자의 엉덩관절을 중립자세로 배치한다.

치료사는 한 손의 엄지를 두덩뼈빗의 아래면에 있는 부착점에 위치시키고 안쪽-머리쪽에서 바깥쪽-꼬리쪽으로, 그리고 반대방향으로도 움직인다. 치료사는 자신의 엄지를 다른 손의 손가락으로 고정한다.

주의: 이 부위에서는 림프절, 혈관, 윤활주머니과 같은 민감한 구조들을 자극시키지 않기 위해 조심해야 한다.

모음근

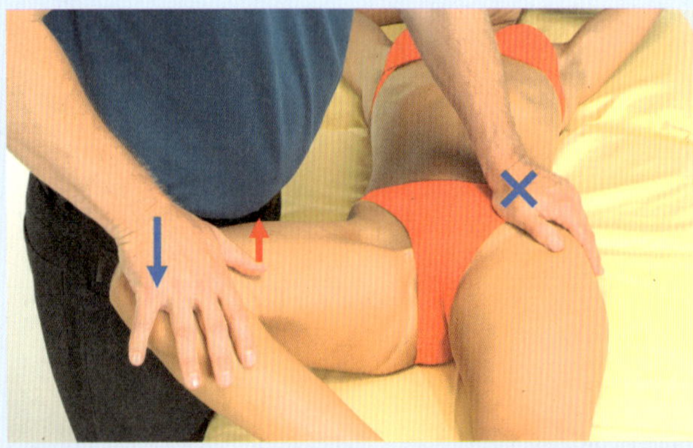

물렁조직 교정

환자는 모음방향으로 최대 수축할 수 있도록 다리를 약간 굽힘 및 벌림시킨다.

치료사는 한 손으로 반대편 엉덩뼈를 치료대에 고정하여 골반을 안정화시킨다. 환자는 다리를 온힘으로 모음방향으로 수축한다. 환자가 최대로 수축할 때 치료사는 다리를 벌림으로 교정한다.

경고: 이 교정은 손상부위가 이전에 스테로이드성 소염제로 주입되었으면 시행하지 않는다.

넙다리빗근

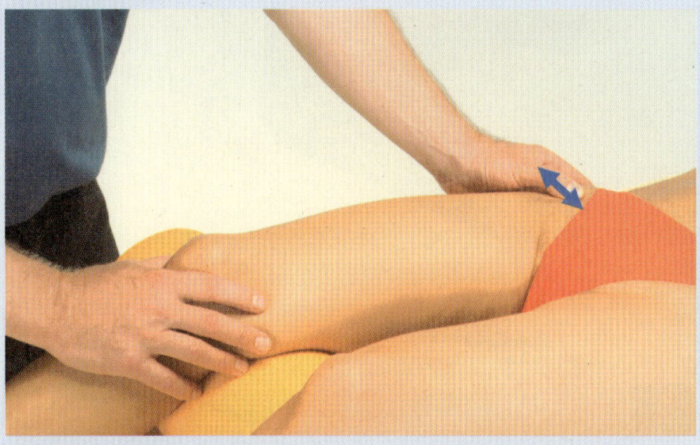

부착점의 마찰

환자의 무릎 밑에 원통을 놓음으로써 엉덩관절을 약간 굽힘된 상태로 배치한다.

치료사는 자신의 엄지를 부착점 위에 놓고 안쪽에서 바깥쪽으로, 그리고 반대방향으로도 움직인다. 부착점은 앞위엉덩뼈가시 바로 아래면에 있다.

주의: 이 치료에서 수행되는 마찰이 부착점의 바로 뒤에서 고샅인대로 들어가는 얕은가쪽넙다리신경을 자극하지 않도록 주의해야 한다.

넙다리곧은근

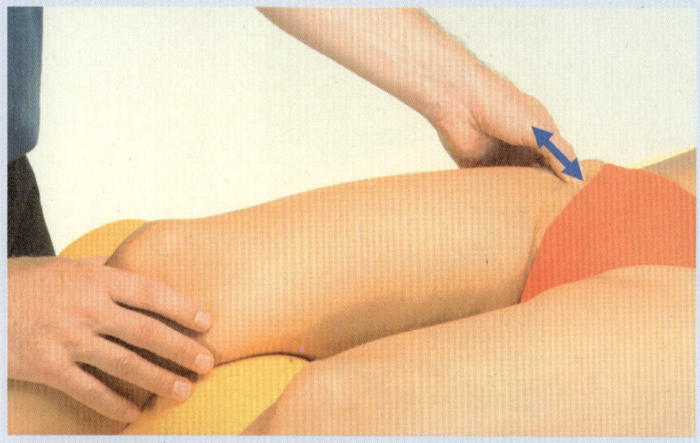

부착점의 마찰

환자의 무릎 밑에 원통을 배치함으로써 엉덩관절을 약간 굽힘된 상태로 배치한다.

치료사는 자신의 엄지를 부착점 위에 놓고 안쪽에서 바깥쪽으로, 그리고 반대방향으로도 움직인다. 부착점은 앞아래엉덩뼈가시 바로 아래면에 있다.

주의: 이 부착점은 위에 바로 넙다리빗근이 있기 때문에 보통 촉진하기 어렵다.

넙다리곧은근

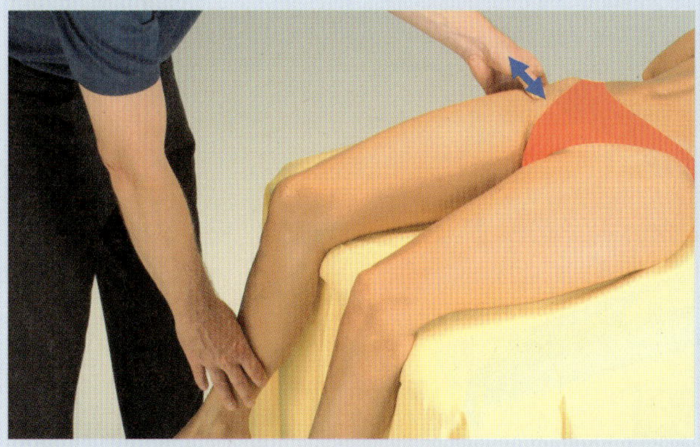

힘줄의 마찰

환자의 엉덩관절을 폄 상태, 무릎관절을 굽힘 상태로 배치한다.

치료사는 자신의 엄지를 힘줄 위에 놓고 안쪽에서 바깥쪽으로, 그리고 반대방향으로도 움직인다. 힘줄은 앞아래엉덩뼈가시 바로 위에 있다. 이 마찰이 부착점 마찰과 다른 점은 여기서는 근육이 연장되어 힘줄을 수축한다는 데에 있다. 부착점은 직접적이기 때문에 부착점을 치료할 때는 근육이 다소 긴장완화된 상태이다 (▶4.1.1장, 110쪽).

뒤넙다리근

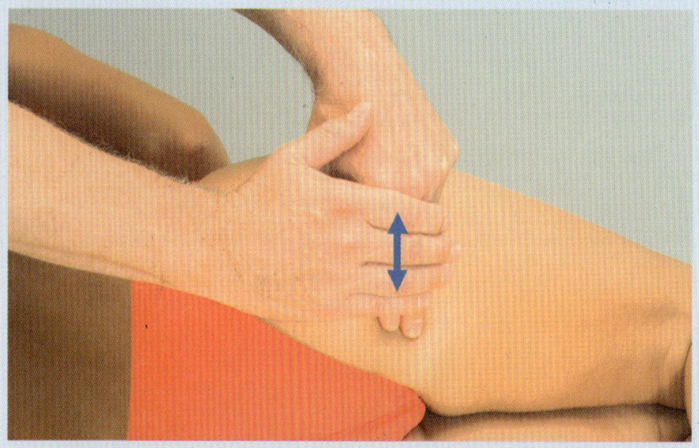

부착점의 마찰

엉덩관절을 약 60° 굽힘 상태로 배치한다.

치료사는 여러 손가락을 평평하게 궁둥뼈의 아래면에 놓고 안쪽에서 바깥쪽으로, 그리고 반대방향으로도 움직인다. 다른 손을 그 손가락 위에 놓고 지지한다. 부착점은 궁둥뼈의 뒤쪽 아래면에 있다.

주의: 이 치료에서는 부착점의 바로 뒤쪽에 있는 궁둥신경(정강신경과 온종아리신경)을 자극하지 않도록 주의해야 한다.

4. 6. 2 기능 마사지

중전근

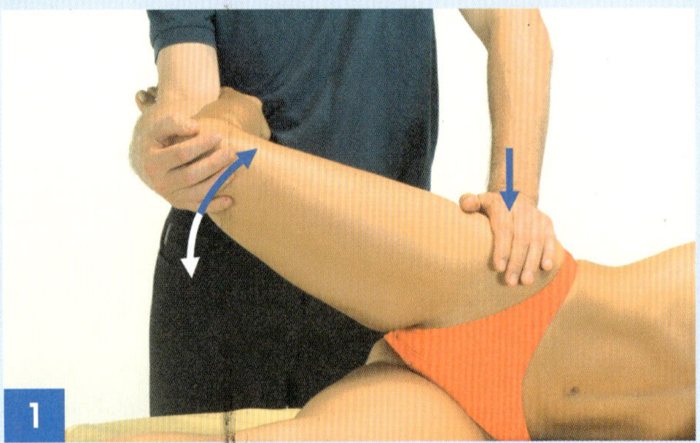

기능 마사지, ASTE

환자의 엉덩관절을 벌림상태로 배치한다.

치료사는 한 손을 벌림근 위에 평평하게 놓고 이를 안쪽으로 가볍게 수축시킨다. 다른 손은 평평하게 정강뼈에서부터 환자의 종아리와 무릎에 놓는다. 아래에 깔린 환자의 다리는 몸통을 고정하기 위해 굽힘상태를 취한다.

주의: 경우에 따라 수건을 말아서 허리 아래에 깔아서 LWS를 고정시킬 수도 있다.

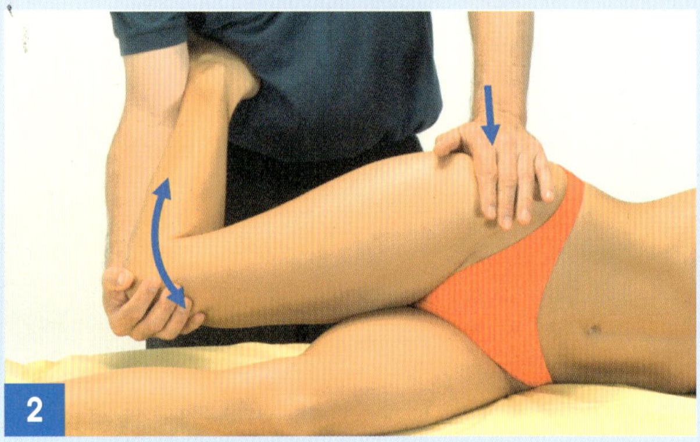

기능 마사지, ESTE

근육에 가해진 압력을 유지하면서 치료사는 환자의 엉덩관절을 모음으로 움직인다. 그 다음 치료사는 근육에 압박을 가하지 않으면서 다시 벌림상태로 돌려놓는다. 이 동작은 근육이 충분히 긴장완화될 때까지 규칙적으로 반복된다.

가쪽돌림 (특히 궁둥구멍근)

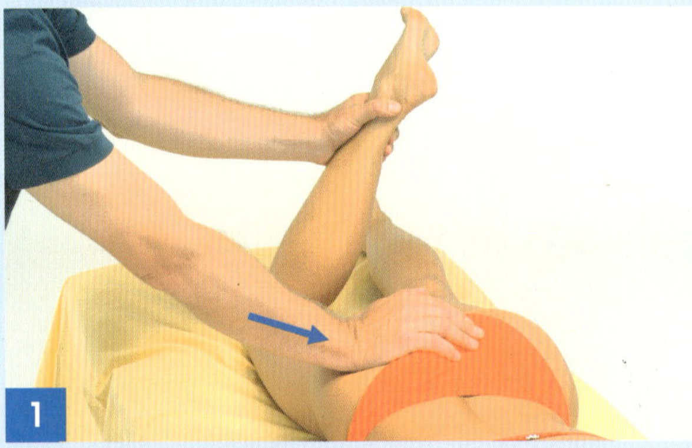

기능 마사지, ASTE

환자의 엉덩관절을 가쪽돌림상태로 배치한다.

치료사는 한 손을 가쪽돌림근 위에 평평하게 놓고 이를 안쪽과 배쪽으로 가볍게 수축한다. 다른 손은 평평하게 환자의 종아리 먼쪽에 배치한다.

주의: 이 치료를 시행하기 이전에 우선 엉덩관절에 통증을 느끼지 않고 얼만큼 움직일 수 있는지부터 파악되어서 그 밖의 범위에서 치료가 이루어지지 않도록 한다.

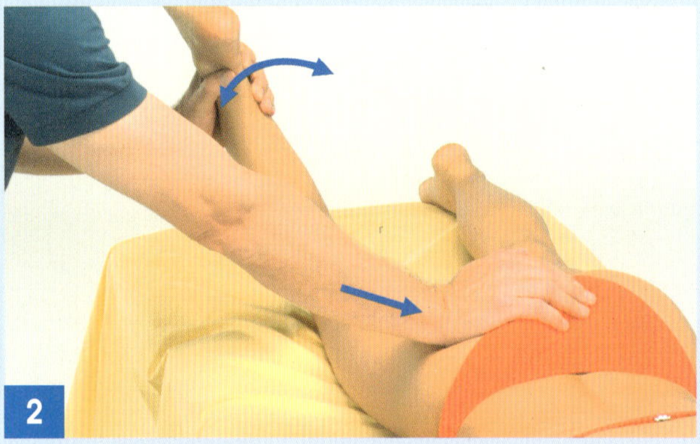

기능 마사지, ESTE

근육에 가해진 압력을 유지하면서 치료사는 환자의 엉덩관절을 안쪽돌림시킨다. 그 다음 치료사는 근육에 압박을 가하지 않으면서 다시 가쪽돌림상태로 돌려놓는다. 이 동작은 근육이 충분히 긴장완화될 때까지 규칙적으로 반복된다.

4. 6. 3 관절치료

엉덩관절

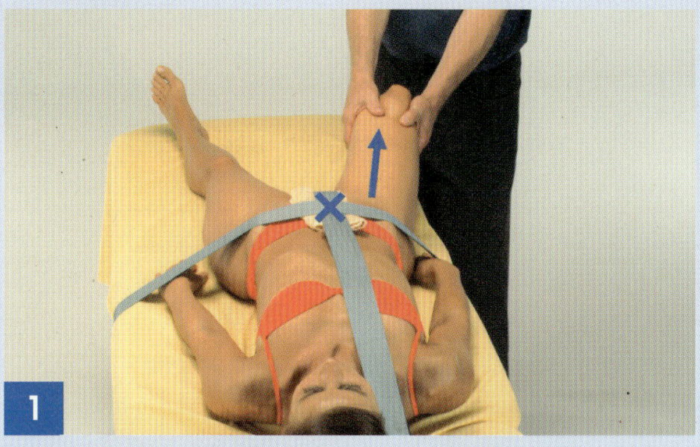

머리쪽 견인

환자의 골반은 머리쪽을 향하는 벨트 하나와 골반을 가로지는 두 번째 벨트로 고정하여 견인치료 때 안정성을 유지할 수 있도록 한다.

치료사는 양손으로 평평하게 바로 환자의 넙다리 끝에 있는 무릎관절의 몸쪽을 잡고 (다리를 연장하는) 먼쪽 방향으로 견인자극을 가한다.

변형: 가동술을 위해서 관절은 각 제한된 방향에 위치시킬 수 있다.

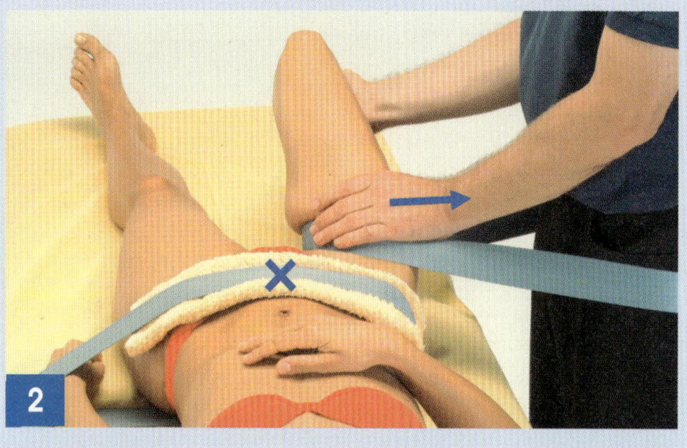

가쪽 견인

벨트를 안쪽에 배치하여 골반을 고정한다.

또다른 벨트를 이용하여 환자의 넙다리뼈 위쪽을 고정하고 치료사는 (넙다리뼈목을 연장하는 방향인) 옆쪽과 약간씩 머리와 배쪽으로 견인자극을 준다. 치료사는 자신의 (이 경우에는 오른쪽) 팔꿈치를 자신의 배에 지지하여 체중이 뒤쪽에서 무게중심을 잡을 수 있도록 통제된 상태에서 견인을 시행한다. 관절은 살짝 굽힘된 상태에서 시작되지만 다른 제한된 자세에서도 시작될 수 있다.

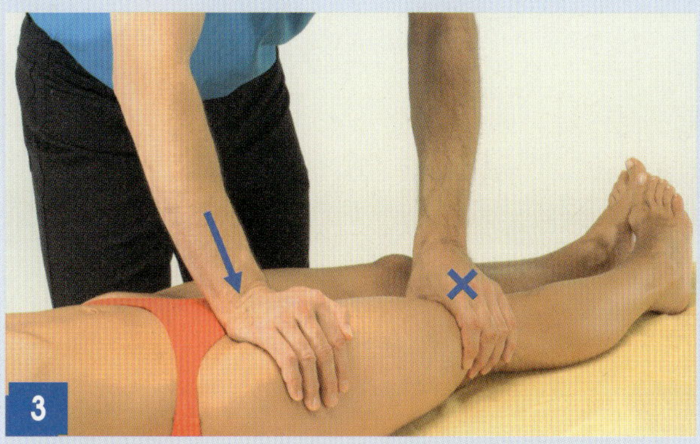

등쪽 활주

환자의 폄된 다리는 가능한 최대 안쪽돌림상태에 있으며 치료사는 그 상태를 손으로 고정한다.

치료사는 다른 손으로 환자의 고샅 높이에서 등쪽과 약간 바깥쪽으로 향하는 압박을 가한다. 이로써 등쪽 활주가동술이 일어난다 (Kaltenborn에 따른 볼록 규칙)

주의: 이 치료는 시간이 지남에 따라 더 좋은 결과를 위해 굽힘이나 모음의 정도를 강화하여 시행할 수 있다.

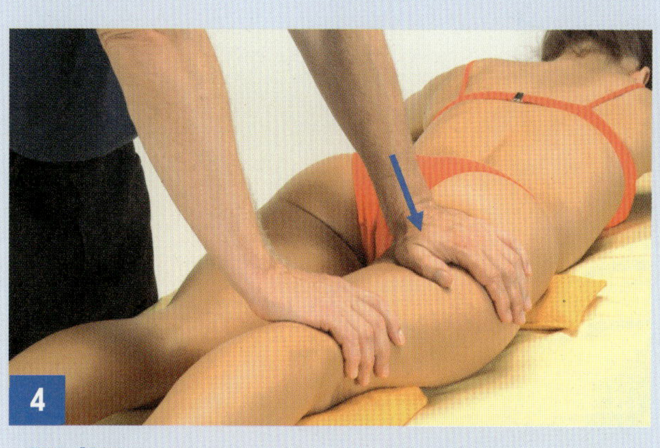

배쪽 활주

환자의 엉덩관절을 폄과 가쪽돌림상태로 배치한다.
환자의 골반을 모래주머니로 받친다.

치료사는 한 손으로 (궁둥뼈 바로 아래에 있는) 관절에 최대한 밀접하여 넙다리뼈를 배쪽 및 약간 가쪽으로 민다. 다른 손으로는 현재 끝지점(endgradig) 자세에 있는 관절을 잡는다.

주의: 이 치료는 시간이 지남에 따라 더 좋은 결과를 위해 굽힘이나 모음의 정도를 강화하여 시행할 수 있다.

4.7 무릎

4.7.1 물렁조직 치료

도르래

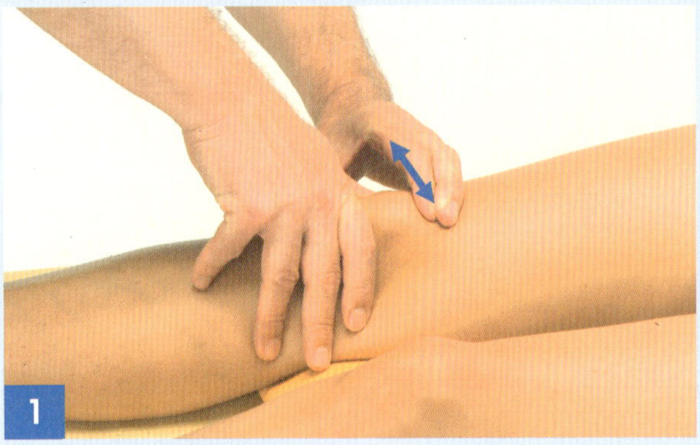

위쪽 무릎뼈 마찰

도르래가 약간 긴장완화되도록 환자의 무릎관절을 원통을 받쳐서 살짝 굽힘시킨다.

치료사는 무릎뼈를 기울이기 위해 무릎뼈의 아래면을 뒤쪽으로 민다. 이러한 방식으로 치료사는 마찰하는 손가락으로 무릎뼈의 표면에서 뒤쪽에 있는 무릎뼈 부착점들에 더 쉽게 닿을 수 있다.

치료사는 가운데손가락으로 집게손가락을 지지하여 무릎뼈에 있는 도르래 몸쪽 부착점 위에 놓고 종아리쪽에서 정강쪽으로, 그리고 반대방향으로도 움직인다.

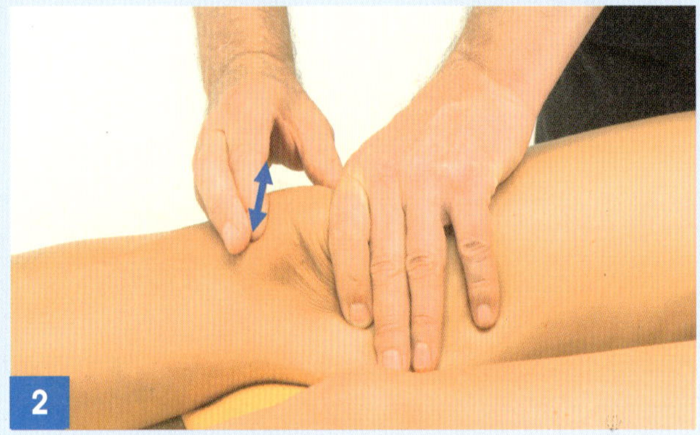

아래쪽 무릎뼈 마찰

도르래가 약간 긴장완화되도록 환자의 무릎관절을 원통을 받쳐서 살짝 굽힘시킨다.

치료사는 무릎뼈를 기울이기 위해 무릎뼈의 윗면을 뒤쪽으로 민다. 이러한 방식으로 치료사는 마찰하는 손가락으로 무릎뼈의 아래면에서 뒤쪽에 있는 무릎뼈 부착점들에 더 쉽게 닿을 수 있다.

치료사는 가운데손가락으로 집게손가락을 지지하여 무릎뼈에 "있는 도르래 먼쪽 부착점 위에 놓고 종아리쪽에서 정강쪽으로, 그리고 반대방향으로도 움직인다.

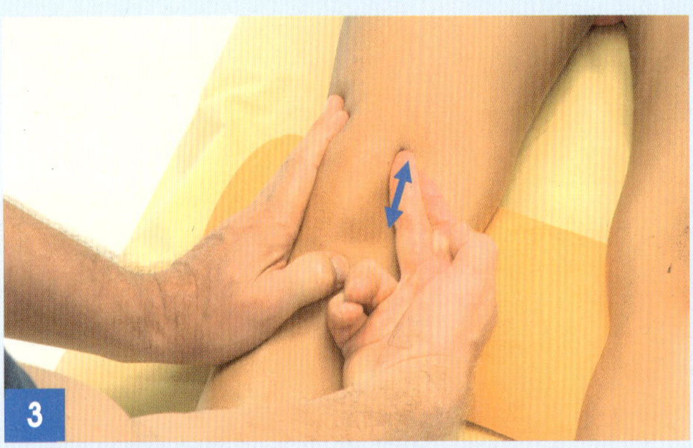

안쪽지지대 마찰

도르래가 약간 긴장완화되도록 환자의 무릎관절을 원통을 받쳐서 살짝 굽힘시킨다.

치료사는 무릎뼈의 종아리면을 정강뼈 방향으로 민다. 이러한 방식으로 치료사는 마찰하는 손가락으로 무릎뼈의 정강 면에서 뒤쪽에 있는 무릎뼈 부착점들에 더 쉽게 닿을 수 있다.

치료사는 가운데손가락으로 집게손가락을 지지하여 무릎뼈에 있는 도르래 정강뼈쪽 부착점 위에 놓고 먼쪽에서 몸쪽으로, 그리고 반대방향으로도 움직인다.

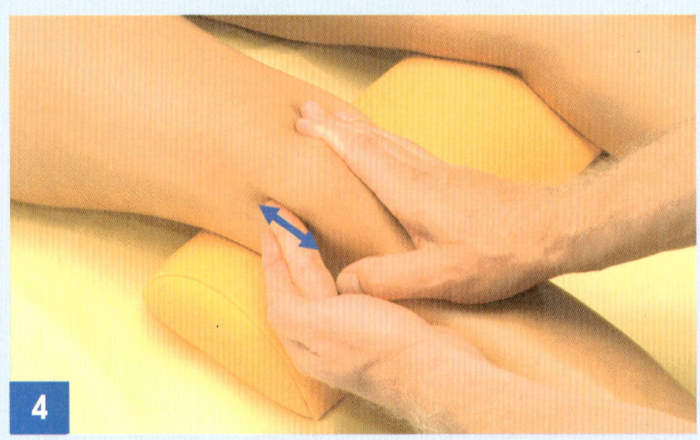

가쪽지지띠 마찰

도르래가 약간 긴장완화되도록 환자의 무릎관절을 원통을 받쳐서 살짝 굽힘시킨다.

치료사는 무릎뼈의 정강뼈면을 종아리뼈방향으로 민다. 이러한 방식으로 치료사는 마찰하는 손가락으로 무릎뼈의 종아리면에서 뒤쪽에 있는 무릎뼈 부착점들에 더 쉽게 닿을 수 있다.

치료사는 가운데손가락으로 집게손가락을 지지하여 무릎뼈에 있는 도르래 종아리쪽 부착점 위에 놓고 먼쪽에서 몸쪽으로, 그리고 반대방향으로도 움직인다.

무릎뼈인대

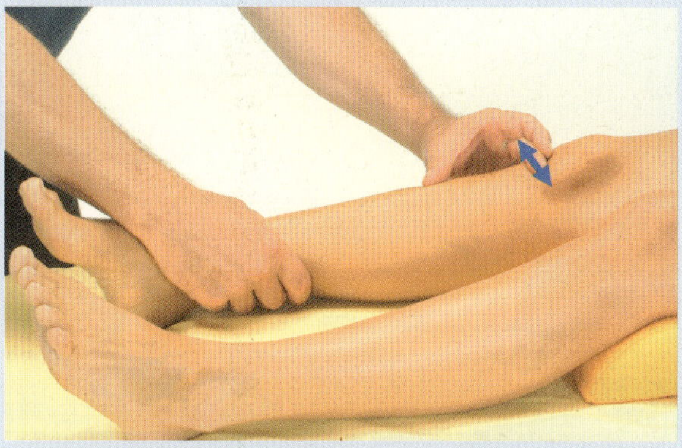

부착점의 마찰

도르래가 약간 긴장완화되도록 환자의 무릎관절을 살짝 굽힘시킨다.

치료사는 가운데손가락으로 지지한 집게손가락을 인대 위에 놓고 정강쪽에서 종아리쪽으로, 그리고 반대방향으로도 움직인다.

주의: 손상부위가 더 넓다면 여러 손가락으로 마찰을 해야할 수도 있다.

안쪽곁인대

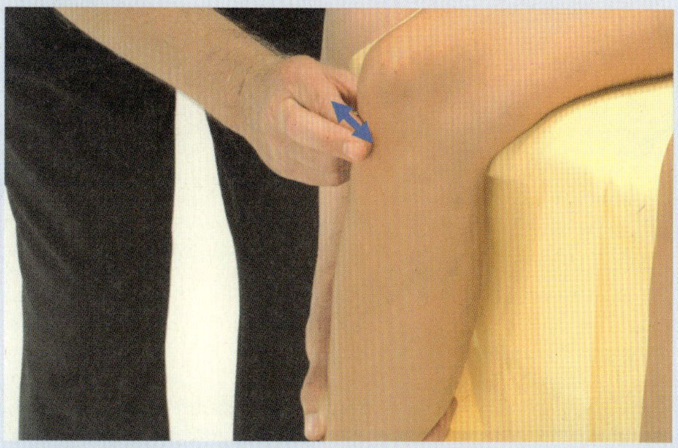

마찰

환자의 무릎관절을 원통으로 받쳐서 살짝 굽힘시킨다.

치료사는 가운데손가락으로 지지한 집게손가락을 관절 간격의 높이에서 인대 위에 놓고 앞에서 뒤로, 그리고 반대방향으로도 움직인다.

주의: 손상부위가 더 넓다면 여러 손가락으로 마찰을 해야할 수도 있다. 인대의 뒤쪽 부위를 더 긴장시키기 위해 관절을 더 뻗은 상태, 또는 구부린 상태에서 시작할 수도 있다.

경골측부인대

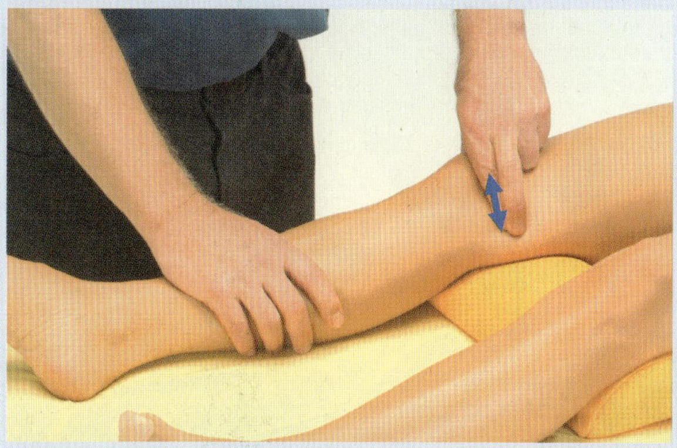

마찰

도르래가 약간 긴장완화되도록 환자의 무릎관절은 원통을 받쳐서 살짝 굽힘시킨다.

치료사는 가운데손가락으로 지지한 집게손가락을 몸쪽에서 정강뼈거친면의 윗면에 놓고 정강쪽에서 종아리쪽으로, 그리고 반대방향으로도 움직인다. 동시에 치료사는 자신의 손목을 고정하기 위해 엄지를 정강뼈의 종아리면에 지탱시킨다.

종아리측부인대

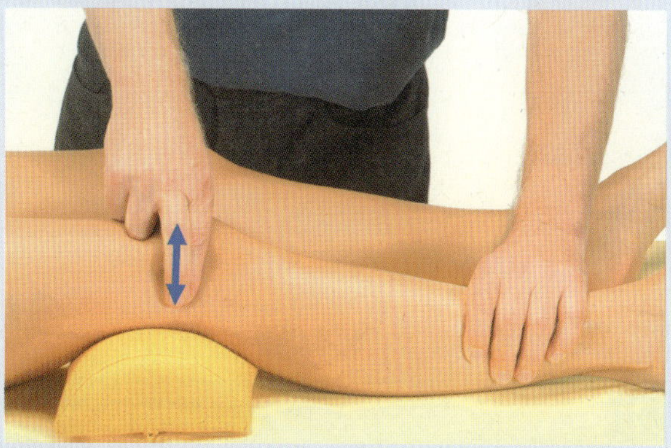

마찰

환자의 무릎관절을 원통으로 받쳐서 살짝 굽힘시킨다.

치료사는 가운데손가락으로 지지한 집게손가락을 관절 간격의 높이에서 인대 위에 놓고 앞에서 뒤로, 그리고 반대방향으로도 움직인다.

주의: 손상부위가 더 넓다면 여러 손가락으로 마찰을 해야할 수도 있다. 인대를 더 긴장시키기 위해 관절을 더 뻗은 상태에서 시작할 수도 있다.

4. 7. 1 물렁조직 치료 (계속)

오금근

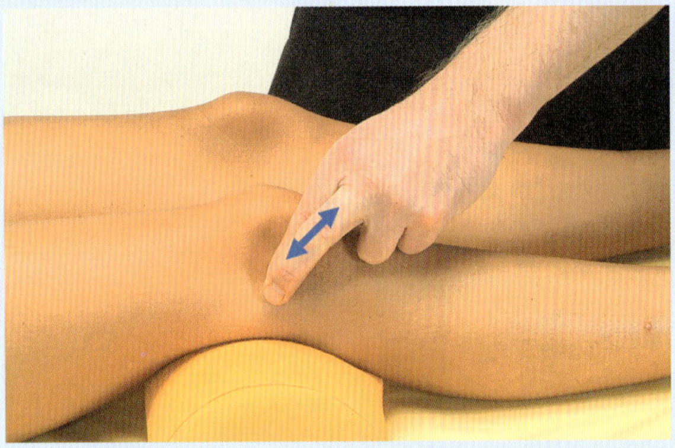

부착점의 마찰

환자의 무릎관절을 원통으로 받쳐서 살짝 굽힘시킨다.

치료사는 가운데손가락으로 집게손가락을 지지하여 인대 위에 놓고 앞면쪽에서 뒤몸쪽으로, 그리고 반대방향으로도 움직인다. 부착점은 넙다리뼈의 가쪽관절융기의 뒤에서 약간 떨어지고 가쪽곁인대의 앞쪽의 작은 홈 안에 있다.

변형: 홈이 더 파였다면 이 기법은 가운데손가락를 지지하여 엎침이나 뒤침동작과 겸하여 시행하는 것이 더 바람직할 수 있다.

거위발 (안쪽관절융기)

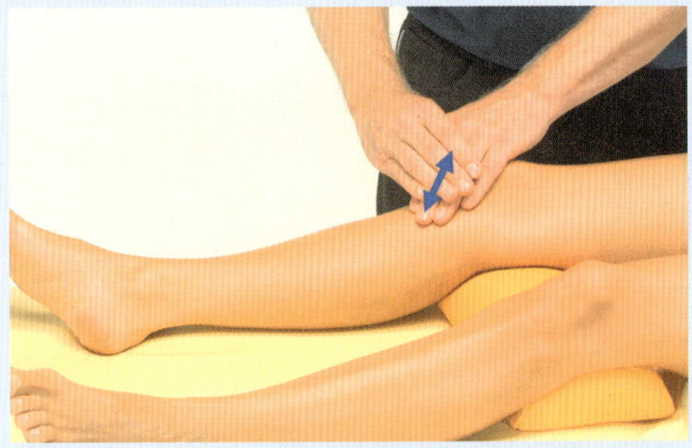

마찰

환자의 무릎관절을 살짝 굽힘시킨다. 부착점을 더 긴장시키기 위해서는 경우에 따라 무릎관절을 뻗을 수도 있다. 치료사는 한 손의 여러 손가락을 부착점 위에 놓고 앞-몸쪽에서 뒤-머리쪽으로, 그리고 반대방향으로도 움직인다. 다른 손으로는 마찰하는 손가락을 고정한다. 부착점은 정강뼈고평부의 앞가쪽, 정강뼈거치면의 가쪽에 위치한다. 이 마찰에서는 두덩신경이 자극받지 않도록 조심해야 한다.

엉덩정강인대

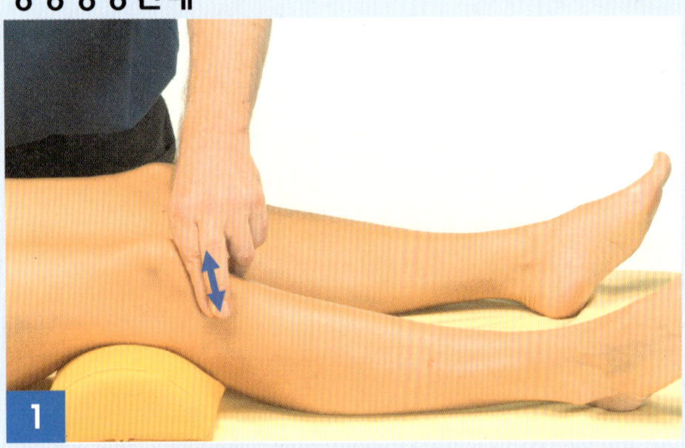

1

부착점 마찰 (정강뼈거치면)

환자의 무릎관절을 원통으로 받쳐서 살짝 굽힘시킨다.

치료사는 가운데손가락으로 집게손가락을 지지하여 인대 위에 놓고 앞몸쪽에서 뒤먼쪽으로, 그리고 반대방향으로도 움직인다. 부착점은 정강뼈고평부의 안쪽에 위치한다.

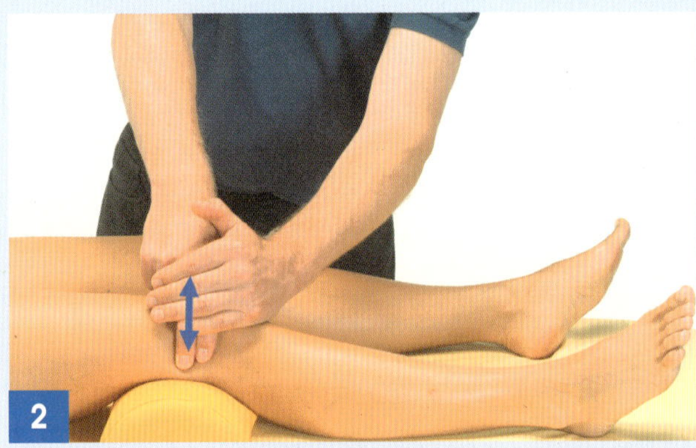

2

힘줄 마찰

환자의 무릎관절을 살짝 굽힘시킨다. 힘줄을 더 긴장시키기 위해서는 경우에 따라 무릎관절을 뻗을 수도 있다. 치료사는 한 손의 여러 손가락을 힘줄 위에 놓고 앞에서 뒤로, 그리고 반대방향으로도 움직인다. 다른 손으로는 마찰하는 손가락을 고정한다. 힘줄은 안쪽곁인대의 앞쪽에 위치한다.

넙다리두갈래근

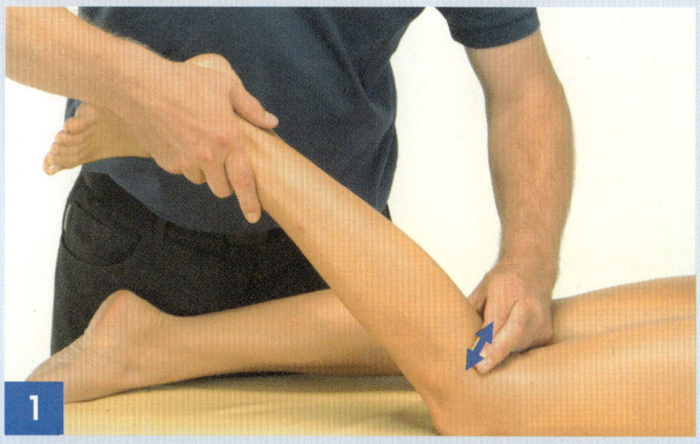

1

부착점의 마찰

환자의 무릎관절을 근육이 긴장완화되도록 굽힘 상태로 배치한다.

치료사는 가운데손가락으로 집게손가락을 지지하여 부착점 위에 놓고 정강쪽에서 종아리쪽으로, 그리고 반대방향으로도 움직인다. 부착점은 힘줄을 따라 종아리뼈머리방향으로 촉진하면 찾을 수 있다. 부착점은 종아리뼈머리의 윗면 위에 있다.

경고: 이 마찰에서는 온종아리신경이 자극받지 않도록 조심해야 한다.

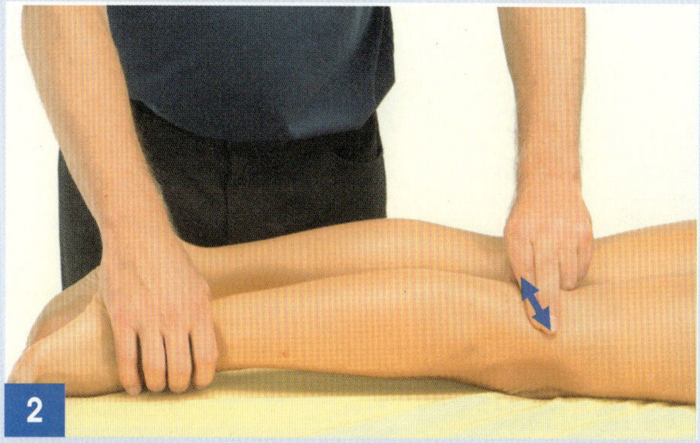

2

힘줄의 마찰

환자의 무릎관절을 힘줄이 긴장되도록 굽힘 상태로 배치한다.

치료사는 가운데손가락으로 집게손가락을 지지하여 힘줄 위에 놓고 정강쪽에서 종아리쪽으로, 그리고 반대방향으로도 움직인다.

주의: 손상부위가 더 넓다면 여러 손가락으로 마찰을 해야할 수도 있다. 치료사는 손을 지지하기 위해 엄지를 넙다리뼈의 정강면에 배치한다.

안쪽반달정강인대

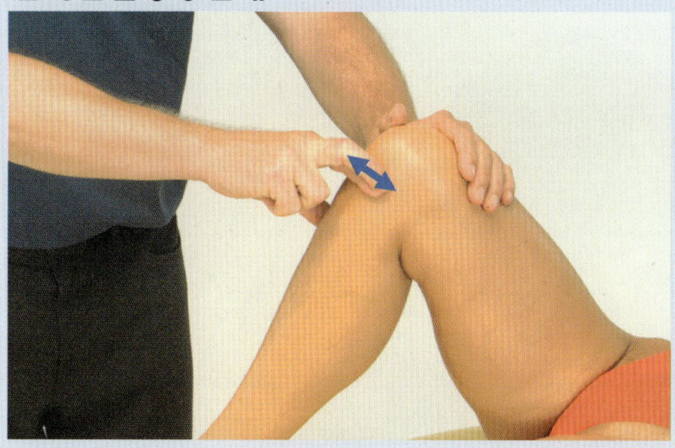

마찰

환자의 무릎관절을 굽힘과 가쪽돌림상태로 배치한다. 가쪽돌림은, 한편으로 인대를 촉진 및 치료할 수 있기 위해 그리고 다른 한편으로 인대를 긴장시키기 위해 필수적이다.

치료사는 가운데손가락으로 집게손가락을 지지하여 정강뼈 고평부 위에 올린다. 먼쪽 방향 (발 방향)으로의 압력을 유지한 채로 치료사는 앞-종아리쪽에서 뒤-정강쪽으로, 그리고 반대방향으로 움직인다.

가쪽반달정강인대

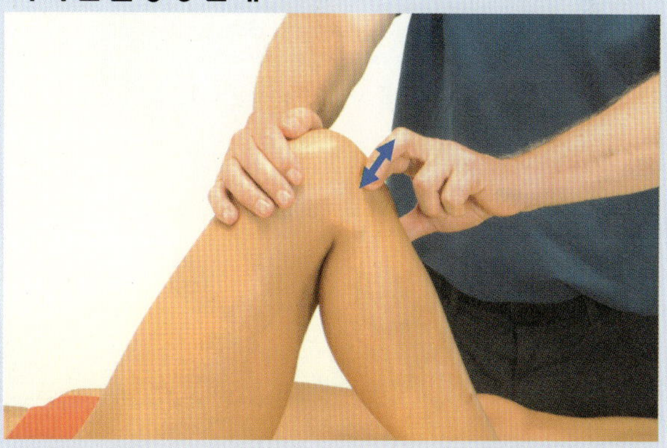

마찰

환자의 무릎관절을 굽힘과 안쪽돌림상태로 배치한다. 안쪽돌림은, 한편으로 인대를 촉진 및 치료할 수 있기 위해 그리고 다른 한편으로 인대를 긴장시키기 위해 필수적이다.

치료사는 가운데손가락으로 집게손가락을 지지하여 정강뼈 고평부 위에 올린다. 먼쪽 방향 (발 방향)으로의 압력을 유지한 채로 치료사는 앞-정강쪽에서 뒤-종아리쪽으로, 그리고 반대방향으로 움직인다.

4.7.1 물렁조직 치료 (계속)

반달판과 관절유리체

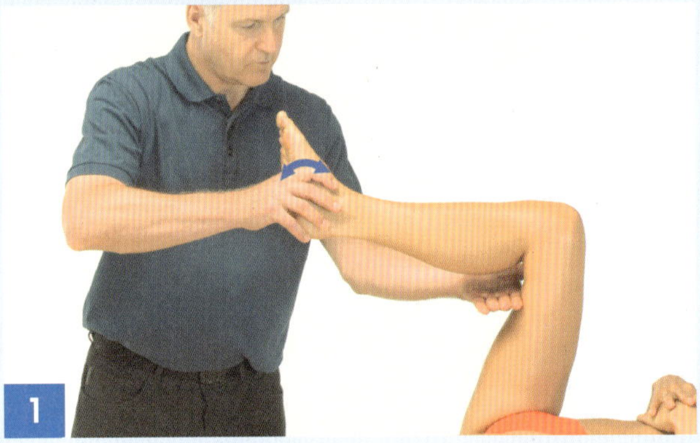

회전 상태에서의 교정, ASTE

환자의 무릎을 약 90° 굽힘 상태로 배치한다.

치료사는 한손으로 환자의 발을 움켜쥐고 다른 손을 환자의 무릎관절을 받친다.

주의: 이 치료를 시행하기 전에는 먼저 통증을 느끼지 않고 얼만큼 움직일 수 있는지부터 파악되어서 그 밖의 범위에서 치료가 이루어지지 않도록 한다.

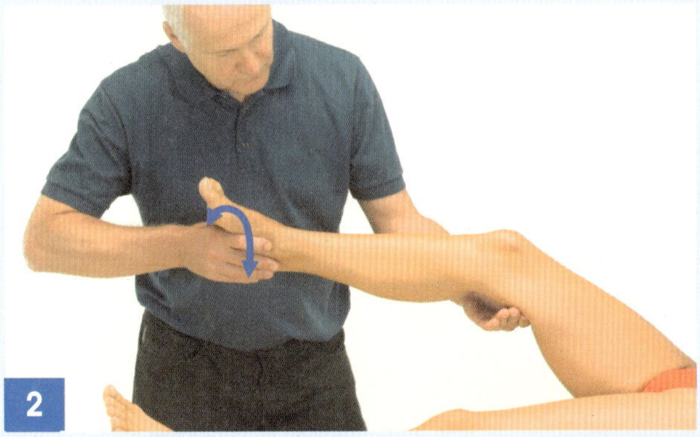

회전 상태에서의 교정, ESTE

치료사는 무릎관절을 굽힘에서 폄까지 움직인다. 굽힘에서 폄까지, 그리고 다시 폄에서 굽힘까지 움직이는 동안 치료사는 무릎관절을 안쪽돌림 및 가쪽돌림시킨다. 폄 동작은 운동이 제한되는 곳 (관절이 끼인 반달판이나 관절유리체로 인하여 제한된 경계)까지 시행한다.

주의: 이 교정은 주로 방해물을 해결하기 위해 가장 먼저 시행된다.

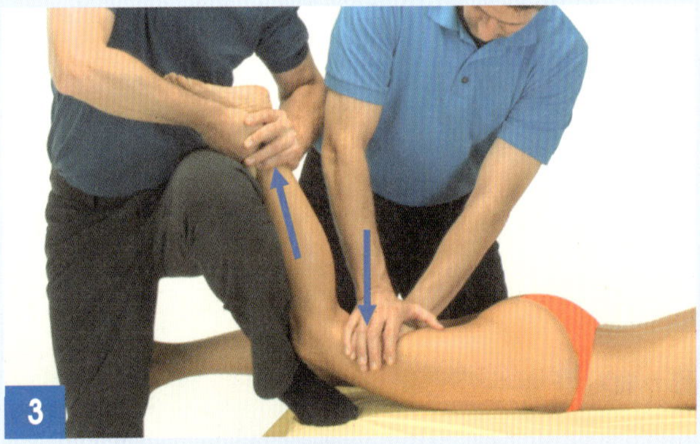

견인 상태에서의 교정, ASTE

환자의 무릎을 약 90° 굽힘상태로 배치한다.

치료사는 무릎관절에 매우 강한 견인을 수행하고 이로써 환자의 넙다리를 치료대로부터 들어올린다. 또다른 두 번째 치료사는 환자의 넙다리를 다시 치료대쪽으로 눌러 견인을 유지한다.

경고: 치료사가 고정하거나 손으로 잡는 행위는 통증을 야기해서는 안된다. 그렇지 않으면 환자에게 방어긴장이 나타난다.

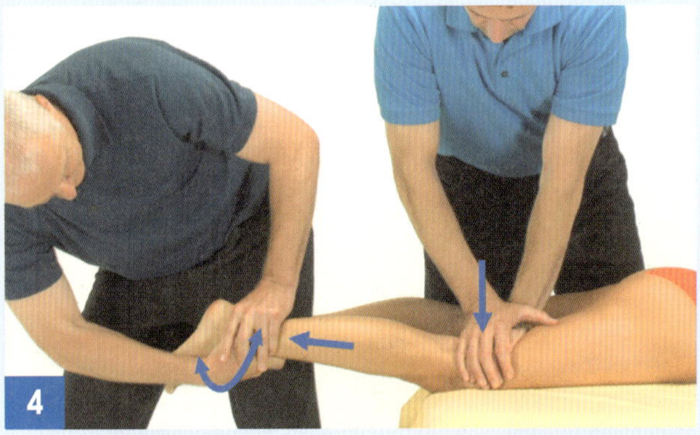

견인 상태에서의 교정, ESTE

견인을 유지하면서 치료사는 무릎관절을 폄시킨다.

굽힘에서 폄으로 움직일 때 치료사는 무릎관절을 안쪽돌림 및 가쪽돌림시킨다. 폄 동작은 운동이 제한되는 곳 (관절이 끼인 반달판이나 관절유리체로 인하여 제한된 경계)까지 시행한다.

주의: 이 교정을 위해서는 두명의 치료사가 필요하기 때문에 잘 이용하지 않는다.

변형: 두 번째 치료사는 경우에 따라 벨트로 대체될 수 있다.

반달판과 관절유리체

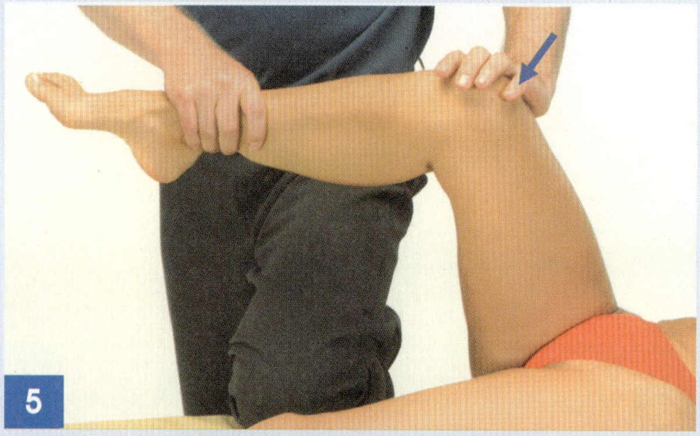
5

폄 상태에서의 밖굽이 스트레스 교정, ASTE

환자의 무릎관절을 굽힘 상태로 배치한다.

치료사는 관절의 정강뼈면을 미리 긴장시키기 위해 한손으로 환자의 무릎관절에 정강뼈방향으로 자극을 가한다 (밖굽이 스트레스).

주의: 관절은 굽힘/폄 시 운동제한 상태로 배치한다.

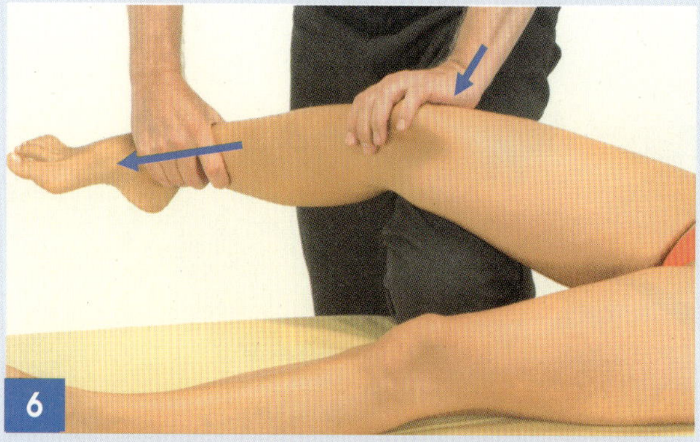
6

폄 상태에서의 밖굽이 스트레스 교정, ESTE

밖굽이 스트레스를 유지하면서 치료사는 환자의 넙다리가 자신의 넙다리에 닿을 때까지 환자의 다리를 재빨리 엉덩관절폄 방향으로 움직인다. 빠른 폄 동작을 갑자기 멈춤으로써, 그리고 밖굽이 스트레스로 인하여 관절의 정강뼈면에서 분리가 일어난다.

주의: 이 교정은 돌림기법 (■ 그림 1,2)의 결과가 나오지 않을 때 주로 이용된다.

이 교정 시에는 무릎관절의 자세가 변해서는 안된다.

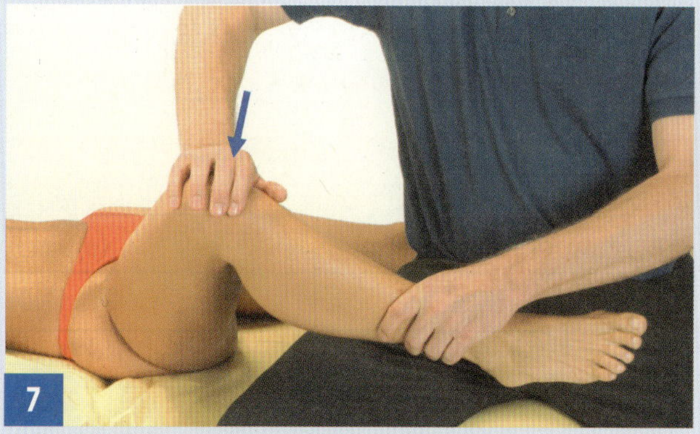
7

폄 상태에서의 안굽이 스트레스 교정, ASTE

환자의 무릎관절은 굽힘 상태로 배치한다.

치료사는 관절의 종아리면을 미리 긴장시키기 위해 한손으로 환자의 무릎관절에 종아리뼈 방향으로 자극을 가한다 (안굽이 스트레스).

주의: 관절은 굽힘/폄 시 운동제한상태로 배치한다.

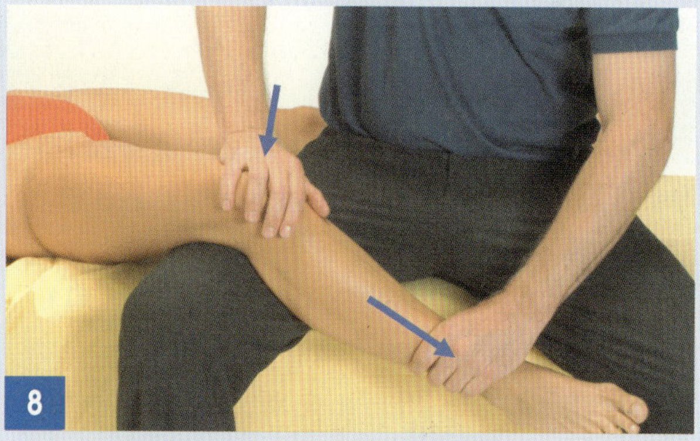
8

폄 상태에서의 안굽이 스트레스 교정, ESTE

안굽이 스트레스를 유지하면서 치료사는 환자의 넙다리가 자신의 넙다리에 닿을 때까지 환자의 다리를 재빨리 엉덩관절 폄 방향으로 움직인다. 빠른 폄 동작을 갑자기 멈춤으로써, 그리고 안굽이 스트레스로 인하여 관절의 종아리뼈면에서 분리가 일어난다.

주의: 이 교정은 돌림기법 (■ 그림 1,2)의 결과가 나오지 않을 때 주로 이용된다.

이 교정 시에는 무릎관절의 자세가 변해서는 안 된다.

4. 7. 1 물렁조직 치료 (계속)

안쪽곁인대

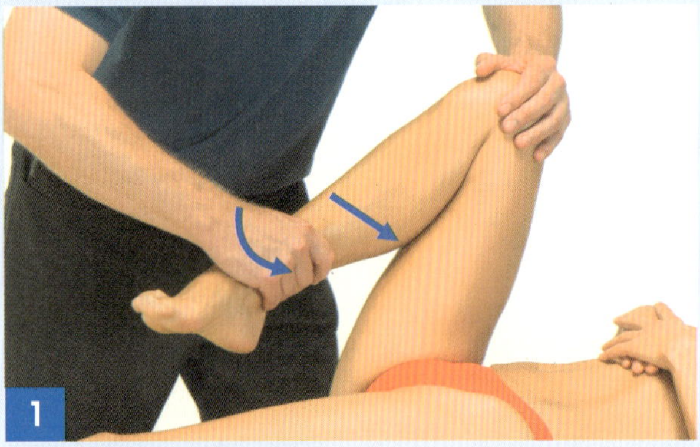

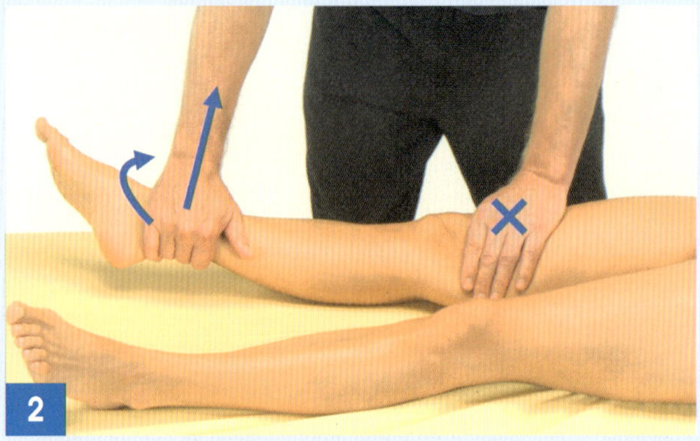

굽힘 상태에서의 교정

환자의 무릎을 굽힘과 안쪽돌림상태로 배치한다. 그 전에는 안쪽돌림 없이 무릎관절의 굽힘동작 범위가 정해진다. 안쪽돌림을 같이 했을 때보다 안쪽돌림이 제외된 동작범위가 더 크다면 아마 안쪽곁인대의 표면층이 뒤쪽으로 잘못 활주될 것이다.

치료사는 안쪽돌림된 무릎에서 빠른 굽힘 동작으로 교정한다.

폄 교정

환자의 무릎관절을 폄과 가쪽돌림상태로 배치한다. 그 전에는 가쪽돌림 없이 무릎관절의 폄 동작 범위가 정해진다. 가쪽돌림을 같이 했을 때보다 가쪽돌림이 제외된 동작범위가 더 크다면 아마 안쪽곁인대의 표면층이 앞쪽으로 잘못 활주된 것이다.

치료사는 가쪽돌림된 무릎에서 빠른 폄 동작으로 교정한다.

도르래

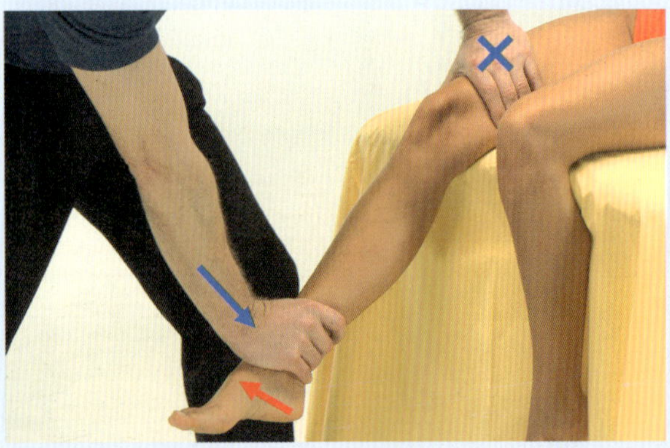

물렁조직 교정

환자는 폄 최대 수축하기 위해 무릎을 가볍게 굽힘시킨다.

환자는 무릎관절을 폄 방향으로 최대로 수축한다.

최대 수축 동안에 치료사는 다리를 무릎관절 굽힘 방향으로 교정한다.

경고: 손상부위가 이전에 스테로이드성 소염제로 주입되었으면 일반적으로 물렁조직 교정을 시행하지 않는다. 그렇지 않으면 완전파열의 위험이 있다.

넙다리두갈래근, 반힘줄모양근

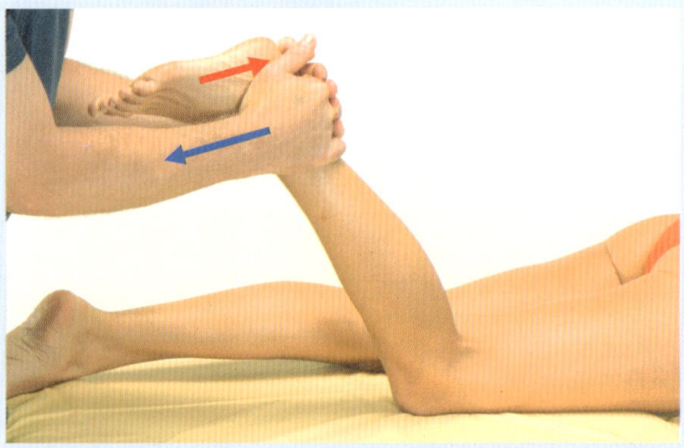

물렁조직 교정

환자는 굽힘 최대 수축하기 위해 무릎을 가볍게 굽힘시킨다.

환자는 무릎관절을 굽힘방향으로 최대로 수축한다.

최대 수축 동안에 치료사는 다리를 무릎관절 폄방향으로 교정한다.

경고: 반달판 질환이 있을 경우에는 더 손상을 가하지 않기 위해 이 교정을 하지 않는 것이 좋다.

4. 7. 2 기능 마사지

뒤넙다리근

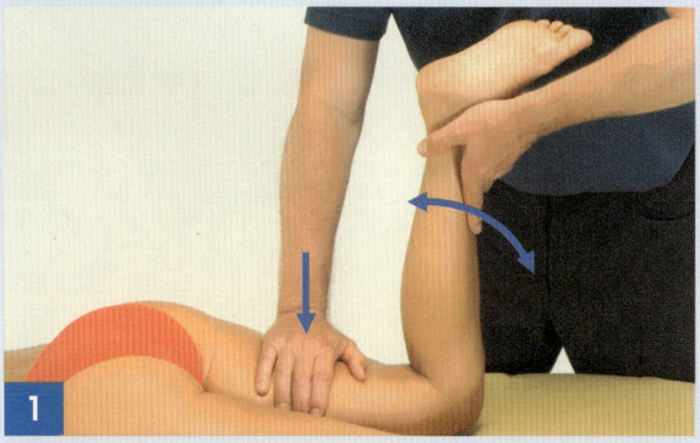

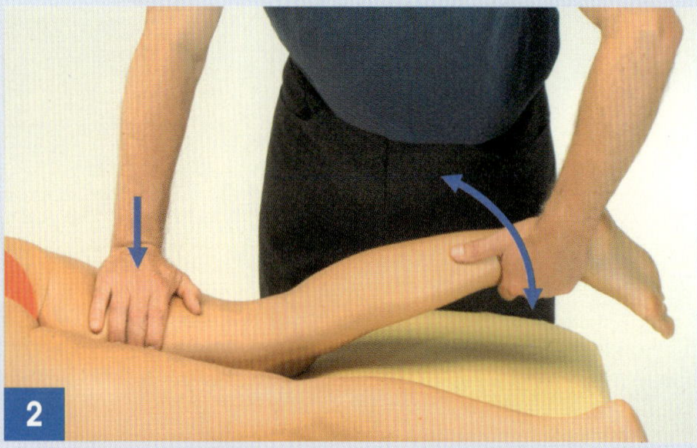

기능 마사지, ASTE

환자의 무릎관절을 굽힘 상태로 배치한다.

치료사는 한 손을 뒤넙다리근에 평평하게 놓고 이를 가볍게 앞쪽으로 압박한다. 다른 손은 평평하게 환자의 종아리 먼쪽에 놓는다.

기능 마사지, ESTE

근육에 가벼운 압력을 유지하면서 치료사는 환자의 무릎관절을 폄으로 움직인다. 그 다음 치료사는 근육에 압박을 가하지 않으면서 다시 굽힘 상태로 돌려 놓는다.

이 동작은 근육이 충분히 긴장완화 될 때까지 규칙적으로 반복된다.

넙다리네갈래근

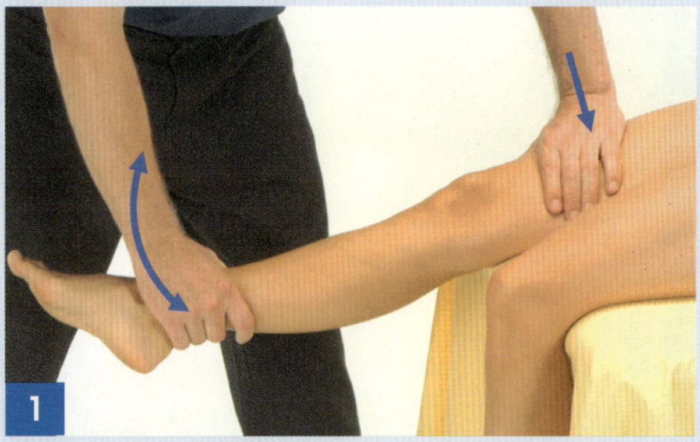

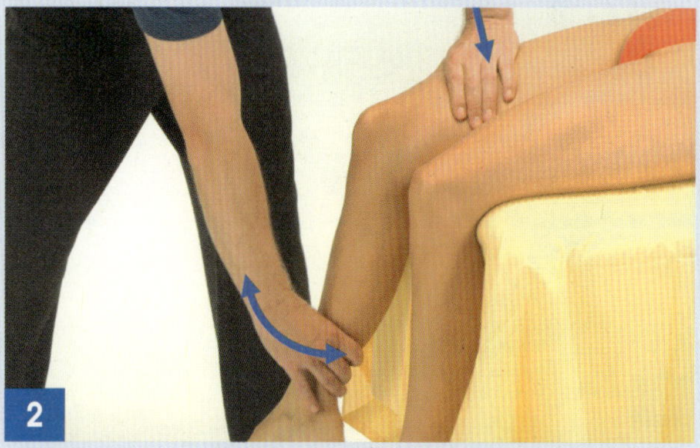

기능 마사지, ASTE

환자의 무릎관절을 폄 상태로 배치한다.

치료사는 한 손을 넙다리네갈래근에 평평하게 놓고 이를 가볍게 뒤쪽으로 압박한다. 다른 손은 평평하게 환자의 종아리 먼쪽에 놓는다.

기능 마사지, ESTE

근육에 가벼운 압력을 유지하면서 치료사는 환자의 무릎관절을 굽힘으로 움직인다. 그 다음 치료사는 근육에 압박을 가하지 않으면서 다시 폄 상태로 돌려 놓는다.

이 동작은 근육이 충분히 긴장완화될 때까지 규칙적으로 반복된다.

4. 7. 3 관절치료

무릎관절

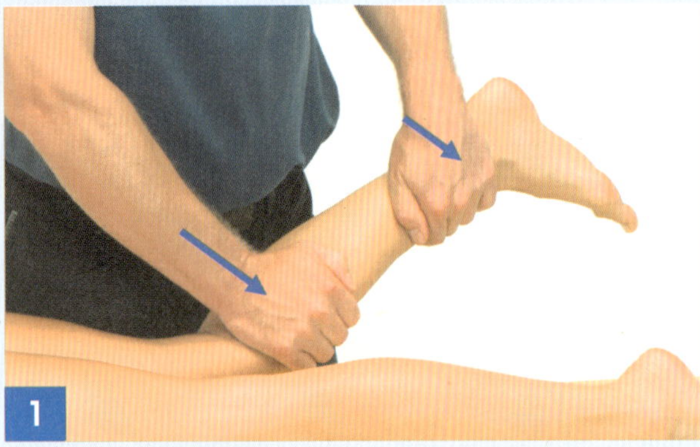
1

앞쪽 활주 – 정강뼈면

환자의 무릎관절을 현재로서 최대 가능 폄 상태로 배치한다.

치료사는 한 손을 관절에 최대한 근접하여 정강뼈고평부의 정강뼈면 위에 놓고 앞쪽으로 민다. 이는 무릎관절의 정강뼈면에앞쪽으로 활주를 야기한다. 이 방법으로 폄과 가쪽돌림이 향상될 수 있다. 종아리 먼쪽에 있는 다른 손으로는 종아리의 운동을 따라간다.

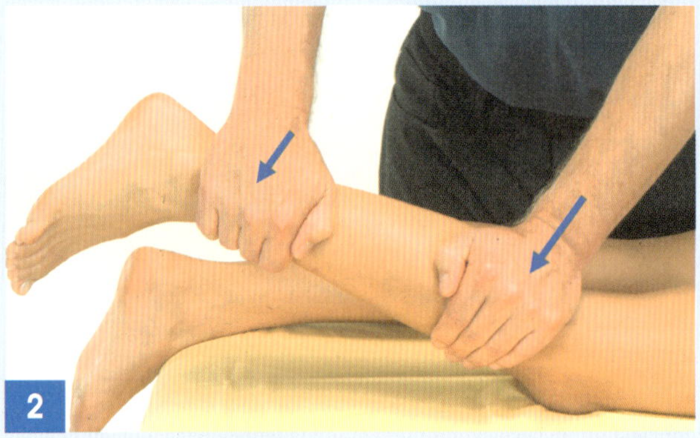
2

앞쪽 활주 – 종아리뼈면

환자의 무릎관절을 현재로서 최대 가능 폄 상태로 배치한다.

치료사는 한 손을 관절에 최대한 근접하여 정강뼈고평부의 종아리뼈면 위에 놓고 앞쪽으로 민다. 이는 무릎관절의 종아리뼈면에 앞쪽으로 활주를 야기한다. 이 방법으로 폄과 안쪽돌림이 향상될 수 있다. 종아리 먼쪽에 있는 다른 손으로는 종아리의 운동을 따라간다.

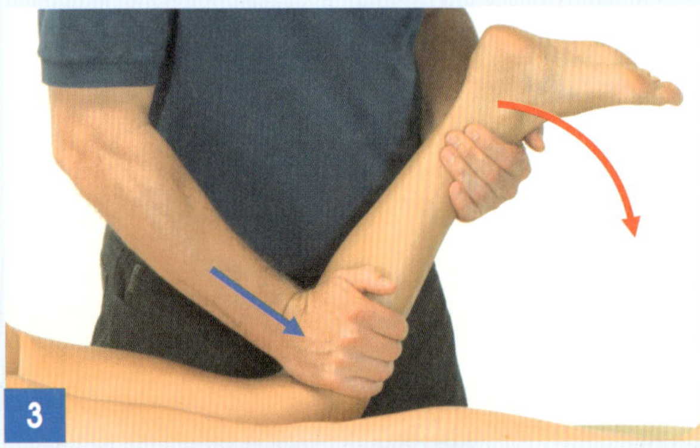
3

앞쪽 활주 – 정강뼈면/Mulligan, ASTE

환자의 무릎관절을 현재로서 최대 가능 폄 상태로 배치한다.

치료사는 관절에 최대한 근접하여 정강뼈고평부의 정강뼈면 위에 놓는다.

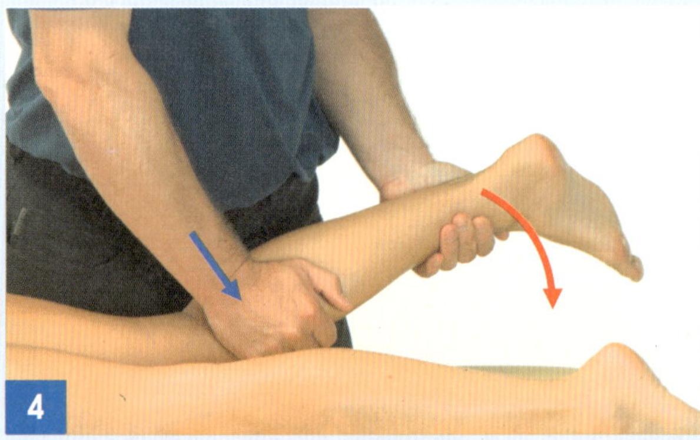
4

앞쪽 활주 – 정강뼈면/Mulligan, ESTE

치료사는 환자의 무릎관절에 놓은 손으로 앞쪽 방향으로 민다. 이는 무릎관절의 정강뼈면이 앞으로 활주된다.
이 방법으로 폄과 가쪽돌림이 향상될 수 있다. 치료사의 미는 동작을 하는 동안 환자는 능동적으로 폄 동작이나 가쪽돌림동작을 한다. 이러한 방식으로 수동적 가동술이 환자 자신의 능동성으로 보조된다.

무릎뼈대퇴관절

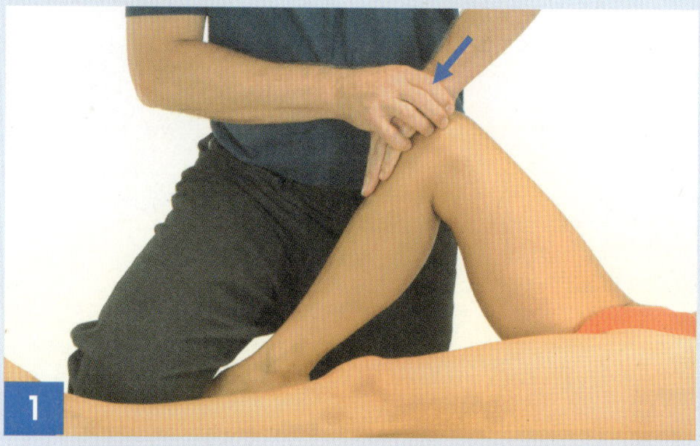

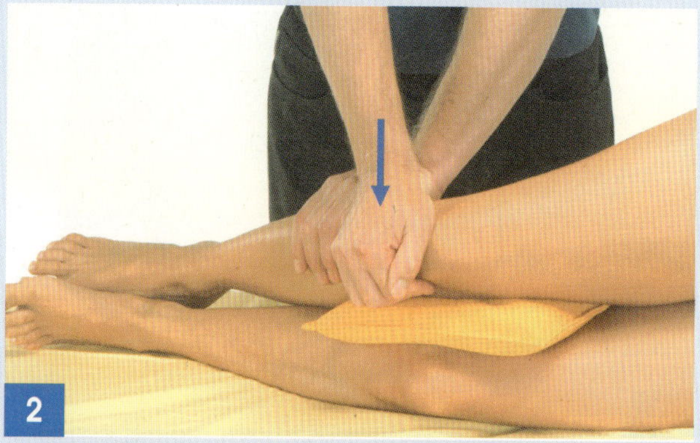

머리쪽 활주

환자의 무릎관절을 현재로서 최대 가능 굽힘 상태로 배치한다.

치료사는 무릎뼈의 윗면에 있고 이를 먼쪽 방향 (발 방향)으로 민다. 다른 손으로는 움직이는 손을 고정한다.

주의: 무릎뼈대퇴관절이 더 잘 움직여질수록 무릎관절을 더 굽힘시킨 상태에서 시작할 수 있다.

굽힘이 제한된 경우에는 보통 무릎관절 (넙다리정강관절)이 치료되기 전에 무릎넙다리관절이 가동화된다.

정강쪽 활주

위에 놓인 환자의 무릎관절을 가벼운 굽힘 상태로 배치하고 모래주머니를 이용하여 아래에 놓인 다리 위에 받쳐진다.

치료사는 한손을 무릎뼈의 종아리뼈면에 놓고 이를 정강방향으로 민다. 이 방법으로 폄과 굽힘이 향상될 수 있다. 종아리뼈쪽으로 가동화를 위해 치료사는 아래에 놓인 다리를 치료한다.

주의: 무릎관절이 너무 과하게 굽힘된다면 무릎뼈가 넙다리융기에 너무 깊숙이 박히게 되고 측면에서 가동화가 불가능해진다.

넙다리네갈래근

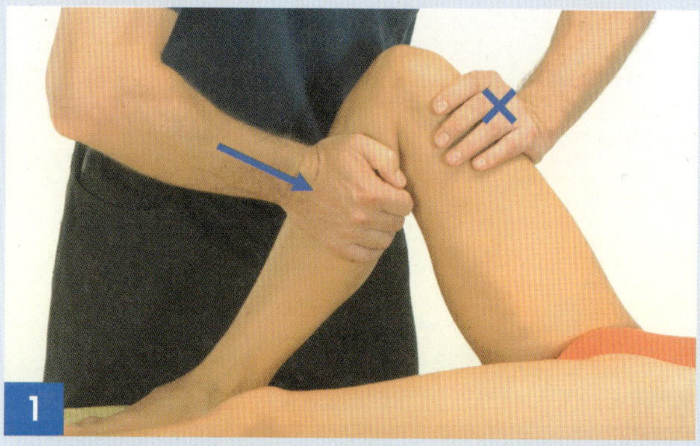

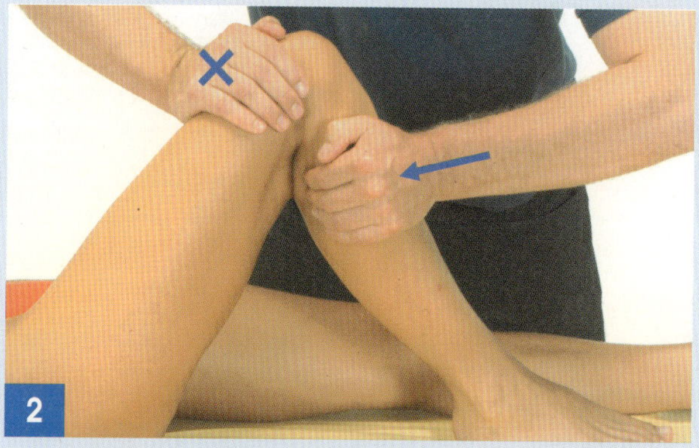

뒤쪽 활주 – 정강뼈면

환자의 무릎관절은 현재로서 최대 가능 굽힘 상태로 배치한다.

치료사는 한 손을 관절에 최대한 근접하여 정강뼈고평부의 정강뼈면 위에 놓고 뒤쪽으로 민다. 이는 무릎관절의 정강뼈면에 뒤쪽으로 활주를 야기한다. 이 방법으로 굽힘과 안쪽돌림이 향상될 수 있다.

치료사는 다른 손을 넙다리 먼쪽 위에 놓고 환자의 다리를 넙다리융기 먼쪽에 최대한 근접하게 고정한다.

뒤쪽 활주 – 종아리뼈면

환자의 무릎관절은 현재로서 최대 가능 굽힘 상태로 배치한다.

치료사는 한 손을 관절에 최대한 근접하여 정강뼈고평부의 종아리뼈면 위에 놓고 뒤쪽으로 민다. 이는 무릎관절의 종아리뼈면에 뒤쪽으로 활주를 야기한다. 이 방법으로 굽힘과 가쪽돌림이 향상될 수 있다.

치료사는 다른 손을 넙다리 먼쪽 위에 놓고 환자의 다리를 넙다리융기 먼쪽에 최대한 근접하게 고정한다.

4. 7. 3 관절치료 (계속)

무릎관절 (계속)

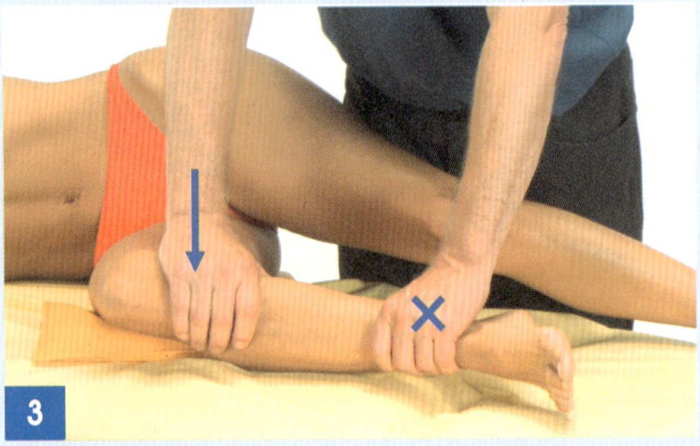

3

종아리쪽 활주

환자의 무릎관절을 약 90° 굽힘 상태로 배치한다.
환자의 넙다리먼쪽을 모래주머니로 받친다.

치료사는 한 손을 관절 간격에 최대한 근접하여 정강뼈고평부의 정강뼈면 위에 놓고 종아리쪽으로 민다. 다른 손으로는 환자의 종아리 먼쪽을 고정하여 무릎관절이 동작 이탈하지 않도록 한다.

주의: 가동화는 굽힘 및 폄 제한 시에도 이용될 수 있다. 가동술 효과는 관절이 어떤 자세를 취하고 있느냐에 따라 달라진다.

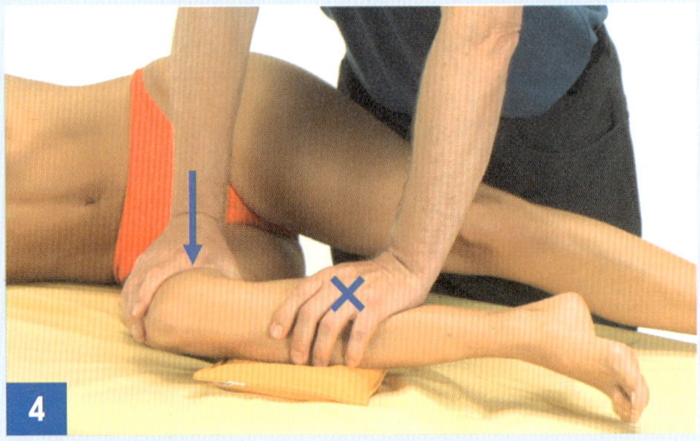

4

정강쪽 활주

환자의 무릎관절을 약 90° 굽힘 상태로 배치한다.
정강뼈고평부의 종아리뼈면을 모래주머니로 받친다.

치료사는 한 손을 관절 간격에 최대한 근접하여 환자의 넙다리뼈 먼쪽의 정강뼈면에 놓고 종아리쪽으로 민다. 다른 손으로는 환자의 종아리 먼쪽을 고정하여 무릎관절이 동작 이탈하지 않도록 한다.

고정점과 이동점을 옮김으로써 무릎관절을 정강쪽으로 활주한다.

정강쪽 반달판

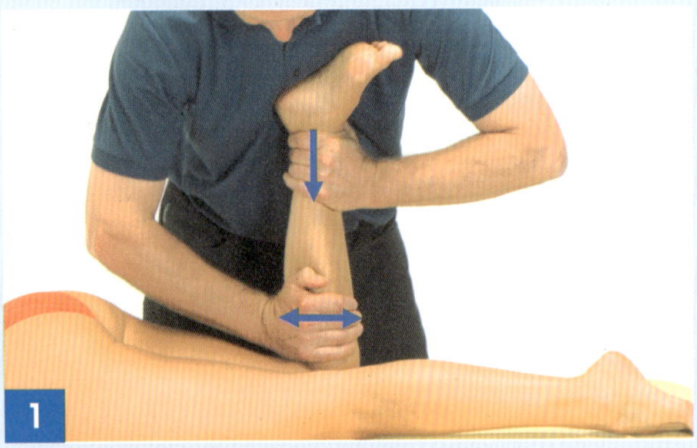

1

가동화, ASTE

환자의 무릎관절을 약 90° 굽힘 상태로 배치한다.

치료사는 정강쪽반달판을 정강뼈넙다리융기 위에 고정시키기 위해 무릎관절을 압박한다. 치료사는 한 손을 안쪽 정강뼈고평부의 뒷면에 놓는다. 다른 손으로는 환자의 종아리 먼쪽을 평평하게 잡는다.

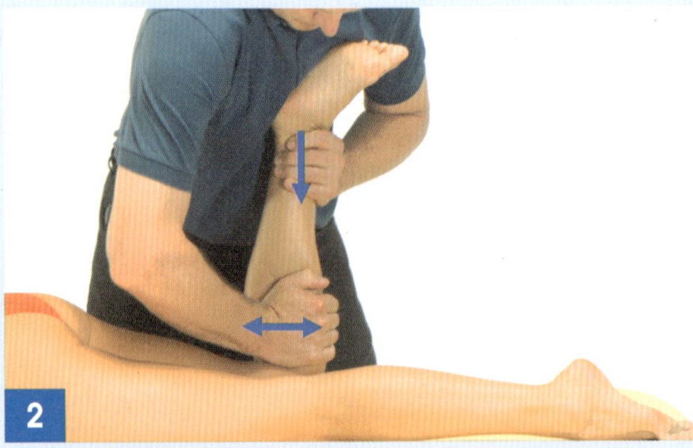

2

가동화, ESTE

환자의 무릎관절에 가해진 압력을 유지하면서 치료사는 관절에 근접한 손으로 안쪽 정강뼈고평부를 앞쪽에서 뒤쪽으로, 그리고 반대방향으로 움직인다. 이로써 무릎관절에는 안쪽돌림 및 가쪽돌림이 야기된다. 압박으로 인하여 반달판은 정강쪽 넙다리융기 위에 고정되기 때문에 이제 정강쪽반달판은 정강뼈고평부에 대해 가동화될 수 있다.

주의: 종아리쪽 반달판을 가동화하기 위해서는 무릎관절의 종아리면에 동일한 치료를 시행한다.

무릎넙다리관절

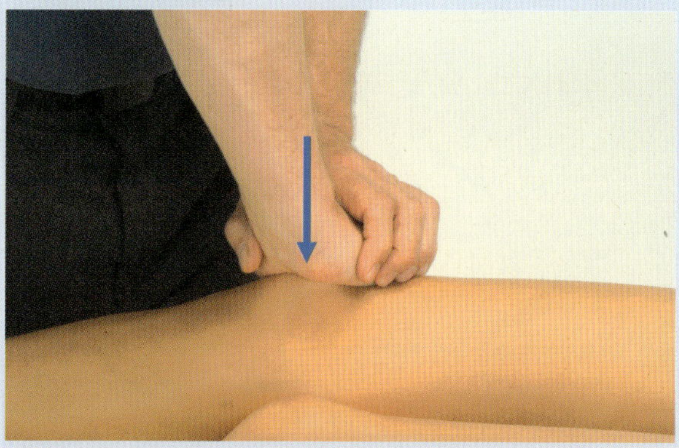

압박

환자의 무릎관절을 환자에게 특유한 증상을 재생산하는 압박검사에서 취했던 자세로 취한다.

이 자세에서 치료사는 증상이 나타날 때까지 새로운 압박검사를 시행한다. 그 다음 압력을 (대략적으로) 절반으로 줄이고 압박을 치료로 시행한다. 몇 분 후에 치료사는 압박검사를 반복하고 다시금 압력을 반을 줄여서 치료를 시행한다. 치료사는 이때 한 손을 평평하게 무릎뼈 위에 놓고 무릎넙다리관절을 압박한다.

무릎관절

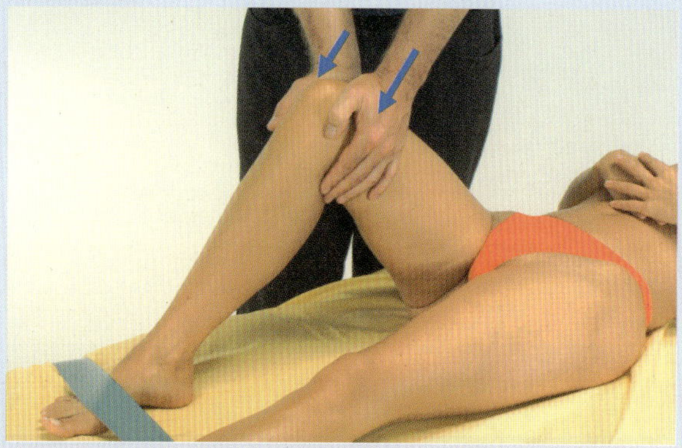

압박

환자의 무릎관절을 환자에게 특유한 증상을 재생산하는 압박검사에서 취했던 자세로 취한다.

이 자세에서 치료사는 증상이 나타날 때까지 새로운 압박검사를 시행한다. 그 다음 압력을 (대략적으로) 절반으로 줄이고 압박을 치료로 시행한다. 몇 분 후에 치료사는 압박검사를 반복하고 다시금 압력을 반을 줄여서 치료를 시행한다. 치료사는 이때 한 손을 넙다리뼈 먼쪽에 평평하게 놓고 무릎관절을 압박한다.

종아리뼈머리

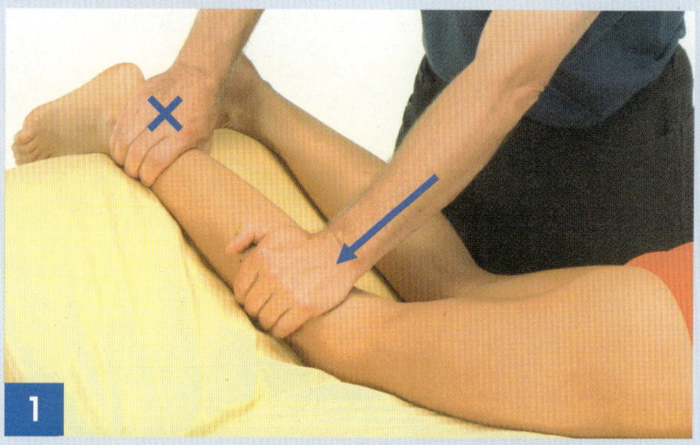

1

앞쪽 활주

환자의 무릎관절을 넙다리두갈래근을 긴장완화하기 위해 가벼운 굽힘 상태로 배치한다.

치료사는 한 손을 평평하게 종아리뼈 뒷면에 놓고 이를 앞쪽–종아리뼈 방향으로 민다. 다른 손으로는 종아리 안쪽돌림을 방지하기 위해 환자의 종아리 먼쪽을 고정한다.

경고: 종아리뼈머리를 만질 때는 종아리뼈머리 바로 뒤에 있는 온종아리신경이 자극받지 않도록 주의해야 한다.

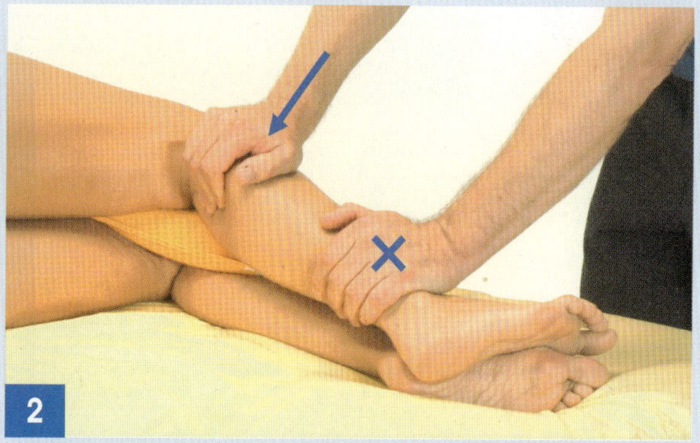

2

뒤쪽 활주

위에 놓인 환자의 무릎관절을 가벼운 굽힘 상태로 배치하고, 모래주머니를 이용하여 아래에 놓인 다리 위에 받쳐진다.

치료사는 한 손을 종아리뼈 앞면에 평평하게 놓고 이를 뒤쪽–정강뼈 방향으로 민다. 다른 손으로는 종아리 가쪽돌림을 방지하기 위해 환자의 종아리 먼쪽을 고정한다.

4.8 발

4.8.1 물렁조직 치료

앞정강근

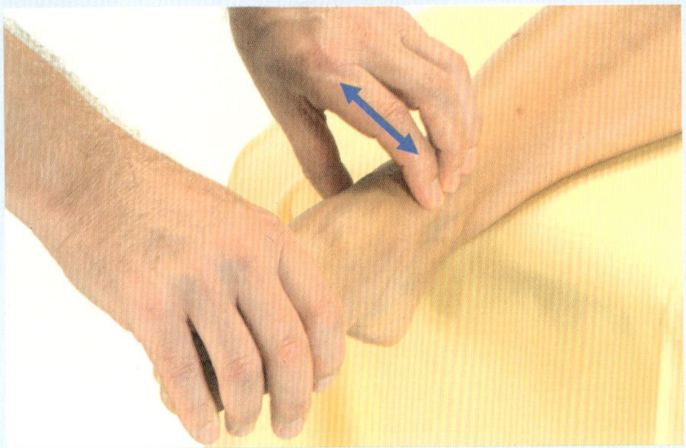

힘줄 마찰

환자의 발을 앞정강근 힘줄을 긴장시키기 위해 발바닥굽힘, 벌림, 그리고 엎침 상태로 배치한다.

치료사는 손가락을 평평하게 힘줄 위에 놓고 정강뼈에서 종아리뼈쪽으로, 그리고 반대방향으로도 움직인다. 치료사는 엄지를 종아리뼈에 지탱하여 손을 고정한다. 앞정강근의 힘줄은 발등에서 가장 정강뼈에 위치한 힘줄이다.

통증범위의 넓이에 따라 힘줄에 하나 또는 그 이상의 손가락을 올린다.

긴발가락폄근

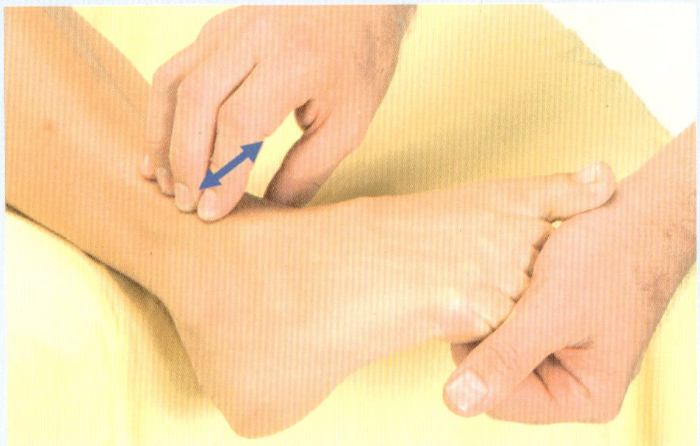

힘줄 마찰

환자의 발을 긴발가락폄근 힘줄을 긴장시키기 위해 발바닥굽힘, 모음, 뒤침 상태로 배치한다.

치료사는 손가락을 평평하게 힘줄 위에 놓고 정강쪽에서 종아리뼈쪽으로, 그리고 반대방향으로도 움직인다. 긴발가락폄근의 힘줄은 발등에서 가장 종아리뼈쪽에 위치한 힘줄이다.

통증범위의 넓이에 따라 하나 또는 그 이상의 손가락을 올린다.

긴엄지폄근

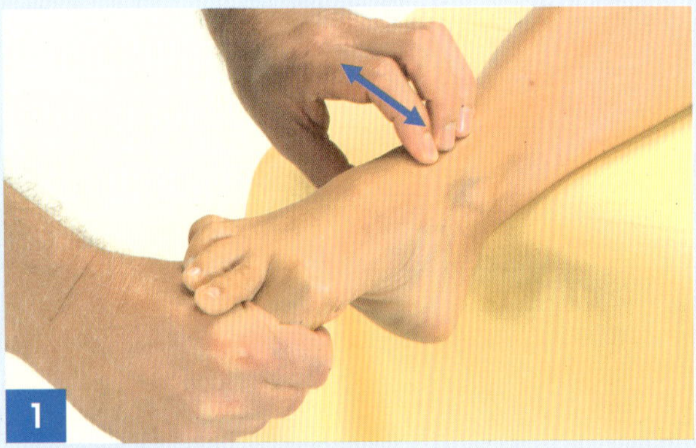

1

힘줄의 마찰

환자의 발을 발바닥굽힘, 벌림, 엎침 상태로 배치한다. 긴엄지폄근 힘줄을 긴장시키기 위해 엄지를 최대 굽힘상태로 배치한다.

치료사는 손가락을 평평하게 힘줄 위에 놓고 정강쪽에서 종아리뼈쪽으로, 그리고 반대방향으로도 움직인다. 긴엄지폄근 힘줄은 발등 중간에 앞정강근과 발가락폄근 사이에 있다.

통증범위의 넓이에 따라 힘줄에 하나 또는 그 이상의 손가락을 올린다.

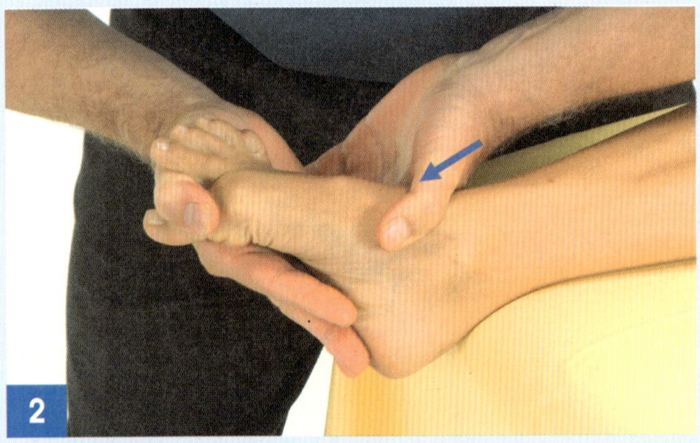

2

힘줄의 물렁조직 교정

환자의 발을 발바닥굽힘, 벌림, 엎침 상태로 배치한다. 엄지는 긴엄지폄근 힘줄을 긴장시키기 위해 최대 굽힘상태로 배치한다. 치료사는 손가락을 목말뼈목 위에 놓고 위쪽복사뼈관절의 목말뼈에 (먼쪽으로) 견인방향으로 교정자극을 가한다.

이 방식으로 힘줄의 양면 사이에 먼쪽(endgradig) 활주 동작을 일으킨다.

뒤정강근

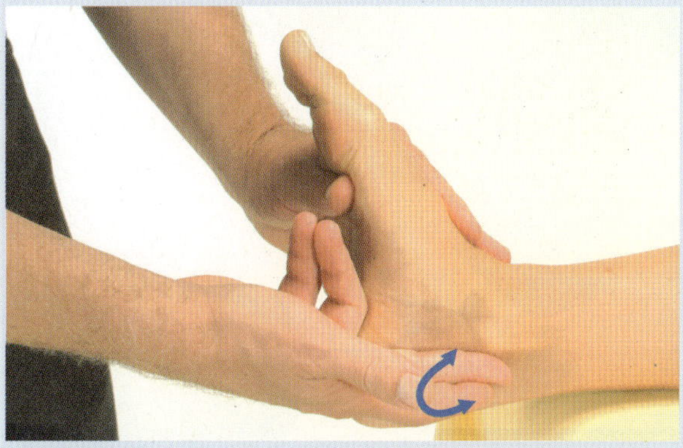

힘줄의 마찰

뒤정강근 힘줄을 긴장시키기 위해 환자의 발을 발등굽힘, 벌림, 엎침 상태로 배치한다.

치료사는 집게손가락으로 지지하여 가운데손가락을 힘줄에 평평하게 놓고 아래팔을 엎침 및 뒤침시켜 앞쪽과 뒤쪽으로, 그리고 반대방향으로 움직인다. 뒤정강근의 힘줄은 안쪽 복사뼈 바로 뒤에 있는 첫 번째 힘줄이다.

긴종아리근, 짧은종아리근

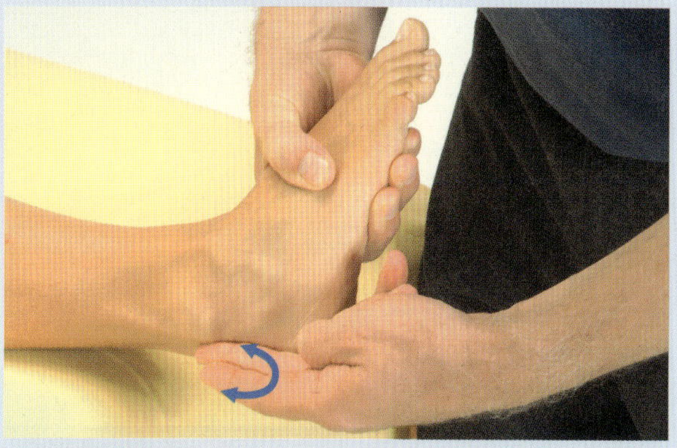

힘줄의 마찰

장종아리근과 짧은종아리근을 긴장시키기 위해 환자의 발을 발등굽힘, 모음, 뒤침 상태로 배치한다.

치료사는 집게손가락으로 지지한 가운데손가락을 힘줄에 평평하게 놓고 아래팔을 엎침 및 뒤침시켜 앞쪽과 뒤쪽으로, 그리고 반대방향으로 움직인다. 긴종아리근과 짧은종아리근의 힘줄은 가쪽복사뼈 복사 바로 뒤에 있다.

긴엄지굽힘근

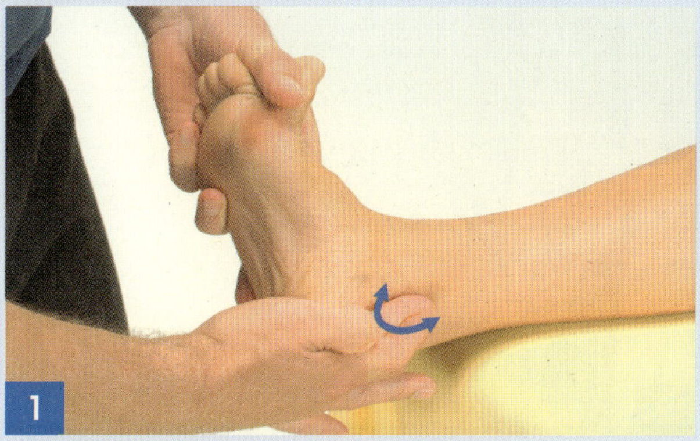

1

힘줄의 마찰

환자의 발을 발등굽힘, 벌림, 엎침 상태로 배치한다. 긴엄지굽힘근 힘줄을 긴장시키기 위해 엄지를 최대 폄 상태로 배치한다.

치료사는 집게손가락으로 지지한 가운데손가락를 힘줄에 평평하게 놓고 아래팔을 엎침 및 뒤침시켜 앞쪽과 뒤쪽으로, 그리고 반대방향으로 움직인다. 긴엄지굽힘근의 힘줄은 안쪽 복사뼈 바로 뒤 즉, 뒤정강근과 긴발바닥굽힘근 뒤에 있다.

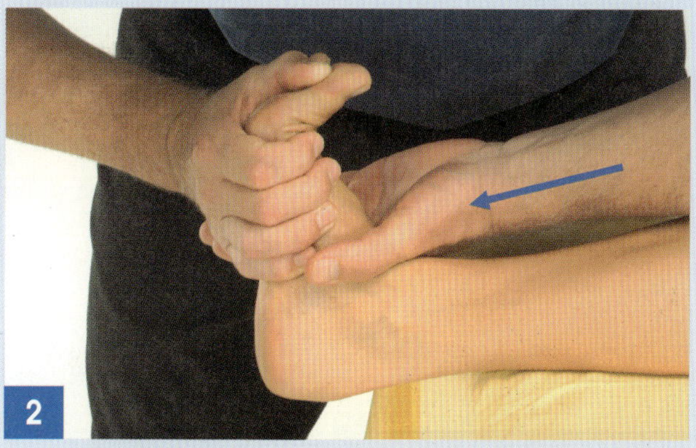

2

힘줄의 물렁조직 교정

환자의 발을 발등굽힘, 벌림, 엎침 상태로 배치한다. 긴엄지굽힘근 힘줄을 긴장시키기 위해 엄지를 최대 폄 상태로 배치한다.

치료사는 손가락을 목말뼈목 위에 놓고 위쪽복사뼈관절의 목말뼈에 (먼쪽으로) 견인방향으로 교정자극을 가한다. 이 방식으로 힘줄의 양면 사이에 먼쪽(endgradig) 활주가 야기된다.

4. 8. 1 물렁조직 치료 (계속)

뒤정강근

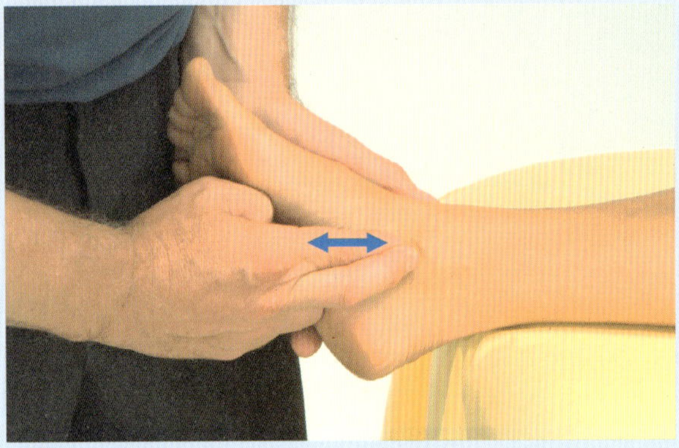

부착점 마찰

환자의 발을 발바닥굽힘, 모음, 뒤침상태로 배치한다.

치료사는 가운데손가락으로 지지한 집게손가락을 부착점 위에 놓고 발바닥에서 발등으로, 그리고 반대방향으로도 움직인다. 부착점은 발배뼈융기의 뒷면, 안쪽 복사뼈 바로 아래에 있다.

짧은종아리근

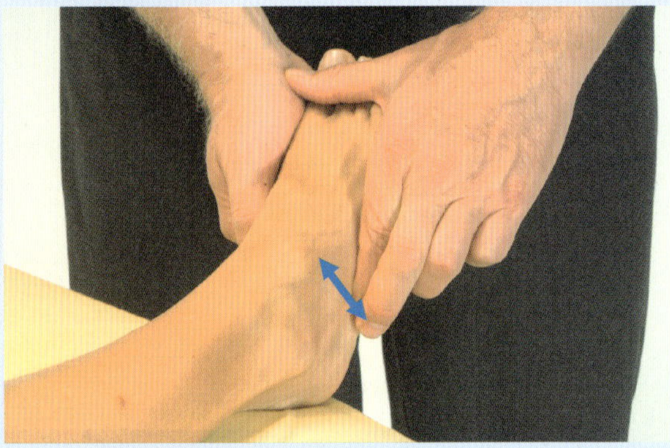

부착점 마찰

환자의 발을 발바닥굽힘, 벌림, 엎침 상태로 배치한다.

치료사는 가운데손가락으로 지지한 집게손가락을 부착점 위에 놓고 발바닥에서 발등으로, 그리고 반대방향으로도 움직인다. 부착점은 5번 발 허리뼈바닥 뒷면에 있다.

경고: 마찰에서는 부착점을 직접적으로 지나가는 등가쪽 피부신경신경(dorsal lateral cutaneous nerve)을 자극하지 않도록 조심해야 한다.

앞정강근

1

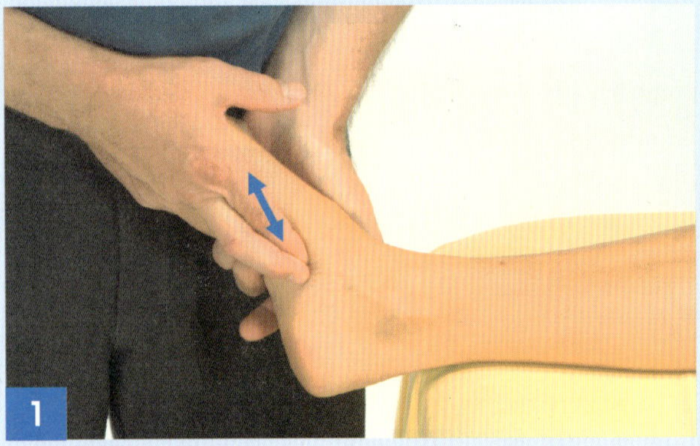

부착점 마찰

환자의 발을 발등굽힘, 벌림, 엎침상태로 배치한다.

치료사는 가운데손가락으로 지지한 집게손가락을 부착점 위에 놓고 앞에서 뒤로, 그리고 반대방향으로도 움직인다. 부착점은 1번 발허리뼈와 안쪽 쐐기뼈의 발바닥면에 있다.

경고: 피부는 주로 약간 촉촉하기 때문에 발의 발바닥면을 마찰할 때 활주하지 않도록 주의해야 한다. 그렇지 않으면 물집이 생기거나 피부가 손상될 수 있다.

2

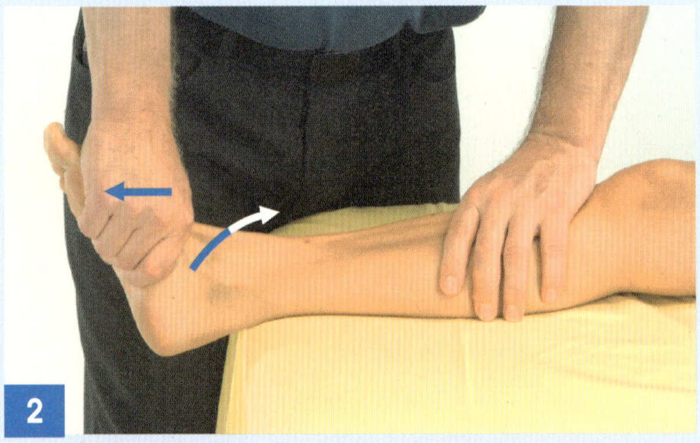

부착점 물렁조직 교정

환자의 발을 가벼운 발바닥폄 상태로 배치한다. 그래야 온 힘으로 발등굽힘, 모음, 뒤침으로 수축할 수 있다.

환자는 위쪽복사뼈관절에서는 발등굽힘방향으로, 그리고 앞발에서는 모음과 뒤침방향으로 최대한 긴장한다. 환자가 최대 수축을 하는 동안에 치료사는 발의 위쪽복사뼈관절을 발바닥굽힘 방향으로, 그리고 앞발을 벌림과 엎침 방향으로 교정 운동을 한다.

아킬레스힘줄

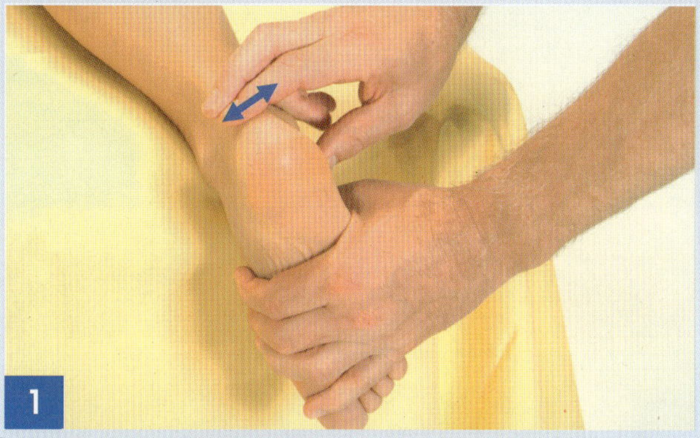

1

부착점 마찰 (얕은 부착점)

환자의 발을 발등굽힘 상태로 배치한다.

치료사는 가운데손가락으로 지지하는 집게손가락으로 아킬레스힘줄의 얕은부착점 위에 놓고 정강쪽에서 종아리뼈쪽으로, 그리고 반대방향으로 움직인다. 부착점은 발꿈치뼈의 뒷면에 있으면 발꿈치뼈의 발바닥면까지 연장될 수 있다.

주의: 이 경우에는 발꿈치뼈에 간접 부착점에 해당된다.

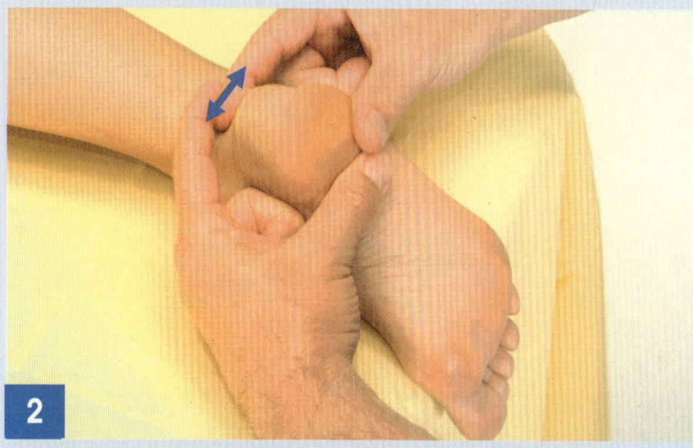

2

부착점 마찰 (깊은 부착점)

환자의 발을 발바닥굽힘 상태로 배치한다.

치료사는 가운데손가락으로 지지하는 집게손가락으로 아킬레스힘줄의 심층부착점 위에 놓고 정강쪽에서 종아리뼈쪽으로, 그리고 반대방향으로 움직인다. 부착점은 발꿈치결절의 윗면과 앞면에 위치한다. 부착점에 닿기 위해서는 아킬레스힘줄을 긴장완화해야한다. 양 엄지는 발꿈치뼈의 발바닥면에 지지하여 양손을 고정한다.

주의: 이 경우에는 발꿈치뼈에 직접 부착점에 부분이 해당된다.

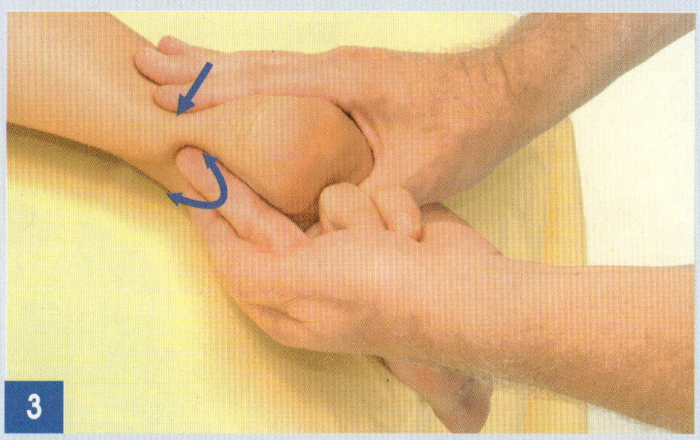

3

전정강뼈면 마찰

환자의 발은 발바닥굽힘 상태로 배치한다.

치료사는 집게손가락으로 지지한 가운데손가락을 아킬레스힘줄의 앞정강뼈에 놓고 아래팔의 엎침 및 뒤침을 통해 뒤에서 앞으로, 그리고 반대방향으로도 움직인다. 다른 손으로는 종아리면에서 힘줄을 정강뼈방향으로 눌러서 힘줄의 앞면에 도달한다.

경고: 이 마찰에서는 정강신경이 자극받지 않도록 주의해야 한다.

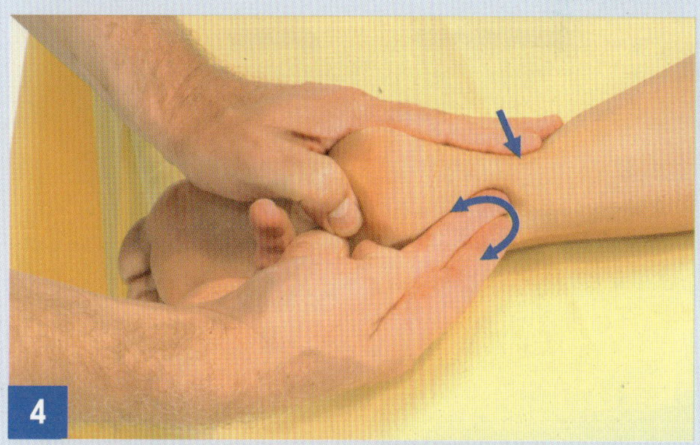

4

전종아리면 마찰

환자의 발을 발바닥굽힘 상태로 배치한다.

치료사는 집게손가락으로 지지한 가운데손가락를 아키레스힘줄의 앞쪽 종아리뼈에 놓고 아래팔의 엎침 및 뒤침을 통해 뒤에서 앞으로, 그리고 반대방향으로도 움직인다. 다른 손으로는 정강뼈면에서 힘줄을 종아리뼈방향으로 눌러서 힘줄의 앞면에 도달한다.

경고: 이 마찰에서는 장딴지신경이 자극받지 않도록 주의해야 한다.

4. 8. 1 물렁조직 치료 (계속)

아킬레스힘줄 (계속)

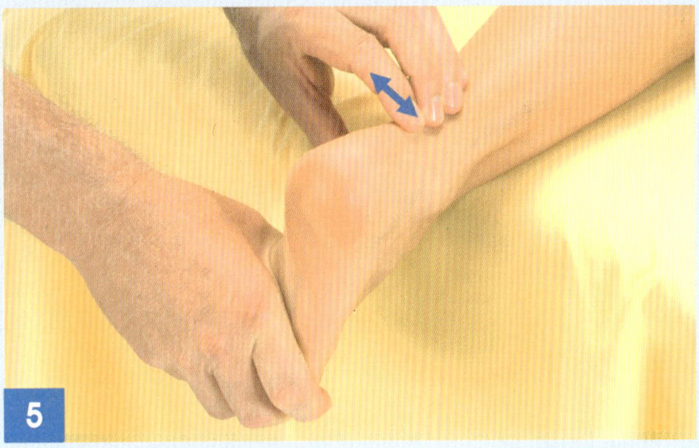

5

뒷면 마찰

환자의 발을 발등굽힘 상태로 배치한다.

치료사는 손가락을 평평하게 아킬레스힘줄 뒷면에 놓고 정강쪽에서 종아리뼈쪽으로, 그리고 반대방향으로도 움직인다. 치료사는 엄지를 안쪽 복사뼈에 지지하여 손을 고정한다.

검사에서 나타난 통증범위의 넓이에 따라 하나 또는 그 이상의 손가락을 사용한다.

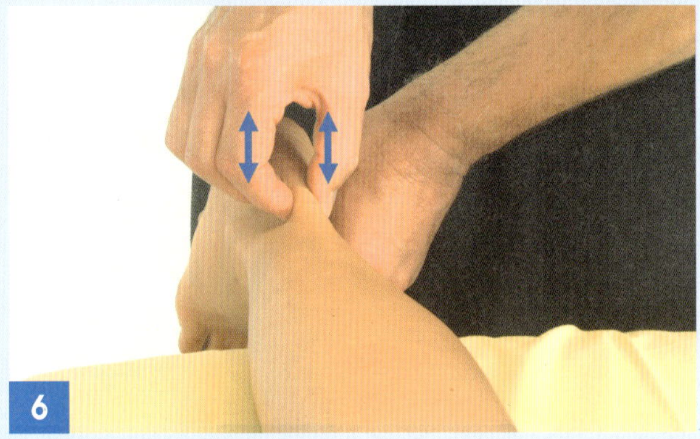

6

정강뼈면과 종아리뼈면 마찰

환자의 발을 발등굽힘 상태로 배치한다.

치료사는 아킬레스힘줄을 엄지와 집게손가락 사이에 쥐고 (핀셋잡기) 앞에서 뒤로, 그리고 반대방향으로도 움직인다.

검사에서 나타난 통증범위의 넓이에 따라 하나 또는 그 이상의 손가락을 사용한다.

종아리근육

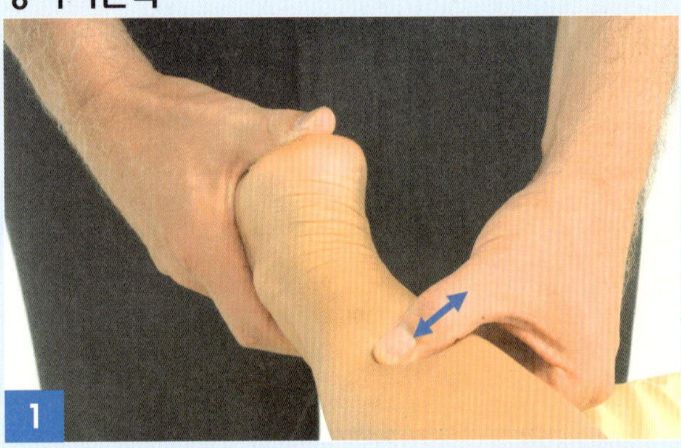

1

근육-힘줄 이행부위 마찰

환자의 발을 통증 정도에 따라 가벼운 발바닥굽힘 상태로 배치한다. 물론 민감도가 낮을 시에는 조금 더 발등굽힘 상태로 배치한다.

치료사는 엄지를 근육-힘줄 이행부위 위에 놓고 정강쪽에서 종아리뼈쪽으로, 그리고 반대방향으로도 움직인다.

검사에서 나타난 통증범위의 넓이에 따라 하나 또는 그 이상의 손가락을 사용한다.

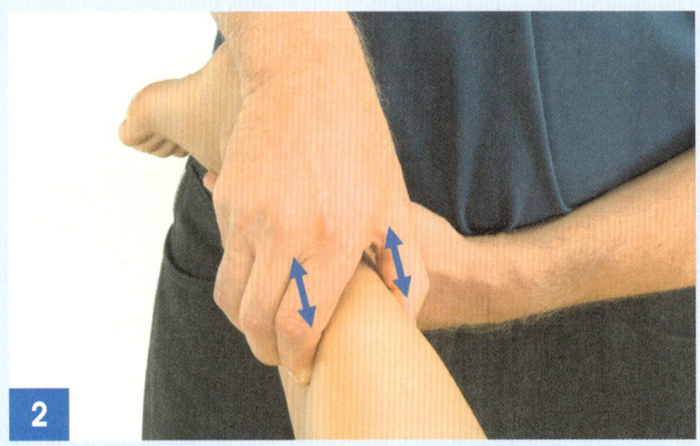

2

근힘살 마찰

환자의 발을 발바닥굽힘 상태로 배치한다.

치료사는 근힘살을 엄지와 집게손가락 사이에 쥐고 (핀셋잡기) 앞에서 뒤로, 그리고 반대방향으로도 움직인다.

주의: 이 마찰은 검사 시에 증상이 나타난 모든 근힘살 부위에 시행될 수 있다.

앞목말종아리인대

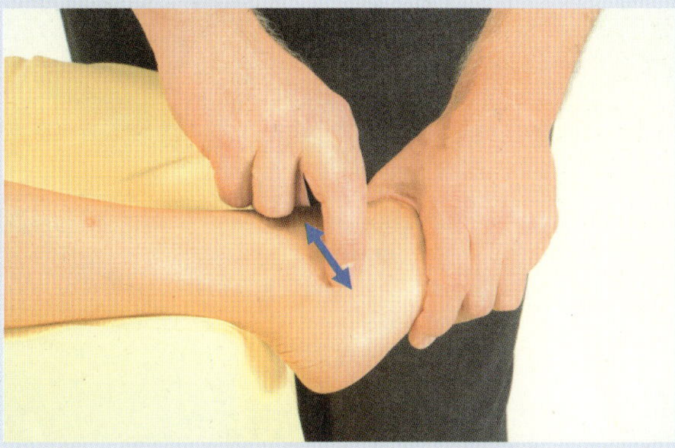

마찰

환자의 발을 가벼운 발바닥굽힘, 모음, 뒤침상태로 배치한다.

치료사는 가운데손가락로 지지한 집게손가락을 인대 위에 놓고 뒤쪽-발바닥쪽에서 앞쪽-발등쪽으로, 그리고 반대방향으로도 움직인다. 이 인대는 종아리쪽 복사뼈의 앞먼쪽면에 있다.

경고: 이 마찰을 할 때에는 등쪽 사이피부신경을 자극하지 않도록 주의해야 한다.

앞발꿈치종아리인대

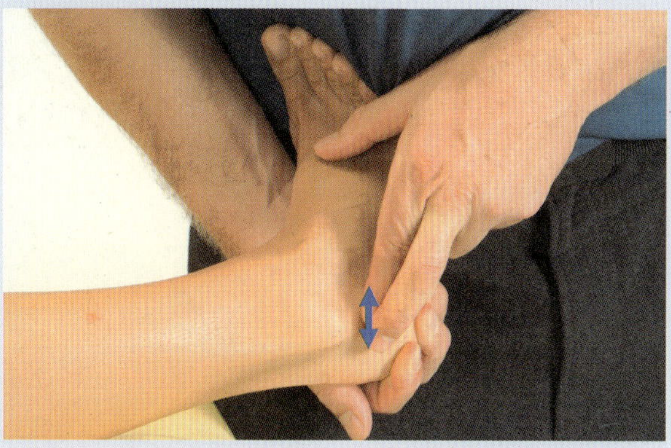

마찰

환자의 발을 발등굽힘, 모음, 뒤침상태로 배치한다.

치료사는 가운데손가락로 지지한 집게손가락을 인대 위에 놓고 앞쪽에서 뒤쪽으로, 그리고 반대방향으로도 움직인다. 다른 손으로는 발꿈치뼈를 안쪽번짐으로 잡고 고정한다. 인대는 가쪽복사뼈의 먼쪽 끝에 바로 있다.

뒤발꿈치종아리인대

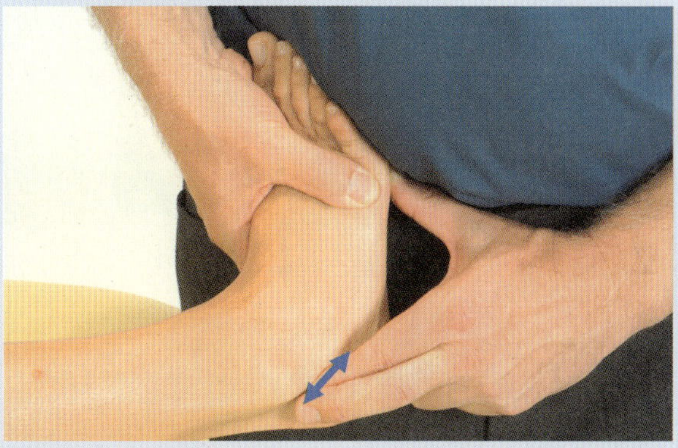

마찰

환자의 발을 발등굽힘, 모음, 뒤침상태로 배치한다.

치료사는 가운데손가락로 지지한 집게손가락을 인대 위에 놓고 앞쪽-발바닥쪽에서 뒤쪽-발등쪽으로, 그리고 반대방향으로도 움직인다. 인대는 가쪽복사뼈의 뒤먼쪽면에 위치한다.

경고: 이 마찰을 할 때에는 장딴지신경을 자극하지 않도록 주의해야 한다.

등쪽 발꿈치뼈입방인대

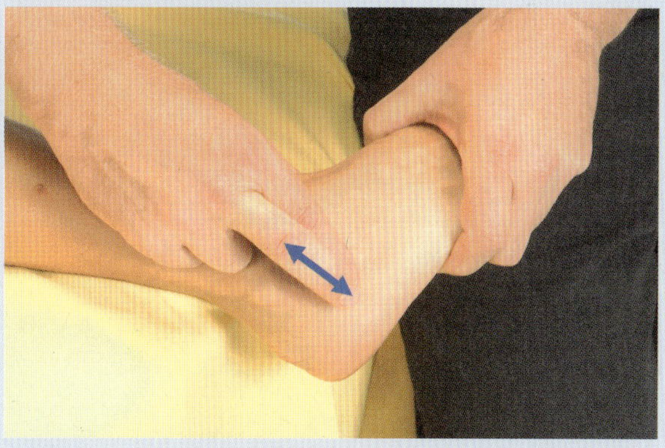

마찰

환자의 발을 발등굽힘, 모음, 뒤침상태로 배치한다.

치료사는 가운데손가락로 지지한 집게손가락을 인대 위에 놓고 발바닥에서 발등으로, 그리고 반대방향으로도 움직인다. 인대는 발꿈치뼈와 입방뼈 사이의 관절 간격 위의 발의 종아리뼈면에 위치한다.

경고: 이 마찰을 할 때는 등쪽 가쪽피부신경을 자극하지 않도록 주의해야 한다.

4. 8. 1 물렁조직 치료 (계속)

두갈래인대

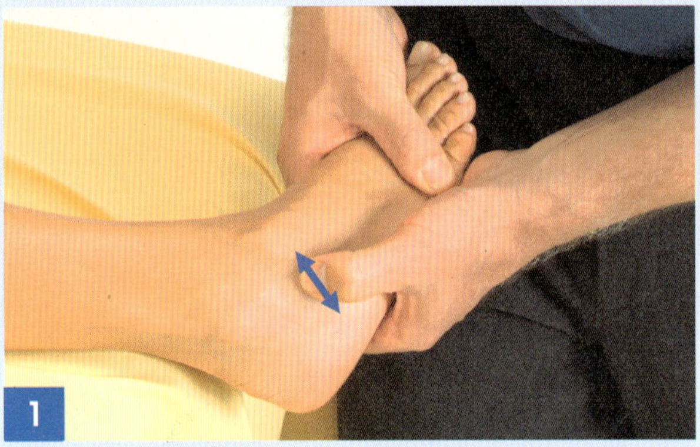

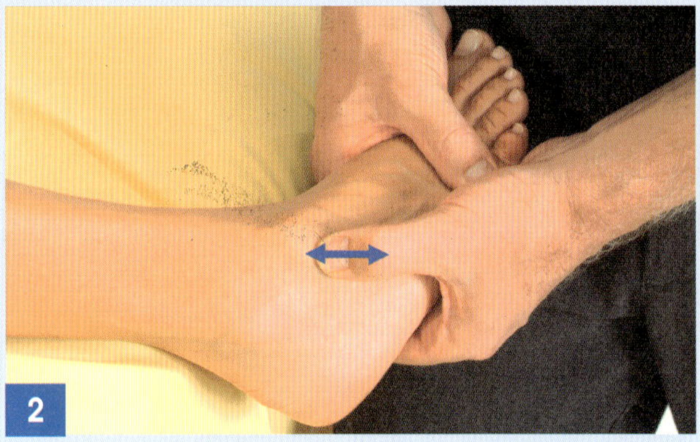

마찰 (발꿈치입방인대)

환자의 발을 발등굽힘, 모음, 뒤침상태로 배치한다.

치료사는 엄지를 인대 위에 놓고 발바닥쪽에서 등쪽으로, 그리고 반대방향으로도 움직인다. 인대는 발꿈치뼈와 입방뼈의 관절 간격 사이 위에 발꿈치뼈의 발등면에 위치한다.

경고: 이 마찰을 할 때는 등쪽 사이피부신경을 자극하지 않도록 주의해야 한다.

마찰 (발꿈치발배인대)

환자의 발을 발등굽힘, 모음, 뒤침상태로 배치한다.

치료사는 엄지를 인대 위에 놓고 앞쪽-발등쪽에서 뒤쪽-발바닥쪽으로, 그리고 반대방향으로도 움직인다. 인대는 발꿈치뼈와 3번 쐐기뼈 사이의 관절 간격 위의 발꿈치뼈의 발등면에 위치한다.

경고: 이 마찰을 할 때는 등쪽 사이피부신경을 자극하지 않도록 주의해야 한다.

바닥쪽 발꿈치발배인대

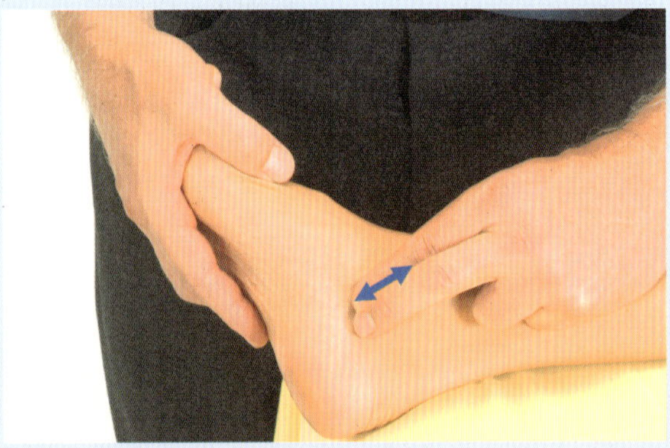

마찰

환자의 발을 발등굽힘 상태로 배치한다.

치료사는 가운데손가락으로 지지한 집게손가락을 인대 위에 놓고 발바닥에서 발등으로, 그리고 반대방향으로도 움직인다. 인대는 발배뼈결절 바로 뒤에 있는 안쪽 복사뼈 먼쪽에 위치한다.

정강뼈 관절주머니인대

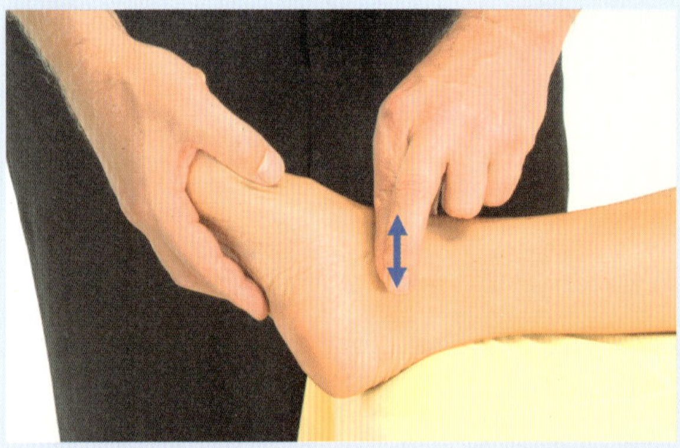

앞세모인대 마찰

환자의 발을 가벼운 발바닥굽힘과 벌림상태로 배치한다.

치료사는 가운데손가락으로 지지한 집게손가락을 인대 위에 놓고 앞쪽-발등쪽에서 뒤쪽-발바닥쪽으로 움직인다. 관절주머니인대의 다른 부위들까지 치료하기 위해서 치료사는 마찰방향을 바꿔야 한다.

주의: 관절주머니의 이 부위는 손상 시에 해당되는 경우가 비교적 적다.

4.8.2 기능 마사지

종아리세갈래근

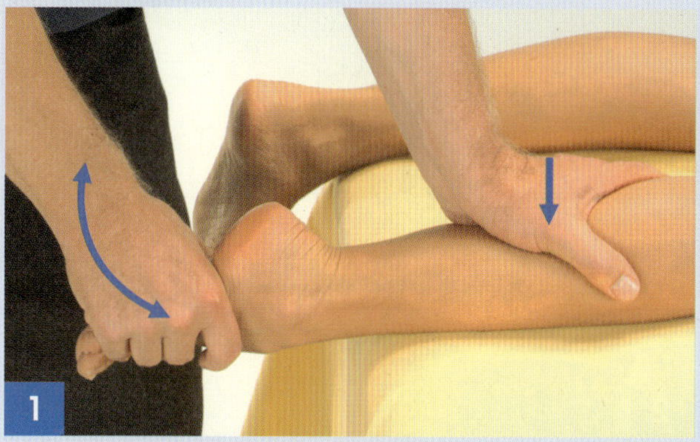

기능 마사지, ASTE

환자의 발을 발바닥굽힘 상태로 배치한다.

치료사는 손을 평평하게 근육 위에 놓고 이를 가볍게 앞쪽으로 압박한다. 다른 손은 앞발을 평평하게 쥔다.

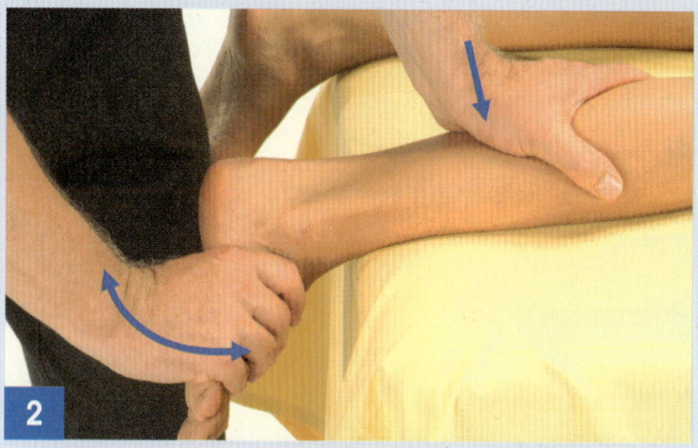

기능 마사지, ESTE

근육에 가해진 가벼운 압력을 유지하면서 치료사는 환자의 발을 발등굽힘시킨다. 그 다음 치료사는 근육에 압박을 가하지 않으면서 다시 발바닥굽힘 상태로 돌려놓는다.

이 치료는 근육이 충분히 긴장 완화될 때까지 규칙적으로 반복된다.

앞정강근

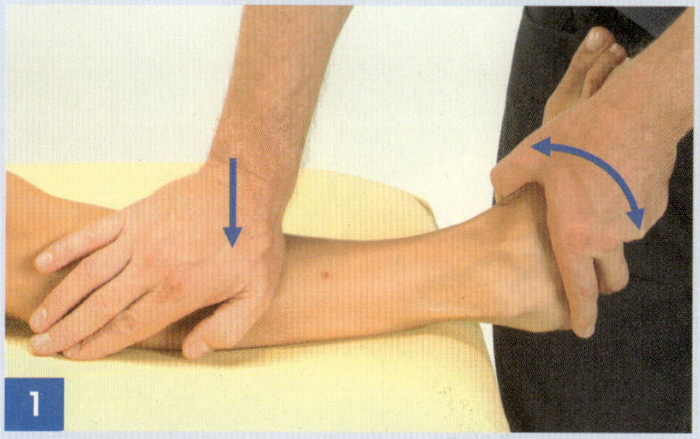

기능 마사지, ASTE

환자의 발을 발등굽힘, 모음, 뒤침상태로 배치한다.

치료사는 한 손을 근육 위에 평평하게 놓고 이를 가볍게 뒤쪽으로 압박한다. 다른 손은 앞발을 평평하게 쥔다.

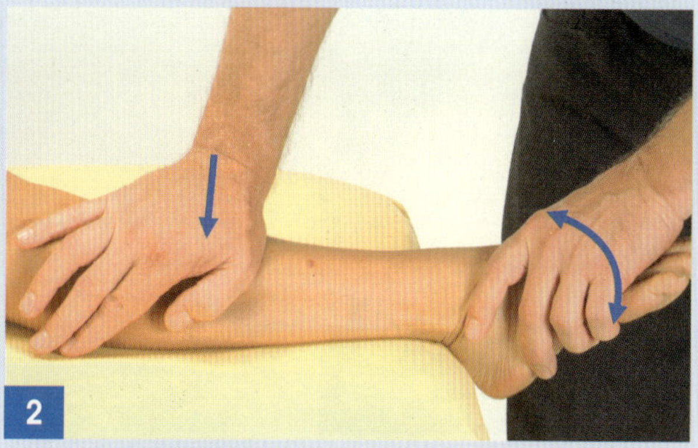

기능 마사지, ESTE

근육에 가해진 가벼운 압력을 유지하면서 치료사는 환자의 발은 발바닥굽힘, 벌림, 엎침시킨다. 그 다음 치료사는 근육에 압박을 가하지 않으면서 다시 발등굽힘, 모음, 뒤침 상태로 돌려놓는다.

이 치료는 근육이 충분히 긴장완화될 때까지 규칙적으로 반복된다.

4. 8. 3 관절치료

발목관절

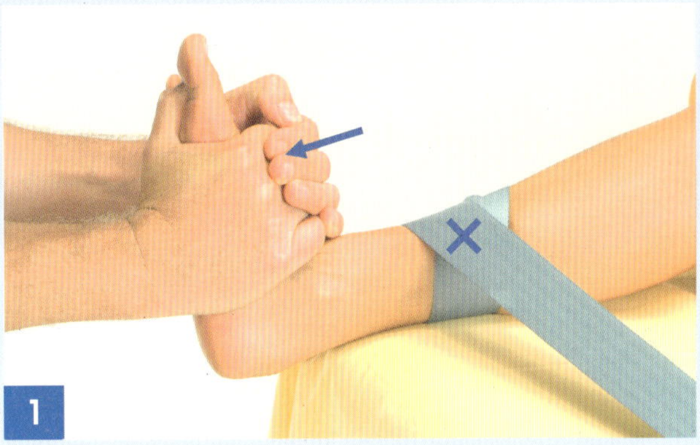

견인

환자의 발을 발등굽힘 상태로 배치한다. 환자의 종아리는 벨트를 이용하여 치료대 위에 고정된다. 무릎관절 아래에는 원통을 놓아 종아리근육을 긴장완화한다.

치료사는 자신의 오른손으로 정강뼈에서 새끼손가락으로 목말뼈목을 두른다. 왼손으로는 오른손을 받치고 (종아리를 신장하는) 먼쪽 방향으로 견인자극을 준다.

주의: 검사에서 어떤 운동의 제한이 발견되었는지에 따라 관절은 다른 자세를 취할 수 있으며 통증치료의 경우 정지자세를 취한다.

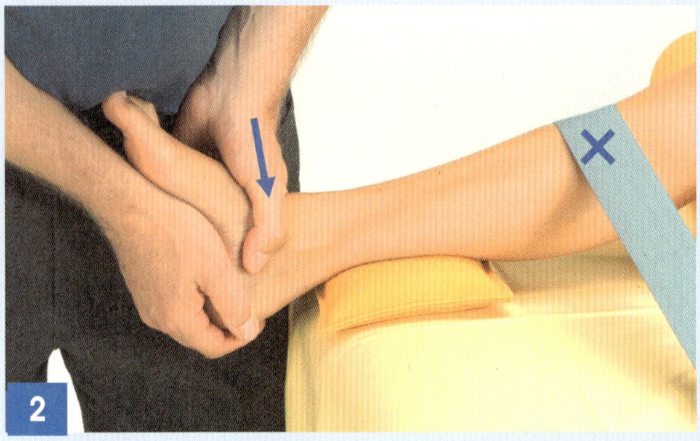

뒤쪽 활주

환자의 발을 가벼운 발등굽힘 상태로 배치한다. 환자의 종아리 먼쪽은 벨트를 이용하여 치료대 위에 고정되어 예외적인 운동을 방지한다. 무릎관절 아래에는 쿠션을 놓아 종아리 근육을 긴장완화한다.

치료사는 한 손 (이 경우에는 왼손)으로 목말뼈의 앞면을 움켜쥐고 목말뼈를 뒤쪽으로 민다. 다른 손으로는 환자의 발은 제한된 자세로 잡고 있다.

주의: 가동성이 나아지면 더 많이 발등굽힘 할 수 있다.

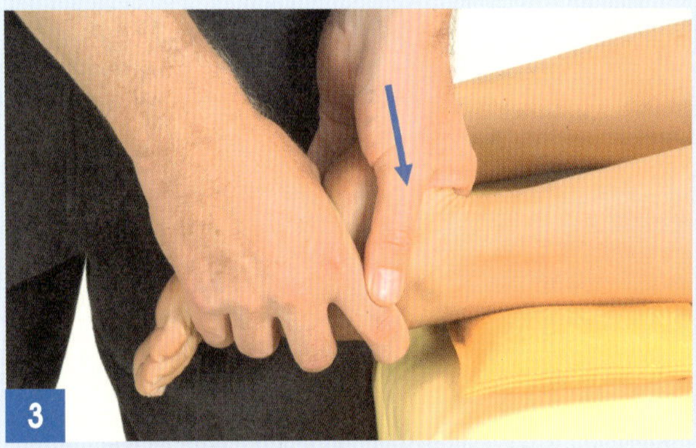

앞쪽 활주

환자의 발을 발바닥굽힘 상태로 배치한다. 환자의 종아리를 모래주머니로 받친다.

치료사는 한 손 (이 경우에는 왼손)으로 발꿈치뼈 상단에 있는 목말뼈를 앞쪽으로 민다. 다른 손으로는 환자의 발을 제한된 자세로 잡고 있다.

주의: 가동성이 나아지면 더 많이 발바닥굽힘 할 수 있다.

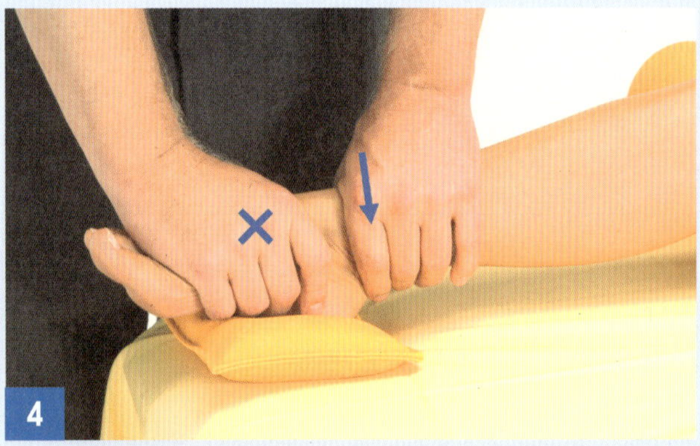

앞쪽 활주 (대안 기법)

환자의 발을 발바닥굽힘 상태로 배치한다. 치료사는 모래주머니를 이용하여 한 손으로 발꿈치뼈 위의 목말뼈를 치료대 위에 고정한다.

다른 손으로는 환자의 종아리 먼쪽을 뒤쪽으로 민다. 이로써 정지점과 가동점이 옮겨지며 위쪽복사뼈 관절이 앞쪽으로 활주한다.

주의: 가동성이 나아지면 더 많이 발바닥굽힘 할 수 있다.

목말밑관절

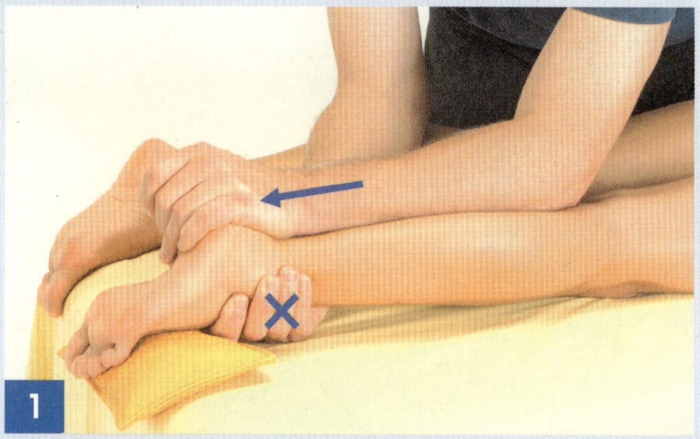

견인

환자의 발을 발바닥굽힘 상태로 배치한다.
치료사는 한 손 (이 경우에는 오른손)으로 환자의 목말뼈를 모래주머니를 이용하여 치료대 위에 고정한다.

치료사는 아래쪽복사뼈관절을 견인하기 위해 다른 손으로 몸쪽에서 발꿈치뼈 상단을 잡고 (종아리를 신장하는) 먼쪽 방향으로 민다.

주의: 발꿈치뼈 골절 후에 이 치료를 하는 것은 매우 중요하며 대부분의 경우, 활주가동술은 모든 방향으로 해야 한다.

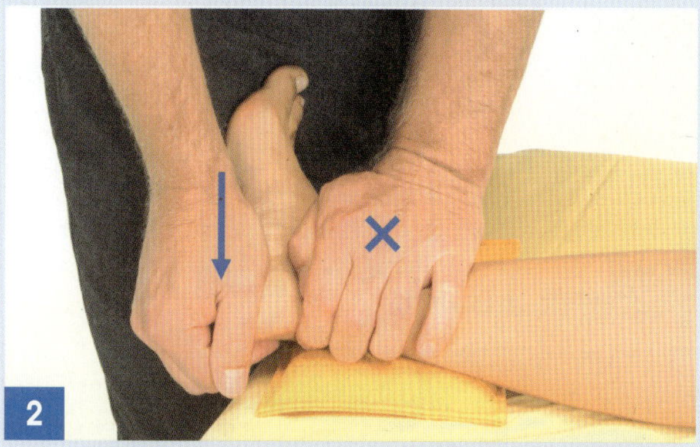

종아리쪽 활주

환자의 발을 가벼운 발바닥굽힘 상태로 배치한다. 치료사는 자신의 넙다리를 이용하여 환자의 앞발의 자세를 고정한다.

치료사는 모래주머니를 이용하여 한 손으로 환자의 종아리와 목말뼈를 치료대 위에 고정한다. 다른 손으로는 평평하게 정강뼈쪽에서 목말뼈를 움켜쥐고 종아리뼈쪽 방향으로 민다.

주의: 종아리근육을 더 긴장완화시키기 위해 무릎관절을 구부릴 수 있다. 이 활주 가동화는 안쪽번짐이나 가쪽번짐이 제한되었을 때도 이용할 수 있다. 정강뼈로 활주를 위해서는 환자의 자세를 바꾼다.

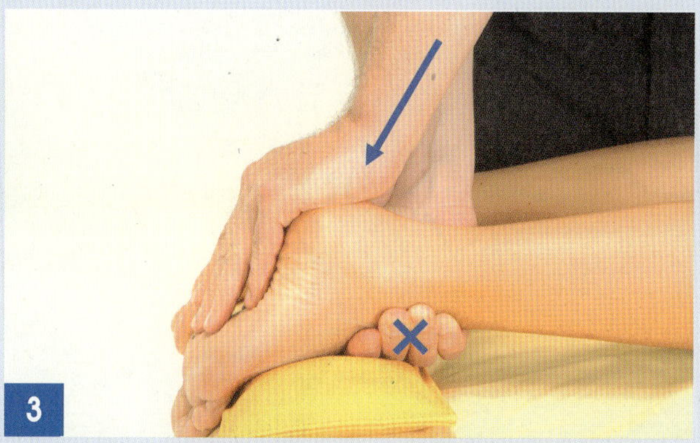

앞쪽 활주

환자의 발을 가벼운 발바닥굽힘 상태로 배치한다. 치료사는 모래주머니를 이용하여 한손으로 환자의 종아리와 목말뼈를 치료대 위에 고정한다.

다른 손으로는 평평하게 뒤쪽에서 목말뼈를 잡고 앞쪽으로 (발바닥에 평행하게) 민다.

주의: 종아리근육을 더 긴장완화시키기 위해 추가적으로 (치료대 위에서) 무릎관절을 굽힘할 수 있다.

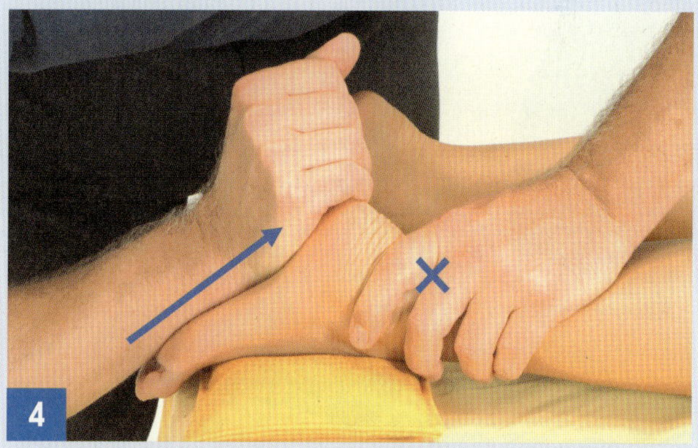

뒤쪽 활주

환자의 발을 가벼운 발바닥굽힘 상태로 배치한다. 치료사는 모래주머니를 이용하여 한손으로 뒤쪽에서 환자의 종아리와 목말뼈를 치료대 위에 고정한다.

다른 손으로는 평평하게 앞쪽에서 목말뼈를 움켜쥐고 뒤쪽으로 (발바닥에 평행하게) 민다.

주의: 종아리근육을 더 긴장완화시키기 위해 추가적으로 (치료대 위에서) 무릎관절을 굽힘할 수 있다.

4. 8. 3 관절치료 (계속)

쐐기뼈

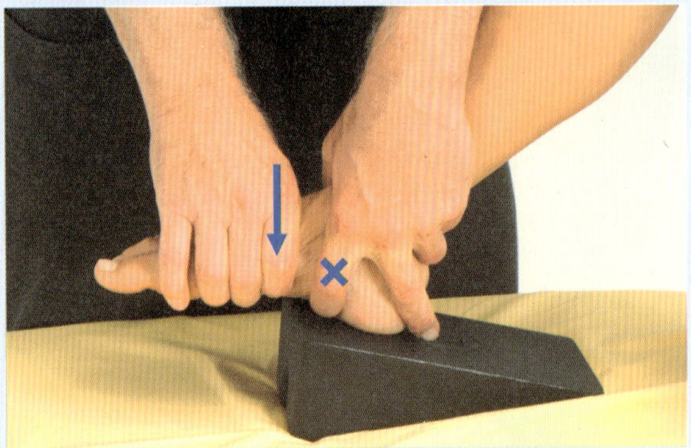

쐐기뼈

발배뼈에 반대방향으로 뒤쪽 활주

환자의 발을 가벼운 발바닥굽힘 상태로 배치한다. 치료사는 한 손의 집게손가락으로 (이 경우에는 왼쪽) 발배뼈를 발바닥면에 받침에 뒤에 고정한다. 다른 손 (이 경우에는 오른쪽)은 2번 발허리뼈머리와 함께 쐐기뼈의 발등면에 올리고 이를 발바닥방향으로 민다.

주의: 가동성이 나아지면 환자의 앞발을 더 많이 발바닥굽힘 할 수 있다. 이 절차는 평발치료에서 징후가 나타날 수 있다.

앞발꿈치종아리인대

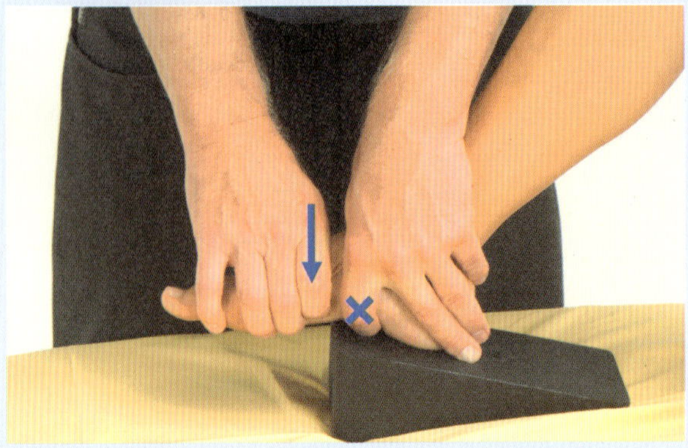

긴뼈 1

1번 쐐기뼈의 반대방향 활주

환자의 발은 가벼운 발바닥굽힘 상태로 배치한다. 치료사는 한 손의 집게손가락으로 (이 경우에는 왼쪽) 쐐기뼈를 발바닥면에 받침대 뒤에 고정한다.

다른 손(이 경우에는 오른쪽)은 2번 발허리뼈머리와 함께 1번 발허리뼈를 발등면에 올리고 이를 발바닥 방향으로 민다.

주의: 가동성이 나아지면 환자의 앞발을 더 많이 발바닥굽힘 할 수 있다. 이 절차는 평발치료에서 징후가 나타날 수 있다.

발배뼈

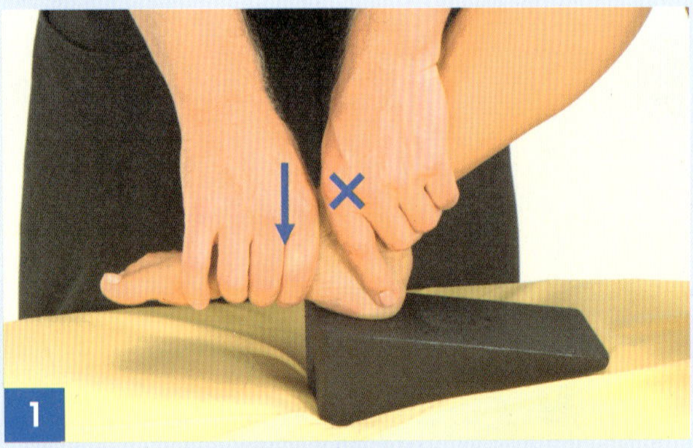
1

목말뼈의 반대방향으로 바닥쪽 활주

환자의 발을 가벼운 발바닥굽힘 상태로 배치한다. 치료사는 한 손으로 목말뼈를 발꿈치뼈 위에 받침대를 받쳐서 고정한다.

다른 손 (이 경우에는 오른쪽)은 2번 발허리뼈머리와 함께 발배뼈의 발등면에 올리고 이를 발바닥방향으로 민다.

주의: 가동성이 나아지면 환자의 앞발을 더 많이 발바닥굽힘 할 수 있다. 이 절차는 평발치료에서 징후가 나타날 수 있다.

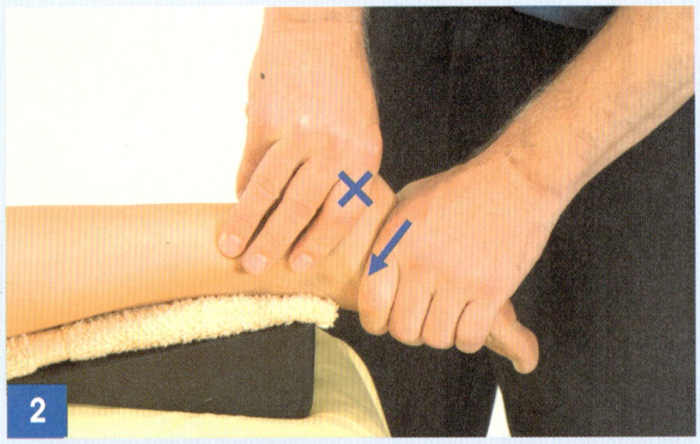
2

목말뼈의 반대방향으로 등쪽 활주

환자의 발을 가벼운 발바닥굽힘 상태로 배치한다. 치료사는 한 손으로 목말뼈를 발꿈치뼈 위에 받침대를 받쳐서 고정한다.

다른 손 (이 경우에는 오른쪽)은 2번 발허리뼈머리와 함께 발배뼈의 발등면에 올리고 이를 발바닥방향으로 민다.

주의: 가동성이 나아지면 환자의 앞발을 더 많이 발바닥굽힘 할 수 있다. 이 절차는 평발치료에서 징후가 나타날 수 있다.

입방뼈

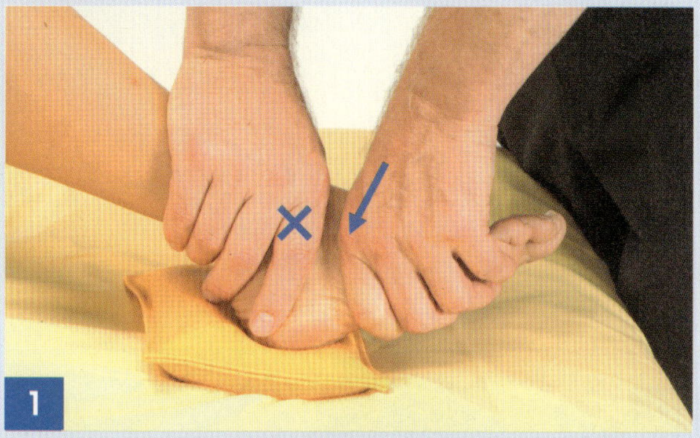

발꿈치뼈에 반대방향으로 발바닥쪽 활주

환자의 발을 가벼운 발바닥굽힘 상태로 배치하고, 다리를 가벼운 안쪽 돌림상태로 배치한다. 치료사는 모래주머니를 이용하여 한 손으로 발꿈치뼈를 치료대 위에 고정한다.

다른 손 (이 경우에는 왼쪽)은 2번 손허리뼈머리와 함께 입방뼈의 발등면에 올리고 이를 발바닥 및 정강뼈방향으로 민다.

주의: 가동성이 나아지면 환자의 앞발을 더 많이 발바닥굽힘 할 수 있다.

경고: 이 치료에서는 등쪽 사이피부신경을 자극하지 않도록 주의해야 한다.

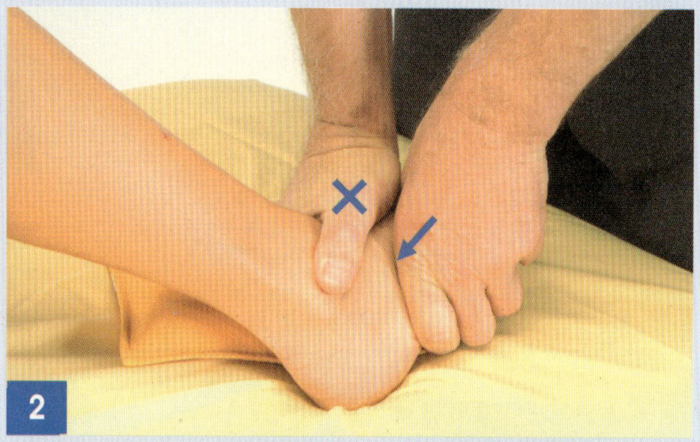

발배뼈와 3번 쐐기뼈의 반대방향으로 발바닥쪽 활주

환자의 발은 가벼운 발바닥굽힘 상태에, 다리는 가벼운 안쪽돌림상태로 배치한다. 치료사는 모래주머니를 이용하여 한 손으로 발배뼈와 3번 쐐기뼈를 치료대 위에 고정한다.

다른 손 (이 경우에는 왼쪽)은 2번 손허리뼈머리와 함께 입방뼈의 발등면에 올리고, 이를 발바닥 및 정강뼈방향으로 민다.

주의: 가동성이 나아지면 환자의 앞발을 더 많이 발바닥굽힘 할 수 있다.

2번 손허리뼈머리 대신에 엄지두덩을 이용할 수도 있다.

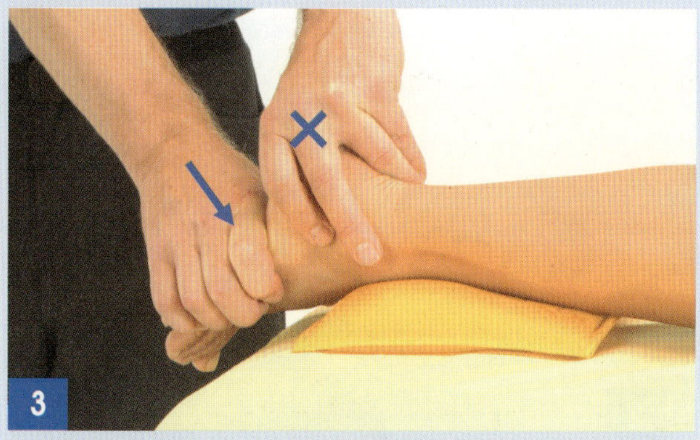

목말뼈의 반대방향으로 발등쪽 활주

환자의 발을 가벼운 발바닥굽힘 상태로 배치한다. 치료사는 발꿈치뼈를 목말뼈 위에 모래주머니를 받쳐서 고정한다.

다른 손 (이 경우에는 오른쪽)은 2번 발허리뼈머리와 함께 입방뼈의 발바닥면에 올리고 이를 발등 및 종아리쪽 방향으로 민다.

주의: 가동성이 나아지면 환자의 앞발을 더 많이 발등굽힘 할 수 있다.

4번 손허리뼈와 5번 손허리뼈

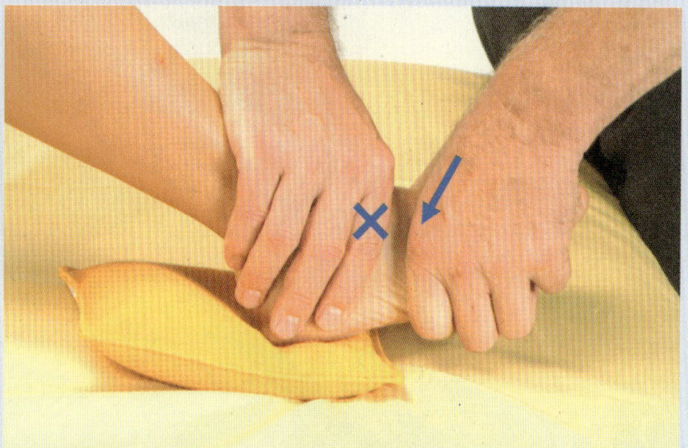

입방뼈의 반대방향으로 발바닥쪽 활주

환자의 발을 가벼운 발바닥굽힘 상태로 배치하고, 다리를 가벼운 안쪽돌림상태로 배치한다. 치료사는 모래주머니를 이용하여 한 손으로 입방뼈를 치료대 위에 고정한다. 다른 손 (이 경우에는 왼쪽)은 2번 발허리뼈머리와 함께 4번과 5번 발허리뼈를 발등면에 올리고 이를 발바닥쪽과 정강쪽 방향으로 민다.

주의: 가동성이 나아지면, 환자의 앞발을 더 많이 발바닥굽힘 할 수 있다.

4. 8. 3 물렁조직 치료 (계속)

2번 발허리뼈

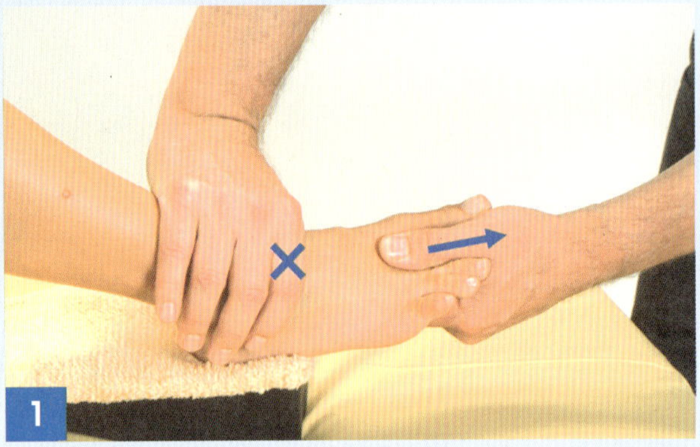

2번 쐐기뼈 반대방향으로 견인

환자의 발을 가벼운 발바닥굽힘 상태로 배치한다. 치료사는 받침대 위에 한손으로 2번 쐐기뼈를 고정한다.

다른 손 (이 경우에는 왼쪽)으로는 엄지와 구부린 집게손가락의 끝으로 2번 발허리뼈머리를 잡고 (발을 신장하는) 먼쪽 방향으로 견인자극을 가한다.

주의: 가동성이 나아지면 환자의 앞발을 더 많이 발바닥굽힘 할 수 있다.

동일한 방식으로 다른 발허리뼈를 치료할 수 있다.

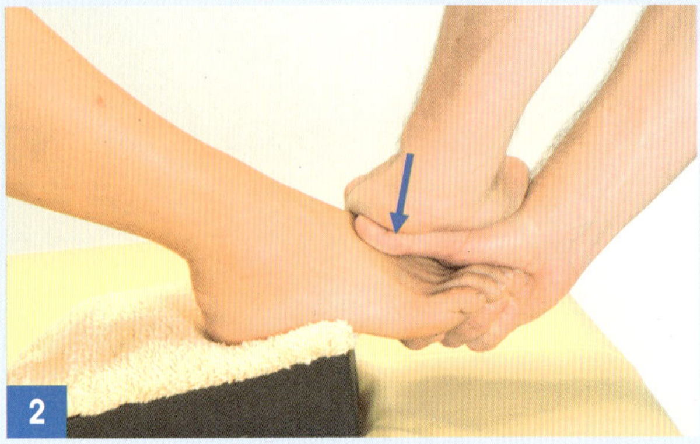

2번 쐐기뼈 반대방향으로 발바닥쪽 활주

환자의 발을 가벼운 발바닥굽힘 상태로 배치한다. 2번 쐐기뼈를 받침대 위에 고정된다.

치료사는 다른 손 (이 경우에는 오른쪽)의 엄지를 평평하게 관절 간격의 바로 먼쪽에 있는 2번 발허리뼈머리에 놓는다. 다른 손의 손목뼈를 엄지 위에 놓고 발바닥방향으로 민다.

주의: 가동성이 나아지면 환자의 앞발을 더 많이 발바닥굽힘 할 수 있다.

동일한 방식으로 다른 발허리뼈머리를 치료할 수 있다.

중간발

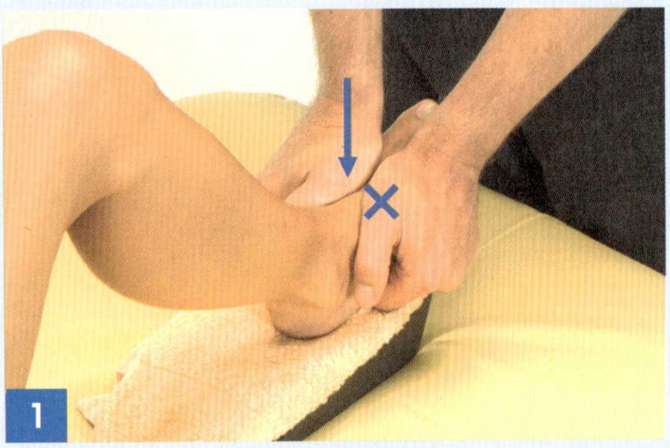

먼쪽관절의 발바닥쪽 활주

환자의 발을 가벼운 발바닥굽힘 상태로 배치한다. 치료사는 받침대 위에 한 손(이 경우에는 왼쪽)으로 2번 발허리뼈머리의 먼쪽을 고정한다. 다른 손으로는 1번 발허리뼈머리의 먼쪽을 발바닥방향으로 민다. 3번 발허리뼈를 가동화하기 위해서는 2번 발허리뼈머리가 고정되고 3번 발허리뼈머리가 움직일 수 있도록 잡는 방식을 바꿔야 한다. 4번 발허리뼈를 가동화하기 위해 치료사는 3번 발허리뼈를 고정하고, 4번 발허리뼈를 움직인다. 5번 발허리뼈를 가동화하기 위해서는 4번 발허리뼈를 고정하고 5번 발허리뼈를 움직인다.

발등쪽으로 활주 가동술을 위해서 치료사는 환자의 발 자세를 바꾼다.

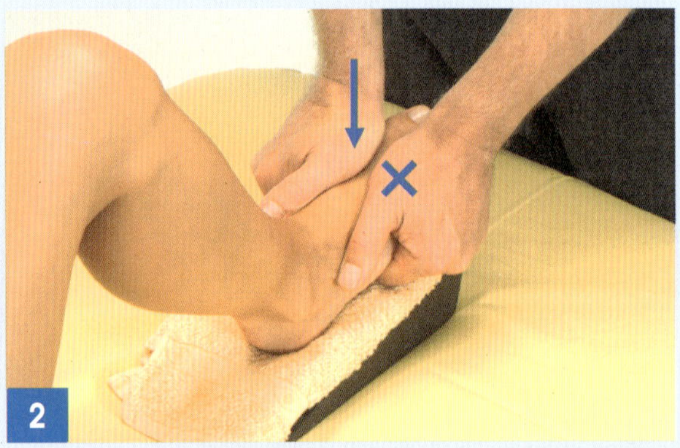

인대결합 먼쪽을 발바닥쪽 가동술

환자의 발을 가벼운 발바닥굽힘 상태로 배치한다. 치료사는 받침대 위에 한 손 (이 경우에는 왼쪽)으로 2번 발허리뼈의 먼쪽을 고정한다. 다른 손으로는 1번 발허리뼈의 먼쪽을 발바닥방향으로 민다. 3번 발허리뼈를 가동화하기 위해서는 2번 발허리뼈가 고정되고 3번 발허리뼈가 움직일 수 있도록 잡는 방식을 바꿔야 한다. 4번 발허리뼈를 가동화하기 위해 치료사는 3번 발허리뼈를 고정하고 4번 발허리뼈를 움직인다. 5번 발허리뼈를 가동화하기 위해서는 4번 발허리뼈를 고정하고 5번 발허리뼈를 움직인다.

발등쪽으로 활주 가동술을 위해서 치료사는 환자의 발 자세를 바꾼다.

엄지 발허리발가락관절

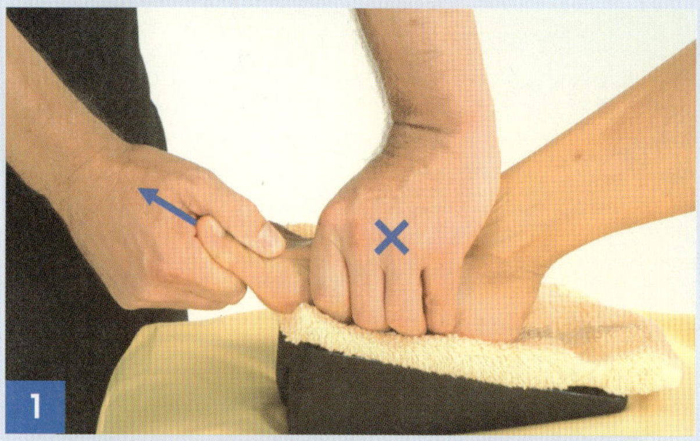

견인

환자의 엄지 발허리발가락관절을 예컨대, 통증치료를 위해 (가벼운 폄 상태인) 정지자세로 배치한다. 하지만 환자의 제한 상태에 따라 제한된 자세를 취할 수도 있다.

치료사는 받침대 위에 한 손으로 1번 발허리뼈를 고정한다. 다른 손으로는 (이 경우에는 오른쪽) 환자의 엄지를 평평하게 쥐고 (엄지를 신장하는) 먼쪽 방향으로 견인자극을 가한다.

주의: 같은 방식으로 PIP 및 DIP 관절의 다른 관절을 치료할 수 있다.

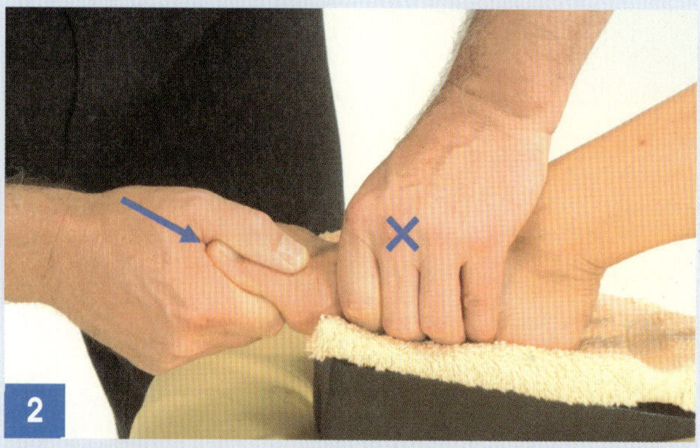

압박

환자의 엄지 발허리발가락관절을 압박검사에서 통증이 나타났던 자세를 취한다.

치료사는 받침대 위에 한 손으로 1번 발허리뼈머리를 먼쪽에 고정한다. 다른 손으로는 (이 경우에는 오른쪽) 환자의 엄지를 평평하게 쥐고 (발허리뼈1 방향인) 몸쪽 방향으로 압박자극을 가한다.

주의: 같은 방식으로 다른 발가락관절들도 치료할 수 있다.

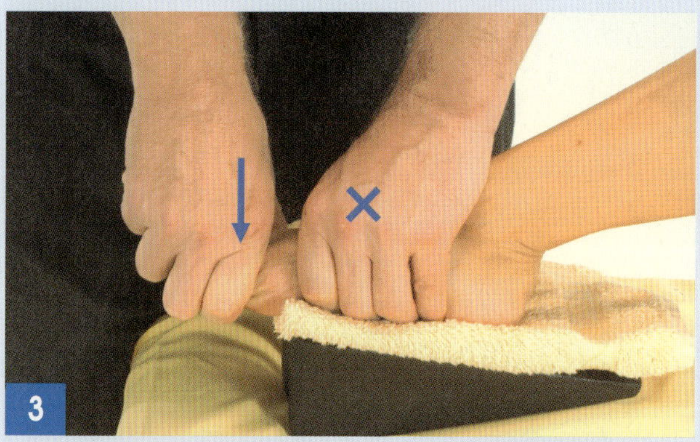

발바닥 활주

환자의 엄지 발허리발가락관절을 굽힘 상태로 배치한다. 치료사는 받침대 위에 한 손으로 1번 발허리뼈를 고정한다. 다른 손 (이 경우에는 오른쪽)은 2번 발허리뼈머리와 함께 엄지의 발등면에 놓고 발바닥방향으로 민다.

주의: 가동성이 나아지면 환자의 엄지를 더 많이 굽힘 할 수 있다.

변형: 제한된 폄을 치료하기 위해서 치료사는 환자의 자세를 바꾸고 등쪽 방향으로 가동화한다. 이때 엄지는 점점 더 강한 폄 상태를 취한다.

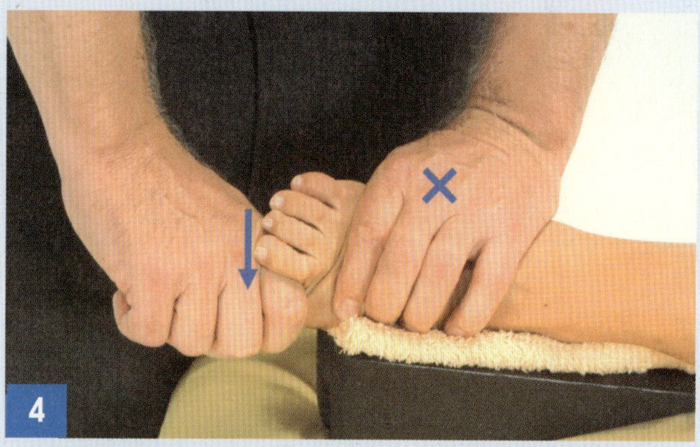

정강쪽 활주

환자의 엄지 발허리발가락관절을 굽힘 상태로 배치한다. 치료사는 받침대 위에 한 손으로 1번 발허리뼈를 고정한다. 다른 손 (이 경우에는 오른쪽)은 2번 발허리뼈머리와 함께 엄지의 종아리뼈면에 놓고 이를 정강쪽 방향으로 민다. 이 가동술은 굽힘이나 폄제한 시에도 이용할 수 있다. 종아리뼈쪽 방향으로 활주하기 위해서 치료사는 환자의 자세를 바꾼다.

주의: 이와 동일한 방식으로 PIP 및 DIP 관절의 다른 관절들을 치료할 수 있다.

사례 (Fallbeispiele)

마티아스 뢰버 (Matthias Löber)

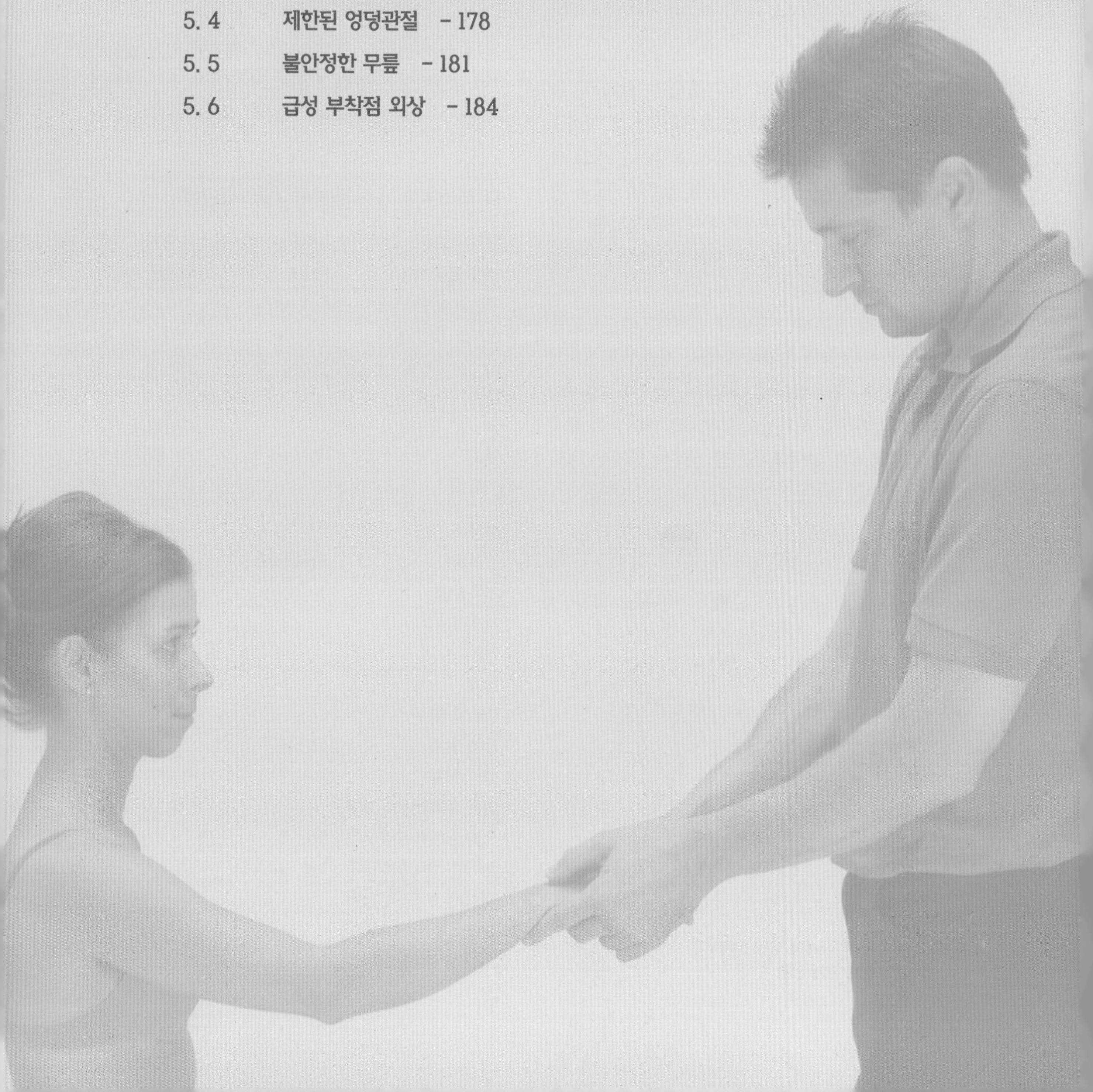

5.1 어깨 통증

5.1.1 병력

47세의 화가인 환자는 약 4달 간 윗팔의 앞 · 가쪽에 따끔거리는 통증을 느꼈다 (◘ 그림 5.1). 이 통증은 어느날 갑자기 작업 중에 시작되어 2주 동안 점차적으로 증가하여 병원에 가게 되었다. 엑스레이 상으로는 봉우리밑에 가벼운 석회화가 나타났고, 의학적 진단은 "봉우리밑 충돌"이다.

비스테로이드성 소염제 투약 이후 증상은 절반으로 감소하였다. 투약을 한달 간 중지한 후에는, 투약 이전과 동일한 정도의 통증이 다시 발생했다. 통증은 머리를 쓸어넘긴 약 두시간 후에 급성적으로 나타났지만 "팔을 흔들고" 몇 분 후에 다시 괜찮아져서 환자는 작업날을 비교적 잘 버틸 수 있었다. 쉴 때는 통증이 없었지만, 작업을 한 날에는 통증이 발생했다.

환자는 일주일 전부터 아침마다 어깨가 굳는 느낌을 받았지만, 이 역시 약간 움직이면 다시 사라졌다. 그 외의 다른 문제 즉, 활주현상이 나타나지 않았다. 환자는 30년 간의 직업활동을 하면서 간헐적으로 나타나는 뒷목 긴장 외에는 문제가 없었다. 6개월 전부터 환자는 일주일에 두 번씩 규칙적으로 아무런 문제 없이 수영을 한다.

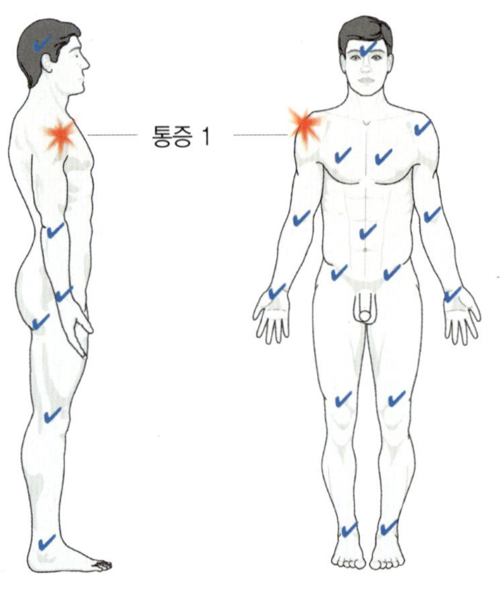

그림 5.1 "어깨 통증" 사례에 대한 신체지도
✔ = 현재 문제 없음

병력 분석:
- 먼쪽(endgradig)에서 야기되는 증상 (관절주머니인대의, 봉우리밑어깨세모근밑윤활주머니, ACG)
- 과정이 비교적 동일하게 유지됨
- 적은 민감성

5.1.2 문제부위 파악 및 기초 기능검사

증상을 야기하는 자세(약 110° 벌림에 의한 올림)에서 여러 감별진단기법(◘ 그림 1, 34쪽)을 이용한 후에 환자의 증상이 오목위팔 관절 구조에 의해 나타났다는

◘ **표 5.1** 어깨 능동–수동 기초 기능검사

SGU/어깨	능동	수동
양팔 올림(HBA)	FLEX	(능동만)
벌림을 통한 올림	P.A. 90°	110°/typ. S.
굽힘을 통한 올림	EoR/typ. S.	160°/typ. S.
오목위팔관절	능동	수동
굽힘	–	–
폄	–	EoR/typ. S.
벌림	45°/typ. S.	re: 60°/typ. S. ++ li: 95°
모음	–	–
안쪽돌림	EoR/typ. S.	–
가쪽돌림	–	EoR/typ. S.
자세검사	–	
견인	–	
압박	–	
머리쪽 활주	–	
등쪽 활주	"불편함"	
배쪽 활주	–	
벌림 상태에서의 WT	–	
모음 상태에서의 WT	typ. S.	
안쪽돌림 상태에서의 WT	typ. S.	
가쪽돌림 상태에서의 WT	–	
팔꿈치굽힘 상태에서의 WT	–	
팔꿈치폄 상태에서의 WT	typ. S.	

사실이 밝혀졌다. 그 다음 이제 어깨 기초 기능검사가 이어진다 (◘ 표 5.1)

5.1.3 가설 형성

능동-수동 운동검사 분석

기초 기능검사에서 특히 벌림이 증상을 가장 많이 야기하는 동작이라는 사실이 밝혀졌다. 다른 운동과의 결합 아래에서 비관절주머니 패턴에서 통증이 발생하는 운동 제한이 나타난다.

양성 저항검사의 분석

일단 수축성 구조들 (근힘살, 근육-힘줄 이행부위, 힘줄과 부착점)만 통증을 야기할 수 있다면, 3개의 양성인 저항검사에서 많은 근육들이 해당될 것이다 (▶제 3.3장, 100쪽 이하). 그럴 가능성은 지극히 낮다.

모음과 안쪽돌림 상태에서의 저항검사에서는 위팔뼈의 넓은 부착점 범위를 가진 근육(예를 들어, 넓은등근, 큰가슴근, 어깨밑근)이 해당될 수 있다. 넓은 부착점 범위를 가진 근육은 힘줄부착점병리로 이어질 가능성이 매우 낮다. 그렇기 때문에 저항검사 시에 압박이 더 강하게 나타나는 봉우리밑 및 봉우리빗장관절 구조에 문제가 있다는 가설이 더 가능성 있다.

5.1.4 추가검사

위에서 언급된 사항들 때문에 다음의 추가검사들을 고려할 수 있다:

- 머리쪽 당김을 포함한 양성 저항검사 (▶제2.6장, 44쪽)
- 윤활주머니 타진 검사 (Bursa-Klopftest) (▶제2.6장, 43쪽)
- 수평 모음, 벌림/안쪽돌림 상태에서의 ACG-자극검사(▶제 2.6장, 42쪽)
- ACG의 특수 촉진

추가검사 시행 후에 추가적으로 머리쪽 당김이 포함된 양성 저항검사에서 환자는 머리쪽 당김이 없을 때보다 덜 아팠다. 윤활주머니 타진 검사(Bursa-Klopftest)와 ACG-자극검사는 신뢰성이 낮다.

가능성 진단, 즉 가설의 표현

→ 봉우리밑어깨세모근밑윤활주머니의 만성 민감성

5.1.5 실험치료

치료목표: 돌림근띠와 봉우리돌기 사이에 있는 윤활주머니면을 더 잘 활주하게 하는 것.

기법: 증상을 야기하는 벌림자세에 근접하기 위해 위팔뼈머리와 봉우리돌기 사이에 무통증 활주기법 (앞쪽-뒤쪽과 가쪽-안쪽) (◘ 그림 1, 170쪽)

실험치료 이후에는 가능한 진단 즉, 가설을 확인하거나 폐기하기 위해 검사에서 나온 주요결과들을 검토한다. 이 경우에는 다른 검사절차들을 시행해야한다.

5.1.6 치료계획과 과정

- 위쪽 먼쪽 사지의 자율성 근원부위 치료를 통해 교감신경성 반사를 낮춤으로써 국지적인 혈액순환 향상을 시킨다 (약 T3/T4-T8/T9; ▶제 4.2장, 117쪽).
- 폄을 향상시키기 위해 변형 가동술을 적용한다 (◘ 그림 4, 170쪽).
- 봉우리밑을 압박하는 요소를 감소시키기 위해 어깨팔리듬의 향상/재건을 한다.
  - 어깨올림근의 당김 즉, 긴장완화 (◘ 그림 3, 170쪽)
  - 앞톱니근 강화 예컨대, 다양한 자세(수직에서 수평까지)에서 팔굽혀펴기의 변형을 통해. 이때 상지대로부터 동작이 이루어지도록 팔꿈치가 펴진 상태를 유지하는 것이 중요하다.

메모

봉우리밑윤활주머니와 어깨세모근밑윤활주머니, 합쳐서 봉우리밑어깨세모근밑윤활주머니(SAD)는 위팔뼈와 봉우리 사이에, 경우에 따라 위팔뼈와 어깨세모근 사이에 있다. SAD는 돌림근띠와 관절주머니의 힘줄을 보호하기 위해 동작 시 GHG에 나타나는 마찰을 흡수한다. 이는 얇은 액체막으로 서로 분리된 두 면으로 이루어진다.

5. 1. 7 임상 사례: 만성 봉우리밑어깨세모근밑윤활주머니염 (우측)

치료가능성

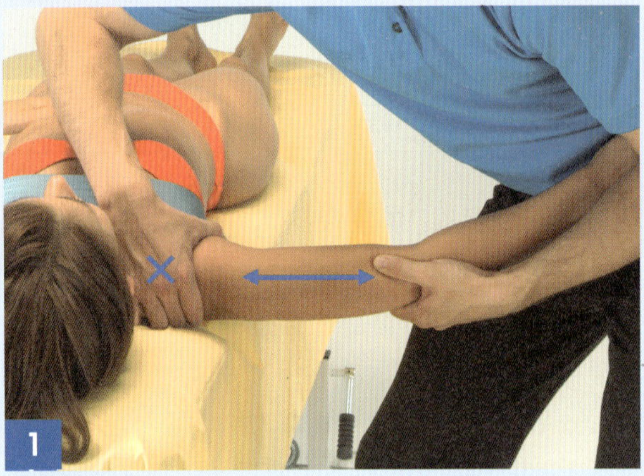

1

봉우리밑 활주 (견인/압박)

환자의 어깨뼈를 벨트로 고정한다.

치료사는 한 손으로 봉우리돌기와 부리돌기를 접촉해서 어깨뼈를 고정한다. 치료사는 환자의 팔을 잡고 증상이나 운동제한이 나타나는 자세까지 움직인다.

이어서 치료사는 봉우리밑부위에 활주동작이 시행되도록 팔을 수평 견인과 압박을 번갈아가며 가한다.

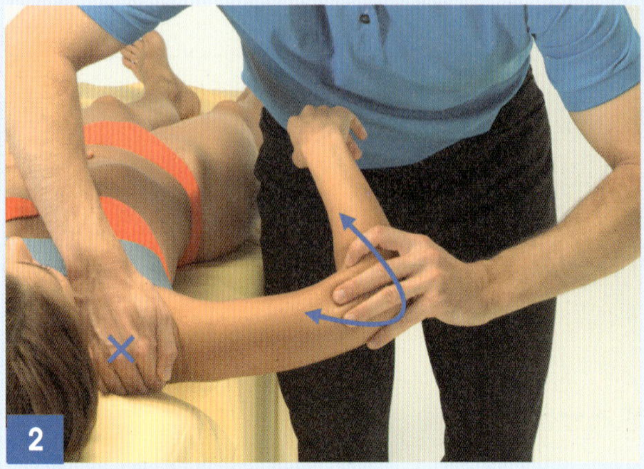

2

스쿠핑 (Scoopings)

시작 자세는 그림 1과 동일하다.

치료사는 팔꿈치를 잡고 환자의 팔을 오목위팔관절에서 폄-가쪽돌림자세에서 굽힘-안쪽돌림자세로 움직인다.

이어서 동작을 반대방향으로 시행하여 "삽과 같은"(Scooping) 동작이 발생한다.

이로써 위팔뼈는 봉우리돌기의 반쯤 구부러진 상태를 따라간다.

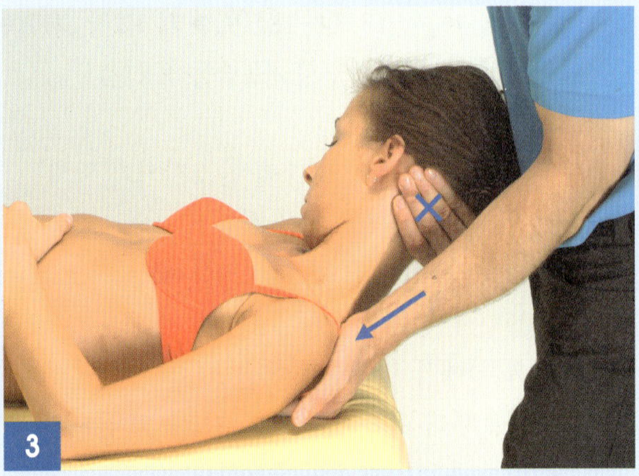

3

어깨올림근의 당김/긴장 완화

환자의 HWS를 굽힘, 우측 돌림상태로 배치한다.
치료사는 이 자세를 자신의 손으로 고정한다.
다른 손으로는 어깨올림근이 긴장되도록 어깨뼈를 머리쪽, 가쪽으로 움직인다. 환자는 자신의 어깨뼈를 치료사의 저항에 반대하여 수축한다.

이어서 환자는 긴장을 완화하고 치료사는 어깨뼈를 계속해서 머리쪽 방향으로 움직이도록 한다.

목적: 팔-올림 시 봉우리밑압력을 줄이기 위해 어깨올림근(과긴장적)과 앞톱니근(저긴장적) 사이에 근육균형을 향상시킴.

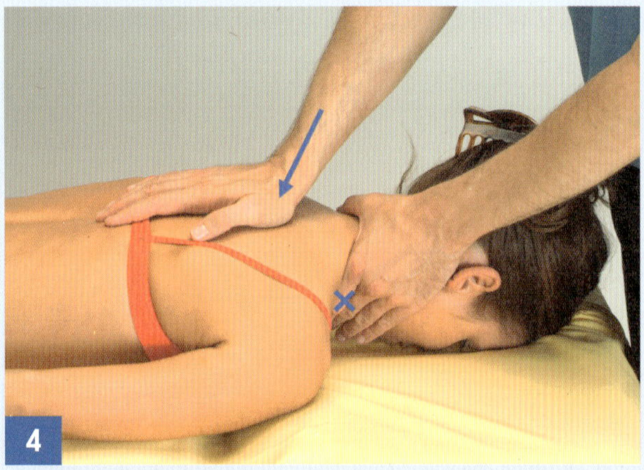

4

CTU 가동술

치료사는 CTU의 운동이 HWS로 이어지도록 한 손으로 등쪽에서 아래쪽 HWS의 가시돌기를 잡는다.

치료사는 새끼두덩과 엄지두덩을 가로돌기 위에 배치하고, 다른 손을 과가동 부위에 놓는다.

치료사는 이제 배쪽으로 움직여서 후관절이 견인되도록 한다.

목적: CTU/BWS의 폄을 향상시키기 위해 팔-올림 시에 팔이음뼈에 부담이 덜 가게 된다.

5. 2 테니스 엘보우

5. 2. 1 병력

43세의 남성이 약 8개월 간 왼쪽 가쪽 팔꿈치에 통증을 호소했다. 환자가 이틀 동안 나무를 톱질한 후에 급성으로 약 일주일 간 통증이 나타났다. 2달 내에 통증이 점차적으로 심해졌고, 그 이후 비교적 동일하게 유지되었다. 통증은 특히 왼손으로 무거운 물건들(예컨대, 공구 등)을 잡을 때 나타났다. 가벼운 물건들(예컨대, 컵)을 잡을 때, 환자가 이 물건을 팔꿈치를 펌하여 들어올릴 경우에만 아팠다. 장기간(약 2~3시간) 수작업 활동을 한 후에는 (환자는 학교에서 후위로 일한다) 쉬어도 통증이 약 한시간 유지되고 그 다음 처음 수준으로 내려간다.

의학적 진단은 음성 방사선 촬영 후에 왼쪽 팔꿈치의 가쪽 관절융기로 나타났다. 환자의 팔꿈치폄근은 그 이후 코르티코이드가 함유된 약물을 세 번 주입받았고 이로써 증상은 약 일주일간 나아졌지만 이로부터 며칠이 지난 다음에는 다시 증가했다.

추가적으로 6번의 초음파치료를 시행했지만, 증상에 본질적인 영향을 끼치지 못했다.

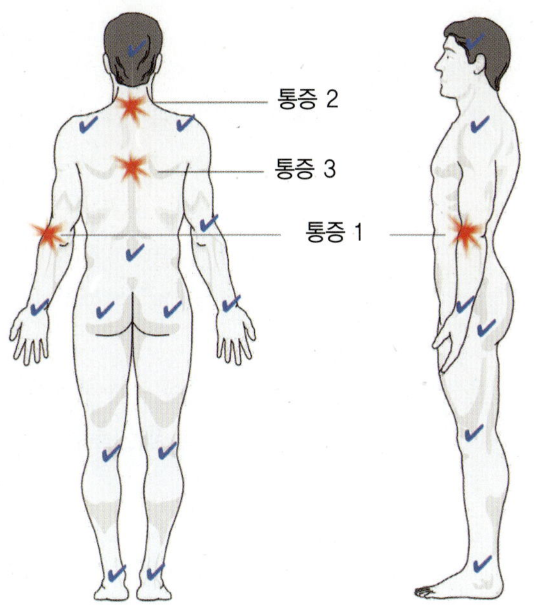

그림 5. 2 "테니스 엘보우" 사례에 대한 신체지도
✔ = 현재 문제 없음

추가적으로 환자는 현재 아래쪽 목뼈와 중간등뼈에 통증을 호소한다. 환자는 이 문제를 약 4~5년 간 갖고 있었지만, 치료받지는 않았다 (◘ 그림 5.2).

병력 분석:

- 가쪽관절융기가 치료에 내성을 가짐
- 목뼈, 즉 신경 구조가 증상에 참여할 가능성 있음 (신체표 및 장기병력)
- 중간 정도의 민감성 (부담이 약 2~3시간 지속된 경우에 통증 발현, 한시간 지속됨)

5. 2. 2 문제부위 파악 및 기초 기능검사

증상을 야기는 자세 (능동적으로 주먹을 쥐고 팔꿈치를 펌하여 팔을 올림함)에서 다양한 감별진단 기법이 시행되어 예컨대, HWS와 신경구조와 참여를 배제시킨다. 이는 도수 압박과 견인, 또는 목뼈에서 능동-수동 운동일 수 있다 (▶제 2.8장, 46쪽). 문제부위 파악에서는 환자의 증상이 팔꿉관절의 국지적인 구조에서 야기된다고 도출되었다. 팔꿈치의 기초 기능검사를 수행한다 (◘ 표 5.2, 172쪽).

메모

전형적인 테니스 엘보우로는 위팔뼈 가쪽관절융기에 근원지를 둔 손목관절 폄근을 일컫는다. 기본적으로 다섯 개의 형태로 구분된다.

유형 1: 긴노쪽손목폄근에 근원을 둠 (매우 드문 형태)
유형 2: 짧은노쪽손목폄근에 근원을 둠 (가쪽관절융기의 가장 잦은 형태, 주로 유형 5와의 결합)
유형 3: 짧은노쪽손목폄근의 힘줄
유형 4: 근육-힘줄 이행부위 즉, 짧은노쪽손목폄근의 근힘살
유형 5: 손가락폄근의 근원

감별진단적으로는 다른 부위도 근원지로 고려되어야 한다 (주로 HWS).

표 5.2 팔꿈치 능동-수동 기초 기능검사

팔꿉관절	능동	수동
굽힘	–	UD와 함께 typ. S.
폄	10° 폄/typ.S.	0° 폄/typ. S.++
엎침	–	–
뒤침	EoR/typ. S.	–
위팔자관절	능동	
견인	–	
옆쪽 활주	–	
안쪽 활주	–	
위팔자관절	능동	
자세검사	–	
운동성	–	
견인	–	
압박	–	
손바닥쪽 활주	–	
손등쪽 활주	–	
자극을 가하는 자세로 활주	–	
팔꿉관절	능동	
굽힘 상태에서의 WT	–	
폄 상태에서의 WT	–	
회전 상태에서의 WT	–	
가쪽돌림 상태에서의 WT	li: typ. S.	
손목관절	능동	
손등폄 상태에서의 WT	li: typ. S.++	
손바닥굽힘 상태에서의 WT	–	

부호 해설: 표 5.1 ~ 5.6

EoR : (영어: end of range) 범위의 끝에서 야기될 수 있는 증상/통증
UD : 운동 끝에서 수동 압력
typ. S. : 환자가 주요증상으로 제시하는 특유의 통증
P.A. : (영어: painful arc) 통증호
R : (영어: resistance) 저항
\+ : 강함
++ : 매우 강함
– : 결과 없음
FLEX : 굽힘
EXT : 폄
WT : 저항검사
ABD : 벌림
ADD : 모음
IR : 안쪽돌림
AR : 가쪽돌림
Rg. : 부위

5. 2. 3 가설 형성

능동-수동 운동검사의 분석

폄 시 특유의 통증이 나타난다는 것은 관절질환, 신경이나 근육의 병변을 암시할 수 있다. 치료사가 자극자세에서 추가적으로 손을 바닥쪽굽힘하고, 이때 통증증상이 강해진다면 이는 근육이나 신경에 문제가 있음을 암시한다. 근육 가설은 범위의 끝에서 증상을 재생산하는 능동 뒤침으로 지지된다.

음성 조인트플레이 검사:

관절에 표식이 나타나지 않을 때(정상적인 조인트플레이, 노뼈머리의 음성 자세검사), 이는 능동-수동 운동검사에서와 같이 근육에 문제가 있음을 나타낸다.

양성 저항검사의 분석:

주요 표식은 손목 폄근의 양성 저항검사다. 때문에 개별 근육 사이에 대한 추가적인 감별이 이루어져야 한다 (추가검사).

5. 2. 4 추가검사

위에서 언급된 사항들 때문에 다음 추가검사들이 고려될 수 있다:

- 짧은노쪽손목폄근과 긴노쪽손목폄근 사이를 자쪽치우침으로써, 그리고 자쪽손목폄근을 노쪽치우침으로써 구분하기 위해 노쪽치우침과 자쪽치우침 벌림 상태에서의 저항검사 (▶제 2.10장, 58쪽)
- 손목폄근과 손가락폄근 사이를 감별하기 위해 물건을 잡는 것을 포함한 "손의 등쪽굽힘" 저항검사 (▶제 2.10장, 58쪽).
- 관절융기에 근접한 짧은노쪽손목폄근과 관절융기위에 위치한 긴노쪽손목폄근의 부착점을 특수 촉진.

가능성 진단 즉, 가설의 표현

→ 가쪽관절융기에 있는 짧은노쪽손목폄근 부착점의 만성 병변

5. 2. 5 실험치료

치료목적: 급성염증관절에 만성적 힘줄부착점병리를 야기하여 정상적인 상처치유를 가능케 함.

기법: 안쪽관절융기에 있는 짧은노쪽손목폄근의 부착점을 약 20~30분 간 수평마찰(◘ 그림 1, 174쪽) 이어서 팔꿈치 가쪽에 간격 형태(◘ 그림 2, 174쪽)의 물렁조직 치료. 손목폄근은 이때 당겨진 상태로 배치한다.

실험치료 이후에는 가능한 진단 즉, 가설을 확인하거나 폐기하기 위해 검사에서 나온 주요결과들을 검토한다. 이 경우에는 다른 검사절차들을 시행해야 한다.

5. 2. 6 치료계획과 과정

- 5일 간의 염증과정이 끝날 즈음, 또는 끝난 다음에 (◘ 메모) 약 3~5분 간의 수평마찰을 시행하여 해당 부위의 혈액순환(히스타민방출)을 향상시킨다 (생체역학적 효과, 제 1.4.2장, 13쪽 이하). 환자는 이 단계에서 팔꿈치를 아프지 않은 범위에서 많이 움직인다.
- 염증과정이 끝난 다음에는 짧은노쪽손목폄근의 당김/긴장완화를 시작할 수 있다 (◘ 그림 3, 174쪽). 이 동작은 환자가 집에서 스스로 지속적으로 시행해야 한다.
- 운동제한이 확인되면 경계에 위치한 관절부위 (HWS, 어깨부위, 손)를 가동한다. 이 경우에는 왼쪽 손목에 반달뼈에 구조적인 과운동성이 나타났다. 이는 질환 형성의 원인이나 야기시키는 요소일 수 있다 (◘ 그림 4, 174쪽).
- 아래팔의 폄근과 굽힘근 사이, 또는 위팔 및 아래팔 근육 사이의 근육불균형이 있다면, 균형을 다시 잡아야 할 것이다.

메모

결합조직의 상처치유과정 (van den Berg 2003)

1. 염증, 또는 자극 단계

- 혈관기 (0~2일차): 경고단계라고도 불린다. 자율교감신경계와 내분비호르몬, 혈액응고로 인한 신체의 자체적인 혈관수축으로 구성된다; 백혈구, 대식세포, 림프구, 단핵구 유입; 염증 및 통증 매개체의 방출
  치료: 정지자세/자율성 치료/통증차단 최대한 없음/경우에 따라 림프 드레나쥐
- 세포기 (2~5일차): 종양, 통증, 발열, 홍조, 병변 활동과 같은 전형적인 염증 표식: 근섬유아세포와 섬유아세포의 유입/생성 (세망섬유 합성의 시작)
  치료: 자율 치료/혈액순환 향상/통증완화/통증 없는 동작

2. 증식 단계 (5~21일차)

- 염증 해체: 섬유아세포를 통한 기능적 결합조직의 생성 (Cave: 콜라겐섬유는 매우 약하고, 얇고 잘 조직화 되어있지 않다); 근섬유아세포의 활동에 의한 안정성
  치료: 혈액순환 향상/ 점차 부담을 가중하여 운동/(Kaltenborn에 따른) 1~2단계의 가동술

3. 리모델링 단계

- 고착단계 (21~60일차): 기질 (Matrix) 생산량 증대로 인하여 콜라겐섬유의 간격이 넓어진다; 콜라겐섬유의 변형으로 인하여 섬유는 두꺼워지고 안정화되고 이로써 부담을 더 받을 수 있다.
  치료: 운동/가동/특수 부담
- 고착단계 (60~360일차): 4개월 차까지 콜라겐 합성이 높고, 이후 천천히 감소함
  치료: 강제적 훈련치료/운동 특수적 훈련

5. 2. 7 임상 사례: 짧은노쪽손목폄근의 힘줄병리

치료가능성

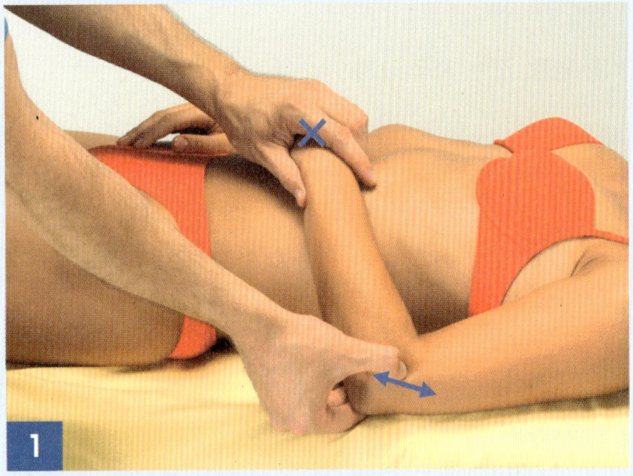

짧은노쪽손목폄근 부착점의 수평마찰

환자의 팔을 약 90° 팔꿈치굽힘 상태로 배치한다. 치료사는 자신의 엄지의 끝으로, 또는 집게손가락을 대안으로 이용하여 위팔뼈의 가쪽관절융기를 찾아낸다.

이어서 엄지로 가쪽으로부터 간헐적인 압박을 가한다.

치료기간: 급성 문제일 시 약 3~5분, 만성 병변인 경우에는 20~30분 (물렁조직 치료와 연결 결합하여)

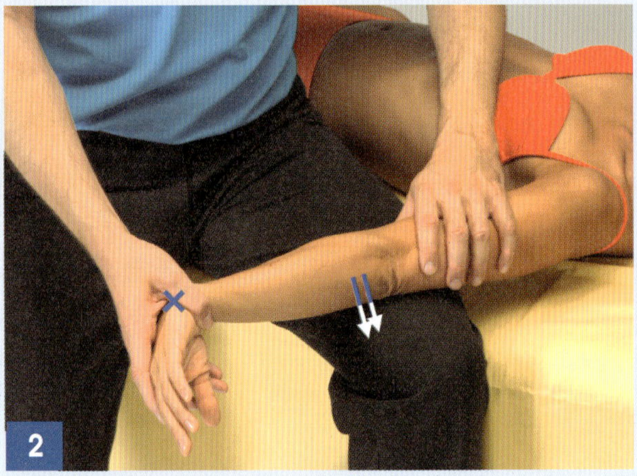

가쪽 팔꿈치 간격

치료사는 환자의 팔을 바닥쪽굽힘, 손목관절 자쪽치우침, 팔꿉관절 엎침 및 폄 상태로 배치한다.

이 자세를 고정하여 치료사는 환자의 팔을 자신의 넙다리뼈 위에 올린다. 이어서 치료사는 환자의 팔을 살짝 들고 자신의 팔의 무게를 이용하여 재빠른 운동으로 자신의 넙다리뼈 위에 떨어뜨린다. 이로써 팔꿉관절의 가쪽에 간격(Gapping)이 발생하고, 폄근의 수축성 부위들이 추가적으로 당겨진다.

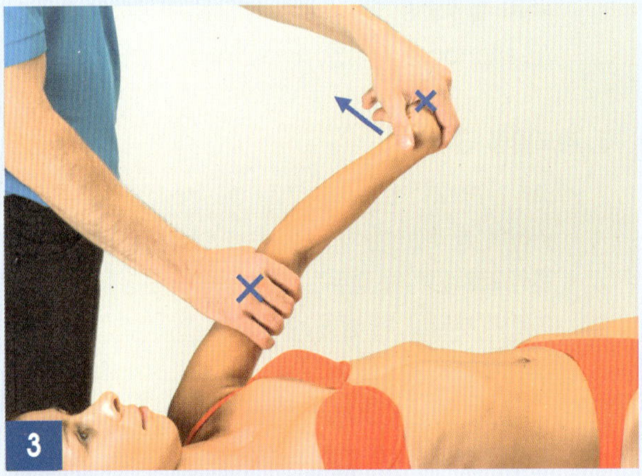

짧은노쪽손목폄근의 당김/긴장완화

환자의 팔을 바닥쪽굽힘, 손목관절 자쪽 치우침, 팔꿉관절 안쪽돌림 및 폄 상태로 배치한다. 치료사는 폄근이 늘어날 때까지 팔꿉관절을 천천히 폄 방향으로 움직인다.

환자는 치료사의 저항에 반대하여 자신의 폄근을 수축한다. 이어서 환자는 긴장을 완화하고 치료사는 팔꿈치를 계속 폄 방향으로 움직이도록 노력한다.

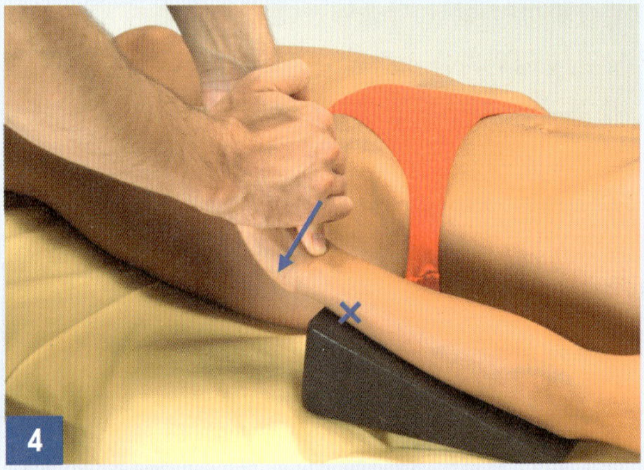

손목뼈의 가동술

환자의 손목관절을 등쪽굽힘상태로 배치한다.

치료사는 한 손 엄지의 끝을 반달뼈 위에 배치한다. 치료사는 다른 손의 새끼두덩을 이용하여 엄지를 거쳐 손바닥방향으로 압박을 가하여 반달뼈에 활주동작이 이루어지도록 한다.

주의: 구조적인 저운동성의 경우에 가동술은 운동동작의 끝에서 시행된다. 통증을 동반한 저운동성의 경우(반사적)에는 이 기법이 운동공간 내에 이루어진다.

5. 3 손목 통증

5. 3. 1 병력

32세의 남성이 약 4주간 우측 손목관절에서 통증을 느꼈다. 환자는 통증이 처음 나타난 것이 낚시대회에 참여한 이후라고 보고 했다. 이때 환자는 낚시대를 매우 자주 급작스러운 동작으로 던짐으로 인하여 손목을 이틀 간 매우 부담을 줬다는 것이다. 통증은 그 후로 약 3~4일 동안 심하게 유지되었고, 모든 손동작에서 통증이 발생했다. 이어서 증상은 점차 사라졌다.

이 기간동안 환자의 손은 컴퓨터를 약 2시간 할 때도 (환자의 직업: 전산관련 직종, 작업시간: 하루 8~10시간) 아팠다. 이때 그는 오른손으로 마우스와 키보드를 다루었다. 이어서 환자는 오른쪽 아래팔 먼쪽에 손목으로부터 나오는 통증을 느낀다 (◘ 그림 5.3). 아직까지는 의사에 의한 치료가 이루어지지 않았다.

장기병력을 파악할 때 환자는 약 2년 전에 자전거 사고를 당했으며 이때 오른쪽 폄된 손 위로 넘어져서 손배뼈 골절을 당했다고 말한다. 손상은 전통적인 방식으로 10주간 고정상태에 둠으로써 치료했다. 깁스를 푼 다음 환자의 손은 폄 시에 통증 없는 운동제한을 겪었으며 이는 환자 체조로 치료했다.
그 이후 다른 문제는 나타나지 않았다.

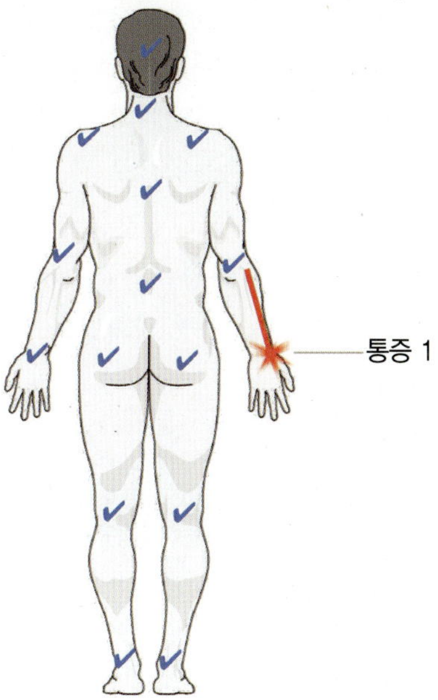

그림 5.3 "손목 통증" 사례에 대한 신체지도
✔ = 현재 문제 없음

병력 분석:

- 2년 전에 입은 외상으로 인하여 이미 손상된 상태에서 과도한 부담이 가해진 후에 우선 국지적인 염증(염증기 약 5일)
- 직업적 활동으로 인하여 손목에 부담이 갈 수밖에 없었고 따라서 손상이 제대로 적합하게 치유될 수 없었다.
- 심해진 민감성 ("컴퓨터 작업"이라는 비교적 단순한 활동 약 2시간 후에 증상이 나타남)

5. 3. 2 문제부위 파악 및 기초 기능검사

환자는 검사 시 손을 능동적, 수동적인 동작이나 자세를 취할 수 없다. 문제부위 파악, 증상, 병력과 관련한 환자의 병력을 근거로 증상의 근원지로 손목관절이 지목될 수 있다.

기초 기능검사 전에 HWS, 어깨복합체, 팔꿈치에 대한 빠른 검사 (▶제 2.10장, 54쪽)가 시행되어 이 경계부위들이 참여할 수 있다는 가능성을 배제시킨다. 이어서 손목관절 기초 기능검사가 이어진다 (◘ 표 5.3)

◘ 표 5.3 손목관절의 능동-수동 운동검사

오른쪽 손목관절	능동	수동
등쪽굽힘	70°/typ. S.	75°/typ. S.
바닥쪽굽힘	–	–
노쪽치우침	–	EoR/typ. S.
자쪽치우침	–	-
견인	–	
압박	–	
손바닥쪽 활주	매우 제한됨	
손등쪽 활주	–	
노뼈 활주	–	
자뼈 활주	–	
개별 손목뼈의 활주 (12 검사)	▪ 손배뼈의 손바닥활주가 제한됨 ▪ 작은마름뼈의 손등활주가 제한됨 ▪ 반달뼈의 손등활주가 제한되고 typ. S.	

표 5.3 손목관절의 능동–수동 운동검사 (이어서)

<table>
<tr><th>오른쪽 손목관절</th><th>능동</th><th>수동</th></tr>
<tr><td>손등폄 상태에서의 WT</td><td colspan="2">통증</td></tr>
<tr><td>손바닥굽힘 상태에서의 WT</td><td colspan="2">–</td></tr>
<tr><td>요측벌림 상태에서의 WT</td><td colspan="2">통증</td></tr>
<tr><td>척측벌림 상태에서의 WT</td><td colspan="2">–</td></tr>
</table>

부호 해설: ▣ 172쪽

5. 3. 3 가설 형성

능동–수동 운동검사의 분석

운동은 비관절주머니 패턴에서 통증을 동반한 제한을 보인다. 먼쪽(endgradig)에서 증상을 야기하는 자세에서 손목뼈가 증상의 근원으로 나오는 특수 감별을 시행한다 (▶제 2.10장, 54쪽). 반달뼈의 손바닥활주는 환자에게 특유의 통증을 유발한다.

양성 조인트 플레이 검사의 분석

저운동성 손목뼈 (손배뼈와 작은마름뼈)이 비운동기간 이래 현재까지 먼쪽(endgradig)적 활주 장애가 나타났다는 가설을 세울 수 있다. 이로써 다른 손목뼈, 이 경우에는 반달뼈에 과도한 부담을 받게 된다.

양성 저항검사의 분석

통증이 있는 저항검사들은 짧은노쪽손목폄근과 긴노쪽손목폄근의 근육 질환이나 손목관절 병변들을 암시한다 (저항검사로 인한 압박효과). 감별을 하기 위해서는 폄 즉, 노쪽치우침 상태를 유지한 저항검사에서 손목관절 견인이나 압박을 시행해야 한다.

5. 3. 4 추가검사

위에서 언급된 생각들로 인하여 다음 추가검사들을 고려해 볼 수 있다:

- 손목 운동성 검사 (▶제 2.11장, 61쪽). 안정성 검사는 매우 강한 통증을 야기하여 안정성을 검사하는 데에 적합하지 않았다.

가능성진단, 즉 가설의 표현

→ 통증을 동반한 반달뼈의 저운동성과 이와 동시적인 손배뼈와 작은마름뼈의 구조적 저운동성.

5. 3. 5 실험치료

치료목적: 반달뼈의 정상적인 운동성을 복귀하는 것 (반사적인 저운동성).

기법: 반달뼈를 손바닥쪽으로 간헐적인 무통증 가동술이 이루어진다. 이 치료 동안에는 관절의 염발음을 촉진할 수 있다.

실험치료 이후 바로 검사에서 나온 주요 결과를 검토한다. 이때 등쪽굽힘이 명백히 나아지며 통증은 먼쪽(end gradig)에서 (약 90°) 재생될 수 있다. 양성 조인트 플레이 검사의 검토는 반달뼈의 운동성이 명백히 증가했다는 사실을 보여준다. 현재 가설 즉, 진단으로는 반달뼈의 과운동성/불안정성을 내릴 수 있다.

5. 3. 6 치료계획 및 과정

- 반달뼈의 교정이나 새로운 봉쇄 시에 통증으로부터 비교적 자유로워졌을 때 반달뼈가 계속해서 간헐적으로 손바닥쪽으로 가동한다 (반사적 저운동성) (▣ 그림 1 우측).
- 증상이 나타나는 반달뼈의 부담을 없애기 위해 손바닥쪽으로 저운동적인 손배뼈의 (구조적 저운동성; 그림 2, 우측) 그리고 손등쪽으로 저운동적인 작은마름뼈 (▣ 그림 3, 우측) 구조적 가동술을 적용한다.
- 부담을 많이 받는 손목폄근인 긴노쪽손목폄근과 짧은노쪽손목폄근을 긴장 완화한다 (▣ 그림 4, 우측).

메모

- 반사적 저운동성: 통증, 신경반사적 원인으로 인한 운동성 제한
- 구조적 저운동성: 결합조직 (관절주머니, 근육, 신경)에 있는 병리학적 교차결합으로 인한 운동성 장애, 통증 없음

5. 3. 7 임상 사례: 반달뼈의 과운동성 (우측, 오래된 손배뼈 골절 이후)

치료가능성

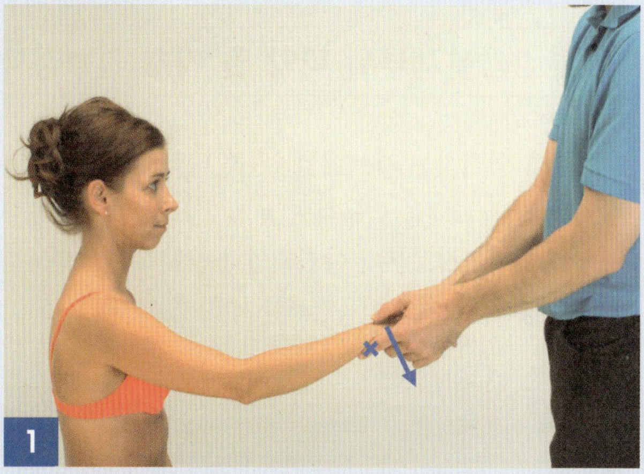

1

반달뼈 가동술/교정

치료사는 환자의 손을 잡고 양 엄지끝을 반달뼈 위에 올린다. 검지는 손바닥쪽에서 노뼈와 자뼈에 반대하여 올린다.

치료사는 반달뼈에 손바닥쪽 압박을 가한다. 치료사는 손목관절을 가벼운 바닥쪽굽힘상태로부터 중립자세까지 움직인다.

주의: 이 동작은 천천히 움직여지거나 자극으로 인한 빠른 동작으로 이루어질 수 있다.

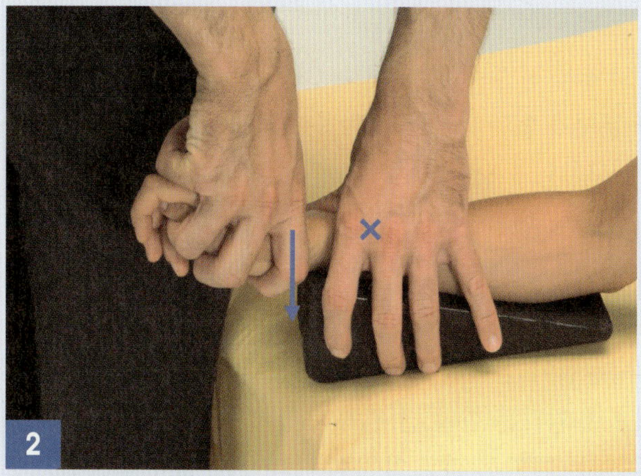

2

손배뼈의 (구조적) 가동술

환자의 손목관절을 등쪽굽힘상태로 배치한다.

치료사는 한 손의 엄지끝을 손배뼈 위에 배치한다. 다른 손의 새끼두덩으로 치료사는 엄지에 걸쳐 손바닥쪽으로 압박을 가하여 손배뼈의 활주가동술 (Kaltenborn의 볼록 규칙)을 수행한다.

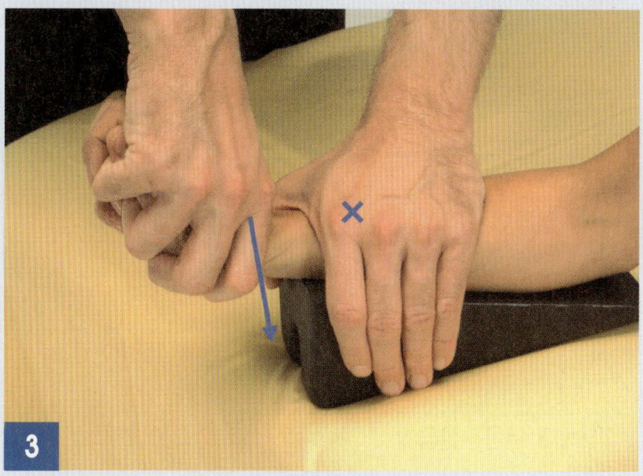

3

작은마름뼈의 (구조적) 가동술

환자의 손목관절을 등쪽굽힘상태로 배치한다.

치료사는 한 손의 엄지끝을 작은마름뼈 위에 배치한다. 다른 손의 새끼두덩으로 치료사는 엄지에 걸쳐

손등쪽으로 압박을 가하여 작은마름뼈의 활주가동술 (Kaltenborn의 오목 규칙)을 수행한다.

주의: 작은마름뼈는 손등 폄 시 손등쪽으로 활주한다.

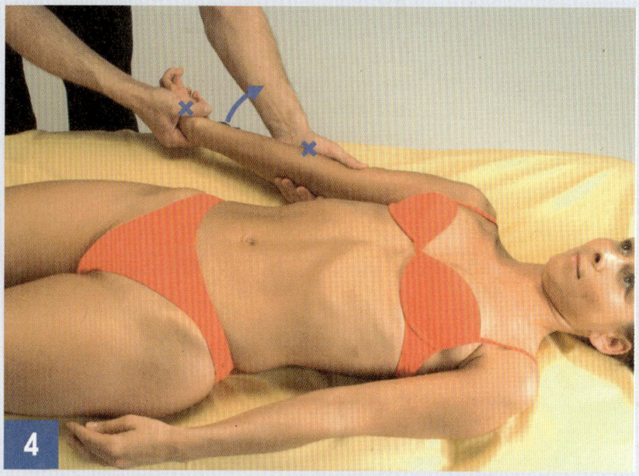

4

짧은노쪽손목폄근과 긴노쪽손목폄근의 당김/긴장완화

환자의 팔을 바닥쪽굽힘, 손목관절의 자쪽 치우침, 팔꿉관절의 엎침상태로 배치한다. 치료사는 이제 폄근이 늘어날 때까지 팔꿉관절을 천천히 폄방향으로 움직인다. 환자는 손목관절을 등쪽굽힘함으로써 치료사의 저항에 반대하여 자신의 폄근을 수축한다. 이어서 환자는 긴장을 완화하고 치료사는 팔꿈치를 계속 폄 방향으로 움직이도록 노력한다.

5. 4 제한된 엉덩관절

5. 4. 1 병력

54세의 전업 주부는 약 1~2년 전부터 간간히 3~4주간 문제가 없는 기간을 포함하여 좌측 고샅에 가벼운 통증이 있다. 3개월 전부터는 증상이 너무나 강해져서 이제 통증이 매일 나타난다. 부담이 간 이후 (약 1km 걷고 나서)에는 약 반나절 지속된다. 저녁에는 왼쪽에서 엉덩관절 부위에 통증이 있다. 잠에서 깨어난 아침에 환자는 엉덩관절이 굳어있다는 느낌을 약 30분간 받는다. 추가적으로 환자는 한달 간 왼쪽 무릎 안쪽에 문제가 생겼는데, 이는 가만히 쉬고 있을 때 나타난다 (◘ 그림 5.4)

우측에 변형성 엉덩관절증 초기라는 의학적 진단이 나왔으며 엑스레이 상으로는 단지 가벼운 변형만 나타났다. 현재까지의 치료는 비스테로이드성 항류마티즘약과 방사선치료로 이루어졌지만, 증상에 근본적인 영향을 끼치지 못했다.

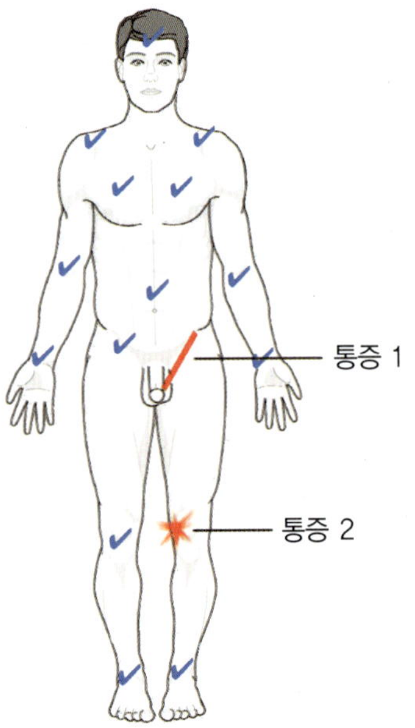

그림 5.4 "제한된 엉덩관절" 사례에 대한 신체지도
✔ = 현재 문제 없음

병력의 분석

- 천천히 진행되는 증상 (3개월 전부터 증가, 밤에 통증, 안쪽 무릎관절 부위에 연관통 기전을 거친 방사선치료) (◘ 연관통, ▶제 1.2장, 4쪽)
- 자극을 쉽게 받는 상태 (1km 걸은 다음 반나절 간 지속되는 통증)

5. 4. 2 문제부위 파악 및 기초 기능검사

증상을 야기하는 자세에서 (왼쪽 다리로 서있음) 다양한 감별진단 기법을 이용하여(▶제 2.11장, 64쪽) 환자의 증상이 엉덩관절로부터 야기되었다는 사실이 나타났다. 이어서 엉덩관절 기초 기능검사가 시행되었다 (◘ 표 5.4).

◘ 표 5.4 어깨 능동-수동 기초 기능검사

엉덩관절	능동	수동
굽힘	–	EoR/typ. S.
AR (90° FLEX/HG)	–	–
IR (90° FLEX/HG)	20°/typ. S.	li: 25°/typ. S. re: 35°
ABD/뻗은 다리	–	–
ABD/무릎관절굽힘	–	EoR/typ. S.
ABD/엉덩관절굽힘	–	–
ADD/뻗은 다리	–	–
ADD/중앙회전	–	–
견인	R 〉 오른쪽	
압박	–	
굽힘 상태에서의 WT	(가벼운) typ. S.	
벌림 상태에서의 WT	–	
모음 상태에서의 WT	–	
폄 / 뻗은 다리 (BL)		li: 15°/typ. S. re: 20°
폄/최대 무릎관절굽힘 (BL)	검사되지 않음	검사 불가능
안쪽돌림 (BL)	15°/typ. S.	15°/typ. s.
안쪽돌림 상태에서의 WT(BL)	–	–
가쪽돌림 상태에서의 WT (BL)	불편함	큰뼈돌기 부위의 국지적 통증
무릎관절 (BL)	능동	
굽힘 상태에서의 WT	–	
폄 상태에서의 WT	–	

부호 해설: ◘ 172쪽

5. 4. 3 가설 형성

능동-수동 운동검사의 분석:

기초 기능검사 이후에 특히 엉덩관절의 안쪽돌림, 폄, 벌림이 증상을 가장 많이 야기하는 동작이라는 사실이 밝혀졌다. 이로써 관절주머니 패턴에서 통증이 나타나는 운동 제한이 나타난다.

직선 운동검사의 분석:

왼쪽 엉덩관절은 견인검사에서 오른쪽과의 측면비교에서 더 높은 저항검사를 보인다. 이 역시 관절주머니의 참여를 암시한다.

5. 4. 4 추가검사

위에서 언급된 생각들로 인하여 다음 추가검사들을 고려해볼 수 있다:

- 추가적 견인, 즉 압박을 포함한 양성 수동 검사 (▶ 제 2.13장, 67쪽)

자극을 가하는 관절자세에서 견인을 시행한 후에 환자는 증상이 감소했다고 말한다. 압박을 가할 때는 통증이 강화된다.

가능성 진단 즉, 가설의 표현

→ 관절주머니의 자극이 있는 대퇴관절의 관절면에 병변 (시리악스에 따른 관절주머니 패턴)

5. 4. 5 실험치료

치료목적: 제한된 운동성의 재생산 (반사적 저운동성)

기법: 관절주머니의 통증을 완화하고 긴장을 줄이기 위해 넙다리관절을 머리쪽으로 5분 동안 간헐적으로 견인 (■ 그림 1, 180쪽). 이 관절은 현재 정지상태로 배치한다 (약 30° 굽힘, 30° 벌림, 10° 가쪽돌림).

5. 4. 6 치료계획과 과정

- 아래쪽 먼쪽부위(extremity)의 자율적 근원지를 치료함으로써 교감신경성 반사활동을 감소시킴 (약 T8/T9-L2/L3, ■ 그림 2, 180쪽)
- 통증완화를 위해 계속하여 엉덩관절의 간헐적 견인
- 관절주머니 능동-수동 동작에서 통증이 더 이상 나타나지 않는다면 제한된 안쪽돌림의 구조적 가동술을 적용한다 (■ 그림 3, 180쪽).
- 압박을 할 때(추가검사) 통증이 더해지는 자세나 관절자세에 간헐적인 압박치료를 적용한다 (■ 그림 4, 180쪽). 압박치료는 (통증경계 아래에서) 관절주머니의 민감성이 향상될 때만 이루어져야 한다. 이어서 압박치료는 활주동작과 결합될 수 있다.

메모

관절에 압박치료는 콜라겐 관절연골이 더 큰 부담을 감당할 수 있게 만들기 위해 시행된다. 압박으로 인한 자극은 연골세포를 통해 기질 요소의 생산을 늘릴 것이다. 이로써 이미 현존하는 변형에서 관절연골이 부담받을 수 있는 정도가 증가할 것이다. 이는 연골세포의 기계적인 변형과 관절연골의 압전 활동이 증가함으로써 이루어진다. 계속하여 치료를 통해 관절의 연골 아래에 있는 준연골의 뼈가 변형될 수 있다.
다음 수동-도수적으로 시행된 압박치료는 적은 부담에도 통증을 느끼거나 장기간 관절에 부담을 줄 수 없는 환자들의 경우에 특히 시행되어야 한다. 압박은 관절의 자연스러운 부담변화 예컨대, 걷는 행동을 모사하도록 이루어져야 한다.
최대한 전체 콜라겐 네트워크에 접근하기 위해 압박치료는 활주 기법과 각진 기법로 보완되어야 한다. 치료는 윤활관절에 적합하지만 무엇보다 무게를 받는 발관절, 무릎관절, 엉덩관절이 특히나 더 적합하다 (van den Berg 2003, Lowther 1985).

5. 4. 7 임상 사례: 왼쪽 엉덩관절의 관절염 (좌측)

치료가능성

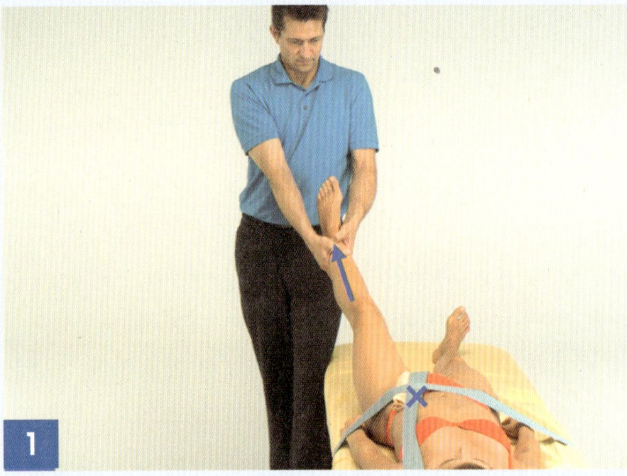

엉덩관절 견인

두 개의 벨트로 환자의 골반을 고정시켜 두덩뼈가 꼬리뼈쪽으로, 그리고 양 SIAS가 뒤쪽으로 고정시킨다.

치료사는 뻗은 다리를 정지상태 즉, 제한된 관절자세로 배치한다. 치료사는 발을 통해 머리쪽으로 향하여 당기고 이로써 관절주머니가 늘어지도록 한다.

주의: 약 90° 이상의 엉덩관절 굽힘 제한에서 환자의 고샅 근처에 또다른 벨트를 위치시켜 치료사는 이를 통해 당기는 동작을 시행한다 (그림 없음, 벨트를 치료사의 엉덩관절에 두른다).

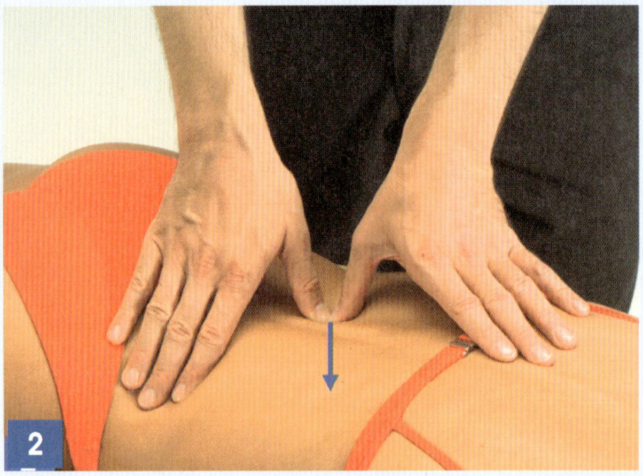

등뼈-허리뼈 이음부의 자율 신경성 근원지에 가해진 자극 (TLU)

치료사는 높아진 교감신경성 반사활동을 낮추기 위해 엉덩관절의 자율 신경성 근원지에 여러 자극을 가한다. 이는 피부 및 결합조직 기법, 수평 및 기능 마사지, 그리고 진동하는 관절기법로 (그림: 후관절에의 척추의 일방적 앞뒤쪽 동작) 구성된다.

반사활동을 감소시킴으로써 혈액순환이 향상되고 결합조직구조, 특히 엉덩관절부위의 긴장완화를 시킬 수 있다.

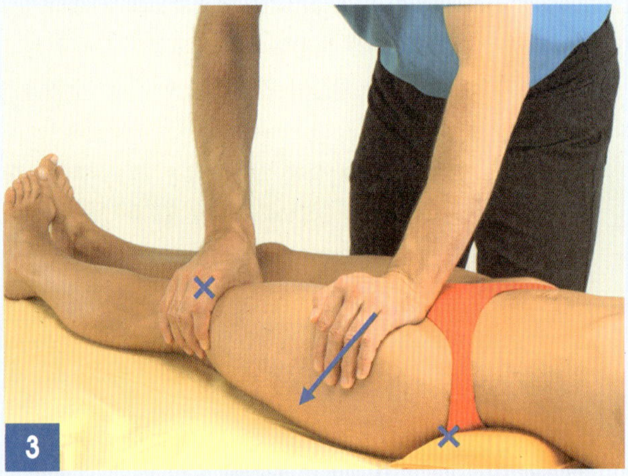

안쪽돌림의 (구조적) 가동술

환자의 폄된 다리를 최대 가능한 안쪽돌림상태로 배치하고 치료사의 한 손으로 고정된다. 엉덩뼈를 모래주머니나 이와 유사한 것으로 받친다. 치료사는 치료대의 옆쪽의 반대편에 서서 다른 손으로 등쪽과 가볍게 옆쪽으로 향한 압력을 환자의 고샅의 높이에서 시행한다. 이로써 등쪽으로 활주가동술이 이루어진다 (Kaltenborn의 볼록 규칙).

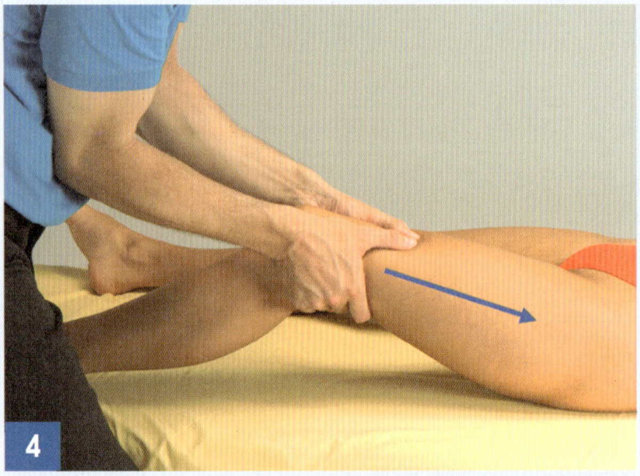

압박 치료

환자의 엉덩관절을 증상을 야기하는 자세로 배치한다.

치료사는 환자의 넙다리뼈 먼쪽을 거쳐 꼬리쪽으로 간헐적인 압박을 가한다. 이때 증상이 야기되지 않도록 압박을 조절해야 할 것이다.

변형: 큰뼈돌기를 절구 방향으로 압박을 가하는 가능성도 있다. 이때 환자는 해당되지 않는 쪽으로 눕는다 (그림 없음).

5. 5 불안정한 무릎

5. 5. 1 병력

28세의 축구선수는 우측 무릎관절 안쪽에 재발성 통증이 있는데 때때로 종아리 안쪽에 까지 통증이 이어진다. 문제는 약 3개월 전의 축구시합 이후로 처음 발생했다. 그 이후로 통증은 훈련과 시합을 하면 규칙적으로 나타나며 그 강도가 너무 강해서 환자는 훈련을 중단해야만 한다. 통증이 강하게 나타나면 훈련/시합 이후 몇시간동안 지속되기도 하고 천천히 줄어든다. 환자는 이러한 경우에 얼음찜질을 한다. 일상적으로는 아무런 제한이 없다. 3개월 기간을 전체로 놓고 보자면 문제가 약간 증가하는 추세이다 (◘ 그림 5.5)

의학적 진단은 우측 무릎관절에의 안쪽 관절주머니 자극이었다. 현재까지 열 번의 전기치료를 받았지만 증상은 단기간 향상되었을 뿐이었다.

장기병력을 파악할 때 환자는 1년 전 시합 시에 경험했던 외상으로 인하여 우측 안쪽에 있는 반달판 부분 제거 수술을 했다. 수술 후에는 무릎관절에 환자체조를 했고 의학적 훈련치료로서 근육형성프로그램을 시행했다.

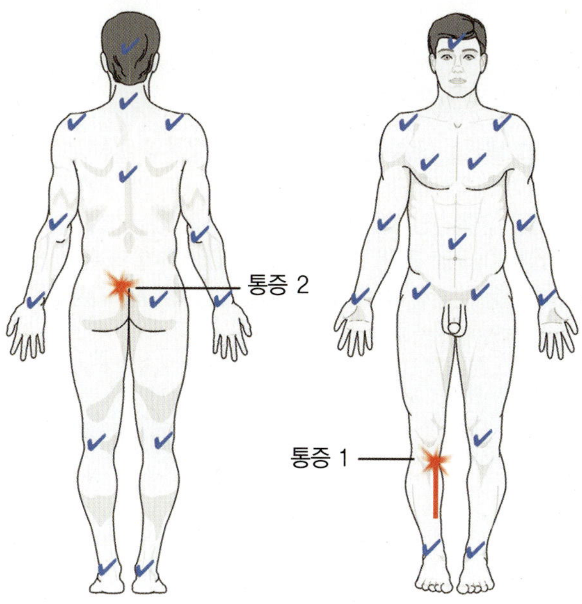

그림 5.5 "불안정한 무릎" 사례에 대한 신체지도
✔ = 현재 문제 없음

6주 후 이 운동선수는 다시 훈련에 참여할 수 있었다.

현재로서는 기타 질환은 없다. 환자는 계속하여 간헐적으로 나타나는 요추 통증을 호소하고, 이는 약간 우측에 위치한다 (◘ 그림 5.5)

병력의 분석:

- 만성 병변
- 염증과정이 아님
- 낮은 민감성 (무릎관절에 강한 부담이 갔을 때만 문제가 나타남. 일상활동 시에는 증상 없음)

5. 5. 2 문제부위 파악 및 기초 기능검사

환자는 부담을 받지 않으면 문제 또한 나타나지 않기 때문에 훈련이 끝나는 직후 검사를 받는다. 증상을 야기하는 자세(펴된 오른쪽 다리에 체중을 실어 서있음)에서 여러 감별진단 기법 (▶2.15장, 73쪽)을 이용하여 증상이 정강넙다리관절 내에 위치시킬 수 있도록 한다.

이어서 무릎 기초 기능검사를 시행한다 (◘ 표 5.5)

◘ 표 5.5 무릎관절 능동-수동 움직임검사

엉덩관절	능동	수동
굽힘	–	EoR/"불편함", 증상 없음
폄	– 10°	-5°/typ. S
안쪽돌림	–	–
가쪽돌림	–	EoR/typ. S.
견인	–	
압박	–	
앞쪽 활주	안쪽 〉 옆쪽 관절부위 (과운동)	
뒤쪽 활주		
안쪽 활주	–	
옆쪽 활주	–	
무릎넙다리관절	–	
먼쪽 정강종아리관절	–	
굽힘 상태에서의 WT	–	
폄 상태에서의 WT	반발압통	
안쪽돌림 상태에서의 WT	–	
쪽돌림 상태에서의 WT	–	

부호 해설: ◘ 172쪽

5. 5. 3 가설 형성

능동-수동 운동검사의 분석

안쪽 관절주머니인대에 부담을 주는 모든 운동은 특유의 증상을 내보인다. 또다른 가능성으로는 안쪽 반달판의 나머지 부분이 증상을 야기하는 부위로 의심해 볼 수 있다. 비관절주머니 패턴으로 운동 제한이 있다.

직선 운동검사의 분석

안쪽 관절주머니 부위에 부분적인 과운동성은 반달판 부분제거 수술의 결과로 간주할 수 있다.

5. 5. 4 추가검사

위에서 언급된 생각들로 인하여 다음 추가검사들을 고려해볼 수 있다:

- 가벼운 굽힘 상태에서의 밖굽이 검사 (▶제 2.15장, 80쪽)
- 안쪽 무릎관절복합체의 특수 촉진
- Steinmann, Apley, McMurray와 같은 반달판검사 (▶제 2.15장, 80쪽 이하)

밖굽이 검사는 약 5초 후에 특유의 안쪽 무릎관절통증을 유발한다. 마찬가지로 안쪽 관절 간격 위와 먼쪽으로 정강뼈의 안쪽곁인대 부착점 방향으로 촉진이 영향을 끼친다. 반달판검사는 중요 증상을 재생산하지 못한다.

가능성진단, 즉 가설의 표현

➜ 안쪽곁인대의 만성 민감성

가설: 안쪽 관절부위의 과이동성은 무릎관절의 안쪽 관절부위의 회전축을 옆쪽으로 옮겨서 그 결과로 안쪽 관절주머니인대의 부담이 높아진다.

5. 5. 5 실험치료

치료목적: 정상적인 상처치유가 이루어지도록 안쪽 곁인대의 만성 병변을 급성 염증과정으로 이행.

기법: 20~30분간 안쪽곁인대의 수평마찰 (◘ 그림 1, 우측) 후에 이어서 무릎폄 방향으로 물렁조직치료 (◘ 그림 2, 우측)

5. 5. 6 치료계획과 과정

- 5일 간의 염증기의 말기나 다 끝난 후 (◘ 메모, 175쪽)에 3~5분 간의 수평마찰이 시행되어 국지적인 혈액순환(히스타민방출)을 향상시킨다. 환자는 이 단계에서 통증 없는 범위 내에서 무릎을 많이 움직여야 한다.
- 무릎관절을 가볍게~심한 굽힘한 상태에서 연골 및 반달판합성을 향상시키기 위해 간헐적인 압박치료를 적용한다 (◘ 그림 4, 우측).
- 경우에 따라 반달판교정(◘ 그림 3, 우측)이 시행될 수 있다.
- 강렬한 의학적 훈련치료. 특히 무릎 관절과 엉덩관절 및 발의 경계관절의 자기수용적 요소들 향상시키기 위한 치료목적을 가짐.

메모

안쪽반달판은 관절주머니와 안쪽곁인대와의 강한 연결로 인하여 가쪽반달판보다 운동성이 낮다. 때문에 안쪽반달판 손상은 안쪽곁인대와 결합되어 나타나는 경우가 허다하다. (관절주머니을 통한) 혈관 부위와 비혈관부위의 손상, 즉, 변형만을 구분할 수 있을 따름이다. 혈액순환 때문에 혈관부위에서는 재생력이 뛰어나다.

5. 5. 7 임상 사례: 안쪽곁인대의 만성 민감성 (우측)

치료가능성

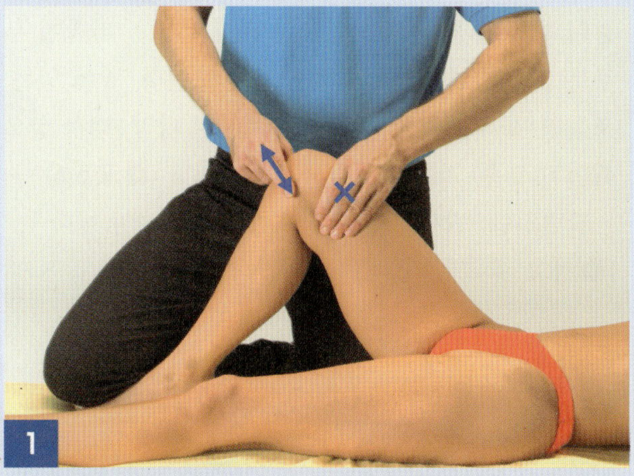

1

안쪽곁인대의 수평마찰

환자의 무릎을 증상을 야기하는 자세로 배치한다.

이어서 치료사는 자신의 검지로 무릎관절의 안쪽면에서 뒤쪽에서 앞쪽으로 압박을 가한다. 위치는 환자가 통증이 어디서 나타난다고 말하는 지에 따라 구체화된다.

치료기간: 급성 문제일 시엔 약 3~5분, 만성 병변인 경우에는 20~30분 (물렁조직치료과의 연결 결합하여)

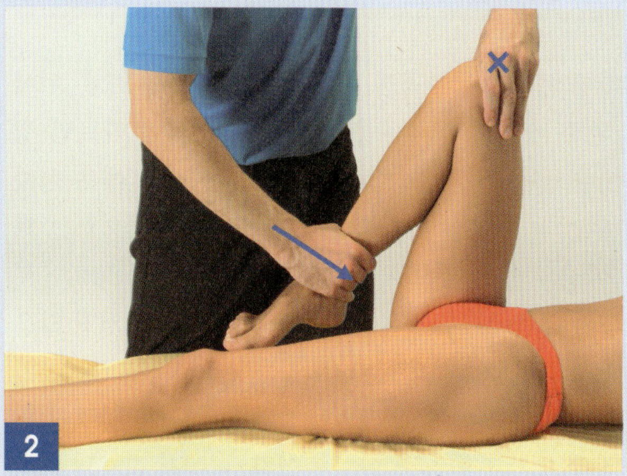

2

안쪽곁인대의 물렁조직치료

안쪽곁인대의 만성 병변 시에는 수평마찰 후에 다리를 최대 가능한 굽힘과 가쪽돌림상태에 배치함으로써 추가적으로 물렁조직 치료를 시행할 수 있다.

운동의 끝에서 치료사는 무릎굽힘 방향으로 작고 빠른 자극을 가한다. 이 자극은 무릎폄 상태에서 증상이나 운동제한이 나타나면 무릎폄 방향으로도 가해질 수 있다.

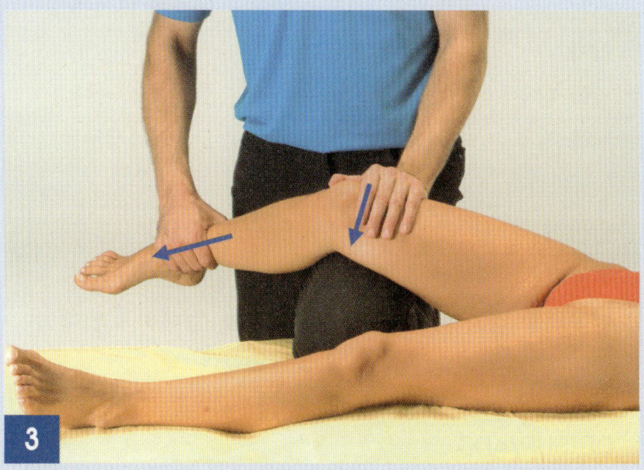

3

반달판교정

환자의 무릎관절을 약 90° 굽힘상태로 배치한다.

치료사는 추가적으로 무릎을 가쪽에서 안쪽으로 밖굽이 압박을 가한다. 밖굽이 압력을 유지하면서 치료사는 빠른 운동으로써 환자의 넙다리뼈 먼쪽을 자신의 구부린 무릎 위에 떨어뜨린다. 환자의 종아리는 이로써 먼쪽으로 가속화된다. 전체 기법을 시행하는 동안에 유지된 밖굽이 압력을 통해 추가적으로 무릎의 안쪽에는 간격이 나타난다.

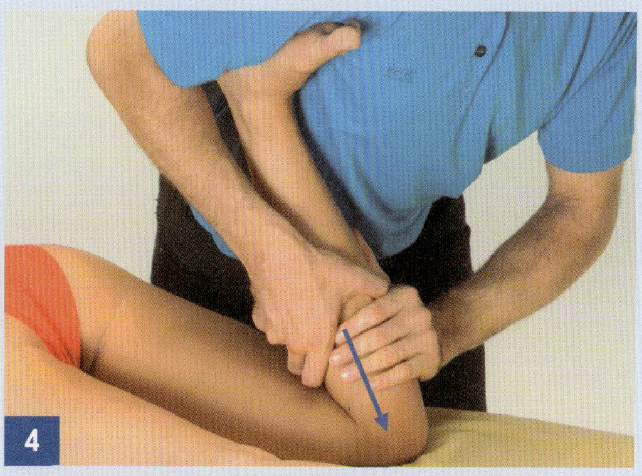

4

반달판에 압박치료

엎드린 환자의 무릎관절을 증상을 야기하는 자세나 운동제한 상태까지 굽힌다.

치료사는 양손으로 종아리 먼쪽을 잡고 동시에 환자의 발은 치료사의 어깨를 누른다. 이어서 치료사는 종아리를 거쳐 무릎관절에 간헐적인 압박을 가한다.

주의: 압박치료는 작은 돌림 및 앞뒤쪽 활주와 결합될 수 있다.

5. 6 급성 부착점 외상

5. 6. 1 병력

40세의 여성은 부착점 외상으로부터 2주가 흐른 뒤에도 왼쪽 발에 강한 통증을 호소한다. 환자에 따르면 정원에서 발을 접질렀고 복사뼈가 30분 이내로 매우 심하게 부었다. 다음날 병원에 갔을 때 X-선 영상으로는 뼈에 이상은 없는 것으로 나오고 잡은 상태(gehalten)에서 촬영된 그림에서도 발목관절의 밖굽이가 더 커지진 않은 것으로 나타났다. 의사는 압박붕대를 지시하고 발을 차갑게 유지하고 며칠 간 보호하라고 권장했다. 일주일 내로 통증과 부종은 눈에 띄게 줄었다. 이어서 환자는 다시 정상적으로 발에 부담을 주려고 했으나 발을 디딜 때 강한 통증을 느꼈다. 부종은 매우 적었다 (◘ 그림 5.6).

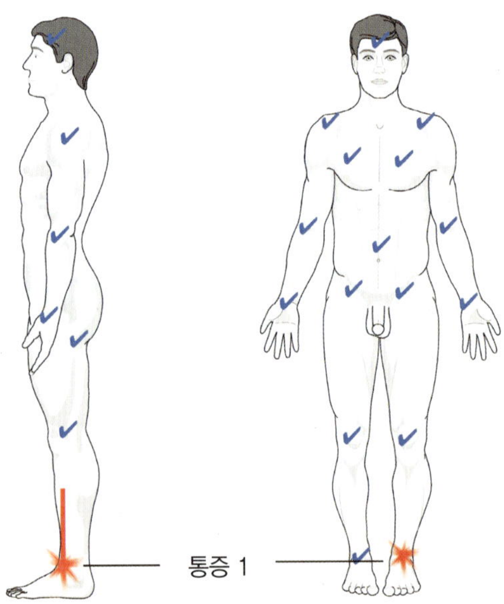

그림 5.6 "급성 부착점 외상" 사례에 대한 신체지도
✔ = 현재 문제 없음

환자는 현재 운동기관에 다른 질환이나 문제가 없다.

병력 분석:

- 우선 정상적인 상처치유과정 (염증기, ◘ 메모, 173쪽)
- 환자가 발을 너무 일찍 부담주어서(문제 경시) 손상된 구조들이 다시 자극을 받게 됨.

5. 6. 2 문제부위 파악 및 기초 기능검사

검사상으로는 가쪽 복사뼈부위에서 가볍고 희미한 부종이 확인된다. 걷는 동안에는 환자가 발의 가쪽에 부담주는 것을 방지하려는 사실이 눈에 보인다. 발에 있는 구조들의 명백한 손상 때문에 (문제부위 파악, 검사 상으로 확인된 부종) 기초 기능검사가 이어진다 (◘ 표 5.6).

감별진단: 발생 가능한 합병증을 주의해야 한다 (◘ 경고, 우측).

◘ 표 5.6 무릎관절 능동-수동 운동검사

OSG 좌측	능동	수동
발바닥굽힘	30°/typ. S.+	30°/typ. S.+
발등굽힘 (무릎관절굽힘 없이)	–	–
발등굽힘 (무릎관절굽힘 포함)	0°/typ. S.	0°/typ. S.
발등굽힘 (+ 능동 발가락폄)	–	–
견인	왼쪽 〈 오른쪽 (저운동)	
압박	–	
앞쪽 활주	왼쪽 〈 오른쪽 (저운동)	
뒤쪽 활주	왼쪽 〈 오른쪽 (저운동)	
USG 좌측	**능동**	
안굽이	EoR/typ. S.	
밖굽이	–	
발목뼈를 입방뼈에 반대하여 활주	저운동, 발배뼈에 반대한 촉진단계	
OSG + USG + MT 좌측	**능동**	
DE/SUP/ADD	–	
DE/PROD/ABD	–	
PF/SUP/ADD	typ. S.$^{++}$ 제한됨	
PF/PRON/ABD	typ. S.	
DE/SUP/ADD 상태에서의 WT	–	
DE/PRON/ABD 상태에서의 WT	통증 있음	
PF/SUP/ADD 상태에서의 WT	–	
PF/PRON/ABD 상태에서의 WT	통증 있음	

부호 해설: ◘ 172쪽

5. 6. 3 가설 형성

능동–수동 운동검사의 분석:

발목관절의 관절주머니 패턴(발바닥굽힘 > 발등굽힘)

직선 운동검사의 분석:

여기서는 발목관절의 관절주머니가 해당된다는 확인이 이루어진다.

개별 발목뼈의 직선 관절검사는 발배뼈에 대해 중요한 단계에서 발바닥쪽–안쪽으로 뚜렷한 저운동성을 보이며 가쪽돌림 시 입방뼈가 부분적으로 탈골한다고 여길 수 있다 (긴종아리근 힘줄이 당겨지는 것 역시 부착점 외상 시의 합병증으로 가능함).

양성 저항검사의 분석:

검사에 따르면, 긴종아리근의 수축성 요소 즉, 힘줄과 힘줄면도 같이 다쳤음을 암시하거나 입방뼈에 반대하여 힘줄이 당겨짐으로써 나타난 잘못된 양성 결과일 수 있다 (잘못된 자세).

5. 6. 4 추가검사

위에서 언급된 생각들로 인하여 다음 추가검사들을 고려해 볼 수 있다:

- 종아리 먼쪽으로 통증이 번지기 때문에 잡은 상태(gehalten)에서의 수동적 발바닥굽힘 자세에서 추가적인 SLR(뻗은 다리 들어올림)이 시행되어 종아리신경의 피부에 속하는 먼쪽까지도 같이 손상되었을 수 있음 (▶제 2.17장, 94쪽).
- 긴종아리근과 앞가쪽 관절주머니인대의 수축성 구조의 특수촉진

가능성진단, 즉 가설의 표현

→ 외상 후에 손상된 앞가쪽 관절주머니인대, 특히 앞정강종아리의 현재 상태. 입방뼈의 합병증(가쪽돌림 상태에서)과 얕은종아리신경의 사이분지(R. intermedius)의 합병증 (양성 추가검사).

5. 6. 5 실험치료

치료목적: 입방뼈와 마찬가지로 발목관절의 정상적인 운동성 회복 (반사적 저운동성)

기법: 통증이 없는 조인트 플레이 내에서 간헐적인 견인 및 활주 기법 (현재 정지상태, 그림 1, 186쪽)

5. 6. 6 치료계획과 과정

- 부분적으로 가쪽돌림인 입방뼈를 발바닥쪽–안쪽으로 교정한다 (▣ 그림 3, 186쪽).
- (발바닥굽힘과 같은) 시작 자세에서 통증 완화 즉, 가동성의 증대가 나타날 때 계속해서 실험치료 때와 같이 발목관절을 간헐적으로 견인 및 활주기법을 수행한다.
- 전경비인대의 국지적 혈액순환을 향상시키기 위한 3~5분 간의 수평마찰을 적용한다 (▣ 그림 2, 186쪽).
- 하위 말단의 자율 계통 근원 치료를 통한 교감성 반응활동을 저하시킨다 (약 T8/T9 – L2/L3; ▣ 그림 2, 186쪽).
- 신경을 그 주위에 있는 조직들로부터 도수적으로 밀어냄으로써 얕은종아리신경의 사이분지(R. intermedius)를 가동시킨다 (▣ 그림 4, 186쪽).

주의

부착점 외상 시 발생할 수 있는 합병증:

- 안쪽복사뼈와 목말뼈목의 함몰골절 (Impressionsfraktur)
- 가쪽복사뼈와 5번 발허리뼈의 박리 골절
- OSG와 USG의 연골골절
- 목말뼈, 입방뼈, 종아리뼈머리가 잘못된 위치에 있음.
- 얕은종아리신경과 장딴지신경의 신경손상
- 종아리근과 긴발가락폄근의 근육–힘줄 기관 손상

5. 6. 7 임상 사례 : 앞가쪽 관절주머니인대의 병변 (좌측)

치료가능성

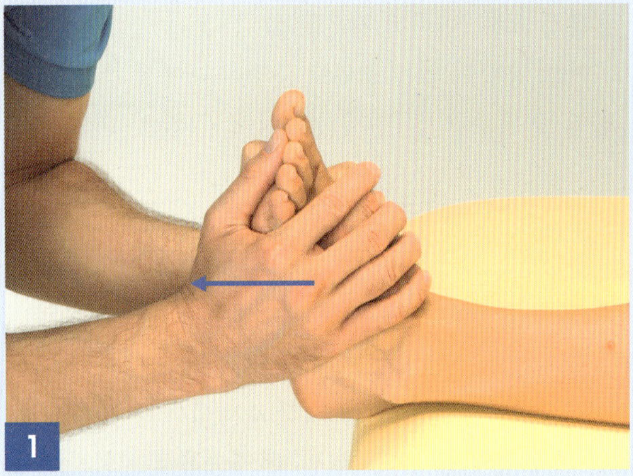

1

OSG에 견인/활주

환자의 OSG을 현재 정지상태로 배치한다. 치료사는 새끼손가락을 목말뼈목 위에 놓는다.

치료사는 종아리를 연장하는 방향으로 간헐적인 견인을 시행한다. 계속해서 치료사는 (발바닥굽힘을 위해) 앞쪽으로, 그리고 (발등굽힘을 위해) 뒤쪽으로 간헐적인 활주를 시행한다 (▶제 4.8.3장, 160쪽).

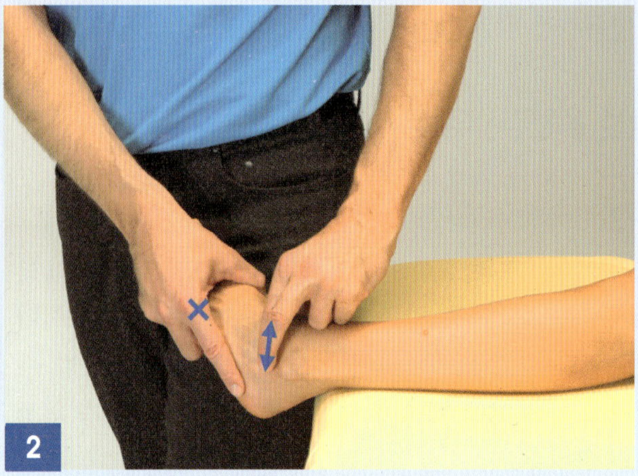

2

앞정강종아리의 수평마찰

환자의 발을 발바닥굽힘과 뒤침 방향으로 움직여져서 증상을 야기하는 자세를 취한다.

치료사는 검지로 뒤가쪽에서 앞안쪽으로 압박을 가한다. 위치는 환자가 통증이 어디서 나타난다고 말하는 지에 따라 구체화된다.

치료기간: 급성 문제일 시 약 3~5분, 만성 병변인 경우에는 20~30분 (물렁조직치료과의 연결 결합하여).

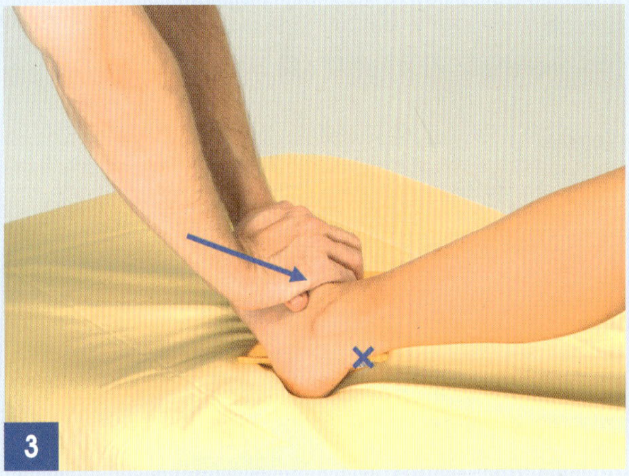

3

입방뼈의 가동술/교정

환자의 발을 안쪽에서(발배뼈와 3번 쐐기뼈) 모래주머니로 받친다.

치료사는 가쪽에서 한 손의 엄지로 관절 간격에 근접하여 입방뼈 위에 놓는다. 다른 손의 새끼두덩은 엄지 위에 배치한다.

치료사는 입방뼈를 발바닥쪽-안쪽으로 움직인다. 입방뼈가 가쪽으로 부분 탈골한 경우에, 치료사는 입방뼈를 안쪽돌림 방향으로 빠른 자극을 가한다.

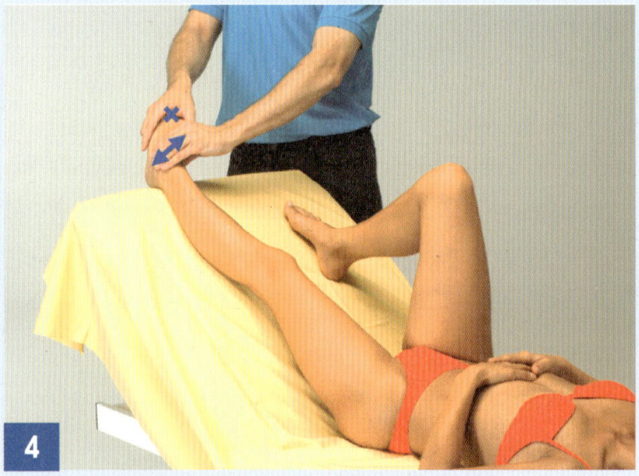

4

피부신경의 가동술

환자의 다리를 무릎을 펴시키고 엉덩관절을 굽힘시킨다 (종아리신경에 신경 긴장이 높아짐). 환자의 발을 발바닥굽힘과 뒤침 방향으로 증상이 야기되는 자세까지 움직인다.

치료사는 발등의 표피와 진피를 밀어서 피부신경 (종아리신경의 사이분지와 장딴지신경의 뒤쪽분지)의 활주하는 능력을 향상시킨다.

부록 (Anhang)

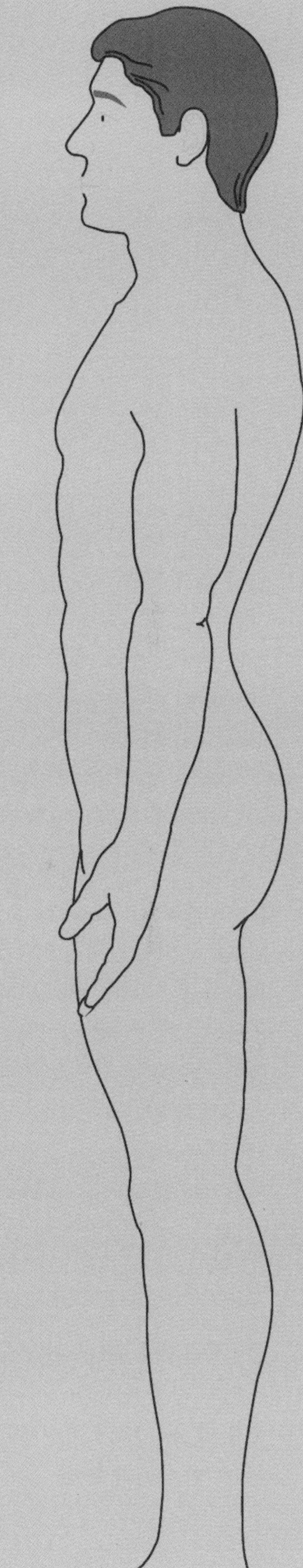

연락 주소 (Kontaktadressen)

6

임상 환자 관리〔Klinisches Patienten Management(KPM)〕

국제 정골 (osteopathic) 및 도수 (manual) 치료 아카데미
총괄: B. Sc. Phys. PT-OMT 프란스 반 덴 베르크, PT-OMT 마티아스 뢰버, PT-OMT 다니엘 슐츠
마부르크, 오버하우젠, 홀츠키르헨, 이스탄불, 클라겐푸르트, 취리히
www.IAOMT.de

도수치료 (Manuelle Therapie)

의료보험 연합의 지침에 따름
의학적 총괄: Prof. Dr. Dr. 악셀 빌케
물리치료 총괄: M. Sc. Phys. PT-OMT 우도 볼프
레하핏(Rehafit) 치료중앙센터
암 크레켈 49번지
35039 마부르크
메일: info@reha-fit-marburg.de

정형도수치료〔Manuelle Therapie(OMT)〕

IFOMT 표준에 따름
총괄: B. Sc. Phys. PT-OMT 프란스 반 덴 베르크
www.spt-education.de

임상 환자관리 (Kopiervorage Korperkarte)

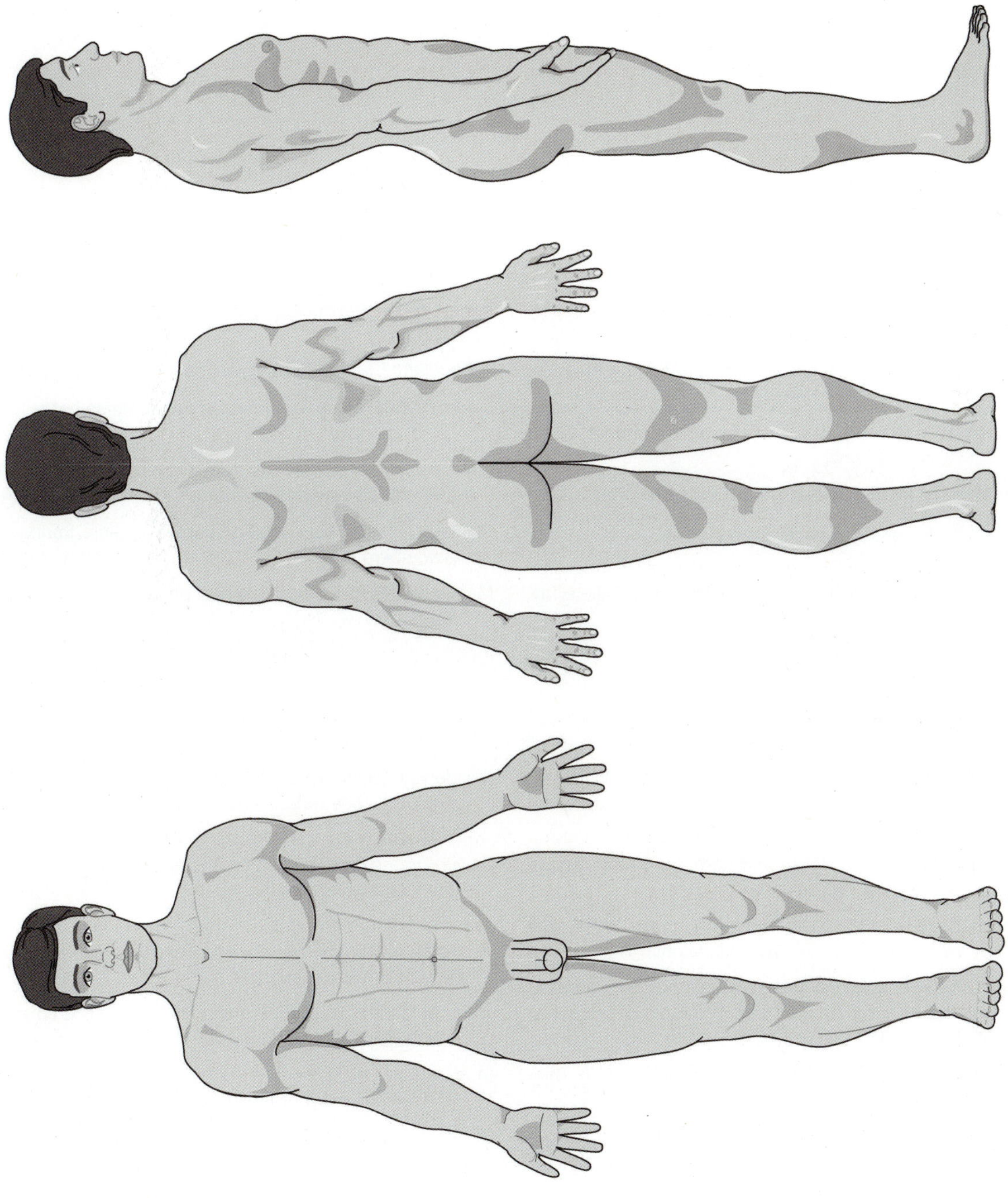

참고문헌 (Literatur)

6

Bickley L (2000) Bates` großes Untersuchungsbuch. Thieme, Stuttgart

Boissonnault W (1995) Examination in Physical Therapy Practice. Churchill Livingstone, Edinburgh

Boyling J, Palastanga N (1994) Grieve´s Modern Manual Therapy. Churchill Livingstone, Edinburgh

Butler D (1985) Mobilisation des Nervensystems. Springer, Berlin 1995

Buzan T (1999) Das Mind-Map-Buch. MVG, München

Coninck S (2005) Cyriax compact. Thieme, Stuttgart

Cyriax J (1980) Textbook of Orthopaedic Medicine. Treatment by manipulation, massage and injection. Volume 2. Balliere Tindall u. Cassell, London

Cyriax J (1982) Textbook of Orthopaedic Medicine. Volume 1. Diagnosis of soft tissue lesions. Balliere Tindall u. Cassell, London

Donatelli R (1997) Physical Therapy of the Shoulder. Churchill Livingstone, Edinburgh

Evjenth O, Hamberg J (1992) Muscle stretching in Manual Therapy. Volume 1 (Extremities) und Volume 2 (Spine). Alfta Rehab, Förlag

Galasko C (1882) Mechanisms of lytic and blastic metastatic disease of bone. Clin. Orthop. 196: 20

Goodman C, Snyder T (2000) Differential Diagnosis in Physical Therapy. W. B. Saunders Company, Philadelphia

Goodman C, Fuller K, Boissonault W (2003) Pathology – Implications for the Physical Therapist. W. B. Saunders Company, Philadelphia

Greten J (2004) Kursbuch Traditionelle Chinesische Medizin. Thieme, Stuttgart

Grieve G (1988) Common Vertebral Joint Problems. Curchill Livingstone, Edinburgh

Grieve G (1991) Mobilisation of the spine. Churchill Livingstone, Edinburgh

Gustavsen R, Streeck R (1991) Trainingstherapie. Thieme, Stuttgart

Kaltenborn F (1992) Manuelle Untersuchung und Mobilisation der Wirbelsäule. Olaf Norlis Bokhandel, Oslo

Kaltenborn F (1999) Manuelle Therapie der Extremitäten nach Kaltenborn. Olaf Norlis Bokhandel, Oslo

Kunert W (1975) Wirbelsäule und Innere Medizin. Ferdinand Enke, Stuttgart

Lewit K (1992) Manuelle Medizin. Johann Ambrosius Barth, Leipzig

Lindel K (2006) Muskeldehnung. Springer, Heidelberg

Lowther D (1985) The effect of compression and tension on the behaviour of connective tissue. Aspects of Manipulative Therapy. Churchill Livingstone, Edinburgh

Maitland G (1994) Manipulation der Wirbelsäule. Springer, Berlin, Heidelberg

Maitland G (1996) Manipulation der peripheren Gelenke. Springer, Berlin

Melzack R (1987) The short-form Mc Gill pain questionnaire. Pain 30:191–197

Melzack R, Wall PD (2005) Textbook of Pain. 5th Edition. Churchill Livingstone, Oxford

Meadows J (1999) Orthopaedic Diagnosis in Physical Therapy. McGraw-Hill, New York

Jones M (1997) Clinical Reasoning – Fundament der klinischen Praxis und Brücke zwischen Ansätzen der Manuellen Therapie. Teil 1. Manuelle Therapie 4: 3–9

Jones M (1998) Clinical Reasoning – Fundament der klinischen Praxis und Brücke zwischen Ansätzen der Manuellen Therapie. Teil 2. Manuelle Therapie 2: 1–7

Jones M (2004) Clinical Reasoning for Manual Therapists. Butterworth Heinemann, Edinburgh

Mumenthaler M, Schliack H (1998) Läsionen peripherer Nerven und radikuläre Syndrome. Thieme, Stuttgart

Ohlenschläger G (1994) Handbuch der Orthomolekularen Medizin. Haug, Stuttgart

Pischinger A (1990) Das System der Grundregulation. Haug, Heidelberg

Rauber A, Kopsch F (1987) Anatomie des Menschen. Band 1. Bewegungsapparat. Thieme, Stuttgart

Schechter N (1993) Metastatic spinal tumors. Rehabilitation of the spine. Guyer von Ullstein Medical

Schomacher J (1999) ICIDH-2 – Internationale Klassifikation der Schäden, Aktivitäten und Partizipation. Manuelle Therapie 2: 81–84

Schomacher J (2001) Diagnostik und Therapie des Bewegungsapparates in der Physiotherapie. Thieme, Stuttgart

Seidenspinner D (2005) Training in der Physiotherapie. Springer, Heidelberg

van den Berg F, Hrsg. (2000) Angewandte Physiologie, Band 3. Therapie, Training, Tests. Thieme, Stuttgart, New York

van den Berg F, Wolf U (2002) Manuelle Therapie. Sichere und effektive Manipulationstechniken. Springer, Heidelberg, New York

van den Berg F (2003) Angewandte Physiologie, Band 1. Das Bindegewebe des Bewegungsapparates verstehen und beeinflussen. 2. korrigierte Auflage. Thieme, Stuttgart, New York

van den Berg F, Hrsg. (2003) Angewandte Physiologie, Band 4. Schmerzen verstehen und beeinflussen. Thieme, Stuttgart, New York

van den Berg F, Hrsg. (2004) Angewandte Physiologie, Band 5. Komplementäre Therapien verstehen und integrieren. Thieme, Stuttgart, New York

van den Berg F, Hrsg. (2005) Angewandte Physiologie, Band 2. Organsysteme verstehen. 2. überarbeitete Auflage. Thieme, Stuttgart, New York

Winkel D (1993) Nichtoperative Orthopädie Band 1 – 4/2. Gustav Fischer, Stuttgart

Wolf U (2001) Angewandte Manuelle Therapie, Band 1 und 2. Urban & Fischer München, Jena

Worlitschek M (2003) Die Praxis des Säure-Basen-Haushaltes. Haug, Stuttgart

찾아보기 (Sachvereichnis)

6

이론

실제

무릎에 대한 결과 분석 예시

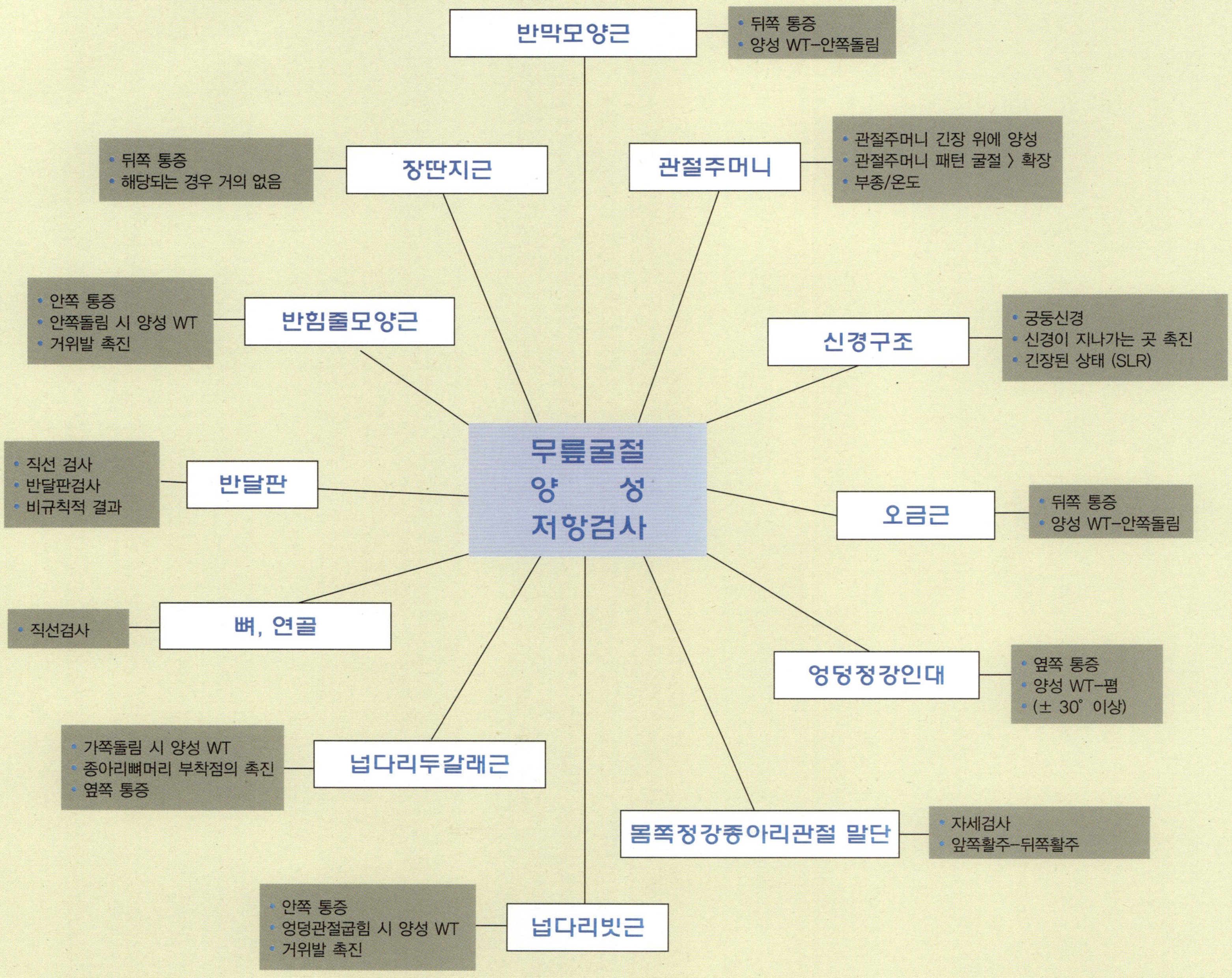